프로이트와 융을 넘어서

도정신치료 입문
An Introduction to Taopsychotherapy

An Introduction to Taopsychotherapy

도정신치료 입문

프로이트와 융을 넘어서

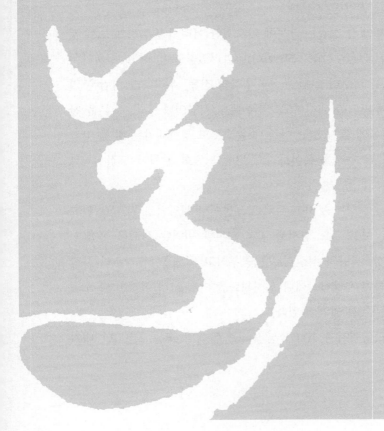

도정신치료에 대한 입문서가 나오게 된 경위는 저자가 88세의 생일을 맞이하게 되어 이 기회에 전문가나 일반 독자를 위한 입문서를 만들자는 의견이 몇 년 전부터 있었다. 이런 종류의 책을 만들어 본 경험이 없는 제자들이 작업하다 보니 예정한 기일 내에 마음에 드는 책을 내기가 힘들어 보여 연기를 하자는 의견이 나오기도 했다. 연기를 한다고 될 것 같지 않다는 결론이 나와 밤늦게까지 모여서 작업을 한 결과 이 책이 나오게 되었다. 여러 사람들이 수고가 많았다.

도정신치료가 탄생된 경위는 본문에 나오지만 어려서 통절하게 느낀 것이 '인생의 행복과 불행은 감정 처리 여하에 달려있다는 것'이고 또 하나는 '우리나라 사람들이 너무나 우리나라나 우리의 전통, 우리나라 사람은 멸시하고 열등시하며 자기를 비하하고, 외국 특히 서양이나 중국, 일본을 찬양하는 것이 내 마음에 들지 않고 어린 내 눈으로도 정반대라는 것'을 알고 있었기 때문에 이 두 가지를 풀어보려고 평생 노력한 결실이 도정신치료다.

나는 우리말도 충실하지 못하고 주로 일본말이나 서양말로 된 글을 읽고 평생 공부를 했고, 서양 것도 원서를 읽지 일본말 번역은 신뢰를 못했다. 서양학문, 서양사상, 서양의 정신치료를 공부하고 이해를 하고 우리 사상이나 도道를 공부하여 서양사상이나 정신치료를 다시 보니 이것이 다 도道를 지향하고 있다는 것을 알게 되었다.

서양정신치료는 역사가 100년 남짓하고 우리의 도는 2,500년 내지

5,000년 이상을 거슬러 올라간다는 것도 알게 되었다. 단지 서양과 우리의 차이는 수준의 차이다. 십우도十牛圖의 그림으로 설명을 하자면 서양의 정신분석은 제7도 망우존인忘牛存人이 최고의 도달점이고 도道는 8, 9, 10도가 목표다. 서양의 정신분석, 정신치료의 정수精髓는 도와 일치하는데 서양 정신치료에서 이론과 기법을 벗어나게 하면 도정신치료와 일치하는 방향으로 가게 된다.

다시 말하면 도정신치료는 이론과 기법에 중독되어 있는 서양정신치료를 중독에서 벗어나게 하는 약이라고 할 수 있다. 물론 수도修道에서도 해오解悟와 증오證悟의 구별이 있고 '수행修行을 해서 증득證得하지 않으면 깨달음이 아니다'고 가르치고 있어도 증득하기가 어렵지만, 플라톤 Platon 이후 서양문화는 이론 중심이 되어 '경험을 해서 증득' 된다는 면이 소홀히 되어 있다. 윌리암 바레트William Barett의 말을 빌리면 "도는 서양 철학자가 플라톤 이후 갇혀있는 개념概念의 감옥conceptual prison으로부터 서양 철학자를 해방시켜 주는 치료제"인데 이 말이 적절하다. 이 말이 서양의 철학자뿐만 아니라 서양의 정신치료, 서양문화 전체에 해당되는 말이다.

서양의 정신치료에서 '전이와 저항을 다루는 정신치료는 정신분석'이란 말을 프로이트는 남기고 있다. '전이'란 과거에 소화 못한 풀리지 않는 감정이고 '저항'은 아무도 자기를 받아주고 이해할 사람이 없기 때문에 말을 못하는 것을 말하는 것이다. 이 두 가지를 받아주고 이해하는 것이 정신치료다. 이것을 불교의 참선에서는 '교외별전敎外別傳, 불립문자不立文字, 직지인심直指人心, 견성성불見性成佛'이라는 말로 잘 표현하고 있다. 서양의 정신분석에서도 '공감과 공감적인 응답이 효과를 나타내는 치료'라는 쪽으로 굳어지고 있다.

유교에서는 자기를 속이지 말라, 불교에서는 자기 마음을 깨달아라, 노자는 무위자연無爲自然을 말하고 있다. 정신장애란 느낌의 장애고 치료자의 느낌, 자비심이 전달되고 감화感化되어 치유가 되기 때문에 치료자의 정신건강이 절대적이다. 미국의 40~50년간의 정신치료 연구에서도 정신치료가 효과가 있느냐 없느냐는 어떤 학파나 이론이나 기관에서 훈련받았느냐가 문제가 아니라 바른 사람이 치료하는 정신치료가 효과가 있다는 결론을 얻고 있다(Hans Strupp). 이것은 '정인설사법正人說邪法 사법실귀정邪法悉歸正 사인설정법邪人說正法 정법실귀사正法悉歸邪'라는 말과 일치한다. 즉 치료자는 바른 사람이 되어야지 사邪가 있으면 안 된다는 것이 일치하고 있다. 바른 정신치료는 치료자가 바른 사람이 하는 치료로, 성인이나 부처나 보살이 하는 치료고 이것을 도정신치료라고 한다.

현실적으로 정신치료는 부처나 성현, 보살 아닌 사람들이 하고 있고 사인邪人이 많으니 도정신치료는 보살을 향하여 노력하는 목표로 생각해야지 자기가 도정신치료를 하고 있다는 착각에 빠져서는 안 될 것이다.

이 책을 어떻게 활용하는 것이 좋을지에 대해 몇 마디 첨가하겠다.

처음부터 끝까지 내리 읽을 수 있는 독자는 그렇게 읽어도 좋고 독자마다 편한 대로 읽기를 권하고 싶다. 「머리말」과 「축하의 글」, 「도정신치료의 탄생과 역사적 배경」까지만 읽고 「도정신치료란 무엇인가?」를 넘고, 제1부의 대화와 제2부의 사례를 읽고 또는 읽는 도중에 의문이 생기면 「도정신치료란 무엇인가?」나 또는 제3부 역사적 조망을 수시로 찾아보고 입체적으로 이용하면 흥미 있게 읽을 수 있지 않을까 생각된다.

「도정신치료의 탄생과 역사적 배경」에서 밝힌 도움을 주신 여러분들에게 감사드리며 이 책의 출판을 쾌락해 주신 불광사·불광법회 회주 지홍 스님, 도서출판 한강수 여러분들, 한국정신치료학회 허찬희 회장, 강석헌 전 회장, 심상호, 이정국, 김종하, 최태진, 백영석, 오동원, 김종호, 유완상, 박용천, 그 외 도정신치료입문반 회원들, 정성철, 신지영, 조성연과 사무원 박성원에게 감사하고 끝으로 여러 가지로 도와준 내자 김동순에게 감사한다.

2008년 여름
성북동에서 저자 이동식

"사자는 사람을 문다"

종범宗梵 | 중앙승가대 총장

"말을 하면 어긋나고, 말을 안 하면 잃고, 말을 하지도 않고 안 하지도 않아도 십만팔천 리나 멀어졌다開口則錯 閉口則失 不開不閉 十萬八千. 그러나, 자기의 자성自性을 바르게 본 본분도인本分道人은 말을 해도 무방하고, 말을 안 해도 무관하고, 말을 하지도 않고 안 하지도 않아도 옳은 것이다開口無妨 閉口無關 不開不閉 亦得."

이상은 통도사의 극락암에서 오래 계셨던 경봉鏡峰 노스님께서 자주 하신 법문이다. 못 깨달은 사람은 무엇을 해도 옳지 않고, 깨달은 사람은 무엇을 해도 옳다. 어째서 그럴까? 깨달음이란 마음이다. 한마음이 밝으면 일체가 밝고, 한마음이 어두우면 일체가 어둡기 때문이다. 인간의 모든 문제는 마음에서 생겼다. 문제를 해결하려면 또한 마음으로 돌아가야 한다. '한로축괴 사자교인韓盧逐塊 獅子咬人'이란 고사가 있다. 한로는 개의 이름이다. 사람이 개에게 흙덩이를 던지면 개는 흙덩이를 쫓아다니지만, 사자에게 던지면 사자는 흙덩이를 던지는 사람을 문다는 말이다. 마음을 떠나서 문제를 해결하려는 것은, 흙덩이를 쫓아다니는 개와 같고, 마음으로 돌아가서 문제를 해결하는 것은, 흙덩이를 던지는 사람을 무는 사자와 같다.

소암素巖 이동식李東植 선생님은 "그 질문 왜 하는가?" "그 질문 왜 해?" 이런 가르침을 주신다. 하나의 질문에 어리석고 지혜롭고, 주고 뺏고,

죽이고 살리는 내용이 있다. 일문一問 중에 우지愚智·여탈與奪·살활殺活이 있는 것이다. 질문의 해답을 밖에서 찾으면 현명치 못한 일이다. 질문하는 마음을 깊이 돌이켜보면 거기서 해답이 나온다. 이동식 선생님의 "그 질문 왜 하는가?"의 가르침은 이 시대의 중요한 화두가 아닐 수 없다. 가르침의 말씀에 거듭 존경심을 기울이게 된다.

마음! 마음은 도대체 무엇인가?
사자 굴에는 다른 짐승이 없다 獅子窟中 無異獸.

마음을 찾으려면 어떻게 해야 하는가?
호랑이 굴에 들어가지 않으면 호랑이를 얻지 못한다 不入虎穴 不得虎子.

마음을 찾은 후에는 어떠한가?
몇 줄기 맑은 물은 바위 앞으로 흘러가고 幾條淥水巖前去,
한 조각 흰 구름은 강 위에서 떠온다 一片白雲江上來.

오늘 나의 허물이 적지 않다. 남의 얼굴 쳐다보며 얘기하다가 내 얼굴 붉어지는 줄을 몰랐다. 나의 허물이 적지 않다.

소암素巖과의 교분交分

김규영金奎榮 | 대한민국 학술원 회원

소암素巖 이동식李東植 선생을 처음 만나게 됨은 일제 법문학부法文學部 철학연구실에서다. 그 당시 하이데거Heidegger의 『Sein und Zeit』를 철학 연구실에서 '철학연습哲學演習'의 텍스트로 채택하고 있었다. 그런데 그 자리에 한 낯선 남자가 나타났다.

나는 그때 철학연구실 조수助手로 있었는데, 어디서 왔냐고 물으니까 건 너편 의학부醫學部 연구실에서 왔단다. 그래 나는 속으로 감동했다. '의학 부의 연구실에 있는 사람이 철학과의 연구실로 나오다니! 놀라운 사람이 다.' 그래 나도 그 연구실로 찾아가고 서로 사귀게 되었다.

그 후 성북동으로 찾아가게 되고 사람됨을 알게 되었다.

우선 남의 마음을 잘 들여다 볼 줄 알고 마음을 다스리는 데에 힘을 쓰는 사람이다. 그러므로 신경과神經科, 정신과精神科에 있으면서 환자들을 치 료하는 소위 정신·신경과 의사란다.

소암의 정신치료의 본 기준은 도道다. 도에 비추어 마음의 미흡未洽함을 알아차리도록 지적하고 일깨우고 살피도록 깨우친다. 간단히 말하면 동양 사람이 하는 수도修道생활을 정신치료에 적용하는 것이다. 탁견卓見이다. 그런 눈(慧眼이랄까!)을 가지고 있다는 점이 소암의 뛰어난 점이라고 하 겠다.

그런데 끝으로 한 가지 빼놓은 말이 있다. 그것은 방에 걸려 있는 글이다. 그 글을 누가 써 걸게 하였는가! 소암의 아내이다. 보이지 않는 데에 있으면서도 항상 마음속으로 보고 있는 그 어진 부인의 마음씨다. '항용이 유회亢龍有悔'라고. 이 말을 잊지 않고 가지고 있는, 현부인賢夫人을 갖고 있다는 복福을 탄 이가 바로 소암素巖이다.

차례

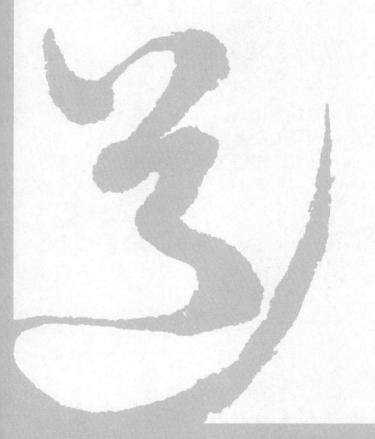

서론

도정신치료의 탄생과 역사적 배경

　도정신치료의 탄생은 내가 어려서 집안의 여인이 울고불고 하는 것을 보면서 '인간의 행복과 불행은 감정 처리 여하에 달렸다'는 것을 깨닫고, 사람들이 불쌍해 보이고, 남을 이해하려고 하고, 나쁜 사람을 보아도 저렇게 될 나쁜 경험이 있어서일 것이라고 생각되어 남을 미워하지 않았던 것에서부터 시작되었다고 생각이 된다.

　또 한 가지, 종래에 일부에서 내려오던 중국을 숭배하는 모화사상慕華思想과 우리나라가 일본의 식민지가 되어 갖게 된 일제日帝와 서양에 대한 열등감은 그 맥락이 같은데, 우리나라 사람들이 그러한 열등감을 극복하고 주체성을 세워야 한다는 염원이 도정신치료 탄생의 뿌리가 되었다. 건강하고 행복한 인생은 감정 처리, 그 중에서도 자기를 비하하고 말살하는 열등감을 극복하고 주체성을 회복하는 데 달려있다. 이것이 수도修道와 정신치료의 근본이라는 것을 발견하고 이 두 가지를 융합한 것이 도정신치료다.

　나는 1942년 10월부터 경성제대京城帝大 의학부 정신과에서 신경정신과 의사로서 공부를 시작하였다. 당시에는 신경증 환자에게는 브롬제제 bromides나 루미날luminal을 사용하고 정신병 환자는 가두어두고 관찰하여 증상을 기술하고 병명을 붙였으며, 흥분이 심하면 스코폴라민 근육주사, 인슐린 쇼크치료, 전기경련치료, 지속수면법을 사용했고, 매독 때문에 생긴 정신병에는 열치료熱治療를 하였다. 보조치료로는 오락치료, 작업치료 정도였고 환자의 마음을 이해하는 것과는 거리가 멀었다. 당시에는 정신장애의 원인을 기질적인 뇌의 장애가 아니면 유전 체질로 돌리고 마음의 병으로 보는 경향은 보급되어 있지 못했다. 나는 혼자서 환자의 마음과 증상의 의미를 이해하려고 크론펠트Kronfeld[1]의 정신치료책을 보고 히스테리 환자 2명에게 최면술을 걸어서 마음이 신체적인 변화를 일으키는 경험과 심신관계에 대한 확신을 얻었다.

이때쯤 프로이트Freud와 친교가 있었던 빈스방거Ludwig Binswanger[2]의 「내면세계」라는 논문을 독일 학술지에서 보고 해방 직후에 두통을 호소하는 30대 초반의 가정주부를 보고 두통이 왜 생겼는지 그 원인을 공감할 수 있었다. 6·25 동란 중 대구에 있을 때 두통을 호소하는 의대생 환자를 봤는데 다른 병원에서 약물치료로 일시적인 효과는 있었으나 낫지 않아서 완치를 바라기에 내가 주 2회씩 정신치료를 하여 12회로써 완치시켰다. 이 사례가 한국에 서양의학이 들어오고 나서 서양의 역동적인 정신치료로써 치료된 첫 사례라고 간주된다. 이것은 그 이전까지 내가 서양정신의학을 공부해서 얻은 경험과 당시 서울에서 대구로 내려올 때 가지고 온 알렉산더와 프렌치Alexander[3] & French의 『정신분석적 치료Psychoanalytic Therapy』를 열독한 결과가 합쳐진 것으로 본다. 이 증례는 미국생활(1954년 여름~1958년 여름)을 마치고 귀국한 후 1959년 한국심리학회 윤태림 회장의 요청으로 심리학회총회에서 '심인성心因性 두통頭痛의 치험례治驗

---

1) Arthur Kronfeld (1886~1941) : 정신과 의사, 정신치료자. 베를린에서 태어난 유태인으로 모스크바에서 부인과 동반 자살함.
2) Ludwig Binswanger (1881~1966) : 스위스 정신과 의사. 실존철학과 정신치료를 결합한 것으로 알려짐.
3) Franz Gabriel Alexander(1891~1964) : 헝가리 출신 미국 정신분석가 및 의사. 정신신체의학 및 정신분석적 범죄학의 창립자. 단기정신치료의 개발에 기여. '교정적 정서경험correc-tive emotional experience'을 말함.

例'라는 특별강연으로 발표하였고, 「한국의약韓國醫藥」에 실려있다.

미국에서 처음 2년은 뉴욕 대학 벨뷰 의료원 Bellevue Medical Center의 정신과에서 전공의로 있으면서 윌리엄 알란손 화이트 연구소William Alanson White Institute에서 클라라 톰슨Clara Thompson[4]의 후의로 일반학생으로서 1년 공부하고 정신분석을 주 2회 6개월간 받았으며, 나중 2년은 두 군데 주립정신병원에서 근무했다. 귀국길에 4개의 국제학회에 참석하고 유럽, 중동, 홍콩, 일본을 거쳐서 귀국하였다.

미국에서 대학과 주립병원의 의사들과 같이 진료하다 보니 임상정신과 의사로서 내가 미국사람들보다 낫다는 점이 드러났다. 당시 벨뷰의 병동장 닥터 라바안Dr. Laverne은 나보고 "왜 (당신같이 실력 있는 의사가) 병동장이 안 되느냐?"고 늘 말했었고, 내가 주립병원에 갈 때는 "이 사람은 무엇이든지 할 수 있다."는 추천서를 자진해서 써주기도 했다. 뉴욕에 있을 때 영불군英佛軍이 이집트를 침공하여 열린 UN 긴급총회[5]에 가보고 전 세계가 돌아가는 것을 한눈에 감지할 수 있었다.

1958년에는 로마에서 열렸던 국제정신약물학회Collegium Psychopharmacologia Internationale의 창립총회에 참석했는데 참석자가 나하고 쟝 들래Jean Delay, 피엘 데니커Pierre Deniker[6], 일본의 나까(中) 등 12명쯤

---

4) Clara Mabel Thompson(1893~1958) : 존스홉킨스 의대 졸. 정신분석가. William Alanson White, Adolf Meyer, Harry Stack Sullivan, 그리고 Sandor Ferenczi 등과 같이 일함. 1940년대 초에 Erich Fromm, Harry Stack Sullivan, Frieda Fromm-Reichmann, David Rioch 그리고 Janet Rioch와 함께 New York에 the William Alanson White Psychiatric Foundation을 설립하고 작고할 때까지 근무.

5) 1956년 10월 29일 이스라엘의 시나이 반도 공습으로 발발된 제2차 중동전쟁으로 인해 국제 연합은 긴급특별총회를 소집하여 11월 14일 즉시 철수와 유엔군 파견 결의를 채택, 정전과 감시를 위한 유엔군을 편성, 파견하였다. 이에 따라 사태는 진정되었고, 영국, 프랑스는 연내에, 이스라엘은 1957년 3월에 점령지로부터 철수하였다.

6) Jean Delay와 Pierre Deniker가 1950년대에 chlorpromazine을 정신분열병에 사용했다.

되었다. 지금은 이 학회[7] 참가자가 약 5,000명이 모인다고 들었다. 이때 평생 정신병의 뇌를 생화학적으로 연구했다는 나까 교수가 점심을 같이 먹으면서 "앞으로의 유럽은 아시아인의 관광지가 될 것이다. 유럽 사람은 동양인을 위해서 호텔 식당이나 하고 정원을 가꾸게 될 것"이라고 말했었다. 당시는 일본이 외환부족으로 사비로 외국여행을 못하기 때문에 가이기Geigy 제약회사에서 여비를 주어서 왔다고 했다.

올해(2008년) 7월말에 서울에서 열릴 세계철학자대회가 그 당시 1958년에 베니스에서 개최되었다. 나는 등록비를 내지도 않고 참석을 했었는데 유명한 서양 철학자들이 떠들고 있는 내용이 무식한 한국 사람들도 다 아는 것들이었다. 돌아오면서 내 마음 속에 '한국의 전통문화가 세계 최고이고 한국인이 가장 인간다운 인간'이라는 결론을 얻었다. 이것을 지금 '한류韓流'라는 현상으로 외국인이 발견하고 있고 한국인은 일부 사람만 빼고는 모르고 있는 상태다. 작년에 어떤 사람이 말하기를 "현재 한국의 지성세대는 도태되어야 한다."고 하였는데, 내가 보기에 '도태되어야 할 지성세대'란 뜻은 전통적인 우리의 가치를 지니고 있지 못한, 내가 말하는 '한국인'이 아닌 사람들이다. 다행히도 20세 전후 또는 그 이하의 젊은이들을 보면 '한국인이 살아나는구나!' 하는 기쁨을 느낀다.

1960년 수도首都의대에 있을 때에 당시 31세의 젊은 모 재벌 총수가 침식寢食을 못하는데 단골의사인 김모 선생도 손을 놓고, 당시 미국에서 수련받고 온 지 4년쯤 되는 이름을 날리고 있던 S 교수가 나한테 가서 정신치료를 받으라고 소개해서 내가 보게 되었다. 이 환자가 위기를 벗어난 후에 하루는 "내가 물을 한잔을 마시는 데도 핵심이 들어 있다."는 말을 했다. 이것이 그 후에 1965년경 칼 로저스Carl Rogers의 '미스 Mun 사례'라는 환

---

7) CINP (Collegium Internationale Neuro-Psychopharmacologicum)

자의 면담영화에서 이 내담자가 어릴 때 핵심감정의 경험을 재연再演하고 있는 것을 보고 도정신치료의 핵심인 핵심감정이 확실해졌다. 이것이 불교에서 말하는 집착이고, 대혜 선사가 말하는 애응지물碍膺之物이고, 모든 인간 고통의 근원이 주로 부모, 특히 어머니에 대한 사랑과 미움에 뿌리를 두고 있다는 것이 확실해졌다. 이것은 불교와 정신분석의 경험이 일치하는 데서 얻은 결론이다.

1970년에 발표한 「한국인 정신치료에 관한 연구」라는 논문에서 처음으로 '핵심감정'이라는 말을 사용하였다. 이것으로써 불교에서 말하는 집착이 핵심감정이고 핵심감정을 벗어나면 그것이 곧 부처라는 결론이 나오게 된다.

1962년 수도의대에서 경북의대로 옮겨 재직하고 있을 때 학교문제로 중앙정보부와 감찰위원회의 잘못을 적발했고 이 일로 형무소에 9개월 있다가 나왔다. 1965년 환자를 진료하는 중에 교련 부회장이고 역경위원으로 있던 某씨가 우울증에 걸려서 입원하였다. 1주일 동안 아무 말이 없다가 하루는 『서장書狀』을 펴놓고 여기저기를 물어보는데, 그때는 내가 한문 실력이 모자라서 그 사람보고 번역을 하게 했는데, "불교란 집착을 없애는 것이 핵심이고 마음을 정화淨化하는 것이며, 서양식으로 말하면 정신치료"라는 것을 알게 되었다.

동국대학교 조명기趙明基 총장을 찾아가서 불교를 공부하게 강사를 천거해 달라고 하여 당시 조계종曹溪宗 교무부장을 맡고 있던 행원숭산行願崇山 스님과 이희익李喜益 씨를 소개받았다. 정양은鄭良殷 교수가 이희익 씨는 찾지를 못해서 행원 스님으로부터 『서장』을 매주 화요일 저녁에 2시간씩 공부하였으며 시작할 때 좌선을 15분 했다. 이 과정에서 행원 스님이 분주해서 『서장』을 끝맺지 못하고 월운月雲 스님이 이어받아서 계속하였는데 나중에는 앉을 장소가 마땅치 않아 좌선은 못하고 강의만 계속했다.

이 무렵부터 내자內子 김동순金東純과 더불어 임창순任昌淳 씨가 하는 태동고전연구소泰東古典硏究所에 저녁에 한 3년여 다니면서 『논어論語』, 『맹자孟子』, 『시경詩經』, 『사기정화史記精華』, 『손자孫子』 등을 배운 것 같다. 그 후에 류승국柳承國 교수가 성균관대학교 유학대학장으로 있을 때 제자들과 같이 밤에 『논어』, 『맹자』, 『대학大學』을 배운 것 같다. 이때를 전후해서 송항룡宋恒龍 교수를 초빙해서 『노자도덕경老子道德經』을 배우고 이남영李楠永 교수로부터 『주역周易』, 이정호李正浩 선생님으로부터 『정역正易』을 배웠다. 그리고 김충렬金忠烈 선생으로부터 『노자도덕경老子道德經』을 일부 배웠고, 1990년 전후에 와서 이강수李康洙 교수를 초빙해서 『장자莊子』, 『노자도덕경』, 『중용中庸』을 배운 것 같다.

불교는 1965년도부터 작년까지 40년 이상을 공부해 온 셈이다. 경봉鏡峰 스님을 통도사通度寺에 가서 세 번 만나고 그 중 두 번은 극락암極樂庵에서 제자들 이십여명과 함께 새벽까지 자리를 같이 하기도 했다. 불교 강의는 황성기黃晟起 교수로부터 『대승기신론大乘起信論』을 , 이종익李鍾益 교수로부터는 『도서都序』 등을 배웠고 탄허呑虛 스님으로부터 『영가집永嘉集』, 『증도가證道歌』, 『보조법어普照法語』 일부와 『장자』의 일부를 배웠다. 월운 스님으로부터는 『서장』, 『능엄경楞嚴經』, 『전등록傳燈錄』, 『원각경圓覺經』, 『삼가구감三家龜鑑』 등을 들었고, 이희익 씨로부터는 『선가구감禪家龜鑑』, 공안公案을 모은 책을 들었다.

당시 월운 스님은 남양주에 있는 봉선사奉先寺에서 오후에 합승을 타고 와서 강의를 마치고는 서울에서 자고 이튿날 돌아가는 고행을 하다가 지쳐서 못 하겠다고도 했으나 운허耘虛 스님이 안 된다고 하여 상당한 기간 동안 계속 더 하다가 종범宗梵 스님에게 인계를 하였다. 종범 스님이 10여 년간 수고를 하여 『서장』, 『대승기신론해동소大乘起信論海東疏』, 『화엄경華嚴經』 등을 들었다. 중간에 잠시 지관智冠 스님으로부터 『보조법어』의 강의도 들었다. 가장 최근에는 최중석崔重錫 선생이 『심경부주心經附註』, 퇴계退溪 선생의 『자성록自省錄』을 마치고 『성학십도聖學十圖』를 하다가 영국으로 떠나고 불교는 혜거慧炬 스님, 현웅玄雄 스님이 하다가 중단 상태에 있으며 그 시간에 도정신치료를 소화하는 공부를 하고 있다.

운허 스님은 월운 스님이 갖다드린 나의 논문 「한국에서의 정신치료 및 카운슬링의 철학적 정초서설定礎序說」을 보시고 보내오신 장문의 편지에 '평생 고대하던 것'이라고 하셨다. 월운 스님이 힘들어서 강의하러 못 가겠다고 해도 운허 스님이 가야 된다고 권해 월운 스님이 다년간 수고를 더 하게 된 것이다. 또한 고려대 동양철학 이상은李相殷 선생이 1970년 한국철학회에서 내가 발표한 '도道의 현대적 의의'라는 강연을 들으시고 고려대에 가서 '평생 고대했던 것'이라고 했다는 말을 간접적으로 들었다. 이 두 분이 '평생 고대하던 것'이라고 한 것은 두 분 다 독립운동을 했고 독립운동하는 정신으로 학문을 하고 도를 닦았는데, 나라 잃고 가슴에 맺힌 한을 풀어주었다는 뜻으로 내게는 들렸다. 왜냐하면 내 논지論旨에 우리 것이 서양 것보다 더 앞선 궁극적인 것이라는 뜻이 깔려 있었기 때문이다.

날이 갈수록 확실해지는 것은 정신치료뿐만 아니라 인간생활에서 가장 소중한 것이 '남을 배려하고 자기를 존중하는 마음'이라는 것이다. 우리나라 사람의 심성이 이런 점을 가장 많이 간직하고 있고, 수천 년 전부터 중국 사서史書에 기록되어 있으며, 현재의 한국인의 밑바닥에 깔려 있고 우리말에 나타나 있다. 공자도 『논어』에서 "중국에는 도가 없으니 뗏목을 타고 구이九夷의 나라에 가서 살고 싶다." 하니 "왜 그런 누陋한 데 가려느냐?"고 물었을 때, "그 곳에는 군자君子가 살고 있다."고 답을 하고 있다. 『후한서後漢書』 「동이전東夷傳」에도 위의 공자 말을 인용하면서 "동방은 이夷이며 '이夷' 자는 저(柢-저는 근본이라는 뜻. 만물이 땅에서 나오는 근본)이고, 말이 어질고 생물을 사랑하고, 유순하고 양보를 좋아하고 다투지 않으며,

전쟁을 해도 약탈을 하지 않는다."고 기록하고 있다. 우리의 전통은 5,000년 이전부터 도道, 즉 '마음을 닦아서 하늘과 하나가 되는 것'이었다. 도를 닦은 사람이 지도자가 되어 홍익인간弘益人間을 하고 고구려 건국이념처럼 도로써 다스리고 오래도록 인류를 편안하게 하는 것이 목표였다(以道興治永樂四海).[8] 말하자면 우리는 처음부터 세계인이다. '인人'자 자체가 본래 동방족을 지칭하는 고유명사인데, 인류 전체를 지칭하는 보통명사가 되었다고 한다. 설문해자說文解字에도 이夷는 인人, 인仁, 시尸와 통용된다고 되어 있다. 가장 인간다운 인간이 성인聖人이고 부처라는 것이 신경과학의 발달로써 증명되어가고 있다.

나는 서양문화를 경험하면서 서양 사람이 우리보다 공감력이 모자라는 것을 확인했다. 나는 정신분열병에 걸린 사람이 보통사람보다도 더 대화가 잘 되는데, 자기심리학의 창시자 코후트Kohut는 "정신분열병은 공감이 잘 안 되어서 정신치료를 할 수 없다."는 말을 남기고 있다.[9]

오늘의 도정신치료가 탄생하게 된 배후에는 한국인의 자존심과 주체성의 회복을 바라는 국민적인 염원이 깔려 있고, 불교, 유교, 노자, 장자, 도를 공부하는 분들의 도움과 열성과 정신적인 후원이 지대했다고 본다. 이런 말 없는 후원을 내 가슴에 느끼며 오늘에 이르렀다. 처음에는 도를 말하면 사람들이 웃고 제자들도 참여하지 않았다. 그러나 내가 정신과의사로서 66년의 외길을 걸어오는 동안 많은 동지들이 생기고, 온 세계에 도가 퍼지고, '한류韓流'가 퍼져나가고 있는 것을 보노라면 감개무량하고 고마운 마음이 깊어진다. 지난 40여 년간 도와주신 불교, 유교, 노장, 천주교, 기독교, 원불교, 기타 한의학, 철학, 심리학, 정신의학 분야의 여러 분들에게 감

---

8) 광개토대왕비廣開土大王碑 동명성왕東明聖王 조條.
9) Kohut H(1984) : 『How Does Analysis Cure?』, The University of Chicago Press, Chicago and London, p.9.

사한다.

철학계에서는 내가 철학회 회원으로서뿐만 아니라 여러 분들과 개인적인 교분을 가졌으며, 그 중에 김규영金奎榮 교수는 1942년부터 친구로서 66년간을 서양철학과 도를 함께 공부했고, 특히 불교 공부는 40년간 거의 빠지지 않고 동참을 했었다. 유교도 20년간 같이 공부를 해서 큰 힘이 되어 주었다. 류승국 교수도 유교강의뿐만 아니라 필요하면 만나거나 전화로 물어보기도 하여 내가 많은 도움을 받았다. 그동안 국내외에서 활동한 기록은 권말에 첨부된 논문과 기록을 참조해 주기 바란다.

'도정신치료道精神治療'란 무엇인가?
– 정신치료의 정수, 서양정신치료와의 비교

정신치료는 치료자가 자신의 인격人格으로써 동토에 떨고 있는 환자에게 봄을 가져다 주는 것이다. – 이동식

도정신치료의 정수精髓는 치료자의 인격으로써 얼은 땅에서 떨고 있는 환자에게 봄을 가져다주는 것이다. 이것을 달성하기 위해서는 치료자는 자신의 마음을 정화淨化해야 한다. 이것을 불교에서는 '정심淨心·공空', 장자莊子에서는 '심재心齋·현해懸解', 노자老子는 '무위無爲', 정신분석에서는 '투사投射 또는 역전이逆轉移가 없는 것'이라고 말한다. 도정신치료는 도와 서양정신치료를 융합한 것을 말한다.

서양의 정신치료 가운데 도정신치료에 가까운 것은 현존재분석現存在分析, 실존분석實存分析, 내담자중심치료來談者中心治療, 무아정신치료無我精神治療, 인지치료, 영성신학적靈性神學的 상담들을 포함한다. 이러한 서양의 정신치료들은 동양의 도의 영향으로 발달되었으며 현재도 계속 도를 지향하고 도에 가까워지고 있다.

도道란 '실재實在'이고 '현실現實'이고 '투사投射가 없는 진여眞如'이고 '전이轉移가 없는 것'이고 '성숙된 인격'이고 '개념이나 이론과 기법을 넘어선 것'이고 '무위無爲', '공空', '자비慈悲', '인仁', '신의 은총恩寵', '공감共感'과 '자기조복自己調伏'을 뜻한다.

서양에서는 정신분석은 초심리학超心理學metapsychology에서 임상이론臨床理論, 경험에 가까운, 상호주관(체)성相互主觀(體)性 intersubjectivity, 관계이론關係理論relational theory, 맥락주의脈絡主義contextualism로 이동하고 있다. 그러나 아직도 이론에서 완전히 벗어나지 못하고 있다.

도정신치료는 '핵심감정核心感情'을 마음에서 덜어냄으로써 이루어진다. 이 핵심감정은 약 1,000년 전에 중국 송대의 대혜 선사가 『서장』에서 기술하고 있는 "애응지물礙膺之物 기제각旣除覺"이라는, 즉 "가슴에 거리끼는 물건을 없애면 각覺"이라는 것과 통한다. 애응지물의 배후에 있는 것이 핵심감정이다. 서양정신치료에서는 내담자중심치료가 도정신치료에 가깝다. 이론과 기법이 없고 직지인심直指人心만이 있기 때문이다. 핵심감정, 정심淨心(핵심감정의 제거), 자비심(공감)이 도정신치료의 세 가지 키워드다. 서양의 정신의학과 정신치료는 환자를 이해하고 기술記述하는 데 몇 단계를 거쳐 왔다. 처음에는 환자를 관찰해서 기술했고 다음에는 설명, 해석, 이해를 하려고 했다. 이상은 객관적인 관찰이다. 다음으로는 '참여적參與的 관찰'을 거쳐 '공감(주객일치主客一致)'으로 왔다. 그러나 아직도 이론에 묶여있다. 도정신치료는 서양정신치료가 이론과 기법에 중독되어 있는 것에 대한 치료다.(그림1)

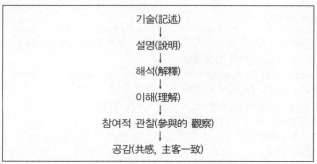

그림 1. 환자의 기술(記述)과 이해(理解)

치유인자治癒因子로써 치료자의 인격, 관심, 사랑(Freud), 치료적인 에로스(Seguin), 도우려는 열망(J. Frank), 감화感化, 하이데거의 배려(Sorge)

와 공감들이 다 **자비심慈悲心**으로 귀착이 된다.

게오르그 피히트Georg Picht(1973)는 이론으로는 진리에 도달할 수 없으므로 명상瞑想meditation이 필요하다고 주장했다. 그는 이론은 플라톤 Platon의 형이상학의 산물이고 이론은 논리에 토대를 두고 있고 논리는 독단獨斷이라고 했다. 서양의 문화나 과학은 플라톤의 형이상학의 파생물이고 따라서 자연과 사회, 인간을 파괴한다고 역설했다. 왜냐하면 이것들은 독단인 논리에 기초하고 있기 때문이라고 했다.

윌리암 바레트William Barrett(1956)는 도道는 플라톤 이후 서양 철학자가 갇혀있는 '개념의 감옥conceptual prison'으로부터 서양 철학자를 해방시켜주는 치료제라고 했다.

마이클 폴라니M. Polanyi(1958)는 '개인적인 앎personal knowledge'을, 브릿지만P. Bridgman은 "진리는 사적私的이지 공적公的인 것이 못 된다."는 주장을 했는데 이는 곧 "진리는 진리를 경험한 사람에게만 전달이 될 수 있다."는 말이다. 불교에서 말하는 해오解悟(개념적 이해)와 증오證 悟, 즉 수행으로써만 깨달을 수 있는 것을 구별하는 것들은, "진리는 개념적인 지식으로는 얻을 수 없고 오로지 수도 또는 경험으로써만 터득할 수

표 1. 현실(경험, 지각)과 개념(이론)

1. 소크라테스 – 지식은 착각이다. 진리에 도달하려면 육체가 죽어야 한다.
2. 플라톤 – 이론으로써의 정심(淨心)
3. Knowledge of Acquaintance and Knowledge-about (W. James, 1890)
4. 개념의 감옥 (W. Barrett, 1956)
5. Iron Grip of representation (F. Roustang, 1992)
6. 이론과 명상(성찰) (G. Picht, 1973)
7. 직접 경험으로써 앎과 기술에 의한 앎 (B. Russell, 1997)(1919)
8. 삼현문(三玄門)
9. 개인적(個人的) 지식 (M. Polanyi, 1958, 1962)
10. 진리는 사적(私的)이다. (P. Bridgman)
11. 의지와 표상으로서의 세계 (A. Schopenhauer)
12. 해오(解悟)와 증오(證悟)
13. 학(學)과 도(道)

있다."는 데 의견이 일치하고 있다.(표1)

> 위대한 발견은 명백한 어떤 것을 깨닫는 것이다 ; 너무나 뻔한 사
> 실이 우리의 눈 앞에서 우리가 눈을 뜰 때까지 응시하고 있는 것을
> 말하는 것이다. – 마이클 폴라니 (저자 번역)

1. 핵심감정核心感情 Nuclear Feelings

1960년 31세의 재벌환자가 물 한 잔 마시는 데에도 자기의 핵심이 들어 있다는 것을 발견했다고 했다. 몇 해 후에 칼 로저스Carl Rogers가 상담한 '미스 Mun 사례'라는 필름을 보고 환자가 어릴 때 생긴 핵심감정을 그 자리에서 다시 경험하고 있는 장면을 보았다. 1965년 모 역경위원이 우울증으로 입원, 7일간 말이 없다가 대혜 선사의 『서장』을 펴놓고 군데군데를 물어보는데, 대답하는 끝에 불교란 집착을 없애는 정신치료라는 것을 알게 되고 그 후에 곧 당시 동국대학 총장 조명기趙明基 박사의 추천으로 숭산행원崇山行願 스님으로부터 참선지도와 『서장』을 공부하는 중에 "애응지물碍膺之物을 없애면 각覺이다."라는 구절에 모든 것이 풀렸다. 애응지물이 바로 핵심감정이다.

서양분석이나 정신치료에 있어서 콤플렉스(Jung), 중심갈등, 중심적 문제, 중심역동, 핵심역동, 주동기主動機, 핵심감정군核心感情群nuclear emotional constellation, 또 최근에는 중핵감정core emotion이라는 말도 나오고 있다. 이상의 모든 말은 객관적인 기술이다. 그러나 핵심감정은 주관적 또는 주체적으로 느끼는 감정 자체를 말하는 것이다. 이 감정은 공감으로써만 느껴지는 것이고 말로써 전달될 수 없다. 마음에서 마음으로 이심전심以心傳心이고 말로 할 수 없는 불립문자不立文字다.

2. 완전한 공감을 달성하려면

　도정신치료는 도와 서양의 정신치료의 융합이고 정신치료의 궁극적인 목표다. 서양정신치료를 공부함으로써 도를 더 잘 이해할 수가 있다. 도를 공부하고 수도를 함으로써 정신치료를 더 잘 이해하고 치료를 잘 할 수 있다. 수도는 스승의 도움으로 자신의 마음을 봄으로써 핵심감정 또는 사랑과 미움을 벗어나는 것이지만 주로 자기 자신이 해야 한다. 가장 좋은 길은 좋은 치료자를 만나서 자신의 핵심감정을 자각하고 정신치료와 수도를 병행을 하거나 정신치료 후에 수도로 넘어가는 것이다. 도와 정신치료를 합친 것이 도정신치료다. 정신분석에서 말하는 완전한 중립성中立性 neutrality은 무위無爲 즉 완전한 정심淨心이고 공空이고 자비심慈悲心이다. 저항抵抗은 치료자의 역전이逆轉移에서 생긴다.

3. 심재心齋

　『장자莊子』「인간세人間世」편에 보면 "사람을 교화하려면 마음을 재계해야 하는데 마음의 재계를 하려면 뜻을 한 가지로 가져라. 그래서 귀로 듣지 말고 마음으로 들으며, 마음으로 듣지 말고 기氣로써 들어라. 듣는 것은 귀에서 그치고 마음은 부符에서 그친다. 기氣는 허해서 온갖 걸 다 포용한다. 오직 道는 허한 데로 모이니 허한 게 곧 마음의 재계齋戒이다."(나는 부符는 槪念으로 보고 있다.) (그림3)

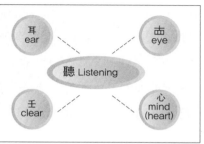

청(聽) 정신치료에서 첫째로 제일 중요한 것이 잘 듣는 것이다. 듣는다는 한자를 구성하는 요소가 귀 耳, 밝을 㭆, 눈㕥, 마음 心이다. 남의 말을 잘 들으려면 귀로 잘 듣고 눈으로 잘 보고 마음으로 잘 공감을 하는 것이 남의 말을 잘 듣는 것이다.

그림 2

한자 듣는다는 뜻의 '청聽' 자를 보면 귀(耳), 밝다(壬), 눈(宀)과 마음(心)으로 되어 있다. 남의 말을 잘 들으려면 귀로 잘 듣고 눈으로 잘 보고 잘 공감하는 것이 남의 말을 잘 듣는 것이다. (그림2)

동아시아 전통의 정수精粹는 도道(유교, 불교, 노자, 장자)다. 다른 말로 하면 정심淨心이요, 콤플렉스(애응지물)를 제거하는 것이고, 현실을 있는 그대로 받아들임으로써 마음을 편안하게 하는 것이고 투사投射를 없앰으로써 인지적認知的 왜곡歪曲을 교정하는 것이다.

메다드 보스Medard Boss(1976)는 정심淨心의 입장에서 보면 최선의 서양의 정신분석 수련修鍊도 입문入門에 지나지 않는다고 주장했다.

서양의 정신분석이나 정신치료에서는 치료자가 해야 할 일은 환자로 하여금 될 수 있는 대로 자유롭게 자기 마음을 드러내게 해서 진정한 자기를 직면케 하고 환자의 왜곡(전이)과 치료자의 왜곡(역전이)을 제거하는 것이다. 모든 이러한 왜곡, 즉 착각錯覺을 없애면 완전한 공감共感을 할 수 있다. 치료자와 환자 사이의 장벽이 없어지고 주객일치主客一致, 주객합일主客合一이 이루어진다.

어떻게 하면 완전한 공감능력共感能力을 얻을 수 있는가?

한자漢字의 '성聖' 자는 귀(耳), 입(口), 밝다(壬)의 석 자로 구성되어 있

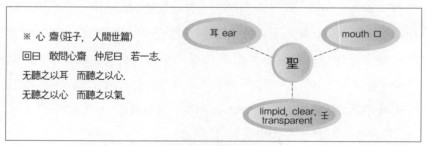

※ 心 齋(莊子, 人間世篇)
回曰 敢問心齋 仲尼曰 若一志.
无聽之以耳 而聽之以心.
无聽之以心 而聽之以氣.

耳 ear

mouth 口

聖

limpid, clear, transparent, 壬

그림 3. The Sage, 聖.

다. 귀와 입이 맑고 밝다는 뜻이다. 의사소통이 잘 된다. 곧 대화對話의 왕王이라는 뜻이다. 사전의 풀이를 보면 "성무소불통聖無所不通 소위성인자所謂聖人者 지통호대도知通乎大道 응변이불궁應變而不窮 능측만물지정성자야能測萬物之情性者也."로 되어 있다. 이것이 완전한 공감이다. (그림3)

　인간성숙人間成熟의 이러한 단계에 도달한 사람을 유교에서는 성인聖人이라 하고, 불교에서는 부처, 노장老莊에서는 진인眞人, 지인至人이라고 한다. 이 세 가지 교敎에 있어서 마음을 정화淨化하는 기술記述에서 가장 자세하고 정확한 것은 불교이기 때문에 여기에서는 불교의 기술을 빌려서 설명하기로 한다.

　불교에서는 주객일치主客一致, 즉 완전한 공감에 도달하려면 나와 대상對象 또는 현실現實 사이에 놓여있는 세 가지 장막帳幕을 걷어 치워야 한다.

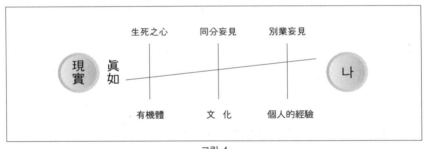

그림 4

　첫째 장막은 별업망견別業妄見이다. 이것은 경험이 다른 데서 생기는 착각(인지적 왜곡)이다. 두 번째 장막은 동분망견同分妄見이다. 이것은 문화적文化的 차이에서 오는 착각이다. 마지막은 생사지심生死之心이다. 이것은 죽음에 대한 공포恐怖다. 처음 두 가지 장막을 걷어치우고 불안不安 없이 죽음을 직면直面함으로써, 즉 육체의 질곡桎梏을 벗어남으로써 착각(인지적 왜곡)으로부터 완전히 벗어난다. 이것이 진여眞如, 주객일치, 착각(투사, 왜곡) 없는 완전한 공감이다. (그림4)

선禪에서는 진면목眞面目에 도달하려면 360도를 돌아야 한다. 영점零點에서는 산山은 산山이고 물은 물이다. 180도 경계에서는 산은 산이 아니고 물은 물이 아니다. 환자에게 무엇이든지 마음에 떠오르는 대로 보고하라고 하면 환자는 과거에 직면하기가 어려워 억압해 두었던 부정적인 감정을 보고한다. 이 단계에서는 부정적인 감정이 부분적으로 억압되어 있고 동시에 긍정적인 감정도 억압되어 있다. 그러나 환자가 과거에 억압할 수밖에 없었던 부정적인 감정을 쏟아 놓게 되면 어머니를 죽이고 싶은 정도까지의 적개심을 자각하게 된다. 180도 경계에서는 어머니를 죽이고 싶다고 한다. 이것이 산이 산이 아니고 물이 물이 아닌 경계다. 가치의 완전한 전도顚倒다. 사랑이 미움으로 둔갑한다. (그림5)

어머니에 대한 모든 부정적인 감정을 쏟아내고 미움의 이유를 이해하면 어머니로부터 받은 사랑을 느끼기(깨닫기) 시작한다. 위장僞裝 없는 사랑과 미움을 받아들이고 이유를 이해하면 사랑도 미움도 없다. 이것이 부정과 긍정의 감정을 완전히 받아들이는 것이고 산이 산이고 물이 물인 경계다. 360도 전환이고 위장이나 투사가 없는 현실(內外의)이다.

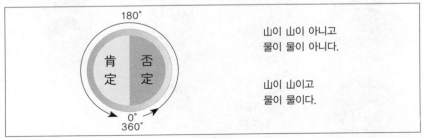

그림 5

보조 국사普照國師는 수도의 성과成果를 검증하는 방법을 다음과 같이 말하고 있다. 도道가 익었다는 것은 과거의 사랑과 미움의 대상을 눈앞에 가져와도 사랑과 미움이 일어나지 않는다는 것이고, 그러나 새로운 사랑과 미움의 대상을 눈앞에 가져오면 사랑과 미움이 일어난다. 걸림이 없는 무애無碍의 경지에서는 새로운 대상(사랑과 미움의)을 눈앞에 가져와도 사랑과 미움이 일어나지 않는다. 이 단계에서는 어떤 특정한 대상에 대한 사랑과 미움이 없이 "차별이 없는 자비慈悲가 있을 뿐이다."(저자). 보조普照는 참선參禪의 열 가지 병을 대치對治하는 삼현문三玄門을 말하고 있다. 첫째의 체중현體中玄은 불교의 최고이론을 지식知識으로써 이해하는 것이다. 다음 문은 구중현句中玄이다. 이것은 선문답禪問答으로써 개념적槪念的인 지식, 생각을 떨쳐버리고 눈앞의 현실(外的)을 가리킨다. 생각은 떨어졌으나 말이 붙어 있다. 세 번째 문이고 최고의 문은 현중현玄中玄이다. 양구良久, 묵연默然, 방棒, 할喝, 격선상擊禪床 등이다. 이것은 내적 현실을 깨닫게 하는 것이다.

여기서 정심淨心의 과정을 심우도尋牛圖(그림6)로써 보는 것이 적절하겠다. 소를 찾아 나선다(심우尋牛). 다음은 소의 발자국을 본다(견적見跡). 다음은 소를 본다(견우見牛). 다음은 소를 얻는다(득우得牛). 소를 먹인다(목우牧牛). 다음은 소를 타고 집으로 돌아간다(기우귀가騎牛歸家). 다음은 소

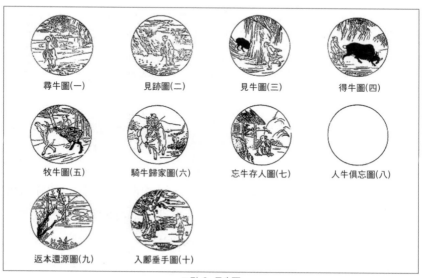

尋牛圖(一)　　見跡圖(二)　　見牛圖(三)　　得牛圖(四)

牧牛圖(五)　　騎牛歸家圖(六)　　忘牛存人圖(七)　　人牛俱忘圖(八)

返本還源圖(九)　　入鄽垂手圖(十)

그림 6. 尋牛圖

는 잊어버리고 사람만 남아있다(망우존인忘牛存人). 다음 단계는 사람도 소도 다 잊어버린다(인우구망人牛俱忘). 다음은 본래면목本來面目으로 돌아간다(반본환원返本還源). 마지막으로 시중市中으로 들어가서 중생衆生을 제도濟度한다(입전수수入鄽垂手).

이 수도의 과정을 정신치료로 치료가 되어 가는 과정과 비교해 보면, 심우, 견적, 견우는 환자의 핵심감정, 핵심역동을 이해하는 것에 해당한다고 볼 수 있다. 처음에는 부정적 감정이다. 득우는 이러한 감정을 억압을 하지 않고 느끼고 자각하고 있는 것에 해당된다. 목우는 감정(소)을 놓치지 않고 부리고 갈등을 해결하기 시작하는 것이고 긍정적인 감정이 나타나서 자라고 커지는 것을 말한다. 기우귀가는 문제와 현실을 받아들이고 해결하는 것이다. 처음의 소가 검은 것은 부정적인 감정이다. 흰점이 생겨서 확대가 되어서 흰 소白牛가 된다. 이것이 정심이고 사랑과 미움이 없는 것이다. 망우존인은 갈등은 해결되었지만 무아가 되지 못한 상태다. 이것이 서양의 정신분석의 한계다. 인우구망은 집착이 없는 공空이다. 완전한 해방이고 무아다. 반본환원은 본래면목이요, 자신이나 현실을 투사없이 있는 그대로 보는 것이다. 입전수수는 자기 문제를 해결하고 무아의 경지에서 보살이 되어서 중생제도를 하는 것을 뜻한다.

무의식無意識의 정화淨化

『대승기신론大乘起信論』에서는 무의식과 무의식의 투사의 기제機制를 분명하게 기술하고 있다. 업식業識은 과거의 부정적·긍정적 경험의 저장처다. 장식藏識이라고도 한다.

무의식의 투사投射의 과정과 기제는 다음과 같다. 업식이 전식轉識이 되어 현식現識이 된다. 여기까지는 무의식이다. 이것이 투사의 과정이고 기제다. 다음이 지식智識, 다음이 상속식相續識이다. 이것은 의식이고 투사의 산물이다. 이것은 철학이고 지식이고 그의 파생물이다. 모든 것이 무의식의 투사고 망상이다.

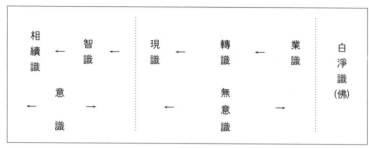

그림 7

전식, 현식, 지식, 상속식이 정화되고 업식의 흔적만 남아 있으면 보살菩薩이다. 이 흔적마저 완전히 정화되면 부처다.(그림7)

부처는 투사가 없고 무의식이 없고 항상 깨어있고 무념無念, 무상無想이다. 석가모니의 가르침의 핵심은 불취외상不取外相 자심반조自心返照다. 마음을 정화함으로써 착각을 없앤다는 뜻이다. 선禪의 요체는 교외별전敎外別傳, 불립문자不立文字, 직지인심直指人心, 견성성불見性成佛이다. 공자는 술이부작述而不作이라 했고 도道에 있어서는 말, 개념, 이론은 현실을 가리키는 수단에 지나지 않는다. 불교에서는 지월指月이라고 한다. 이언절려離言絕慮, 득의망언得意忘言 도이친道易親이다. 노자는 "위학일익爲學日益 위도일손爲道日損 손지우손損之又損 이지우무위而至于無爲 무위이무불위無爲而無不爲."라 했다.

정신치료와 동서문화東西文化의 핵심의 비교

플라톤의 대화對話의 『파이돈』에 보면 소크라테스는 '죽음은 영혼과 육체의 분리'라고 했다. 육체는 감각, 쾌락, 감정이고 이것은 착각을 일으키는 육체의 족쇄다. 진리(지혜智慧, 현실現實, 실상實相)에 이르려면 죽어야 한다. 죽음으로써 진리에 도달할 수 있기 때문에 기꺼이 죽는다. 그러나 그가 죽고 나서 플라톤 이후 서양의 전통은 마음의 정화catharsis를 지적知的인 추구intellectual pursuit(이론구성理論構成theory building)로 하려고 했고, 동양에서 우리는 도道를 닦음으로써 마음을 정심淨心하려고 노력해 왔다. 여기서 동과 서가 완전히 갈라서게 된 것이다.

불교에서 열반涅槃Nirvana은 육체가 살아 있으면서 착각을 일으키는 육체의 족쇄인 감정을 벗어나는 것이다. 소크라테스는 죽기 전에는 감정의 족쇄를 벗어날 수 없다고 믿었다. 이 점이 동서의 전통의 근본적 차이다. 서양의 정신치료에서는 많은 유능한 치료자들의 경험과 정신치료 연구의 결과로써 치료자와 환자의 관계가 정신치료에 있어서 결정적인 요인이라는 것이 판명되었다. 이 관계는 환자를 공감하는 치료자의 인격에 의해서 만들어진다는 것이다. 치료자의 공감적인 지각知覺perception과 응답應答 response이 환자가 해방되고 안전하게 느껴서 불안이나 위협이 없이 성장 成長을 다시 시작할 수 있는 분위기를 만들어 준다. 칼 로저스(1980)는 공감이 치유적이라고 했고 반면에 하인즈 코후트Heinz Kohut(Goldberg A. ed, 1980)는 공감의 중요성을 영양적이고 치유적이라고 했다. 그러나 코후트는 공감을 타인의 인정을 받기 위해서 자료수집과 이론구성의 도구로 삼는다는 오류를 범하고, 또 코후트(1984)는 "정신병이나 경계선 상태는 관찰자의 공감적 도구empathic instrument로 파악할 수 없는 심리 이전의 혼돈상태prepsychological chaos를 다루어야 된다고 보고, 따라서 환자의 자기self의 중심에 있는 지속적인 공동空洞hollowness 주변에 형성된 방어구조defense structure를 분석적으로 허물 수가 없다."고 했다.

그러나 저자의 도정신치료 사례 발표에서는 경계선 환자뿐 아니라 정신분열증 환자와도 첫 면담에서 깊은 공감이 이루어짐을 자주 목격하고 서구의 정신치료자들이 그 공감의 깊이에 경탄하곤 한다. 도에서는 '성인 성聖' 자가 나타내듯 삼라만상森羅萬象과 공감을 이룰 수 있다.

서양문화에서는 새로운 말, 새로운 개념, 새로운 이론을 만들어야 인정을 받는다. 인정을 받고자 하는 것은 신경증적인 동기다. 서양인은 진리(현실, 실상)를 보는 순간 '개념의 감옥'으로 들어가려고 한다. 여기서 동서문화의 핵심 내지 강조점을 비교하는 것이 적절할 것 같다.(표 2,3)

표 2. 目標의 比較

	病	健 康
儒敎	慾	無慾(聖)
佛敎	執着	空(佛)
道敎	有爲	無爲(至人, 眞人)
精神分析	主動機	眞正한 自己, 自己實現, 個人化
來談者中心治療		
現存在分析		
人間主義	缺乏動機	成長, 存在, 生成, 自己現實化 動機
無我心理學	自己	無我

표 3. 東西文化의 比較

西	東
1. 有爲(所有)	無爲(存在)
2. 否定的	肯定的
3. 疎外	關係
4. 言語的	非言語的
5. 槪念	知覺
6. 理論	實踐-現實
7. 技術	人格
8. 人爲	自然, 自發
9. 實存的 不安 除去 不能	죽음을 不安없이 直面함으로써 實存的 不安 克服
10. 契約	信
11. 自己	無我
12. 共感, 사랑, 神의 恩寵	慈悲, 仁
13. 說明	理解

투사投射를 그만두고 당신의 내면을 밝혀라(不取外相 自心返照)

정신치료 또는 수도의 최종적, 궁극적인 지상至上의 목표는 착각, 즉 갈등을 일으키는 투사를 없애는 것이다.

불교에서는 수도의 핵심은 지관止觀이다. 즉 불취외상不取外相 자심반조自心返照이다. 유교에서는 물구어외勿求於外 구저기求諸己다. 후설 Husserl의 현상학現象學에서는 이 도적道的인 '지(止, 멈춤)'가 판단중지判斷中止인 epoché에 해당되고, 피분석자의 자유연상, 분석자의 '골고루 가는 주의注意evenly hovering attention'에 해당된다고 볼 수 있다.

무아심리학無我心理學은 자기를 초월하려고 함으로써 이론적으로는 도의 목표와 같다. 실존정신치료實存精神治療와 현존재분석現存在分析은 동양의 도에 접근하고 있다.

결론

치료자의 인격으로써 얼은 땅에서 떨고 있는 환자에게 봄을 가져다주는 것이 도정신치료다. 최고의 치료자의 핵심은 자비慈悲라는 봄이다. 유교에서는 인仁이라고도 하고 기독교에서 하느님의 은총恩寵이라고도 한다.

도정신치료는 도와 서양정신치료의 융합이다. 이 양자에서 잡것을 가려내고 '순금純金'을 뽑아낸 것이다. 시들어가려는 정신치료와 수도를 회복시키고 새로운 생명을 불어 넣어 활성화시키고 이 두 가지의 올바른 방향을 제시하는 것이다. 많은 동양의 정신과 의사들이 동양의 환자에게는 서양의 정신분석의 이론이나 기법은 적용할 수가 없다고 해왔다. 그러나 도정신치료는 서양정신치료와 수도의 '순금'은 본질적으로 같고 동서 전 세계에 적용될 수 있다는 것을 증명하고 있다.

고故 라이샤우워Reischauer 교수는 1970년대에 「동아일보」에 기고한
글에서 21세기는 5,000년 인류 역사에서 동북아세아에서 처음으로 새로운
문명이 탄생한다고 했다. 필자의 생각으로는 동북아세아의 전통의 핵심은
도이기 때문에 그가 예언한 새로운 문명은 도와 과학의 융합이라고 생각한
다. 정신치료가 과학이냐 아니냐 찬반이 있지만 도와 정신치료의 융합은
라이샤우워가 예언한 다가올 새로운 문명의 도래를 알려주는 예시라고 볼
수 있다.

참고문헌

1) Barrett W(ed.)(1956) : Zen Buddhism(Selected Writings of D. T. Suzuki), Donbleday
   Co., Mc. Garden city, New York.
2) Tan H(Transl.)(1973) : The Analects of Bojo, Academy of Whaum, Seoul.
3) Boss M(1976) : Indienfahrt eines Psychiaters, Huber, Bern.
4) Feng GF(English J., transl.)(1972) : Lao Tzu : Tao Te Ching, Vintage Book, New York.
5) Hakeda Y(transl.)(1967) : The Awakening of Faith, Columbia University Press, New
   York & London.
6) Goldberg A(ed.)(1980) : Advances in Self Psychology, International Universities Press,
   New York.
7) Kohut H(1984) : How Does Analysis Cure?. The University of Chicago Press, Chicago
   and London, p.9.
8) Legge J(transl.)(1971) : Chuang Tzu, Ace Books, New York.
9) Legge J(transl.)(1984) : Confucian Analects : in the classics, 2nd ed., vol. 2, London.
10) Rhee D(1990) : The Tao, Psychoanalysis and Existential thought, Psychother.
    psychosom 53 : pp.21~27.
11) Rogers CR(1980) : A way of Being, Houghton Mifflin, Boston.

제1부

서양 정신치료와
도정신치료

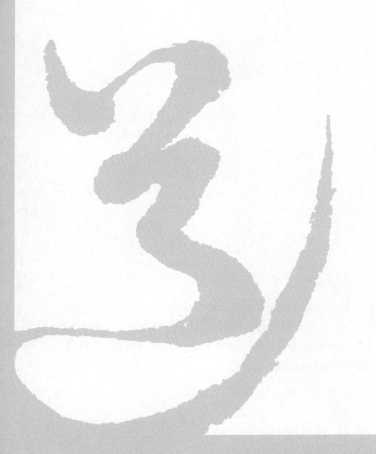

● 본서의 제1, 2부에 수록된 실례들은 현장감을 살리기 위해 모두 녹음 그대로를 풀어쓴 녹취록이다. 사투리나 어법에 맞지 않는 부분이 있다면 이 때문이니 독자들의 이해를 구한다. 또한 사례들의 신상보호를 위해 관련 부분을 변경하거나 나타내지 않았으니 이에 관한 오해가 없기를 바란다.

제 1 장

정신치료란 무엇인가?

　　정신치료란 동토凍土에 떨고 있는 환자에게 치료자의 인격에서 배어나는 자비심이라는 봄을 가져다주는 것이다. 환자는 치료자가 존재함으로써 안심하고 자기 자신일 수 있고 치료자와 환자는 서로를 공감하고 속임이 없이 있는 그대로를 드러내며 진정한 대화를 하는 것이다.

❧❧ 질의 응답 ❧❧

1) 무엇을 어떻게 치료하는 걸 정신치료라 하나?

C _ 무엇이 정신치료입니까?

이동식 _ 정신치료라는 것은 신체의 병이든 정신의 병이든 정신적인 수단으로 질병을 치료하는 방법을 말한다고. 약물이나 기계를 사용할 경우라도 그것이 물리 화학적인 작용으로 치료 효과를 보는 것이 아니라 심리적인 효과로 치료 성과가 이뤄졌을 때는 정신치료라고 볼 수 있지. 단지 치료자가 의식하고 사용했을 때만 정신치료라고 볼 수 있는 거야.[1)2)]

C _ 신경과학이 발달하면서 기능적functional 장애와 기질적인organic 장

---

1) 이동식(1974) : 『노이로제의 이해와 치료』, 일지사, p.131.

애의 구분이 없어지는 것 같습니다.

이동식 _ 요즘은 심신관계를 옛날처럼 딱 구분하는 게 아니라 상호관계에 대한 인식이 깊어진 거지. 심리적인 원인이 아니라 기질적인 거라도 심리적 방법으로 치료하는 게 정신치료라고. 즉 신체 질환도 정신적인 방법으로 치료하는 게 정신치료지. 병원에서 의사나 간호사나 병원 직원들이 환자를 친절하게 대하는 그 자체가 정신치료인 셈이지. 기분이 나쁘면 그게 병이 되잖아. 정신뿐만 아니라 신체적인 병도 의사나 간호사나 병원 직원이 환자 기분 나쁘게 하면 병을 악화시키는 거야.

C _ 프로이트는 "치료자가 환자의 초자아 역할을 해서 사후교육after education하는 것이다."라고 했습니다.

이동식 _ 그렇지. 부모가 잘못 교육한 것을 다시 교육한다고 볼 수 있지.[3] 정신치료를 하려면 정신장애가 뭐고, 정신건강이 뭐냐 하는 걸 확실히 알아야 돼.

2) 정신장애란 무엇인가? 어떻게 치료가 되나?

C _ 정신장애란 무엇입니까?

이동식 _ 환자는 동토凍土에서 불안과 공포에 떨고 있다고. 감정을 자유롭게 표현하거나 느끼지 못하고 얼어붙어서 존재의 위협을 받고 있는 것이 정신장애야.

C _ 어떻게 해서 치료가 됩니까?

---

2) Jaspers K(1964) : 『The Nature of Psychotherapy(A Critical Appraisal)』, translated by Hoenig J & Hamilton MW, The University of Chicago Press, p.1.
   "정신치료란 정신을 통해서 진행되는, 정신과 신체에 영향을 주는, 모든 방법의 치료에 대해서 주어진 이름이다."
3) Saul LJ(1972) : 『Psychodynamically Based Psychotherapy』, New York, Science House, p.24.

이동식 _ 치료자가 봄을 가져다주면 얼어붙어 있던 환자의 마음이 풀리고 싹이 터서 꽃을 피우게 되듯이 치료되는 거야.

C _ 봄을 가져다 준다는 것은 무슨 뜻입니까?

이동식 _ 봄은 자비심이야. 치료자가 옆에 같이 있어주는데, 치료자에게서 자비심이 느껴지면 환자가 스스로 변화한다고.

C _ 어떻게 해야 자비심을 가지고 치료할 수 있습니까?

이동식 _ 자비심은 방법이나 기술 가지고 되는 게 아니야. 인격에서 나온다고. 수도修道를 해서 치료자 자신의 마음이 정화되면 자비심이 나온다 말이야.

C _ 어떻게 하는 것이 수도입니까?

이동식 _ 뭐, 항상 자기 마음을 보는 것이지.

3) 치료자의 역할은 무엇인가? 존재함으로써 치료가 된다.

C _ 샤프너Shaffner가 선생님이 정신치료하시는 것은 치료라기보다는 그냥 살아가는 방식a way of life인 것 같다 이런 이야기를 했었는데요. 수도修道가 된 사람의 존재 방식이 정신치료라고 보면 되는 것입니까?[4]

이동식 _ 영국 사람, 로날드 랭Ronald D Laing[5]이 인도인지 스리랑카에서 행방불명됐다가 2년 후에 나타나서 한 말이, "여자 도사holy woman가 이상적인 치료자다. 아무것도 안하고, 'doing nothing', 존재함으로써 치료가 된다." 응? 그런데 그것도 여러 가지 의미가 있을 수 있지. 기독교 신자가 '하나님이 계신다, 하나님이 존재 한다' 이걸로 치료가 된다는 의미도

---

4) 1994년 『정신치료 : 동東과 서西』, 서울 제16차 국제 정신치료학회를 마치고 나서 샤프너가 저자의 치료에 대해 "치료를 한다기보다 '삶의 방식a way of life' 이다." 라고 표현을 했다.

5) Ronald David Laing(1927~1989) : 스코틀랜드 출신 정신과 의사, 정신질환 특히 정신병의 경험에 대해 광범위한 저술을 하였다. 1964년에 Esterson과 공저로 『Sanity, Madness and the Family』를 저술하였다. 실존철학의 영향을 받았고 반정신의학 운동가로 알려졌지만 본인은 그런 표현을 싫어했다. 심리학의 윤리에 대해 크게 기여했다.

있고, '환자는 동토에서 불안 공포에 떨고 있는데, 옆에 치료자가 같이 있어주는 것만으로도 치료가 된다.' 이런 의미도 있지. 같이 있어줌으로써 마음이 편해지고, 든든하다 이거야. 그러니까 뭘 치료해 주는 게 아니라, '있다!' 하는 것만으로 치료가 된다는 거지. 실제로 그렇거든. 자기를 이해해 주고 뭐, 그런 사람이 있다 하는 것만 해도 힘이 생기고 이렇단 말이야. 그리고 치료 장면에 있어서도 뭘 해 주는 게 아니라 같이 생각하고, 같이 있는 그게 치료적 동맹이지.[6]

3-1) 감정이 드러나야 존재가 있는 것이다.

R _ 존재가 드러나는 양식의 가장 핵심이 바로 감정이라고 하이데거Martin Heidegger[7]나 보스Boss[8]가 이야기했습니다. 국내의 한 현존재분석가 표현으로는 선생님이 얘기하신 '핵심 감정이 드러나면 치료가 된다' 하는 말이나, 하이데거의 '존재 개현存在開顯'이라는 게 다를 게 없다고 합니다.

이동식 _ 그렇지, 감정이 드러나야 존재가 있는 거지. 쉽게 말해서 감정이 안 드러나면 그 존재를 인식 못 하잖아. 자기 감정을 표현하면 자기 존재가

---

6) Dewald PA(1974) : 『The Theory and Practice of Individual Psychotherapy. Psychotherapy Tape Library』, 김기석 역, 『정신치료의 이론과 실제』 고려대학교 출판부, 1978, pp.53~75. "치료자는 존재함으로써 환자에게 필요한 변화가 일어나게 하는 촉매 역할을 한다."

7) Martin Heidegger(1889~1976) : 독일 슈바르츠발트 메스키르히 출생. 철학자. 20세기 실존주의의 대표자로 꼽히는 독창적인 사상가이며 기술사회 비판가이다. 당대의 대표적인 존재론자였으며 유럽 대륙 문화계의 신세대에게 커다란 영향을 끼쳤다. 저명한 저서 『존재와 시간 Sein und Zeit』은 20세기 주요 철학저서 중의 하나로 간주된다.

8) Medard Boss(1903~1990) : 스위스 출신 정신분석의. 친구이자 스승인 마틴 하이데거의 실존적-현상학적 철학에 기반을 둔 현존재분석Daseinsanalysis을 창시하고 Binswanger와 함께 이끌었음. 저자와는 1976년 7월 두 차례의 대담을 가진 바 있고 이후에 '정신치료 : 동과 서' 라는 주제로 여러 차례 심포지움을 같이 한 바 있다. 저자와의 대화록은 한국정신치료학회지 제 6권 1호(1992) Medard Boss 추모특집호에 실려 있다.

있는 거고, 안 하고 있으면 존재가 없는 거지. 환자가 감정이 억압이 되어 있는데 치료가 되면 자꾸 감정이 올라오잖아. 그러면 자기 존재가 드러나는 거지.

R_ 테레사 수녀Mother Teresa[9]가 자기 입장에서는 누굴 도와주고 말고 이런 게 전혀 없고 노력하는 게 딱 두 가지인데, 내 마음에 늘 하나님의 은총이 완전히 꽉 차게 노력하고, 그 다음에 하나님의 은총이 자꾸 밖으로 드러나게 활동한 것밖에 없다고 합니다. 정신치료의 핵심도 치료자가 그런 자비심이 충만하게 되도록 노력하고, 그 다음에 환자를 뭐 '치료한다, 안 한다' 이런 게 아니라, 그게 발현되도록 자꾸 그저 활동하는 것 아니겠나 싶습니다.

이동식 _ 그렇지. 하나님의 은총이라는 게 내가 볼 적에는 봄이다 이거야! 자비심! 말하자면 '하나님의 자비심이 충만하다.' 그러면 환자가 자기 감정을 안심하고 드러내고, 존재할 수 있게 되거든.

4) 도정신치료는 치료자의 수도 쪽에 중점이 가 있다. 환자를 부처로 만들려는 것은 아니다.

C _ 콜비Colby[10]는 "정신치료는 수선 작업이지, 이상적 인간을 만드는 것이 아니다."라고 했고, 소올[11]은 '모든 사람이 인간성의 잠재력의 완전한 실현이란 목표로 나아가게 하는 지도력'을 이야기 합니다. 정신치료의 목표 범위를 보는 게 사람마다 차이가 많이 나는 것 같습니다.

이동식 _ 그렇지. 정신치료가 최고의 수준에 가면 수도고, 도道를 닦는 거

---

9) Mother Teresa(1910~1997) : 당시 오스만 제국, 현 마케도니아 공화국의 수도 스코페에서 출생. 1950년 인도 캘커타에서 사랑의 선교회 창설. 1979년 노벨 평화상 수상.

10) Colby KM(1951) : 『A Primer For Psychotherapists』, The Ronald Press Company, New York, pp.3~5.

11) 주3)과 같은 책, pp.14~15.

야. 그것은 성인聖人이 되는 거고. 훌륭한 정신치료자가 되려면 정신치료에 더하여 수도가 필요하다고. 그것은 자기가 환자 보는데 걸림이 없을수록 치료가 잘 되니까 그렇게 해야 되는 거야. 콜비의 정의는 실제적인 거지. 보통 정신치료는 그런 거지. 그게 도道하고 다른 점이야. 우리가 치료해도 뭐 환자를 부처로 만들려고 하는 것은 아니다 이거지.

도정신치료라는 것은 치료자 쪽에 중점이 간 거야. 환자를 다 부처로 만들려고 하면 그건 안 되는 거지. 그러나 환자를 잘 치료하려면 치료자가 도道가 높아야 된다고. 환자는 치료자한테서 도적道的인 그런 영향은 받지만, 그러나 도가 환자가 도달해야 될 목표는 아닌 거지. 물론 환자 중에도 자기가 더해서 도를 닦겠다 하면 그건 환자의 자유고, 무방하지. 그러니까 도를 닦는다 해도 내가 볼 때는 자기 핵심감정을 파악하고 어느 정도 서양식의 정신치료를 해 가지고 도 닦는 게 더 효과적이라고.

R _ 서양 사람들이 환자의 증상이나 정신병리를 이해하는 시각은 의학의 테두리 내에 있는데, 선생님이 증상을 보는 건 의학 차원을 넘어서 철학적인 측면에서 더 깊이 보시니까 환자를 이해하는 데 있어서 차원이 다른 것 같습니다.

이동식 _ 그렇지. 그런데 환자는 지금 서양 사람들이 이야기하듯이 증상을 해소한다든지 대인관계 장애를 해결하는, 그러니까 보통 사람 되는 게 목표야. 특별하게 더 나아가고자 하는 사람은 또 다른 선택으로 도를 닦는다 할 수 있는 거고, 응? 그리고 정신치료를 받아 가지고 자기가 도를 닦아야지, 자꾸 치료를 받고 의존적으로 이렇게 할 필요가 없다고. 가끔 도가 높은 치료자한테 체크 받는다 하는 건 좋다고. 높은 단계에 가려면 정신분석처럼 매일 치료자 만나고 이런 건 안 좋다 이거야. 독립이 돼야지. 말하자면 정신치료 받아 가지고 생활하는 데 별 문제가 없는데, 개중에 더 성숙되고 싶다 하는 사람은 도를 닦아야 된다 그 말이야.

도道라 하는 건 앞에 이야기한 것처럼 무슨 방법으로 하든지 자기 마음을 항상 보고 자각하는 거야. 옛날 문헌들 보면 정신치료 정의가 "심리적 방법"으로 이렇게 되어 있다고. 요즘 와서는 '언어적·비언어적 대화'가 정신치료다 이거야, 그게 도道고. "성인聖人은 만물의 성정에 통한다"[12] 하는 게 핵심은 대화란 말이야. 삼라만상하고 대화가 잘 되는 사람, 그게 성인이고 부처라고.

5) 도정신치료의 요체

C_ '도정신치료라는 것은 무엇인가?'에 대해 좀 더 정리해 주시면 좋겠습니다.

이동식 _ 도정신치료는 도와 서양 정신치료의 융합이야. 지금의 서양 정신치료가 이제 그런 방향으로 가닥이 잡혀 가고 있고, 우리 동양의 전통적인 도가 바로 서양 정신치료의 최종 지향점이지. 즉 도가 가장 궁극적이고, 그이상 갈 수 없는 거다 이거야. 도정신치료의 근본은 핵심감정과 자비심이라고. 그러니까 기질적인 것 빼놓고는 노이로제든 어떤 정신장애든 핵심감정만 다루면 빨리 낫고 근치가 된다고.

서양 사람의 표현 중 핵심감정에 제일 가까운 것이 소올의 핵심적인 감정군 'nuclear emotional constellation'이지. 핵심감정이라는 것은 바로 그 느낌 자체인데, 그게 안 없어져서 자꾸 문제를 일으킨다고. 그걸 없애는 게 정신치료의 요체야. 어떤 방법으로 없애느냐 하면 그게 자비심이야. 서양 사람들이 요새 깨달은 것으로 말하자면 사랑, 치료적인 에로스psychothe-

---

12) 聖 無所不通 所謂聖人者 知通乎大道 應變而不窮 能測萬物之情性者也 ; '성聖' 자는 통하지 않는 바가 없다. 소위 성인聖人이라고 하는 것은 대도에 통해서 알고 변화에 응하여 막힘이 없으며 능히 만물의 성정性情을 헤아릴 수 있다.

rapeutic eros[13], 도우려는 열망desire to help[14], 현존재 분석에서는 하이데거의 배려Sorge, 그게 자비심하고 비슷한 거지.

자비심이란 누구를 만나나 똑같이 즉, 무차별적인 사랑이라고 볼 수 있지. 해석으로 낫는 게 아니라 사랑으로 낫는다고. 미국 교과서[15][16]에도 환자에게 '변화를 일으키는 해석', 'mutative interpretation'은 환자가 보고하고 있지 않는 것을 지적하는 해석뿐이라고 하잖아. 다른 해석은 뭐 일시적이지 변화를 일으키지 않는다고 했다고. 그게 직지인심直指人心이지. 그러니까 동토에서 떨고 있는 게 환자인데, 거기에 치료자가 봄을 가져다주는 거지. 봄은 자비심이고 말이야. 서양 사람은 그걸 '붙들어주는 환경holding environment'[17] 등 여러 가지로 표현하는데, 내가 보면 봄, 봄을 말하는 거야.

6) 수도는 항상 자기 마음을 보는 것이다.

L _ 저희들이 공부할 때나 치료를 할 때 선생님께서 말씀하신 그 핵심감정하고 자비심 이쪽으로 들어가야 하는데 그게 수준이 너무 높습니다.

이동식 _ 그렇지. 핵심감정도 자비심도 그걸 이해하는 깊이가 여러 수준이

---

13) Seguin A(1962) : 「Love and Psychotherapeutic Eros」, Acta Psychotherapeutica et Psychosomatica, Vol. X

14) Jerome Frank(1998) : "A good therapist has a real desire to help people." in 「A conversation with Jerome Frank」, Counselling Today, August 1998.

15) Meissner WW(1985) : 「Theories of Personality and Psychopathology ; Classical Psychoanalysis」 In 「Comprehensive Textbook of Psychiatry. 4th ed」, Ed. by Kaplan HI and Sadock BJ, Williams & Wilkins, p.415.

16) Wong N(1989) : 「Theories of Personality and Psychopathology ; Classical Psychoanalysis」 In 「Comprehensive Textbook of Psychiatry. 5th ed」, Ed. by Kaplan HI and Sadock BJ, Williams & Wilkins, p.396.

17) Winnicott DW가 말한 개념. 아기가 'good enough mother' 와의 경험에서 제공받게 되는 환경을 일컫는다.

있는 거지. 완전하려면 무아無我가 돼야지.

L _ 문제는 그건데, 이게 특별한 어떤 수도나 수행을 하지 않는 다음에는 현실적으로 우리가 할 수 있는 것은 정신치료나 정신치료 사례 지도를 받는 것인데 그것도 상당한 한계가 있고, 결국은 개인적인 노력이 가미가 될 수밖에 없겠습니다.

이동식 _ 그렇지. 수행을 해야지. 수행이라는 것은 쉽게 말해서 항상 자기 마음을 보는 것, 관觀하는 것, 그게 수행이야, 24시간 내내! 그러니까 여러 가지 수준 차가 생기는 거지. 한정이 없는 거지.

7) 유교, 불교, 노자, 장자 – 공통적인 것은 마음을 비우는 것이다.

C _ 정신치료 관련 여러 가지 책들이 있지만 『금강경오가해金剛經五家解』를 읽으면서 이것 이상으로 더 잘 써 놓은 정신치료 책이 없다는 느낌을 받았던 때가 있습니다.

이동식 _ 그렇지, 『논어論語』도 그렇고 다 그렇지. 노자老子, 장자莊子, 전부 공통적인 게 무위無爲, 마음 비우는 거야. 서양 사람은 그게 잘 안 되어 있다고. 항상 자기라는 게 있어 가지고 완전히 탁 비워지지 않아. 도를 닦아야지. 유명 종교인도 얼굴을 보면 차이가 있거든. 열심히 살려고 하는데도, 도를 안 닦으면 눈이 좀 험악하고 목소리가 안 맑다고. 수도한 사람들 보면 대부분 얼굴이 깨끗하고 표정이 온화한 기운이 많거든. 그게 이제 마음이 정화가 됐나 안 됐나 알 수 있는 거지. 수도 안 한 사람 보면 그 사람에게서 자비심이라는 건 못 느낀다고, 오히려 적개심이 있다고.

8) 도닦는 비결 – 항상 자기 마음을 보라.

L _ 도를 닦아야 된다 말씀하셨는데, 어떤 방법으로 도를 닦으면 됩니까?

이동식 _ 자기 마음 보는 게 도 닦는 거야. 내가 참선을 했다든지 뭐 특별히 따로 도 닦은 건 별로 없거든. 월운月雲[18] 이라든지 숭산崇山[19]하고 불교 공부할 때, 공부 시작할 때 한 15분 뭐 그런 정도지 따로 좌선坐禪하고 그런 건 별로 없었다고. 그러니까 자기 마음 보는 게 수도라고! 간단해! 정신분석이나 수도나 결국은 같다고. 정신분석 같으면 처음에 통찰, 즉 자기 문제와 원인을 깨닫고 그 다음엔 그 깨달음을 유지하는 건데 그게 보림保任이고 점수漸修란 말이야.

돈오점수頓悟漸修, 그게 정신분석적 용어로 말하면 훈습熏習working through을 말하는 거야. 정신분석 치료도 그걸 깨달아서, 그 다음에 자꾸 자기가 놓치니까 프로이트파 같으면 일주일에 매주 5~6 시간, 다년간 하는 게 깨닫는 거를 도와주는 거야, 혼자서는 자꾸 놓치니까. 혼자 그걸 깨닫고 있으면 그게 바로 수도요, 치료지. 아무리 매일 치료자를 만나도 자기가 안 하면 치료자 만날 때만 알지 안 되는 거야. 그런데 혼자 깨닫고 깨달은 게 유지가 되면 되는 거야. 그리고 가끔 절에서 조실祖室한테 점검 받듯이 '어느 정도 됐나?' 점검받고 말이야. 응? 나한테는 지금 그게 비결이야! 도 닦는 비결! 그걸 자기가 실천하면 되는 거야! 그건 내가 경험해서 다 실험을 한 거니까 말이야. 서양 사람들은 정신분석 그렇게 많이 해도 그게 다 되는 게 아니라고. 미국 정신의학회지에 실린 게도Gedo[20]의 논문도 있는데, 두 사람

---

18) 월운月雲 : 현재 한국의 대표적인 학승. 1949년 운허耘虛 스님을 은사로 득도. 당대 불교계의 석학으로 항일독립운동가이기도 한 운허 스님(1892~1980)이 1964년 동국역경원을 출범시켜 우리말 역경(譯經)사업을 개척하셨는데 스님 입적후 역경사업이 흔들리자 1993년 월운 스님은 운허 스님에 이어 역경원장을 맡아 2001년 9월 318권의 『한글대장경』 완간을 이끌었다. 현재 경기도 남양주시 진접읍 봉선사奉先寺 조실로 후학을 양성하고 있다.

19) 숭산행원崇山行願(1927~2004) : 평안남도 순천 출생. 화계사華溪寺 주지, 불교신문사 초대 사장, 조계종 비상종회의장 등을 역임한 스님은 특히 전 세계에 한국 불교를 전파하는 데 일생을 바쳤다. 화계사 조실로 계시다가 2004년 11월 30일 서울 수유리 화계사에서 입적했다(세수 77세, 법랍 57세).

한테 2000시간씩 분석 받고, 뭐 이런 사람도 있는데, 그래도 부족하니까 모여서 서로 집단적으로 정신분석 한다는 논문이 있지. 그게 한정이 없는 거야.

L _ 선생님이 저희들한테 도를 닦아라 하는 이야기는 항상 자기를 보라 그 말씀이십니까?

이동식 _ 그렇지. 자기 보는 게 도 닦는 거지. 아무리 좌선을 해도 자기 안 보면 소용없다고. 좌선坐禪은 하나의 방편일 뿐이야. '행주좌와行住坐臥의 자기 마음을 깨닫고 있다' 그게 부처야. 상각자常覺者, 항상 자기 마음을 깨닫고 있는 자 말이야. 자꾸 자기 마음을 놓치면 병으로 간다고.

9) 신체와의 대화

L _ 일전에 공부하는 모임에서 선생님이 늘 뭔가를 조그마한 쪽지에 기록을 하시기에 궁금해서 "뭐 적으십니까?" 그랬더니 "나 하품하는 것 적는다."고 하시는데, 매번 하시면 꼭 적으시더라구요. '잊지 않고 그걸 체크한다는 것'이 자기를 본다는 좋은 예가 아닐까 싶은데요?

이동식 _ 그건 신체적인 대화야. 건강이란 게 대화야. 자기 몸하고 항상 대화를 유지하면 건강을 유지할 수 있다고. '자기 몸이 피곤하면 쉰다' 이게 대화가 잘 되는 거고, 피곤한데 안 쉬고 계속 무리를 한다 그러면 병이 되는 거야. 정신적으로나 신체적으로나 자기 내부 또는 외부와의 대화를 해야 된다고. 추워서 외부의 한기가 몸에 느껴지면 덥게 한다든지 이러면 다 되는 거지. 대화가 근본이야. '내가 하품 많이 하면 그게 피곤하다' 뭐 이런 거 체크하는 거지. 지금 이렇게 이야기할 적에도 내 마음을 보는 것, 그게 수도다 이거야. 응?

---

20) Gedo EJ : 1951년 뉴욕 의대 졸업. 시카고 정신분석연구소에서 연구 · 지도. 시카고에서 40년간 practice. 정신분석과 타분야 연계하는 연구논문과 저술이 다수 있음.

10) 이완과 집중. 무심無心 – 유교의 경敬과 신독愼獨, 기독교의 기도祈禱도 비슷하다.

L _ 유교 쪽에 경敬이다 신독愼獨이다 이런 것도 같은 것을 가리키는 말입니까?

이동식 _ 그렇지. 그것도 다 불교의 수도와 같은 거지. 기독교에서 기도한다는 것도 일종의 참선 비슷한 거야. 도라고 하는 건 결국 '이완' 하고, '이완' 이라는 것은 갈등이 없는 거라, 이완한 다음엔 집중. 그게 도야. 공통적인 모든 게. 갈등이 있으면 이완이 안 되거든. 긴장이 온다 말이야. 잡념이 있어도 집중이 안 되잖아. 그러니까 골프 칠 때 최후엔 무심이 돼야 최고로 공이 잘 간다 이거야. 아무 생각이 없어야. 잘 치려하면 항상 엉뚱한 데로 가잖아?

KA _ 지난번 시튼 연구원[21]에서 공부 할 때 저희들하고 "분위기가 다르다." 라고 하셨는데 제 경우에는 정신치료도 받고 마음공부도 하려고 노력해도 수도자보다는 많이 못하다는 것을 느꼈습니다.

이동식 _ 그렇지, 그 사람들은 계율이 있잖아. 우리 학회 회원은 계율이 없으니까 또 그런 게 많이 작용한다고. 마음가짐이 다르단 말이야.

KA _ 수녀들은 가정도 없고 또 버리는 게 많겠죠?

이동식 _ 그렇지, 그렇지. 버리는 게 많겠지. 또 집착도 적겠지.

11) 미국 정신치료의 수준

PJ _ 지금 미국의 정신분석 센터는 어느 정도 수준입니까? 정신분석이 실제적으로 쇠퇴하는 분위기인지?

이동식 _ 아! 뭐, 쇠퇴야, '정신분석이 빈사 상태에 있다!' 그러잖아. 몇 년

---

21) 가톨릭의 시튼 수녀회에서 운영하는 연구원.

전에 직접 듣고 왔다고.

R _ 마머Marmor가 "정신분석은 이 나라에서 죽어가고 있다Psychoanalysis is dying in this country."라고 했습니다.[22]

이동식 _ 알란 스톤Alan Stone[23]이 강연에서, 하버드 대학에서 옛날에는 프로이트 강좌도 있었는데 요즘은 학생들이 프로이트 이름도 모른다고 그러잖아.

PJ _ 미국 사람들이 지금 벽에 부딪쳤다는 느낌이 있다면, 현재 선생님께서 저희들에게 가르치는 도정신치료가 그 사람들에게 도움이 될 거라는 생각이 듭니다.

이동식 _ 그렇지. 테일러Taylor[24]도 내 인터뷰에 대해서 그렇게 언급했지만, 자기네들은 "무슨 생각을 하나? What do you think?" 묻는데, 나는 느낌을 묻는다. "What do you feel?" 그러니까 느낌으로 가야지, 그래야 치료가 신속하게 진행이 된다고. 생각 가지고는 신속한 치료 진행이 안 된다고.

PJ _ 디월드의 정신분석 사례[25]의 첫 치료시간 가운데 치료자가 한 말의 70~80%가 "무슨 생각을 하나? What comes to your mind?"였습니다. 정통정신분석에서 요구하는 정도로 시간과 비용을 투자해서 치료받을 사람이 요즘 미국에는 거의 없을 것 같다는 생각이 들더라구요.

이동식 _ 이야기 들어보니까, 정신분석한 사람도 약물 치료만 한다 그러더라고. 약물치료 하는 게 훨씬 수입이 낫다 이거지. 말하자면 정신치료는 한 번 치료하는 데 시간이 많이 걸리는데, 약물치료는 간단히 면담하고 약주고 하니 시간이 적게 걸려서 그쪽이 수입이 낫다는 거야. 그래서 정신분석

---

22) Judd Marmor : 1970년대 미국정신의학회 회장.

23) Alan Stone : Harvard 대학 Law and Psychiatry 교수, 미국정신의학회장 역임.

24) Graeme J.Taylor : 캐나다 토론토 대학 정신과 교수. Psychotherapy Workshop ; Dr. RHEE Dongshick's Cases(1997. 11. 30. 서울, 롯데호텔)에서 Gary Rodin, M.D.와 같이 토론.

25) Dewald PA(1972) : 『Psychoanalytic Process』, Basic Books, Inc., New York/London

하는 사람도 정신분석 안 한다 그러더라고.

PJ_ 정신과 의사뿐만 아니라 심리학자도 다 포함해서 현재 미국의 정신치료 실력이 어떤지 궁금합니다.

이동식 _ 잘 하는 사람도 있지만, 학회에 가 보면 전체적인 그게 문제더라고. 예전에 조울증 정신치료 심포지엄 하는데 내가 "핵심감정이 뭐냐?" 하니 대답을 못하더라고. 자꾸 재발하는 조울증 환자도 내 경험에 의하면 핵심감정을 다루니 재발 안 하던데 말이야.

PJ_ 미국에서 치료 잘하는 사람들 수준이 치료 능력으로 따질 때 어느 정도 된다고 생각하십니까? 저희들 실력하고 비교해 가지고요.

이동식 _ 내 인터뷰에 대해서 테일러나 라딘Gary Rodin이 코멘트 하는 것만 봐도 상당한 수준에 있다는 게 증명되지.

R _ 서양 사람도 정신분석가 중에는 우리가 배울 점이 있을 정도로 잘하는 사람도 있는 거지요.

이동식 _ 그렇지. 뭐든지, 도를 닦든지 정신분석 치료를 하든지 제대로 바로 해야지 잘못하면 오히려 해가 된다고. 정법正法, 사법邪法하는 거 있잖아.[26] 항상 뭐든지 정법이 드문 거야. 어느 시대나 사법이 더 많다 이거야. 정법을 해야지.

12) 환자의 이해에 있어 역동과 지각知覺 ─ '과학적'이라는 것에의 집착

C _ 직관적인 이해에 대해 디월드는 해야 된다 하고 소올은 아니어야 한다고 합니다. 어떻습니까?[27][28]

---

26) 『금강경金剛經』, 「무득무설분無得無說分 제7」, 야부송冶父頌 ; 正人說邪法邪法悉歸正 邪人說正法正法悉歸邪, 바른 사람이 삿된 법을 설하면 다 바르게 돌아오고 삿된 사람이 바른 법을 설하면 다 삿되게 돌아간다는 뜻.

27) 주6)과 같은 책, pp.3~4.

이동식_ 소올도 일관되게 '먼저 이해하라understanding first'라고 하는데, 이해하는 그게 직관이냐, 지적인 역동이냐, 이게 문제가 되는 거지. 영어로 'intuition'이라고 할 땐 합리적인 사고나 증거나 확증이 없는 확신이라는 뜻이 하나 있고, 사고나 개념이나 생각 등의 추론이 없이 직접적인 앎에 이르는 과정이라는 의미가 또 있다고. 디월드는 두 번째 의미의 직관 그런 게 없이는 안 된다는 거고, 소올도 그런 의미의 직관을 무시하는 것은 아니겠지. 내가 볼 때는 지각知覺perception이라 하면 누구든지 명백하게 이해할 수 있는데 말이야. 경봉[29]이 "목격目擊하면 됐지!" 했을 때의 '목격' 응. 그렇게 혼동이 되니까 '직관intuition'이라는 말로 안 쓰는 게 좋을 것 같아.

ㄴ_ 소올이 이야기하는 과학적 정신역동에서 과학적이라는 것의 의미가 증거, 근거 확인이 있어야 한다는 뜻입니까?

이동식_ 그렇지. '직관intuition'이라 하면 증거가 없다 이거지. 서양사람 전통이 그렇고, 프로이트도 개념적·지적인 그게 많다고. 치료할 때도. 정신역동, 과학이라는 데 너무 집착이 되어 있다고. 그게 과학이라고 해야 가치 있게 보는 문화적 배경이 있으니까 그러는 거지. 서양 사람들이 과학적 scientific으로 한다 하면 그게 제대로 정신치료가 안 되는 거야. 감정이 무슨 과학이야? 정신치료는 느낌, 감정으로 치료가 되는데 말이야.

ㄷ_ 소올은 치료자는 '과학적scientific'이어야 되고 '치료의 기반은 과학science'이라고 했습니다.[30]

이동식_ 서양 사람들은 과학적 'scientific', 이론'theory', 기법'technique' 이런 것에서 벗어나야 되는데 여전히 벗어나지 못하고 있다고. '과학적'이

---

28) 주3)과 같은 책, p.13.
29) 경봉鏡峰(1892~1982) : 속명은 김용국金鏞國, 법명은 정석靖錫. 법호法號는 원광경봉圓光鏡峰. 경남 밀양 태생, 1953년 통도사通度寺 극락선원極樂禪院. 조실로 추대, 90세 열반에 이를 때까지 한국 선종사에 큰 족적을 남겼으며, 승속을 차별하지 않고 활구법문을 갈파하였다.
30) 주3)과 같은 책, p.41.

라고 하는 프로이트의 정신분석도 내가 보니 道道에다가 과학적인 개념을 입혀 놓은 거야. 실제 프로이트가 하는 걸 보면 자기 이론하고 다르다 하는 걸 밤낮 보스가 이야기하잖아.[31] 그리고 '무아정신치료Transpersonal Psychotherapy'[32] 라든지, 프로이트에게 치료받은 사람들이 경험한 것을 보면 실제는 '자비심慈悲心', '무위無爲' 이런 게 핵심이라고. 프로이트의 저서에는 그런 말이 없으나 실제 치료에서 하고 있는 건 자비심이다, 그 말이야.

13) 이론의 투사는 소용 없다.

R_ '상호주체성inter-subjectivity'[33] 이론에서, 주체성subjectivity이라는 게 개성individuality이요, 고스란히 나름대로의 주관적 세계만 다루어야 되는데 그 동안의 치료는 온갖 선입견이 다 들어가 있다 합니다. 예를 들면 오이디푸스 콤플렉스 같은 것은 그런 시각으로 환자의 주관적 세계를 파괴하는, 환자의 주관성에 대한 하나의 공격이라고 표현해놓았습니다 .

이동식_ 그러니까 예전에 내가 「정신의학의 현대적 조류」[34]에서 지적했듯이, 내가 볼 땐 정신분석하는 사람들은 정신분석 이론을 가지고 투사를 해서 환자를 본다 이거야. X-ray를 투사하면 뼈다귀만 나오듯이 살아있는 환자가 안 나온다 이거지. 이론을 투사하는 건 이해가 아니라고. 칼 크라우스

---

31) 보스가 프로이트에게서 정신분석을 받을 때 보스의 배에서 꼬르륵 하는 소리를 듣고 프로이트가 점심 사 먹으라고 보스의 주머니에 돈을 넣어주더라는 이야기를 말한다.
32) 치료자와 환자의 트랜스퍼스널 체험과 현상을 중심으로 하는 정신치료.
33) Orange DM, Atwood GE, Stolorow RD(1997) : 『Working Intersubjectively』, London, The Analytic Press.
  * Intersubjectivity is "The sharing of subjective states by two or more individuals." (Scheff 2006) ; 상호주체성은 "둘 혹은 그 이상의 개인이 주관적 상태를 공유하는 것"이다.
34) 주1)과 같은책, pp.144~152.

Karl Kraus[35]는 같은 유대인으로서 프로이트를 옹호하고 친하게 지내다가, 정신분석학회에서 유명한 예술가라든지 그런 걸 오이디푸스 콤플렉스나 리비도 이론을 가지고 설명하는 거 보고 화가 나서 그때부터 '파시스트다, 공산주의자다, 뭐다' 갖은 욕을 하고 틀어졌거든. 그런 식의 분석이라는 게 아무 의미가 없고 파괴하는 거라 말이야.

훌륭한 예술가나 이런 걸 오이디푸스 콤플렉스라느니 뭐니 하는 게 아무 의미가 없는 거 아니야? 공자를 사생아다, 뭐 오이디푸스 콤플렉스다 하는 게 결국 다 공자 파괴하는 행동 비슷하게 돼, 응? 이해하는 데 하나도 도움이 안 되고 말이야. 그저 이론을 적용하는 것뿐이지, 아무 소용이 없는 짓이야.

R_ 그런 의미에서 보면 '전이'다, '저항'이다 하는 말도 사실 없어도 되는 말이죠.

이동식 _ 그러니까 보스는 그런 거 다 부인하잖아. 그게 '프로이트가 어떤 현상을 말한다.' 그걸 알면 됐지, 그것에 자꾸 매달리니까 문제가 된다고.

14) 도는 현실이다. 개념의 감옥을 벗어나라.

C_ 자기 문제를 해결하는 도道와 환자를 치료하는 것의 관계를 체體와 용用의 관계로 볼 수 있습니까?

이동식 _ 지금 왜 그런 질문을 하나? 뭐에 걸렸으니까 그런 의문이 나오지. 보통 체상용體相用이라 하는데 상相이라는 것은 나타나는 것이고. 체體는 안 나타나는 본질. 그리고 어디에 쓴다 하는 게 용用이야. 도라는 게 현실, 진리 그거지, 현실!

---

35) Karl Kraus(1874~1936) : 보헤미아 출생의 유대인으로 프로이트 당대 최고의 논객, 수사학자. 빈에서 활약하였다. 기지와 풍자로 모든 영역의 부패 · 타락상을 비판.

그러니까 서양 정신분석, 정신치료는 이론적으로 흘러왔는데 이론은 현실이 아니라고. 프롬-라이히만이라든지 알렉산더, 소올의 책들은 다른 서양 정신치료 책들보다는 현실에 더 가깝다는 것을 우리가 잘 알 수 있다고. 딴 사람들은 이론이다, 개념이다 해서 이게 무슨 소린지 알기 어려운 것도 많다고. 서양 사람들은 그전에는 '정신'에 대해서 '의식'만 생각했고 '무의식'이라는 개념이 없었는데 19세기에 와서야 의식, 무의식을 이야기했다고. 동양은 2,500년 전부터 마음은 '무의식, 불교 같으면 장식藏識, 거기에 다 저장이 되어있다' 이렇게 딱 이미 정리가 되어 있다고. 의식이라는 것은 장식에서 나오는 거다. 그게 다 연구가 되어 있고 또 그걸 치료하는 방법까지 옛날에 다 되어 있다고. 도라는 것은 현실이란 말이야.

서양이 현실쪽으로 오고 있으니까 그것까지 융합한 것이 도정신치료야. 그 사람들은 이제, 샤프너도, 이론 그런 것밖에 모르니까 내 논문 읽어도 뭐 자기는 종교도 모르고 철학도 모르고 하나도 이해를 못해서 "나는 바보 같다, I feel like I'm stupid."라고 나한테 편지를 했거든. 응? 딴 사람들도 그렇고 말이야. 그 사람들은 윌리암 바레트William Barrett[36]가 말한 '개념의 감옥conceptual prison'[37], 그런 세계에 살고 있단 말이야. 내가 1977년 호놀룰루 세계 정신의학회에서 발표할 때도 질문이 전부 개념이라. 내가 질문마다 "그건 '개념적 사고conceptual thinking'이다."라고 답변을 했

---

36) William Barrett(1913~1992) : 뉴욕 대학 철학교수. 컬럼비아 대학에서 박사. 『Irrational Man ; A Study in Existential Philosophy』로 유명. Nietzsche, Kierkegaard와 Heidegger의 철학에 깊이 영향 받음. 선禪을 접촉한 후 여러 가지 깨달음을 얻었다고 함.

37) Barrett W(ed.)(1956) : 「Zen for the West」. In 『Zen Buddhism(Selected Writings of D. T. Suzuki)』, Donbleday & Company, Inc., Garden city, New York, p.xvi. "Buddhism takes up philosophy only as a device to save the philosopher from his conceptual prison; its philosophy is, as it were, a non-philosophy, a philosophy to undo philosophy."

어. 서양 사람들은 개념 가지고 자꾸 생각하니까 말이야.

15) 서양의 지적知的 전통의 문제점과 구제책

이동식 _ 서양 사람은 이론적이고 지적인 전통이 있다고. 소크라테스 이전
에는 우리하고 우주를 보는 것, 본질, 이런 게 비슷했는데 플라톤에 와서
바뀌었다고. 소크라테스가 '인간의 지식은 육체, 감정의 지배를 받기 때문
에 착각이다. 그러니까 진리의 세계로 가려면 육체와 영혼이 분리가 되어
야 된다. 말하자면 죽어야 된다. 그래서 자기는 기꺼이 죽어서 진리의 세계
로 간다.' 그래서 독배를 마신 거야.[38]

불교의 열반은 육체가 살아있으면서 감정의 지배를 안 받는 것이라고.
깨달음을 추구하는 것이나, 유교에서 욕심을 없앤다하는 것이나, 그게 모
두 감정의 지배를 안 받는 훈련을 하는 수행이야. 간단한 거야! 그런데 플라
톤 이후에는 수행은 안 하고 지적 추구, intellectual pursuit로 감정의 지배
를 벗어나려 했거든. 카타르시스는 희랍어인데 영어로 'purification of
mind정심淨心'로 번역을 해 놨더라고. 그러니까 도 닦는 것도 정심이 목표
라 말이야. 정심을 지적 추구로 하려고 이론을 만들고 어쩌고저쩌고 한다
고. 응? 이런 전통이 서양에선 현재까지 흘러오고 있는 거지. 그것을 내가
2년 전에 캘리포니아의 로이 윌리스Roy Willis[39]에게 물어봤거든. "소크라
테스 이전에는 동양하고 비슷했는데 플라톤에 와서 왜 그 방향이 잘 못 가
게 되었나?" 그랬더니 "아테네 자본주의가 원인이다." 이러더라고. 자본

---

38) 플라톤의 『파이돈』 : BC388~387에 저술됨. 감옥에서 죽음을 기다리는 소크라테스의 일상
을 그의 제자 파이돈이 에케크라테스에게 이야기하는 형식으로 구성된 대화.

39) Frank Roy Willis : 미국의 역사학자. 캘리포니아 대학 역사학과 명예교수. 『Western
Civilization』(D.C. Health and Company, 1981), 『World Civilization』의 저자로 그 외
많은 저서가 있다.

주의라 하면 말이야, 이게 모든 것을 있는 그대로 보는 게 아니라 '이익이 되나? 돈이 되나?' 이런 각도로만 보거든. 그래서 비뚤어졌다 이거야. 사물을 전체적으로 바로 못 보게 되었다 이거지.

하이델베르크 대학 교수 게오르그 피히트Georg Picht가 일본과 한국에 와서 강연 한 「이론과 성찰 Theorie und Meditation」[40] 에도 역시 '서양의 과학이나 문화가 전부 플라톤의 형이상학의 파생물이다. 그렇기 때문에 인간을 파괴하고 자연을 파괴하고 그런 파괴 작용이 필연적으로 일어난다. 왜 그러냐? '진리가 아니기 때문이다' 라는 거야. 플라톤의 파생물인 과학이나 이 모든 게 이론이야, 이론! 그 이론은 논리! 독일어로 Logik, 영어로 logic. 논리에 입각하고 있다 이거지. 논리는 독단dogma이지 진리가 아니라고. 출발부터 진리가 아닌 데서 시작했기 때문에 필연적으로 파괴 작용이 일어난다 이거야. 그러면 어떻게 하면 진리에 도달할 수 있는 사고방식이 되나? 그게 명상meditation이다. 명상을 어떻게 하느냐? 그건 없다고.

내가 처음에 프로이트의 정신분석을 접해 보니까 도에다 자연과학적인 개념의 옷을 입혀 놓은 그런 느낌이 들더라고. 그리고 이제는, 실제로 빈 Wien에 가서 보스가 얘기한 것처럼, 정신치료가 서양의 이론을 벗어나서 동양의 도를 지향하는 그런 방향으로 지금 가닥이 잡혔다고.

16) 서양 정신치료를 우선 가르치고, 도정신치료까지 가겠다는 사람을 기다린다.

L _ 핵심감정과 자비심, 또는 도정신치료에 관심을 가지고 배우고 싶어 하

---

40) Georg Picht(1973) : 독일의 교육학자이며 철학자. 하이델베르크 대학 철학교수. 1973년 11월 12일 한국철학회 초청으로 서울에 와서 강연한 「Theorie und Meditation理論과 省察」을 이규호 번역으로 『신동아』(1974)에, 이영호 번역으로 『철학 제8집』(한국철학회, 1974)에 게재.

는 사람이 있을 때 이것을 어떻게 전달해야 합니까?

이동식 _ 그러니까 도, 그런 정신을 가지고 서양식 정신치료를 우선 가르치는 거지. 여태까지 우리 학회 역사도 그렇잖아. 그래가지고 그 중에서 도정신치료 수준까지 가겠다는 사람은 더 하고, 이렇게 해야지. 절에 가서 도 닦는다고 다 그게 되냐 말이야, 대부분 안 된다고.

17) 전달이 잘 안 되는 것은 치료자의 말과 감정이 일치가 안 되어서다.

L _ 저보다 경험이 부족한 사람한테 수퍼비전을 할 때 제 나름대로 자료를 보고 느낀 것을 전달할 때 전달이 잘 안 되어 어려울 때가 있습니다.

이동식 _ 아! 그게 그렇지. 자기가 뭘 전달한다 할 때 머리로 생각하고 있는 것하고 실제 하고 있는 게 정반대일 경우가 많단 말이야. 그러니까 자기 감정하고 말의 내용이 일치가 되어야지. '말은 다정스럽게 했는데 환자는 반대로 느낀다' 이런 경우도 많거든. 그건 치료자의 감정과 말이 일치가 안 돼서 그런 거야. 로저스Carl Rogers도 치료자가 가질 세 가지 요건으로, 일치 'congruence', 무조건적인 환자에 대한 존중 'unconditional positive regard', 그리고 정확한 공감 'accurate empathic understanding', 그 세 가지를 말했잖아[41]. 일치, 그건 성誠이란 말이야.

18) 도道를 도교道敎와 같은 걸로 오해하는 사람이 많다.

Z _ 서양 사람들은 '선禪zen'이라는 말은 많이 들어봐서 익숙한데 도라는 것은 익숙하지 않습니다. 그래서 서양 사람들에게 설명할 때 도道 안에 선도 포함되고 불교, 유교, 기독교, 뭐 다 포함된 거다, 이렇게 설명을 해 줘도 틀리지는 않습니까?

---

41) Rogers C(1951) : 『Client Centered Therapy』, Houghton-Mifflin, Boston.

이동식 _ 그럼. 한국 사람도 그런데 뭐. 한국 사람도 도라면 도교道敎 그걸로 잘못 생각해. 우리 정신과 정신분석 하는 교수들도 그렇게 알고 있다고. 다들 잘 모르지 뭐.

C _ 선생님께서 간단명료하게 정리하신 게 있는데 "도는 객관적으로는 현실reality이고, 주관적으로는 정심淨心, 'purification of mind'다."라고 하셨습니다. '도정신치료는 현실을 보게 하는 치료다.' 라고 할 수 있는 겁니까?

이동식 _ 그렇지. 그렇지. 그런 거야. 서양의 정신분석 정신치료가 이제 그런 방향으로 확실하게 왔다 말이야. 응? 그러니까 융합이 되지.

제 2 장

정신건강과 불건강

정신건강이란 인격의 성숙이요, 주체성主體性이요, 독립이요, 자유이며 창조創造이다. 정신불건강은 이와 반대되는 것을 뜻한다. 대혜 선사大慧禪師[1]가 말하는 애응지물碍膺之物[2], 즉 가슴에 거리끼는 물건을 제거하면 각覺이고, 부처고, 성인이고, 최고의 정신건강이다. 애응지물은 내가 말하는 핵심감정核心感情이다. 핵심감정은 우리들의 일거수일투족一擧手一投足을 24시간 동안, 평생을 지배하는, 어려서부터 풀리지 않고 있는, 본인이 의식하지 못하는, 본인이 보려고 하지 않는 감정이다.

◈ 질의 응답 ◈

1) 정상과 건강의 차이는?

---

1) 대혜 선사大慧禪師(1089~1163) : 선주宣州 영국현寧國縣 사람으로 16세에 출가하였고, 육조혜능六祖惠能의 제16손인 원오극근圜悟克勤 선사의 제자가 됨. 북송北宋 말부터 남송南宋 초에 걸쳐서 묵조선默照禪의 폐단을 타파하고, 박학다식한 문장으로써 당대當代의 재가在家 사대부들에게 가르침을 편 선종의 중흥조이다.

2) 대혜 선사의 『서장書狀』 여러 곳에서 나오는 단어. 「답향시랑」에서 애응지물이 제거된 후 "자나 깨나 늘 한결같다."고 했다. 저자는 애응지물 안에 핵심감정이 있다고 했다.

KO _ 우리 사회 내에서 사고와 행동 등을 이해할 때 '정상'과 '건강'은 어떤 차이가 있습니까?

이동식 _ '정상'이라는 것이 건강개념하곤 다르다고. '건강'이라는 개념은 가치적 개념, 규범적 개념이고 정상이란 통계적인, 평균치적인 것이라고. 극단적인 예를 들면 우리나라 사람 중 80%가 충치에 걸렸다라고 한다면 통계적으로는 충치가 정상이란 말이야. 그러나 그건 건강은 아니거든. 충치가 없는 게 건강이잖아. 그러니깐 건강이라는 것은 가치적인, 이상적인 개념이라고. 완전 건강한 사람은 아무도 없다는 게 현실이야. 그러니까 통계적인, 평균치적인 정상과 가치적인, 규범적인 건강과는 구별을 할 줄 알아야지.

G _ 고려시대 때 성적으로 문란한 시대가 있었는데 요즘 시대는 성적으로 더 문란하게 되어 가는데 이런 현상은 어떻게 이해해야 합니까?

이동식 _ 아니 그러니까 시대에 따라서 사회가 부패하고 도덕이 문란하게 되는 것은 다 그런 때가 있다 하는 것이 동서고금 인류 역사에 있는 거 아냐? 우리 시대가 지금 어떤 시대에 속하나 이걸 알고 있어야 된다고. 사회전체가 문란하게 되니까 모든 게 그렇게 되는 거지.

2) 정신건강에 대해

C _ 프롬-라이히만Frieda Fromm-Reichmann은 정신질환자란 정상인도 살아가면서 똑같이 느끼는 감정의 문제이지만 단지 너무 커서 정신과적인 도움이 필요한 사람을 일컬을 수 있다고 하면서, 환자의 삶의 고통과 치료자 자신의 고통이 별로 다르지 않다는 것을 제대로 알고 정신질환자를 존중해야 한다면서, 환자의 삶의 어려움이라는 것은 주로 대인관계의 어려움이라고 했습니다.[3]

이동식 _ 환자와 정상인은 정도의 차이일 뿐이라고. 대인관계의 장애라 하

66

는 것이 '공감적 응답empathic response'이 없어서 생기는 거야. 말하자면 정상적인 대화가 안 되기 때문에 비정상적인 방법으로 대화하는 게 노이로제, 정신병인 게지.

C _ 보스Medard Boss는 "신경증적으로 협착이 된 사람들neurotically reduced persons은 문제가 있는 자기 식의 대인관계만이 유일한 것이라고 착각하고, 아주 자유로운 대인관계는 모르고 있다."고 했습니다.[4]

이동식 _ 그렇지. 그게 똥 먹고 살아난 사람은 똥만 먹으려 한다 이거지. 그것은 과거의 잘못된 환경에 대해선 최선의 적응 방법이었겠지만, 환경이 바뀌었는데도 그게 제일 좋은 줄 알고 고수한다 이거지. 그러니까 정신장애란 자유가 없는 '창살 없는 감옥' 속에 살고 있는 셈인 게지. 눈앞의 맛있는 음식은 마다하고 똥만 먹으려고 하니까 말이야.

3) 정신건강이란?

S _ 어떤 것을 정신이 건강하다고 말할 수 있을까요?

이동식 _ 도道에 있어서는 '성인이다, 부처다' 하는 게 최고의 정신건강이야. 정신의학에서 말하는 것하고 수준이 다른 거지. 이에 반해 정신불건강이란 '착각' 속에 사는 거야. 서양 사람들은 요새 일부에서 인지와 감정을 연관시키기도 하지만, 인지하고 감정을 분리시킨다고. 하지만 동양사상, 즉 불교, 유교, 도교 전부가 사람들의 지각을 착각으로 보고 사람들은 인지적 왜곡 'cognitive distortion'에 살고 있다고 한단 말이야. 그래서 인지왜곡을 없애는 게 수도의 목표인 거지. 그 목표가 어떻게 달성되느냐 하면 마

---

3) Fromm-Reichmann F(1960) : 『Principles of Intensive Psychotherapy』, the University of Chicago Press, p.xi.

4) Boss M(1963) : 『Psychoanalysis and Daseinsanalysis』, Basic Books Publishing Co., p.243.

음, 감정을 정화함으로써 이뤄진다 이거야.

1982년인가 마닐라에서 학술대회[5] 할 적에, 타일랜드 여자 교수가 정신과 레지던트 트레이닝 할 때 불교를 이용한다며 그 경험을 발표하는데, 초보적인 것밖에 모르더라고. 당시 존 스피겔John Spiegel이 연자한테 "인지는 어떻게 되느냐?"란 질문을 했는데, 연자가 답변을 못해서, 내가 "대신 답변을 해줄까?" 하니 그러라고 해서 내가 이제 "불교는 인지적 왜곡을 마음의 정화, purification of mind로 없애는 거다." 이렇게 얘기했어. 아주 명쾌하지? 그것은 모두 주목은 안 하지만, 『파이돈』에서 소크라테스가 '인간의 지식은 다 착각이다. 그것은 육체, 다시 말해 감정에 좌우되기 때문이다.' 라고 했다고.

쇼펜하우어는 인도 사상의 영향을 받았는데, 쇼펜하우어의 '의지will' 라는 게 무의식, 말하자면 감정이란 말이야. 미셸 앙리Michel Henry도 자기 감정auto-affection의 투사가 세계라고 했지.[6] 다 착각과 투사를 얘기하고 있는 거야. 쇼펜하우어의 『의지와 표상으로서의 세계Die Welt als Wille und Vorstellung』에서 보면 'Vorstellung', 표상表象representation은 감정의 투사이고 'Will, 의지'가 실체라는 거지. 보스[7]가 "마음의 정화 입장에서 본다면 서양의 최상의 정신분석 수련도 입문에 지나지 않는다."고 말했다고. 마음을 정화하는 게 최고의 건강이야. 정화가 된 만큼 건강하고,

---

5) 제2차 아시아 태평양 정신의학회

6) Michel Henry(1922~2002) : 프랑스 철학자 겸 소설가. 프랑스 령 하이퐁(현재의 베트남 지역)에서 출생. 1943년부터 레지스탕스 활동. 프랑스, 벨기에, 미국, 일본에서 강의. The only subject of his philosophy is the living subjectivity, which is to say the real life of living individuals. This subject crosses all his work and ensures its deep unity in spite of the diversity of tackled themes. It has been suggested that he proposed the deepest theory of subjectivity in the twentieth century.
『The Genealogy of Psychoanalysis』, translated by Douglas Brick, Stanford University Press, 1993.

도道가 높은 거야.

『대승기신론大乘起信論』에서 "부처는 업식業識이 완전히 정화된 거고 보살은 업식의 흔적이 조금 남아 있다."라고 하는데, 특히 '보살'은 소올이 말하는 성숙한 분석가와 일치한다고 볼 수 있지.[8] 소올은 성숙된 분석가를 주 동기의 흔적, trace of major motivation이 남아 있으나 환자를 이해하고 치료하는 데 자기 문제를 자각하고 영향을 안 주는 자라고 했다고. 그러니까 『대승기신론』에 나오는 보살의 정의하고 같은 거야. 업식이 완전히 정화되면 '백정식白淨識', 이게 부처고, 보살은 약간 남아 있는 거고. 소올 책 서문[9]에 그런 게 있잖아? 성숙된 분석가는 세계, 인류, 이웃에 대한 관심 관여가 있다고. 그게 보살정신이란 말이야. 보살 정신이 있어야 된다!

동양은 전부 공통적으로 '무위無爲'를 말하는데, 불교 같으면 '공空'이고, 공은 마음을 비우는 것, 집착이 없는 것, '애응지물'이 없는 거고, 유교 같으면 욕심이 없는 '무욕無慾'인데, 욕심이 없다 하는 게 공이나 마찬가지야. 그리고 노자 같으면 무위인데, 그것도 마찬가지고, 장자 같으면 거꾸로 매달려 있는 것에서 해방되는 것, 즉 '현해懸解'[10]로 이런 게 다 정신건강이야. 그러니까 매달리는 게 애응지물이고, 핵심감정에 묶여 있는 거야. 서양 사람은 도道를 해방, 'liberation'[11]이라고도 하는데 그것은 이런 매달리는, 묶여있는 것에서 풀려난 거를 얘기하는 거지. 환자는 다른 사람들 눈

---

7) Boss M (1965) : 『A Psychiatrist Discovers India』, translated from German into English by Henry A. Frey, M.A., Oswald Wolff, London, p.187.
'But compared with the degree of self-purification expected by the latter(Indian sages), even the best Western training analysis is not much more than an introductory course.'

8) 제 1장 주3)과 같은 책. pp.41~57.

9) 제 1장 주3)과 같은 책. p.15.

10) 거꾸로 매달린 것이 풀린다는 뜻. 『장자』에 나오는 용어.

에 안 보이는 스스로 만든 감옥 속에 살고 있는 거야. 문이 열려 있는데 문 밖으로 못 나가는, 자기 마음속의 문이 닫혀 있어 못 나가고 갇혀 살고 있는 거야. 그거를 해방시키는 게 수도修道야. 수도가 되면 해방이 되는 거지. 그리고 해방이 되려면 서양식 정신분석 치료를 끝마치고 도를 닦으면 되고. 그렇게 하는 게 효율적이야.

4) 정신건강의 수준

C_ 디월드Dewald가, "건강한 사람은 감정이 없는 상태가 되는 게 아니고 현실 왜곡이 없다."고 했습니다.[12]

이동식_ 그렇지. '왜곡이 없다' 하는 것은 '착각이 없다' 이런 걸로 통하는 거지.

C_ 그런 건강한 사람이 감정을 느끼는데, 예를 들면 기쁨이나 슬픔이나 원한의 분노를 느낄 수도 있다고 되어 있는데, 이것과 『금강경』에 나오는 인욕선인忍辱仙人에게 가리왕歌利王이 신체를 자르는 고통을 주었는데도 일체 상相이 없었기 때문에 진한瞋恨의 마음이 전혀 일지 않은 것 하고 어떤 수준의 차이가 있습니까? 도道하고 정신치료 수준의 차이인지요?

이동식_ 내가 보기에는 정신분석과 도道의 차이야. 수준의 차이라고 늘 그러잖아? 『십우도十牛圖』[13] 같으면 정신분석의 최고 수준은 제 7도 망우존

---

11) Watts A(1961) : 『Psychotherapy ; East and West』, Vintage Books, N.Y.
Alan Wilson Watts(1915~1973) : 철학자, 저술가, 연설가, 비교종교학자. 아시아의 철학을 서구 청중들에게 해석하고 대중화한 것으로 가장 잘 알려졌다. 자기의 경험을 과학적 지식과 동서양의 종교 혹은 철학의 가르침(선불교, 도교, 기독교, 힌두교 등)과 연결시키면서 개인의 동일성personal identity, 현실의 참 본성, 더 높은 의식, 삶의 의미, 신의 개념과 이미지 그리고 행복의 추구와 같은 주제에 관한 25권 이상의 책과 수많은 논문을 썼다.

12) 제1장 주6)과 같은책.

13) 수행에서 깨달음의 과정을 10장의 그림으로 나타냈는데, 곽암의 십우도가 대표적이다. 본서 서론의 『도정신치료란 무엇인가?』의 그림 6.십우도를 참조.

인망우존人忘牛存 단계지. 도道는 그 다음의 제8도 인우구망人牛俱忘, 그 후에 제9도 반본환원返本還源, 제10도 입전수수入鄽垂手가 있잖아, 그걸 보면 알지. 도사들이 깨달으면서 시를 읊잖아? 게송偈頌이라고. 그게 전부 보면 투사가 없는 거를 묘사하고 있는 거야. '꽃이 피고' 하는 게 자기 투사가 하나도 없단 말이야. 있는 그대로. 투사가 없는. 그게 말하자면 일념불생一念不生, 한 생각도 나지 않는다. 그러면 맑은 거울처럼 있는 그대로 마음에 비춰진다고. 일념불생을 개념적으로는 잘 아는데 그게 뭔지 잘 체득이 되야지. 자네들 지금 일념불생 하나 안 하나? 그걸 보라고(웃음).

'방하착放下着'과 똑 같다고. 젊은 스님이 한 생각 없는 실제 경험을 했는데 그 순간에 '한 생각 없다' 하는 생각으로 꽉 찼단 말이야. 그래서 빨리 조주 화상[14]한테 뛰어가서 "이제 한 생각도 없는데 어떻습니까?" 조주가 보니까 이놈아가 한 생각 없다는 생각으로 꽉 차있거든, 그래서 "내려놔라." 못 알아들으니 "도로 짊어지고 가라."

정신치료 받고 있는 내 환자도 자기가 의존심 많다는 것을 깨달았다 하는 걸 가지고 또 나한테 인정받으려고 그랬다고. 대혜大慧 선사의 『서장書狀』에 '깨닫고 표가 나면 안 된다' 하는 게 그런 거야. 알겠어? 깨달은 후에 '깨달았다'고 뭐가 드러나는 게 있으면 그건 안 되는 거야. 가짜다 이거야. '방하착' 처럼 '깨달았다는 생각으로 꽉 찼다.' 이거지. 그러니까 깨달았다 하는 생각이 일어나면 안 되는 거라. 그게 일념이 일어난 거거든. 조금은 알 것 같아? 지금도 (웃음) '알았다' 이런 생각에 빠지면 또 일념이 일어난 거야(웃음).

O_ 정신건강에도 차이가 있습니까?

---

14) 조주趙州(778~897) : 중국 스님. 임제종. 남전보원南泉普願의 법제자. 이름은 종심從諗, 속성은 학郝씨. 당나라 조주曹州 사람. 조주趙州의 관음원에 있었으므로 조주라 한다. 중국에서 크게 선풍禪風을 진작시켰던 유명한 스님이다.

이동식 _ 아, 있지. 도가 높다 낮다 하는 것은 정신이 건강한 정도를 말하는 거야. 보통 도道 하면 최고를 생각하지만 그게 아니라고. 정신이 건강해졌다 하면 도가 높아졌다 이거야. 그거를 뭐 별개로 생각하지 말라고. 도라는 것은 인격의 성숙, 정신건강이라고 생각하면 돼. 도가 높아졌다고 부처가 된 것은 아니거든, 상대적인 것이지. 도고마성道高魔盛은 도가 높아졌지만, 즉 그전보다는 성숙해졌고 건강해졌지만, 아직 마귀가 잔뜩 있는 것을 말하는 거고, 이보다 도가 낮으면 마귀가 있는 것도 모르고 마귀의 지배를 받고 있는 것이지. 여러 가지 표현이 있지만 다 실물은 같은 거야. 그 실물을 봐야 돼. 같은 거라도 표현은 무한정 달리 할 수 있는 거야. 실물을 봐야지.

L _ 유교에서 말하는 군자 있지 않습니까? 군자君子하고 성인聖人의 관계하고 보살과 부처의 관계하고 같게 비유해 볼 수 있을까요? '군자다' 하는 거 하고 '성인이다' 하는 거 하고 같은 게 아니죠?

이동식 _ '군자다' 하는 것은 성숙된 사람 이런 정도지. '성인이다' 이런 건 아니지.

L _ 불교 쪽에 보살 등급과 비교하면 비슷한 수준이겠죠?

이동식 _ 그렇지. 그 비슷한 수준이지. 요새 말로 하면 '성숙된 사람이다' 이런 정도로 비교적 건강한 사람이지. 말하는 게 똑같은 말이라도, 같은 나라라도 시대에 따라서 뜻이 변한다 하는 걸 알아야 돼. 치료를 하려면 '정신장애가 뭐고 건강이 뭐다'를 이해해야 '어떻게 되도록 도와준다.' 이런 게 나온다고.

5) 정신건강과 불건강

S _ 특별반 공부모임에서 선생님이 강의하신 게 있는데, '정신불건강은 자기외면, 자기말살, 자기배척, 자기증오, 자기비하, 대상화, 핵심감정을 증거로 만들려고 한다[15], 자기상실, 자기집착'이라고 하였고 '정신건강은 자

기직면, 자기존중, 자애, 자기수용, 자기를 살린다, 주체화, 자기로 충만, 무아'라고 했습니다.

이동식 _ 그렇지 다 같은 건데. 자꾸 여러 가지 표현을 해야 감이 자꾸 오도록 도와주는 거야. 한마디로 끝나지만 그걸 잘 모르면 또 이렇게 가르쳐주고 저렇게 가르쳐주고 그러거든. 긍肯, 자긍自肯이라는 게 영어로 하면 'self acceptance'인데, 360도 돌면 부정과 긍정을 있는 그대로의 자기를 긍정한다. 예를 들면 '코가 삐뚤어진 게 나다' 하면 그 '코 삐뚤어진 나'를 부정하지 않고 긍정하는 거야 . '부자굴부자고不自屈不自高'라고 자기를 높이지도 않고 낮추지도 않는 거다. 다시 말하면 주체성을 말하는 거야.

노이로제, 정신불건강은 자기를 안 받아들이는 거지. 보통 보면 사람들이 자기는 자기를 열등시하면서 남보고는 자꾸 대우하라고 한다고. 자기가 자기를 사랑하고 존중하면 남이 나를 욕하거나 멸시하거나 해도 아무렇지도 않게 된다고. 거기서 다 끝나는 거야. '자중자애自重自愛하라' 자중자애가 정신건강이야. 자학이 정신불건강이고. 정신이 불건강한 사람은 자기를 학대하고 멸시하면서 남이 대우 안 하면 화내고 그런다고. 이게 실감이 나야 해!

남이 욕을 하거나 말거나, 욕을 하면 '왜 욕을 하나? 내가 뭐 잘못한 게 없나?' 자기 반성을 해보고 있으면 인정하고, 없으면 '왜 그러나?' 물어보고, 물어봐도 안 되면 '좀 문제가 있구나' 이러면 된다고. 『맹자』의 「이루장離婁章」에 나온다고. 내가 잘못한 게 없으면 그 사람 문제지 내가 할 게 없는 거다. '좀 이상한 사람이다, 저 사람이 문제가 있다', 이렇게 마음을 정리하면 되는 거야.

L _ 태어나면서 출생 당시에 절대적 의미에서 100% 건강한 사람이 있을 수 있을까요?

---

15) 현실에 자기 감정의 증거가 없으면 그 증거를 만들려고 한다. 예를 들어 무시당한다는 감정이 있을 때 남은 무시 안 하는데 남이 나를 무시하도록 만든다.

이동식 _ 건강이라는 것이 유전과 환경의 상호작용에서 '건강하냐? 안 하냐?' 하는 게 나타나는 거란 말이야. 그러니까 유전만 가지고도 안 되고 환경만 가지고도 안 되는 거야. 유전은 환경을 통해서 나타나는 거란 말이야. 상대적으로 비교적 건강하게 태어난 사람도 있는 거고, 차이는 당연히 있는 거야. 왜냐하면 뱃속에서부터 병이 든 사람이 많단 말이야. 요새 신체질환도 아직 나기도 전에 뱃속에서 병을 발견해서 뱃속에서 치료도 하데. 임신하자마자 잘못될 수도 있고. 태교胎敎도 서양 사람들이 과학적으로 지금 입증하고 있잖아?

그러니까 우리는 지혜가 중요한 거야. 지식이 있어도 그게 활용이 안 되면 아무 소용이 없다고. 지혜가 있으면 지식이 많지 않아도 인생 사는데 활용할 것이 얼마든지 많은데 지혜가 없으니까 안 된다고. 가령 뇌가 말이야 유전적으로 태어나서 출산 후에 계속 뇌가 발달이 되는데 적당한 환경을 제공하면 출생 이후에 뇌가 우수하게 얼마든지 발달된다 이거야. 출생 후에 뇌가 자꾸 발달되는 과정에 있으니까. 환경적으로 좋은 영향을 줌으로 해서 똑같은 유전으로 태어난 아이라도 환경에 따라서 지능이라든지 이런 게 전혀 달라질 수 있지. 그거는 다 알고 있지만 활용을 안 하는 거 아냐?

L _ 요새는 부모나, 여러 교육기관을 보면 발달시킨다고 하는 게 자꾸 나빠지게 하는 거 같아요? (웃음)

이동식 _ 그거는 잘못하니까 그런 거지.(웃음) 그것도 너무 욕심을 부리면 안 되는 거지. 적당히 해야지.

6) 성性과 정신건강

C _ 다른 차원의 개념이긴 한데 정신분석에서 말하는 성숙된 성기적 사랑mature genital love은 정신건강에 속하는 데, 부처는 섹스 안 하지 않습니까?

이동식 _ 그렇지. 일본 스님, 대처승이니까, 일본 스님이 쓴 걸 보니까 "도가

높을수록 섹스의 오르가즘이나 쾌감이 더 높아진다."는 것도 있어.(웃음)

L _ 우주와 합일되니까, 우주적 희열이 오나보지요?(웃음)

이동식 _ 전에 미국에서 L 교수가 말했는데, ○○○ 대학에서 어떤 스님이 여학생 보고 "나하고 섹스하면 도가 높아진다."고 섹스하자 했다고. 그러니까 제대로 도가 높으면 모든 게 수준이 올라가겠지.(웃음) 무슨 장애, 방해하는 게 없으니까. 해방이 되니까.(웃음)

7) 최고의 정신건강은?

C _ 최고의 정신건강, 예를 들면 '상相이 없는 상태'가 됐는데 그 사람에게 '건강하다'는 말을 쓸 수 있습니까?

이동식 _ 그게 최고의 정신건강을 말하는 거지. '이상적인 것'은 현실에는 존재하지 않는 거지. 모든 것이 '이상적인' 것을 향해 가깝게 가려고 하는 거지. 그러니까 석가모니도 그런 이상적인 부처는 아니겠지, 거기에 가깝다 그거지. '원이다 사각형이다'도 실제로는 완벽한 그런 것은 존재하지 않는다고 말하잖아? 모든 게 그런 거야. 우리가 관념으로 만들어낸 거지, 실제는 거기에 가까운 것을 말하는 거야.

C _ 너무 관념적으로 빠져드는 생각인 것 같습니다만, 최고의 무아 상태에 있을 때 그 사람에게 어떤 개별성이 있는 건지, 없는 건지요?

이동식 _ 자꾸 생각을 하니까 그래. "무아라 하는 건 거기에 최고의 개별성이 있다." 이렇게 볼 수 있는 거야.

L _ 어제 공부할 때, '자성自性' 이야기가 나왔거든요. 근데 '천명지위성天命之謂性'[16] 할 때 그 성性에 대해서 K 선생님이 "인간으로서 보편적인 인간

---

16) 『중용中庸』에 나오는 글. 하늘이 하늘의 본성(천도天道)을 만물에게 부여해준 것을 본성本性이라고 한다.

으로서 받는 성이 있고, 개별자는 개별자대로의 자성이 있다."고 하셨습니다.

이동식 _ '무아無我'라 하는 건 자기에 대한 집착이 없다 그 말이야. 자기가 없는 게 아니라 자기에 대한 집착이 없다 그 말이라고.

8) 정신건강을 위한 실제 수행

L _ 말 그대로에 매달리면 안 될 것 같아요.

이동식 _ 말 가지고는 안 돼. 자기가 체험을 해야지.

O _ 관찰자아 observing ego가 생겨야겠죠?

이동식 _ 아, 경험, experience. 그것도 관찰자아가 있어야지. 수도라 하는 게 별거 아니야. 석가모니가 '불취외상不取外相 자심반조自心返照'[17]라고 말했듯이, 중생이 항상 자기 투사를 하고 있으니까 자기가 보고 있는 자기라든지 타인과 세계는 전부 다 착각이란 말이야. 투사를 버리고, 후설 Husserl[18]의 에포케epoché[19], 판단 중지를 하고 보라! 판단을 하는 건 전부가 투사거든. '지관止觀', 스톱하고 자기 마음을 보라 이거야! 자기 마음을 보는 게 근본이라! 그래서 부처는 일념불생이라고도 하고, 상각자常覺者, 항상 자기 마음을 깨닫고 있는 자라고도 하는 거야.

L _ 십우도 공부할 때 "깨달아 가지고 한 단계 넘어서면 그 사람만 가지는 맛, 그 사람만이 가지는 풍미, 그 사람만이 가지는 개성이 다시 드러난다."는 설명이 나옵니다.

이동식 _ 그렇지. 똑같이 되는 게 아니지. 건강이라는 게 각자 그 사람으로

---

17) 바깥모양을 취하지 말고 스스로의 마음을 돌이켜 보라는 뜻.

18) Edmund Husserl(1859~1938) : 독일 철학자. 프로스니츠 출생. 현상학을 창시.

19) 에포케((그)epokhē) : '멈추는 것', '아무 것도 하지 않고 그대로 두는 것'이라는 뜻의 그리스어. 근대 철학자 후설은 에포케를 그의 현상학적 방법을 표현하는 말로 사용하였다. 이 경우 순수의식을 기술하는 길을 열기 위하여 사물의 존재에 대한 판단을 보류하는 것을 뜻한다.

서 조화로운 거지. 감정지능, 'emotional intelligence'도 공감, 'empathy'와 극기克己 self-control이고, 그게 정신건강이지. 감정조절을 자꾸 개념으로 생각하니까 그렇지. 그게 어떤 구체적인 경험을 말하는 건지 그 실물을 봐야 된다고. 실물을 가지고 얘기를 해야지 개념 가지고는 안 되는 거야! '무아無我'라 하면 그게 어떤 마음 상태를 말하는 건가? 그걸 봐야지. 뭘 또 생각해. 자꾸 생각이 되나? (웃음)

C _ 제가 개념으로 하고 있구나 생각하고 있습니다.

이동식 _ 그것부터 깨달아야지. 생각, 개념으로부터 해방이 돼야지!

L _ 그럼 앞으로 아무 말도 안 해야 되겠습니다.(웃음)

이동식 _ (웃음) 깨달아야지. '지금 생각을 하고 있구나!' 그걸 깨닫는 게 첫째야. 생각 안 할라 하면 안 하려는 생각에 꽉 차 있다고(웃음). 또 무슨 생각? 그걸 깨달아야 돼! (웃음) 또 뭐 무슨 생각하고 있어? 그러니까 정신분석도 말이야 환자보고 무슨 생각하고 있나? 그것밖에 안 묻는 거야. 지금 무슨 생각하고 있나?

O _ 미국에 있는 스님인데, 조금 전에 TV 프로그램에서 자기는 "just now, just do it." 그것만 한다고 했습니다.

이동식 _ "just now, just do it?" 그렇지, 생각하지 말라 그 말이지. 생각하지 말고 하라! 밤낮 그거 아냐? 말하자면 소금이 짜나 싱겁나 그거를 말로 생각으로 아무리 해도 해결이 안 된다고. 먹어보면 금방 해결된다 이거야, 그게 'do it.' 보통 보면 사람들이 생각으로 살고 있다고. 눈으로 보는 게 아니라 망상, 착각 속에 살고 있다고. 치료하는 것도 그렇지. 자네들 하는 것하고 내가 하는 것하고 차이가 거기에 있어. 나는 생각으로 안 한다고. 자기가 직접 봐야 된다고. 나에게 말을 들어도 자기 눈으로 확인해야 된다 말이야. 그거 하나만 되도 다 되는 거지. 현실을 바로 눈으로 보면 문제가 뭐가 있어? 생각을 투사하니까 문제가 생기는 거지. '불교', '도'라는 게 전부 그거야. '생각은 전부 망상이다. 보라!' '지관止觀'이라 하는 건 생각을 버리고 눈으로 자기 마음을 보라 그 말이야.

C _ 생각을 탁 치워 버리고, 놔 버리고, 그만 탁 놓는다 하면, 이런저런 많은 짐들이 걸리는 느낌이 들거든요.

이동식 _ 그렇지 그 짐을 다 청소를 해야 그게 보이지. 짐이 있으면 짐을 본다 이거야, '무슨 짐이 있나?' 보고 그걸 내려놓으면 돼.

C _ 현실적으로 먹고 살아가는 짐도 있고요.(웃음)

이동식 _ 그게 그럴 듯하지만 그게 아니야. 살아가는 거야 자기 건강만 있으면 살아가는 거 아냐? 여러 가지 욕심이 있으니까 짐이 되는 거지. 나는 일제 시대 때 의학에 재미가 없어 가지고 몇 번이나 자퇴하려다가 3학년 되어서 일제 식민지하에서 의사 하면 보리밥은 먹으니까 의사 하고, 그리고 내 하고 싶은 걸 하자. 그렇지만 가족이 생기니까 내가 필요한 이상, 그 사람들이 쓸라하니 그 이상 벌어야 되고, 그렇지만 많이 벌 필요는 없지. 의사가 자기 건강하고 어느 정도 의술이 있으면 먹는 거야 확보되는 건데 그게 어떻게 짐이 될 수 있나?

L _ 근데 저 같은 경우도 C 선생님과 같은 문제에 걸려 있습니다.

이동식 _ 다 그렇지. 그러니깐 최소한의 그걸, 탁 정해 놓으면 편하다고.

L _ 결국 제 힘이 약하다는 걸 느끼겠더라고요. 가족을 설득한다고 할까, 가족들에게 믿음을 주는 제 힘이 약한 것 같아요.

이동식 _ 나는 '돈 못 번다'고 밤낮 집에서, 우리 부모한테도 몇 년간은 말을 들었어. 그러나 나는 그게 다 있거든. 나는 내 식으로 해야 된다 이거지. 그거는 환자 치료를 잘하도록 말이야, 그게 근본이야. '돈을 벌자' 이런 거는 아니라고. 나도 요새 밤낮 치료비 비싸다 해도 '내가 봉사한다' 생각하지, '치료비를 제대로 받는다' 이런 생각은 없다고. 제대로 받으려면 한 시간에 백만 원 받든지, 한 시간에 천만 원 받든지, 받아야지. 안 그래? 평생 해도 안 낫는 병 제까닥 고치면 돈 많은 사람은 일억 원 내도 싸지. 자네들도 치료할 수 있게 좀 되어야 돈도 잘 벌릴 거야.(웃음)

L _ C 선생님 딴 생각하지 마시고 실력만 기릅시다.(웃음) 실력만 자꾸 기릅시다.(웃음)

이동식 _ (웃음) 그러니까 실력이 없으니까 돈도 안 벌리고 마음도 괴롭고 이렇게 되는 거야.

L _ 외국 학회도 부지런히 나가시고.(웃음)

이동식 _ 그렇지. 아무리 가르쳐 줘도 안 되는 거야. 받아들이는 게 문제라. 그러니까 활용을 할 줄 알아야지. 활용을! 내가 이렇게 좋은 거 얘기해 줘도 말이야, 활용을 못해. 영양분이 지나가도 흡수가 안 되는 거야.

L _ 예. 막고 있는 게 있어 가지고.

이동식 _ 그러니까 그런 게 보여야지. 여기 공부하러 오는 게 '자네 부인들한테 좋아지는 거다' 하는 걸 연결시켜줘야 되는 거야. 그래야 자네들 부부 간에도 좋아진다고. 마누라가 뭣을 원하나 그걸 잘 알아야지. 남편이 자기 생각을 가지고 하면 안 된단 말이야. 월례회 때 마누라하고 어머니 사이에서 남편 노릇 하는 거 내가 얘기했잖아? 어머니에게는 "이혼해야겠다." 하고, 마누라한테는 "어디로 보내버릴까?" 말이지.(웃음) 그랬더니 반응이 어떻데? 그러면 할 말이 없어진다 이거야. 그 이상 말할 거리가 없잖아. 어머니는 "이혼한다." 하면 "아, 이러면 안 된다."고 말릴 거 아냐? (웃음) 마누라도 "시어머니 어디로 보낸다." 하면 "이거 좀 당신 너무 한 거 아니냐?" 말이야. 그만한 자기 각오가 안 되니까 이런 걸 못하는 거지.

그전에 ○○인가 뭐 옛날에 100시간씩 상담했다는 남매가 있는데 몇 년 전에 나한테 와서 많이 좋아지고 누나는 ○○한테 하다가 또 요새 나하고 하고, 남동생이 한 2년 치료받으러 안 온다 하고, 영 이번엔 학교 싫다고 마음에 안 든다 하고, 학교 안 가고 재수하는데 학원에도 안 간다 이거야. 응?

치료받으러 여기도 안 오려고 한다고. 그러면 어머니하고 같이 치료를 하자고 해서 아버지하고 셋이 하기도 했는데, 자꾸 어머니가 치료 받으라 해도 몇 번 하다 말고 안 온단 말이야.

그러니까 그 한국사람 절하는 게 굉장히 좋은 거라고 나도 생각하고, 절하는 그걸 말야 부활시킬 필요가 있다고 느끼고 있던 중이었는데, 매일 말야 그 "아버지 어머니가 아들한테 절을 하라."고 했다고.(웃음) 왜냐면 아들의 마음을 누그러뜨릴 방법이 그것밖에 없다 이거야. 말하자면 어머니가 치료를 안 받으니까 어머니 자기 문제가 자꾸 나와서 아들 병을 만드는 거야. 그래가지고 학원 자꾸 안 가는데 어떻게 하냐고, 등록해 놓고 안 간다고 걱정을 하는 거야. "그 뭐 대학 안 가도 말야 몸이 성하고, 본래 머리는 아들이 좋으니까, 우선 자기 마음 편한 게 첫째다. 맘이 편하면 뭐 공부하지 말라 해도 자기가 알아서 할 거고, 정 안 간다 하면 뭐 내버려둬라." 그러니까 지금 이놈아가 니 하고 싶은 거 하라고 하니 헬스클럽도 매일 가서 운동하고, 체중이 몇 킬로 빠지고 지금 그래서 일주일에 두어 번 해 달라 해도 뭐 시간도 없고 해서 매주 한 번 하는데 한 번은 혼자 하고 한 번은 부모하고 같이 면담하고 있다고.

그러니까 어떻게 하는 게 좋은가 그걸 알아야 돼. 그러니까 '절하라!' 해도 모든 부모가 절하는 게 아니거든. 어머니가 자기가 치료를 못하니까 절이라도 해라 이 말이거든. 치료받는 것보다 절은 쉽지(웃음). 근데 매일 하라 하는데 아들이 뭐 하지 말라 하기도 하고, '필요하면 절해라!' (웃음). 그게 말하자면 그게 어머니의 구속으로부터 해방시키는 게 목적이라 그 말이야. 응? (웃음) 어때?

L _ 부모보고 자식한테 절하라는 발상부터가 참 독특하십니다.

이동식 _ 절하는 것을 부활시킬 필요가 있어. 옛날에 친구들 만나도 절하고 뭐 이랬거든. 왜냐면 사람이 절하는 데서 상당히 정화가 돼요, 마음이! 경건

한 마음이 되고 그렇지. 좋지 않은 감정도 좀 없어지고 말야. 안 그래?

C_ 저는 상상이 잘 안 되는 것이, 아들이 부모한테 절을 받으면 스트레스 되게 받을 것 같은데?

이동식_ 그건 자네가 그런 거지(웃음).

L_ 그 아들은 거기에 대해서 "하지 마라." 할 때는, 자기 마음이 좀 누그러졌거나, 조금 미안하다고 느껴질 때 그랬겠지요?

이동식_ 어, 그렇지. 좀 불만스러우면 "해라."(웃음) 아니 그러니까 부모가 절하니까 뭐 이렇게 그런 구속감 그런 게 없어질 것 아냐, 그치? 뭐 어때, 이렇게 말로 치료하는 것보다?

L_ 절 치료법, 절 요법.(웃음)

이동식_ 아니 무당도 그 옛날에… 내 그런 이야기 들었는데, 며느리가 아픈데 뭐 굿하고, 시어머니보고 며느리한테 절해라, 그게 정신치료야, 그게, 응?(웃음)

제 3 장

치료자의 자질

정신치료란 한마디로 동토凍土에 떨고 있는 환자에게 봄을 가져다주는 것이다. 봄은 정신치료자에게서 우러나는 자비심이다. 자비심을 느낌으로써 환자의 마음에 봄이 와서 마음이 편안해지고 건강한 힘이 살아나서 마음의 평온과 즐거움이 살아나서 건강을 회복한다. 자비심이란 유교에서는 인仁이라고 하고 기독교에서는 하나님의 은총이라고 한다. 자비심이란 타인에 대한 차별이 없는 배려, 관심, 이해, 사랑이고 하이데거가 말하는 Sorge 돌봄 또는 배려이다.

정신치료는 공감과 공감적인 응답이라고 말할 수도 있다. 공감이 되려면 자비심이 있어야 한다. 자비심이 생기려면 내 마음에 걸리는 것이 없어야 한다. 프로이트는 이러한 마음 상태를 중립성中立性, 골고루 가는 주의 'evenly hovering attention'라고 한다. 이것은 노자老子의 '무위無爲'에 해당된다. 장자莊子는 "남을 교화하려면 뜻을 하나로 하고 귀로써 듣지 말고 마음으로써 들어라. 마음으로도 듣지 말고 기氣로써 들어라. 기로써 들으려면 심재心齋를 해야 한다. 마음이 허虛한 곳에 도道가 모인다."고 하고 있다.[1] 마음이 비어 있으려면 치료자가 마음에 걸리는 것이 없어야 한다.

---

1) 『장자莊子』, 「인간세人間世」편 ; 回日 敢問心齋. 仲尼日 若一志. 无聽之以耳 而聽之以心. 无聽之以心 而聽之以氣. 聽止於耳. 心止於符. 氣也者 虛而待物者也. 唯道集虛 虛者心齋也.

정신분석에서 말하는 역전이逆轉移가 없어야 한다.

　로저스는 정신치료자가 갖추어야 할 것으로 세 가지를 말하고 있는데, 하나는 일치一致 congruence이고 이것은 유교에서 말하는 성誠에 해당된다고 볼 수 있고, 둘째로는 환자에 대한 무조건적인 긍정적 존중 unconditional positive regard, 셋째로 정확한 공감적인 이해 accurate empathic understanding이라고 말하고 있다. 치료자는 환자가 하고 싶은 말을 마음 놓고 할 수 있게 도와주는 것이다.

　최고의 치료자는 부처, 보살, 성인이라고 말할 수 있다.

⤳⤳ 질의 응답 ⤳⤳

1) 정신치료자는 기본적으로 경청할 수 있어야 한다.

S _ "치료자에게 중요한 것은 기본적인 정신치료수단으로써 경청 listening 이 가장 기본적이고, 이것을 제대로 못하는 것은 치료자의 문제다."[2]라고 했습니다.

이동식 _ 그렇지. 요전에 자네들 못 들었지만 HSH 선생 인터뷰한 것을 보면, 그게 완전히 내담자 중심 경청, client centered listening이야. 로저스의 내담자 중심 치료 client centered therapy가 잘 되어있더라고. 경청 listening, 반사 reflection, 명료화 clarification, 간섭을 안 하는 거. 응? 전혀 뭐 간섭이 없지? 처음에 잘 듣는 것이 프롬–라이히만Frieda Fromm-Reichmann 책에도 첫째로 그게 제일 중요하다고 했지. 그것을 방해하는 것은 역시 치료자의 역전이countertransference 때문이야. 무엇에 걸리면

---

2) 제2장 주3)과 같은 책, pp.7~9.

경청이 안 된다고!

S _ 치료자 문제로 만족과 안전에 대한 욕구가 올바른 경청을 방해한다고 합니다.[3]

이동식 _ 그러니까 치료자의 욕심과 자기 안전. 응? 우리나라 국민들이 대다수가 여기에 해당된다. 특히 안전, 뭐 하면 뭐 잡혀 간다고 말이야, 맨날 거기에 무의식중에 좌우된다. 그러니까 만족과 안전, 거기에 걸린다 그 말이야.

2) 치료자의 과오를 고백하는 문제에 대해…

S _ 치료자가 자신의 과오를 환자에게 고해하는 식으로 인정할 때가 있다고 합니다.[4]

이동식 _ 치료자가 고해하는 것은 자기 마음을 편안하게 하기 위해서 하는 거지, 환자를 위하는 게 아니다. 그걸 잘 알아야지. 구별해야 돼. 그러니까 뭐 반드시 밝혀야 될 때는 밝히고 안 밝혀야 할 때는 안 밝히는 게 옳은 거야. 그게 말하자면 의사한테 진찰받을 때 벗으라 하면 벗는 거고, 나갈 때는 옷 입고 나가야지. 밖에서 벌거벗으면 미친 거 아냐? 응? 가령 부부간에도 말이야, 부인이 과거에 다른 남자하고 성관계 했는데 그게 자꾸 자기 마음에 걸린다 이거지. 그러면 그것을 남편이 잘 이해를 하고 견딜 수 있으면 고백해도 좋지만, 자기가 말 안 하고 고통스러워서 남편한테 고백하면 남편은 그것 때문에 병이 생기는 경우가 많다고. 자기는 고백해서 마음이 편하다 하지만 그 소리 듣고 남편이 병이 난다 그거야, 약한 사람은. 응?

실제 그런 케이스가 있어. 그것 때문에 마약 중독이 된 사례가 있어. 그

---

3) 제2장 주3)과 같은 책, pp.9~24.
4) 주3)과 동일

여자가 크게 잘못한 것은 6.25때 가족하고 헤어져서 대구에 와 있다가 자기 외롭고 허전할 때 유부남한테 한번 그런 것을 했는데 결혼해서 기차 고동 소리가 날 때 그게 떠올라가지고 남편한테 고백했는데, 그것 때문에 남편 이 마약중독이 됐고, 자기도 애가 둘인데 자살하고 말이야. 그러니까 의사 가 자기의 괴로움을 덜기 위해서 환자한테 고백한다 하면 그게 고해성사 식이라고.

지금 프롬-라이히만이 말하는 것은 그것이 환자의 치료에 도움이 되어 서 하는 건 좋은데, 의사가 그런 고해성사 식으로 하여서 오히려 환자한테 해를 준다 하면 그것은 안 해야 되는 거라. 부부관계처럼, 남편이 그 소릴 듣고 해를 입는다 하면 자기가 고통스러워도 참고 말을 안 해야 되는 거란 말이야. 자기가 고백을 안 함으로써 생기는 고통을 덜기 위해서 남편을 병 나게 만든다. 이건 말이 안 되지. 뭐 좀 알아들었어? (웃음)

그러니까 현명한 남편 같으면 자기가 들어서 상처를 받을 것 같으면, "말하지 말라." 과거에 대해서. 과거 이야기하지 말라고 하는 게 현명한 거 야. (웃음) 남편이 약하면, 자기가 감당을 못하면서 자꾸 밝히려고 한단 말 이야. 그래가지고 문제가 자꾸 심각하게 되는데, 그 구별을 잘 해야 돼. 어 디까지나 치료는 환자를 위해서 하는 거다. 상대방한테 좋은가 나쁜가 생 각해야지. 내가 고통스러워 내 병을 남한테 이렇게 옮기는 것은 좋지 않다. 자기가 고통을 견뎌야지, 자기가 저지른 거니까. 그걸 다른 사람한테 옮기 는 건 옳지 않다 이거지.

3) '수동성passive'과 '능동성active'의 진정한 의미는?

KO _ 디월드Dewald가 치료자의 자질을 설명하는 중에 '수동성의 자족'을 들고 있습니다. 환자를 수동적인 태도로 대하는 것으로써 만족할 줄 알아 야 한다는 것이죠. 여기서 '수동성'의 의미를 어떻게 이해해야 합니까?[5]

이동식 _ 디월드가 '수동적'이라고 하는 것은 '간섭을 안 한다' 하는 의미로 알아들어야 돼. 어떤 학파에 속한 치료자라도 치료를 잘 할수록 치료자는 굉장히 'active'하게 된다고. 이럴 때는 간섭보다도 '반응을 아주 활발하게 한다' 이렇게 이해하면 돼. '치료자가 active하다(능동적이다)'는 것은 그냥 듣고 있는 게 아니라 민감하게 반응을 한다. 공감적인 응답 empathic response! 반응하는 것은 간섭이 아니거든. 그냥 듣고만 있고 반응을 별로 안 하면 치료가 'active'한 게 아니란 말이야. 'passive'는 쓸데없는 간섭을 안 한다는 의미야.

4) 치료자의 공감과 동일시의 구별은?

KO _ 치료자는 환자를 동일시해서는 안 되고 항상 공감적인 자세를 견지해야 한다고 강조하고 있습니다.[6] 이때 공감과 동일시를 어떻게 구별해야 됩니까?

이동식 _ 공감과 동일시를 정통 프로이트 학파는 비슷하게 보는 경향이 있다고. 디월드는 '치료자 자기로 돌아가느냐, 안 가느냐?'로 동일시냐, 아니냐를 구별하고 있는 거야. 치료자가 환자를 동일시하면 그건 공감이 아니라 이거지. 그래서 자기로 돌아와야 된다고 한 거지. 환자의 입장에서 생각을 할 땐 같은데 나도 환자같이 엮여버리면 그건 동일시지. 돌아온다는 것은 환자의 감정을 공감은 하지만 환자가 되지는 않는다는 거야. 환자는 화가 나서 막 죽이려 하고 싸우려고 하는 이런 마음인데, 치료자는 공감은 하되 나로 돌아온다, 즉, 내가 환자가 되는 게 아니라 환자와 구별되어 치료자 자신으로 돌아오는 거야.

---

5) 제1장 주6)과 같은 책, p.58.
6) 제1장 주6)과 같은 책, p.60.

PY _ 초심자나 전공의 같은 경우에는 대개 그런 동일시 과정을 거치는 것 같던데요.

이동식 _ 그거야 그럴 수 있지. 그렇지만 '거치는' 것과 '그러면 안 된다'고 하는 건 별개지. 치료자가 환자를 동일시하면 치료가 안 되는 거지. 왜냐하면 치료자가 편을 들게 되거든. 동일시하게 되면 환자가 적대적으로 느끼는 사람한테 치료자도 적대적으로 나가게 된다고. 치료자가 부모하고 싸운다든지, 환자편이 돼서 그러면 안 되는 거야. 부모를 만날 적에는 부모 입장에서 공감을 하고, 환자를 만날 적에는 환자 입장에서 공감을 하면 된다고. 모든 사람한테 공감을 해야 되는 거야.

C _ 실제 치료 상황에서 치료자가 환자를 동일시한다면 치료자 자기 속에 있는 걸 오히려 환자한테서 보는 것에 가까운 것이 아닌가 하는 생각이 듭니다.

이동식 _ 그게 투사적 동일시 projective identification이란 거지. '동일시 identification'이라는 말을 쓰니까 자꾸 복잡해지는 것 같아.(웃음)

5) 골고루 가는 주의 evenly hovering attention이란?

KO _ 프로이트는 '골고루 가는 주의'를 갖고 경청하라고 합니다.

이동식 _ 그것은 '허심虛心', '무심無心'을 말하는 거야. 서양 말은 그런 게 별로 없으니까 'evenly hovering attention' 이렇게 표현하는데, 실제 이상적인 것은 허심, 무심의 상태가 되면 그렇게 되는 거야. 그런데 지향하는 건 같으나 'evenly hovering attention'과 '무심'과는 차이가 있다고. 경지의 차이야. 서양 말은 아마 그런 게 없나보지? '열린 마음 open mind'이라는 건 있지만 철저하게 마음을 비우는 건 별로 없어. 'evenly hovering attention' 이란 특정한 어떤 것에도 안 걸린다 그 말이야.

KO _ 애응지물碍膺之物에 안 걸리는 것을 의미합니까?

이동식 _ 선택적으로 주의가 가는 게 아니다 그 말이지. 무심 상태가 되면 자연스럽게 그렇게 되는 거지.

6) 환기적 경청 evocative listening이란?

C _ '환기적 경청'은 '지속적인 공감적 질문sustained empathic inquiry'[7]과 비슷한 거라고 보면 되겠습니까?

이동식 _ 그냥 환자 말만 듣고만 있으면 환자는 머릿속에 나오는 대로 이야기하게 되는데, '환기적 경청'이란 그냥 있으면 안 나올 것을 슬쩍 건드려 나오게 하는 거지. '아! 그래요?' 한다든지 '그래?' 하고 응수하면 환자가 생각하지도 않던 것을 생각을 해서 말하게 되거든. 프롬-라이히만이 '해석적 질문 interpretive questioning'이란 말을 했는데 슬쩍 하는 해석적인 질문이 환기적 경청 같은 작용을 한다는 거지. 요는 환자의 마음속에 있는 것을 드러내게 하는 게 목적이니까 말이야.

7) 정신치료자의 사회적 관심에 대해…

KO _ 정신과 의사는 주변 사회에 대해서 체계적인 지식이 필요하겠지요?

이동식 _ 그렇지. 정신과 의사는 정신치료 안 해도 'social awareness'가 있어야 된다 그런 말하지. 사회가 어떻게 돌아가나? 정신과 의사들이 직업적으로 잘 모르는 것 같더라고. 사회가 어떻게 돌아가는 건지.(웃음)

KA _ "분석가는 환자뿐만 아니라 제자, 동료 그리고 인류에 대해서까지 특수한 책임을 지고 있다."고 소올이 얘기하고 있습니다.[8]

---

7) Summers F(2001) : 『Object Relations Theories and Psychopathology : A Comprehensive Text』, The Analytic Press, Hillsdale, NJ, p. 308.
8) 제1장 주3)과 같은 책, pp.9~16, pp.21~40.

이동식_ '성숙한 분석가'는 보살하고 같다는 얘기야. '전 인류에 대한 책임을 느낀다'하는 것은 '보살정신'을 얘기하는 거야. 1976년 구겐빌 Adolf Guggenbühl-Craig[9]이라고 융 심리학자인데 내 논문을 두 번 읽고 그러더라고. "융 심리학에는 보살정신이 없다! 전부 자기 이기적인 것만 가지고 떠들어댄다."라고. 허허허.

8) '심재心齋'를 해야 된다

C_ 『금강경』[10]이 이상적인 치료자의 자질이 완전히 요약되어 있는 책이 아닌가 싶습니다. 보살의 태도가 모든 중생에게 자비심으로 대하고 내가 뭘 했다는 상이 없는 상태를 강조하고 있었습니다.

이동식_ 그렇지, 『금강경』에도 무위법無爲法이 최상이라고 하잖아.[11]

C_ 아상我相, 인상人相, 중생상衆生相, 수자상壽者相이 있으면 보살이 아니기 때문에 이 사상四相을 여의라고 합니다.[12]

이동식_ 장자가 '심재를 해야 된다' 그거하고 같은 소리라. '무심無心', '정심淨心', '허심虛心', 정신분석에서 '역전이를 없앤다'하는 게 다 공통적이지.

C_ 허심이 되면 도가 모인다[13]는 말이 머리로는 이해가 되는데 실제로 어떤 것인지 잘 안 느껴지거든요?

---

9) Adolf Guggenbühl-Craig : 『Power in the Helping Professions』(1971)등 다수의 저서가 있으며 한국에도 두어번 방문한 적이 있다.

10) 『금강경金剛經』 : 본래 이름은 『금강반야바라밀경金剛般若波羅蜜經』. '다이아몬드처럼 견고하며 날카롭고 빛나는 깨달음의 지혜로서 모든 번뇌와 고통이 사라진 완전한 평화와 행복만이 있는 저 언덕에 이르는 가르침의 경전'이라고 할 수 있다.

11) 『금강경金剛經』, 「무득무설분 無得無說分 제7」

12) 『금강경金剛經』, 「대승정종분大乘正宗分 제3」

13) 유도집허 唯道集虛 : 주1) 참조.

이동식 _ (웃음) 증득證得이 돼야지. 지해知解로 하니까 그게 안 되지. 증득하고 지해하고 구별해야지. 지해는 망상이라고. '막존지해莫存知解'[14]를 잊지 말라고!

C_ 허심하면 어떤 의도가 없는 상태가 아닙니까?

이동식 _ 마음속에 아무것도 없는 무심 상태가 허심이야. 비유를 하면, 맑은 거울엔 뭐든지 비치잖아. 비친다 하는 것이 도가 모인다 이렇게 생각하면 돼. 있는 그대로 내 빈 마음에 비친다. 그러니까 허심, 무심이 안 되면 즉, 거울에 얼룩이 낀다든지 결손 부분이 생기면 제대로 못 비친다 그 말이야. 못 비치는 건 내가 가진 애응지물, 핵심감정 때문에 제대로 안 비치는 것이지, 투사를 하니까 맹점이 생긴다는 거야. 그것을 생각으로 아는 게 아니라 경험을 통해 자기 것이 돼야 증득이 되는 거야. 치료자의 자질하면 쉽게 말해서 보살이 되어야 한다 이거지.(웃음) 간단하다고….

O _ 수도修道라는 것이 무엇입니까?

이동식 _ 항상 자기 마음을 이 순간에도 보는 게 수도야. 서양 사람들이 주장하는 것도 전부 심재가 돼야 된다 그 소리야. 소올의 '성숙'이다, 프롬라이히만의 "만족satisfaction과 안전security을 가져야 된다."는 것이 극단적으로 가면 걸림이 없는 '무심'이 된다는 말이야. 이상적으로 하면 '심재', '정심', '허심'을 말하는 거야. 우리는 한마디로 끝나는데 서양 사람은 여러 가지 말로 복잡하게 얘기하고 있는 거지….

PJ _ 성철 스님이 84년도에 제일 처음 하신 법어가 "모든 생명을 부처님과 같이 존중합시다!"인데 이 구절이 모든 대인관계의 비결을 설명해주고 있구나! 이렇게 느꼈습니다.

이동식 _ 그렇지. 노이로제란 자존심이 없거나 자존심이 손상된 상태야. 존

---

14) 알음알이를 두지 말라!

중함으로써 자존심을 회복시킬 수 있는 것이지. 환자의 자존심을 손상시키지 않는 것이 환자를 존중하는 것임을 잊지 말아야 한다고.

PY _ 치료자가 환자를 존중하면 환자는 마음속의 것을 다 드러낼 수 있지 않을까요?

이동식 _ 그렇지. 그리고 자비심이 있으면 사람뿐만 아니라 물건이든지 뭐든지 다 평등하게 관심을 가지고 사랑할 수 있다고. 자꾸 자기가 사색을 하고 공부를 해야 된다고. 나한테 배운 다음에는 자기가 해야지. 소올도 정신분석 이론 다 알아도 아무 소용이 없다. 자기 자신이 프로이트와 똑같은 경험을 해야 자기 것이 된다고 했잖아. 똑같은 경험을 한다는 것이 증득이야. 증득으로써 깨닫는 것이 증오證悟고. 모든 이론을 들어서 안다 하는 건 지해인데 지해는 아무 소용없다고. 증득을 통한 증오를 해야 되는 거야. 뭐든지 한 가지 제대로 하면 다 통한다고.[15]

KO _ 자기 문제를 보는 습관을 들여야 되겠다는 마음이 듭니다.

이동식 _ 이 순간에도 자기 마음을 보는 게 수도다.

KO _ 공부도 좀 여유가 있어야 되겠다 이런 생각을 해봅니다. 하루 일과가 너무 빡빡해서 말입니다. 외국 학자들은 공부를 진짜 많이 한다고 하는데, 우리는 좋은 환경이면서도 제대로 공부를 못하고 있으니 반성이 됩니다. 생활을 좀 바꾸어 공부를 해야 되지 않나 이런 생각을 했습니다(웃음).

이동식 _ 그러니까 생활 스타일을 잘 해야지. Y 선생도 가족하고 미국 가니까 그런 것을 좀 많이 배워가지고 오라고. 미국 교수는 주말이고 밤낮 공부를 해야 된단 말이야. 어떤 부인은 못 견뎌서 이혼도 하고 그런다고. 우리나라 사람들은 여자나 남자나 맨날 노는 게 목표 같아(웃음). 내가 보면 공

---

15) 증득證得 : 바른 지혜로써 진리를 깨달아 얻음.
   증오證悟 : 불도를 닦아 실제로 체험하여 대도를 깨닫는 일.
   지해知解 : 이론으로 깨달아서 앎.
   해오解悟 : 도리를 깨달아 앎.

짜로 먹자 하는 것으로밖에 안 보여. 외국 사람은 노력이나 공부를 많이 하는데 그에 비하면 요즘 우리나라 사람들은 놀고 먹는 거라. 그것도 사회 전체가 그러니까, 밤낮 놀러 가는 것만 생각하고 말이야(웃음).

PY _ 우리의 전통, 주경야독晝耕夜讀이라는 말이 있지 않습니까? 우리나라의 보편적인 가치 기준, 전통이 요즘 와서 많이 변해가고 있는 것 같습니다.

이동식 _ 그게 많이 허물어졌지. 해방 후에 더하다 이거야. 독립운동 했던 사람들이 정권을 잡아서 전통을 지키고 이래야 되는데 친일파, 민족 반역자, 친미파가 정권을 잡았으니 말이야….

어제도 정신신체의학회에서 이야기해 달라고 해서 했는데, 소현 세자[16]가 포로로 잡혀가서 아담 샬과 교분을 가지고 서양의학을 도입하려고 했던 적이 있지만은[17] 우리나라 의학에 서양의학이 시작된 것이 주로 한말에 선교활동과 일본 식민지화에 의해서 서양의학이 들어왔단 말이야. 갑신정변 때 민영익이가 칼 맞아가지고 알렌이 치료를 해주고 난 후 알렌이 왕립병원 설립해가지고 그전에 있던 혜민원, 활인원을 없애고 전통 의학을 말살하고 그래서 서양의학이 생기기 시작한 거라. 처음부터 서양의학은 침략의 소산으로 생긴 셈이지.

---

16) 소현 세자 昭顯世子(1612~1645) : 조선 인조의 적장자이자, 효종의 형. 1623년 인조반정으로 아버지가 정권을 잡아, 1625년 세자에 책봉되었다. 1636년 병자호란이 일어나 인조가 항복하자, 이듬해에 부인 및 동생 봉림대군과 함께 인질로 당시 청의 수도였던 선양(盛京)에 압송되어 억류되었다. 그곳에서 오랫동안 청나라와 조선을 중재하는 역할을 하였으며, 청나라가 조선에게 많이 핍박하지 못하도록 노력하였다. 예수회 선교사들을 통해 로마 가톨릭과 서양문물을 접하였다. 삼전도에서 치욕을 당한 인조와 조정 대신들은 세자의 친청親淸 행위에 크게 비난하였고, 1645년 2월에 고국으로 돌아왔으나, 아버지 인조는 가톨릭과 서양 과학을 들여와 조선을 발전시키고자 한 세자를 감시하고 박대했다. 귀국한 지 3개월 만에 세자는 숨을 거두고 마는데, 독살설이 있다.

17) 청나라가 북경을 점령하고 소현세자도 약 두 달간 북경에 머물게 되는데 이곳에서 아담 샬이라는 예수회 선교사와 만나게 된다. 소현세자는 동안문 내 아담 샬의 숙소와 남천주당을 자주 찾아 교분을 가졌다.

러셀Russell[18]의 『The Problem of China』(1922)에 기독교 선교한다면서 먼저 선교사들 보내가지고 그 나라 백성들을 신자로 만들고, 그 다음에는 상인을 보내고 이런 식으로 하면 무력을 안 써도 저절로 그 나라를 정복할 수 있다는 내용, 같이 공부했잖아. 주체적으로 서양 의학을 받아들여야 되는데, 침략의 결과로 수동적으로 받아들이니까 아직까지도 한국의학이 주체적인 의학이 못 된 거야.

유길준[19]의 『서유견문西遊見聞』[20] 읽어보라고, 거기서 제일 중요한 게 **국사國史, 국어國語, 과학科學** 세 가지를 교육의 제일 중요한 목표로 했는데, 일본은 한국사람 교육에 이 세 가지를 다 박탈, 말살시켜 버렸다고. 일본인은 그렇게 정확하게 진단해서 식민지 교육을 했는데 해방 후 지금(2002년)까지 57년이 지났는데도 우리나라 교육계나 정부가 현재 교육하는 것을 보면 아무도 이런 것을 지적하는 사람이 없거든. 내가 볼 때 아무런 목표가 없어. 제일 중요한 것은 국사, 국어, 과학인데, 지금 그 세 가지가 다 엉망이란 말이야. 그러니까 정신을 아직 못 차린 거야. '현대 과학 사회' 같으면 과학이 발전해야 경제고 뭐고 있는 거라고. '과학은 경제다' 말이야. 지금 그렇게 간단하게 말하는 사람 있어? 그러니까 지금 '독도' 그런 것도 멍청하게 있다가 일본한테 당한 거지. 정부가 수립되면 지도고 이름이고 일본 놈들이 잘못한 그것부터 고쳐야 되는데 내가 보면 참 한심하다고. 유길준의 『서유

---

18) Bertrand Arthur William Russell(1872~1970) : 영국의 수학자, 철학자이자 논리학자로 20세기를 대표하는 지성인으로 여겨진다.

19) 유길준俞吉濬(1856~1914) : 한말의 개화사상가. 근대 한국 최초의 일본과 미국 유학생으로 수많은 저작물을 발표하여 개화사상을 정립했고, 정치의 전면에 나서 전근대적인 한국의 정치·경제·사회의 개혁을 단행했다. 본관은 기계杞溪. 자는 성무聖武, 호는 구당矩堂·천민天民.

20) 유길준이 쓴 서양 기행문. 1895년 일본 도쿄(東京) 교순사에서 단행본으로 펴냈다. 유길준은 1883년(고종 20) 사절단으로 미국에 건너가 E. S. 모스 박사의 주선으로 메사추세츠 주의 더머 학원에서 공부하다가 1885년 미국을 출발해 유럽 각국을 거쳐 귀국했다. 이때 듣고 본 것을 기록한 것으로 전24편으로 이루어져 있다. 당시 서양의 역사·지리·산업·정치·풍속 등이 잘 나타나 있다. 국한문혼용체로 근대 언문일치 문장운동의 선구적 역할을 했다

견문』그걸 꼭 읽어 봐. 국사, 국어, 과학.

우리 아버지 친구가 동경제대東京帝大 조선학과造船學科를 나왔는데 군사기밀에 속하는 조선造船 분야에는 당시 취직이 안 돼서 왜놈들이 군수를 시켰어. 조선학과 나온 사람을 군수를 시켰다고. 실제 한국 사람은 과학 쪽으로는 그 분야가 중요하니까 일을 시키지 않았다고. 그러니까 경도제대가 일본대학 중에서는 한국 사람을 제일 우대했는데 이○○가 교수도 했다고, 경성제대 교수는 될 수 없고. 전쟁 막판에 시간강사 정도 시켰는데 최고로 올라가 봐야 조교, 조교 이상은 못 올라갔다고.

그러니까 그런 간단한 것도 대통령이나 아무도 그런 거 모르지. 지금도 (2002년) 공무원임용고시에서 국사과목도 없다 하대?

PJ _ 모대통령 취임 때 자기가 대통령이 된 것은 고등학교 때 일본 선생이 얘기해준 말에 감명을 받은 게 영향을 줬다는 내용이 신문에 났었는데, 그 선생이 절망을 하지 말고 희망을 가지고 하라는 식의 이야기를 했다고 합니다. 그래서 존경한다고….

이동식 _ 그런데 그게 말이야 우리나라에 아직 그런 사람이 많은데, 나는 말이야 나에게 잘 해 주던 일본 선생이 많지만, 일본 선생을 한 사람도 내 선생이다 이렇게 생각을 해 본적이 없다고.

PJ _ 그건 왜 그렇습니까?

이동식 _ 아니 스승이라고 할 수 없다 이거지. 그 당시 국민학교 일본 여자 선생이 자기 제자를 정신대挺身隊[21]로 보냈다고. 이걸 어떻게 선생이라 할 수 있느냐 말이야. 아사히 신문에 일본 교수가 한 페이지 썼는데 일본인은 아무리 양심적인 발언을 해도 다 "블랙홀과 같다.", 다 빨려 들어가서 흔적도 없다 이거야. 어떤 일본인 보고 "일본인은 다 범죄자다." 내가 그랬더니, "너무하지 않느냐?"고 누가 그러더라고. 그것은 일본인이 아무리 양심적인 생각을 하고 양심적인 소리를 해도 결국은 나쁜 놈, 범죄자들을 따라가

---

21) 일제가 전쟁 수행을 위해 동원한 여성 종군위안부와 근로정신대.

니까 다 범죄자다 이거야. 우리는 일본 사람에 비해 마음대로 지껄이지만 일본에서는 바른 소리 하려면 목숨을 걸고 해야 되는 거야. 굉장한 용기가 필요하다고. 이전에 한국사람 편든다고 일본서 신문기자가 대낮에 칼에 맞아 죽었잖아.

KO _ 그게 언제였습니까?

이동식 _ 여러 해 전에 신문에 났어. 그러니깐 우리가 양심적인 일본사람하고 손을 잡아 도와줘야지. 안 그러면 일본도 망하게 된다고.

KO _ 일본 고등학교 분위기가 세력이 센 학생들에게 아무 말도 못하고 따라가고, 따라가지 않으면 따돌림당한답니다.

이동식 _ 그렇지. '무라하찌부'[22]라는 것이 집단에 대한 충성이 도덕이나 법률보다 최고의 가치다 하는 예야. 내 책『한국인의 주체성과 도』에 일본사람, 일본이라는 나라가 어떻다 하는 것이 나오잖아. 그걸 잘 알아야 돼. 우리같이 생각하면 안 되는 거야. 우리가 생각하는 마음이 일본 사람들한테 있어도 일본 사람들은 그걸 관철을 못한다 이거야. 날 때부터 그런 교육을 받아서. 그런 사람은 어쩌다가 드물게 있겠지만 전혀 우리하고 달라. 한국 사람 중에 평생 일본에 살아도 그런 거 잘 모르는 사람도 있다고. 예전에 K씨가 고위공직에 있을 때 내가『일본은 없다』[23]라는 책을 읽어보라고 추천했거든. 자기도 그 책보고 좋아서 자기보다 나이 많은 사람에게 그 책을 권했는데, 보고 나서는 일본 욕했다고 '못된 년'이라고 했다고 그래. 우리나라에 그런 사람이 많아(웃음).

---

22) 무라하찌부(村八部) : 일본의 에도 시대에 촌락 공동체 내의 규율 및 질서를 어긴 자에 대해 집단이 가하는 소극적인 제재행위를 가리키는 속칭이다. 따돌림이나 이지메를 가리키는 용어의 하나로 사용하기도 한다. 지금도 전통적인 지역공동체가 건재한 농촌이나 어촌 등에서는 여전히 존재하는 현상이다. 에도 시대와 마찬가지로 협소한 공동체 내에서는 경제활동이 불가능해지는 치명적인 타격인 까닭에 피해를 입은 사람이 법에 호소할 경우에는 협박죄가 적용될 가능성도 있다.(한국어 위키백과에서)

23) 전여옥(당시 KBS 기자)의 저서. 1, 2권, 지식공작소.

9) '하나'라는 의미에 대해… / 우주, 삼라만상을 대하는 태도에 대해 …

PJ _ 궁극적으로 지향하는 이상적인 목표로서, 종교에서 지향하는 건 '지구는 하나 인류도 하나 one planet, one people' 이걸 지향하는 거 아닙니까?

이동식 _ 그것은(웃음) 우주 안의 지구를 생각해야지. 불교에서 중생이라 하는 것이 만물을 말하는 거야. 불교에서 사은四恩²⁴⁾ 입은 것을 중생이라고 하잖아.

PJ _ 어떤 사람이 자기가 기독교를 통해서 인간 사랑에 눈을 떴고 불교를 통해서는 생명 사랑에 눈을 떴다 이런 얘기를 했거든요. 기독교는 인간들끼리 사랑하는 것을 강조하는데 불교는 모든 생명을 사랑하는 종교라 여깁니다.

이동식 _ 자비심이 생기면 생물뿐만 아니라 무생물까지 그 대상에 포함되는 거야. 생명과 무생물의 구별도 그 본질이 어떻게 생기나 자꾸 파고 들어가면 구분이 없다고.

PJ _ 무생물이 재료가 되어 생명이 된다.

이동식 _ 그렇지. 물질적 조직organization이, 편성이 일정한 레벨로 가면 그게 정신이다, 생명이다 이렇게 되는 거란 말이야. 무생물도 다 운동하고 있잖아. 그것도 살아있다고 볼 수 있는 거라.

---

24) 사은 four favors : 네 가지의 은혜. 경전이나 문헌에 따라 열거하는 내용이 다르다.
　　① 부모은父母恩, 국왕은國王恩, 중생은衆生恩, 삼보은三寶恩 등.
　　② 국왕은, 부모은, 사우은師友恩, 단월은檀越恩 등.
　　③ 천하은天下恩, 국왕은, 사존은師尊恩, 부모은 등.
　　④ 천지은天地恩, 국왕은, 부모은, 중생은 등.

❧❧ 실례 ❧❧

사례 A : "그저 가만히 있어도 편안하다"

Borderline trait(경계선 성향) 여고생 환자의 31회 면담을 편집하였다.

치1 _ [녹음이]깨끗하게 잘 됐다 카더니, 응? 너 너 네 목소리 들으니까, 하하하 . 〈침묵 20초〉 그래. 〈침묵 16초〉 그래 어떻게 지냈어? 20일, 21일 동안 안 했나? 응?

환1 _ 그래요? 〈침묵 50초〉

치2 _ 응, 뭐? 왜? 〈침묵 1분 17초〉

환2 _ 네에.

치2 _ 응? 지금 무슨 생각 해? 응 응? 뭐든지 얘기 해. 〈침묵 33초〉 뭐 생각나는 대로 얘기해.

환3 _ 그냥 얘기 (으응) 얘기하기가 싫어요.

치4 _ 응 왜? 응? 왜 싫은가 그걸 얘기해.

환4 _ 얘기하면요.

치5 _ 응. 하면 어떻게?

환5 _ 제가 생각하는 반응이 나올까봐요.

치6 _ 무슨 반응이 어떤데?

환6 _ 그냥, 상상했던 그런 반응.

치7 _ 그게 어떤 반응이야, 어떤 걸 상상, 응? 어떤 반응이 나올 거 같애? 으흠.

환7 _ 그냥 웃고 넘기실 거 같은데요.

치8 _ 그래 뭐, 그 무슨 얘긴데?

환8 _ ⋯**선생님은요, (응) ⋯kind한 사람이 아닌 거 같애요.**

치9 _ 뭐? 뭐?

치13 _ kind 아니라? (네) 응?

환13 _ 네.

치14 _ 하하하 그건 너 너 뭐 처음부터 그거 아니야 응? (네?) 처음부터 그 그런 게 불만 아니야? 응? kind가 뭔데?

환14 _ 뭐 친절한 이런 거 아니에요? (응?) 친절한 이런 거 아니에요.

치15 _ 그러니까 친절한 게 어떤 건데? 친절의 의미가 응? 여러 가지 있거든.

환15 _ 네. 제가 불만이었다구요? (응?) 제가 불만이었다구요?

치16 _ 불만? 아 그 처음부터 뭐 뭐 그랬잖아.

환16 _ 뭐라구요?

치17 _ 뭐 따뜻하게 뭐.

환17 _ 아~.

치18 _ 그거하고 같은 거 아냐 응?

환18 _ 그런가?

치19 _ 그랬더니 그게 응? 친절이 두 가지, 진짜 친절하고 (네) 응? 달콤한 말이야 응? (네) 그거하고 응? 달콤한 그거는 독약이다 말이야, 독약. 근데 나는 줄라고도 안 하고 (네) 안 줄라고도 안 하고 (네) 받을라고도 안 하고 (네) 안 받을라고도 안 한다 (네) 하하하하 응? 응? 나같이 하는 게 최고 친절이야.

환19 _ 왜요? (응?) 왜요?

치20 _ 환자는 뭐 자꾸 받을라 카기 때문에 고통이 생기거든. (네) 응? (네) 응 그러니까 받을라 하는 꼭 필요한 거를 주는 게 친절인데 (네) 응? (네) 받을라고 한다 그걸 충족시키면 그게 친절이 안 된다 이거지. 그래서, 언제부터 그런 걸 받고 싶었나 응? 친절.

환20 _ 모르겠어요.

치21 _ 그런, 받아야 될 걸 못 받으면 응? (네) 필요 없는 데 자꾸 받을라 카는 게 된다 그 말이야. 어릴 때, (예) 부모한테 받아야 될 걸 못 받으면 그게 한이 돼 가지고 말이야 커서 필요도 없는데 자꾸 아무한테나 받을라 카고 그러니 고통이….

환21 _ 그냥 선생님이 안 친절하다는 것뿐이에요. 안 친절, 친절해라나 해 줬으면 좋겠다는 것보다도요.

치22 _ 그래 안 친절해서 인자 그 그 환자는 좋다, 좋 좋아하고 자기는 뭐 안 친절한 게 만족스러워?

환22 _ 아니 그게 만족스럽다기보다는 그게 선생님이겠죠.

치23 _ 그래서 그래서 인자 그게 어 어떻다는 거야? 좋다는 거야 나쁘다는 거야? 해! 마음에 안 드나? 드나? 해!

환23 _ 마음에 들지…, 들거나 안 들거나가 아니에요. 그냥 선생님이 이렇구나 이런….

치25 _ 그래 또 뭐 얘기해봐 나한테. 안 친절하다 카고 또 뭐 무슨 인상인가.

환25 _ 선생님이 봉사한다고 하셨잖아요. (응) 근데요 그냥 저는 선생님이요. (네) 선생님이 하고 싶은 일을 하는 것뿐이라고 생각해요.

치26 _ 그렇지. 그게 인자 봉사지.

환26 _ 그럼 온 세상 사람들이 (응?) 자기의 자기가 할…, 할…, 하고 싶은 일을요 (응) 하는데 남한테 피해를 안 주는 일을 한다면 그게 다 봉사네요.

치27 _ 응? (네?) 하하하하하, 뭐 뭐 봉사카는 기 남을 도와주는 기 봉사지. 그러니까 크게 보면 간접적으로 뭐 도와주는 게 많지 뭐. 장사를 하거나 뭘 하거나 응?

환27 _ 그러니까 모든 일을 하는 사람들이요.

치28 _ 그런데 인제 동기가 응? (예) 다르지. 응? 인자 동기가.

환28 _ 동기가 뭐요, 아, 돈을.

치29 _ 돈을 벌려고 하든 하나 뭐.

환29 _ 아~. (응) 선생님은 사람들을 치료하기 위해서.

치35 _ 그 친구 뭐 하고 대화해봤어? 요전에 해보라고 그랬는데. 안 했어?

환35 _ 했는데요.

치36 _ 했는데 어떻데?

환36 _ 대충 조금만 했어요.

치37 _ 응?

환37 _ 그 애가요, (응) 하고 싶은, 그 애가 하고 싶은 얘기만 했어요.

치38 _ 아 들어줬, 들어줬다.

환38 _ 들어준다기보다 더 물을 수가 없, (응?) 더 묻기가 싫었어요.

치39 _ 왜?

환39 _ 그냥 무슨 이야기 때문인지 그런 것도 대충 알겠고요, 또 더 말해봤자 안 좋을 거 같아서.

치40 _ 뭐든지 대화를 하면 돼, 대화, 응?

환40 _ 전 선생님하고 대화하는 것보다요….

치41 _ 뭐?

환41 _ 선생님하고 대화하는 것보다요….

치42 _ 응

환42 _ 그냥 가만히 있는 그 느낌이 좋은데요.

치43 _ 좋아? 하하하.

환43 _ 네.

치44 _ 그것도 대화지.

환44 _ 그냥 이렇게 가만히 있는 그 선생님 느낌이….

치45 _ 그래. 느낌으로 병이 나고 느낌으로 병이 낫는….

환46 _ 그 친절하지 않다는 거 같은 맥락인지 모르겠는데요….

환48 _ 뭐 뭔가 이렇게요 (응) 선생님은 이렇게 하나로 이렇, 하나로 이렇게 뚝 떨어져 나온 거 같애요.

치49 _ 누가?

환49 _ 선생님이요.

치50 _ 어디서?

환50 _ 그냥 그냥 다른 선생님은 보면요, 저 선생님은 누구의 남편이고 (아) 누구의 아들이고 (아아~) 누구의 친구겠고 (응) 이런 생각이 드는데.

치51 _ 그런 생각이 안 든다, 응?

환51 _ 네.

치52 _ 그럴, 그렇다고도 볼 수 있지.

환52 _ 꼭 하나 딱 떨어져 나온 거 같애요.

치53 _ 뭘 보니 그래?

환53 _ 선생님 느낌이 그래요.

치54 _ 사실 그렇지. 그러니까.

환58 _ 네 선생님은 그래요 네. 그런 점이 어떨 때는 보통 사람들이 보면요.

치59 _ 그렇지 그기 딴 사람들하고 다르니 딴 의사들하고.

환59 _ 좀 차갑다고 해야 되나.

치60 _ 아하 그렇지. 그런 달콤한 그런 걸 안 하지 응? 가족뿐만 아니라 제자들한테도 응?

환60 _ 근데 선생님을요, 좋다 나쁘다로 판단해본 적이 없는 것 같아요.

치61 _ 그렇지. 하하, 그러니 선 선악을 초월했지. 하하하.

환61 _ 네, 선생님은 좋다 나쁘다로 판단해 본 적이 없는 거 같아요.

치62 _ 그게 네가 바로 본 거야.

사례 B : "주려고도 안 하고 안 주려고도 안 하고"

남자 대학생으로 주호소는 공부하기 힘들고 남들처럼 행복하게 살고 싶어서 정신치료를 시작. 5회째 면담을 편집하였다.

치5 _ 요전에 전화로 뭐 나한테 뭐, 뭐 욕을 전하라 그랬잖아. 무슨 욕이야?

환5 _ 아…, 선생님 (어) 아우…. 저거 사는데 너무 힘들어 죽는 줄 알았어요.

치6 _ 아아…. 그래서 욕이 나왔어? 응?

환6 _ 그래서요?

치7 _ 어. 왜 욕이 나왔어?

환7 _ 아우 선생님. 저는 선생님이 너무 부러운 게 (응) 선생님 저, 지금 막 라디오 듣고 계셨잖아요, 선생님. (응) 저는 막 화가 나가지고 라디오를 못 들어요, 선생님. 텔레비전을 못 봐요. (어… 왜?) 다 찢어죽이고 (어? 어.) 다 찢어죽이고 (어…) 말려 죽여야 되는데 (누구를?) 아니… 뭐, 누구라고 딱히 없어요. (응?) 다 뭐, 응? 젊은 아가씨도 그렇고, 우리 이동식 선생님도 그렇고, 뭐 ○○○ 선생님도 그렇고, 이 텔레비전 나와서 잘난 척하는 것들 다 (아…) 찢어죽이고 말려 죽여야 되는데 (응) 그렇게 못 해가지고 그렇게 해도 분이 안 풀릴 것 같고 또 그렇게 할 수도 없고, 못 해가지고 너무 힘들어갖고 텔레비전 같은 거 라디오 같은 거 못 듣거든요. 선생님….

치8 _ 어, 그래? (네) 못 들어? 못 들으면 뭐…, 상당히 불편하겠네?

환8 _ 아유… 선생님, (하하) 선생님 요거 하나[전자제품] 사는데도 힘들어 죽는 줄 알았다니까요, 선생님? (왜?) 치욕스러워가지고 (응?) 치욕스러워서 (치욕?) 네. 왜냐하면 (사주는데 뭐 치욕이야.) 아니, 아니 선생님. (응) 내가 살려고 이렇게 막 녹음도 해가지고 이동식 선생님 말씀도 듣고 내가 살려고 하다보니까 허~ 어우! 내가 미쳤지, 내가 미쳤어. 접시 물에 코 박고 죽어야지. 뭘 그렇게 살려고 그냥…. (침묵 6초)

치9 _ 그래, 거기에 대해서 연상을 해봐. 응?

환9 _ 어우, 선생님.

치10 _ 그 속에 있는 느낌이란 말이야… 속에. 저장돼 있는, 응?

환10 _ 선생님 (응) 제가 아 정말 너무 치욕스럽지만은 제가 (응) 선생님한테 아부 좀 한 번 할게요, 선생님.

치11 _ 아부? (네) 뭐, 뭐? 아부 뭐야, 뭔데?

환11 _ 아… 그리고 선생님. ○○○ 선생님 (응) 멸시, 천대좀 해야 되겠어요. 멸시, 천대. (뭐? 뭐?) ○○○ 선생님[전치료자]…. ○○○ 선생님 멸시, 천대 좀 해야 되겠다고요. 제가.

치12 _ 뭐, 뭐, 열심?

환12 _ 멸시, 천대.

치12 _ 천대. (천대. 하하) 다 자기 마음속에 (예) 있는 거란 말이야. 하하하 (하하하) 응? 자기 마음의 문제다. 석가모니가 깨달은 게 그거야. (예) 모든 것은 (예) 자기 마음이 만들어내는 거다. (하하하하) 응? 응? 응? 그걸 사람들이 못 깨닫는 거야. 응? (아) 응? (그래요?) 그렇지. 아직, 아직도 못 깨달았나?

환13 _ 예. 못 깨달았어요.

치14 _ 그 마음의 장난이다. 이거지. (예) 석가모니가 깨달은 핵심이 그거야. (예) 어? 불취외상 자심반조, 응? (예) 밖에 (예) 그건, 그거는 착각이니까 차단하고. (예) 자기 마음을 들여다보라, 이거지. (예) 응? 응? 자기 마음에서 모든 걸 이제 이끌어낸다, 이 말이지. 불교에서 환(幻)이라 하지 환. (예) 응? 없는 걸 느끼고 본다. 응? (그리고 선생님) 자기 마음을 청소를 하라 이거야. (하하하하) 응? 응? 누가 뭐 어쨌다 응? (예) 모두 그렇게 사는데 그게 잘못이라 이거지. 내가 어떻게 해야 되나. 응? 그래.

환16 _ 아… 저기. 제가 뭐 이제 뭐 깨달음이 아직 멀었나 봐요. 왜냐하면, 선생님. 왜냐하면 (응) 하하하, 왜냐하면 (응) 그 저기 이동식 선생님 (응) 막 지금도 막 찢어 죽이고 싶고 (응) 아니 왜냐하면 씨부랄 년들이 우리 그 식구들이 (응) 아우, 막 좋은 건 다 갖다 붙이고,

선생님. (응) 그래갖고 막 사람을 갈구니까. 막, 이… 계모. 선생님, 계모. 선생님, 그 ○○○ 선생님을 조금 이렇게 멸시, 천대하면요 선생님, (침묵 4초) 나는 선생님 미치겠어요, 선생님. (왜?) 사랑을 너무 받고 싶고 (어) 사랑을 너무 받기 싫고 (어) 하하하. 사랑을 너무 주고 싶고, 사랑을 너무 주기 싫고 그래요, 선생님. (그러면 안 되는데) 근데 이동식 선생님 와서 보니까 허~ (응) **이동식 선생님은 안 그런 거예요.** (응) 사랑…. **사랑을 받으려고도 안 하고** (응) **안 받으려고도 안 하고.**

치17 _ 응. 그걸 어떻게 알았어? 응.

환17 _ **주려고도 안 하고 안 주려고도 안 해요.** 선생님.

치18 _ 그걸 언제 알았어?

환18 _ 아니 나는 그 ○○○ 선생님 멸시, 천대 잠깐 하면요. ○○○ 선생님을 이제 멸시, 천대하면. 예를 들면 뭐 이렇게 이제 백 번 듣는 것보다 한 번 보는 게 낫잖아요. 선생님. ○○○ 선생님한테 백 번 들었으면 이동식 선생님한테는 한 번 본 거예요. 응?

치19 _ 백 번 들었으면? 나한테서 뭐, 한 번 봐? 뭘 봐?

환19 _ 허- 그러니까 그…. 어떤 게 이제 건강한 거고 (아- 아-) 어떤 게 도가 높은 건지.

치20 _ 그렇지. 그렇지. 그거를 활구라고 하는 거야, 활구. 응?

환25 _ 그…, 지금 생각하면 (응) 그 ○○○ 선생님도 이…, **사랑을 주려고 하고 또 안 주려고 해요.** 그리고….

치26 _ 하하하하, 자네하고 같구만.

환26 _ 예. 그리고 사랑을 어…, 뭐 받으려고 하고 또 안 받으려고 하는지 잘은 모르겠는데 또 받으려고 해요. (어) 그러니까 선생님,

치27 _ 그건 자네하고 같네.

환27 _ 그 내가 (응?) 막 싸가지 없이 (응?) ○○○ 선생님이랑 아, 선생님, 내가 싸가지 없이 ○○○ 선생님이랑 말한 거, 비교하는 게 아니고 (응) 지킬 박사와 하이드 있잖아요, 선생님. (응, 응.) 그 뭐 굳이 비교를 하자면 (응) ○○○ 선생님은 지킬 박사라면 나는 하이드니까 결국 똑같은 거예요, 선생님. 하하하하하 (하하하하)

환33 _ 그러니까 선생님. (응) 애기를. 이렇게 애기가 목도 못 가누잖아요. 애기 안으려면 받쳐서 이렇게 안아야 될 거 아니에요, 선생님. (응)

하하. 근데 ○○○ 선생님은 그냥 팍 당겨서 갖다가 딱 하니까 너무 힘들어요, 선생님. 받쳐서 안아도 힘들어 죽겠는데 (응) 그냥 팔을 갖다 팍 당겨버리니까 이거는 너무 힘들어요, 선생님. 그래서 내가 ○○○ 선생님한테 (응) 피해보상 받아야 된다고 내가. (하하하) 하하하하. 피해보상 받아야 된다고 내가 그랬어요, 선생님.

치34 _ 응. 얼마 받아야 돼?

환34 _ 많이 받아야 되죠. 선생님. (침묵 6초)

치35 _ 그럼, 뭐. 누나나 어머니한테 받아야 되지. 하하하하 (하하하하. 아우.) (침묵 4초) 그런데 내가 뭐, 받으려고도 안 하고 안 받으려고도 안 한다. 언제 느꼈어? (침묵 6초)

환35 _ 아…, 옛날에, 선생님. 그, 작년 (첨 왔을 때?) 첨 왔을 때는 (응) 허~ 선생님이, (그때 어땠어?) **선생님 눈을 봤는데** (응) **내 마음을 아시니까** (응) 허~ 그 뭐랄까, 그 내 자신이 너무 초라하고 (응) 막 더 비참해져가지고 선생님한테 못 찾아오겠더라고요. (응) 그래서 (응) 그 때, ○○○ 선생님한테 가서, ○○○ 선생님은 왜 이렇게 돌팔이냐고, 하하하하. ○○○ 선생님 왜 이렇게 돌팔이냐고, 하하하하. 내가 그랬음에도 불구하고 그때는 못 왔어요, 선생님. (응) 내가 너무 그냥.

치36 _ 나한테 오니까 (예) 이제 자기가, 자기가. 응? 응? 마음이 나타난다 이거지? 응? (예) 딴사람들도 그래. 환자 아니라도. 응?

환36 _ 그때는 이제 못 오고, 조금은 그래도 막 치료 받아가지고 좀 강해져서 이제 선생님한테 온 거거든요. (응) 그…, 선생님. 뭐 도가 높고 건강한 것은 뭐 화가 좀 덜한…. 좀 덜한 그게 건강한 거에요?

치37 _ 화가 없으면 부처야, 부처. (하하하) 화는 사랑을 받으려고 하기 때문에 (예) 그게 충족이 안 돼서 생기니까 사랑 받으려고 안 하면 이제 화날 일이 없다 이거야, 알겠어? 응? 응? (예) (침묵 7초) 그러니까, 그러니까 받으려고 안 하고 안 받으려고도 안 한다는 거, 응? (하하) 응?

환48 _ 아니요, 아니요, 선생님. 옛날에 그 씨부랄 년들이 (응) 저기, 막 뒤집지도 못하고 기지도 못하는 애한테 (응) 말을 해요, 선생님. (뭘해?) 뒤집지도 못하고 기지도 못하는 나한테 (응) 이 씨발 놈 날지 못한다고 (응? 날지 못한다고?) 응. 걷지 못하고 날지 못한다고 막 지랄을 하는 거야, 선생님. (아-) 그래서 지금 우리 선생님이 한 말씀도, (그거 같다?) 아, 물론 100% 그렇진 않아요. (막 지랄하는 거네) 하하하하. 뭐 그냥 그 머리로는 알아. 선생님이 그렇게 하려고 그렇게 하시는구나 했는데 내 마음속에서는 그런 인간이 (응) 또 막, (응?) 잘난 척하고 멸시 천대하고.

치49 _ 그 생각이, 그 감정이 올라온다 이거지. 응? (예. 예.) 응 근데 밤낮 속에 그게 발동한다 이거지. 응? 그게 이제 없어져야 마음이 편해진다. 응?

사례 C : "햇볕 같고 공기 같다"

50대 남자. 1,100회 정도 치료 중.

대학 때 '아 이래서 미치는 구나' 하는, 돌아버릴 것 같은 불안이 엄습하여 치료를 시작하였음. 환자는 본처 소생의 막내이며 형이 하나 있었으나 죽어서 외아들이 되었다. 어머니에게는 환자가 마지막 자기 존재 의미고 집안에서 자기 위치를 확보하는 유일한 희망이었다. 집안 어른들이 다 돌아가셔서 막내인 아버지가 집안의 어른이어서 집안의 황제 같았고, 환자는 그 아들이라 나이 많은 조카들로부터 '아저씨'라 불리고 존경해 주는 대우를 받았다. 일도 시키지 않고 그냥 "너는 안 해도 된다. 가만히 있어 주기만 하면 된다."는 식이었다.

1,090회째 면담을 편집하였다.

C-1) 면담실례

환6 _ 네. 집에 어머니의 그 뭐 지극한 그 사랑이랄까예. (응?) 어머니의 그 사랑이랄까예. 그 애정이 하나의 제, 제가 힘, 힘이 된 거 같애예. 힘이고예.

환10 _ 네. 그게 어떤 저를 지금까지 버티게 하는 어떤 살아가는 힘 같은 이런 게, 그런 내면적인 힘 같고예. 그리고 선생님은 이렇게 좀 햇볕같다고 그럴까요. (응?) 햇볕 같이 이렇게.

환13 _ 공기 같다고 그럴까요. 햇볕 같은 그런 어떤 지켜 지켜봤, 보고 이렇게 기다렸던, 기다리시는 거 같은, 이런 생각이 들더라구요. 그래서 뭐 제가 사랑을 엄청 많이 받았구나 이런 생각도 들고. (아) 하여튼 어머님의 사랑이, 어머니가예. 그게 어떤 병적인 그것도 있었지만 되게 큰 강력한 힘 같애예. 그 뭐. 근데 아직 그런 상태에서 제가 그러면 어떤 이런 뭐 씨앗 같은 상태에 (응?) 씨앗 같은 상태에 그냥 그대로….

환18 _ 예. (음) 〈침묵 48초〉 인자는 뭐 정신…. 대충 저기 현실이 보일락 말락 하고예. (응) 제가 여기 있다 이래도 그렇게 불안하지는 않고 예, 전에처럼…. 그런 상태에서 인제 뭔가 이렇게 자라야 된다, 뭐 어떤 나무로 이렇게 자기가 태어나고 뭐 이렇게 성장해야 되는가 보다, 이런 생각이 들고 그렇습니다. 그래 뭐 어머니의 사랑하고, 인제 그, 선생님, 그 뭐, 그런 힘, 그런 게 인제, 그걸 바탕으로 해서 뭘, 이렇게 새로 태어난다고 그럴까예. 그런 거 그래야 될 거 같은 생각이 들고 그렇습니다.

환32 _ 그러니까 공기처럼 옆에 이렇게 그 제가 인제 이렇게 제 내부에 '다 있다', 뭐 '할 수 있다' 그런 걸 이렇게 인정을 하신 인정을 하고 계속 기다리, 기다리시고, 인제 '너는 할 수 있다'든가 이런 식으로.

치33 _ 내가?

환33 _ 기다리는 게 아닌가 이래 싶어예.

치50 _ 그렇지. 그게 자비심이야. 응? 햇빛 같은, 공기 같은 게 뭐 대가를 바라지 않잖아. 응?

C-2) 한국정신치료학회 회원들과의 대화(PT:환자, R:이동식, 기타:회원들)

PT18 _ 선생님 처음 왔을 때 느낌이 냉정했었어요. 냉정하기보다 하여튼 따뜻함이 없었습니다.

R19 _ [꿈에서 기차를] 내가 멈춰버리니까.

PT21 _ 〈생략〉제가 여기 와서 선생님한테 배우고 느끼는 거는 선생님이 참 존중해줬다. 잘난 체하거나 뭘 이렇게 해도 어떤 그 싫은 내색을 거의 안 보였어요. 제가 기억하는 건. 그냥 이렇게 그냥 이렇게, 따뜻한 오후 이렇게 밝은 오후가 아니고. 따뜻한 오후에 이렇게 저를 만나주듯이 이렇게 그냥 만나주는 거. 니가 잘못됐다, 뭐 이런 기분 나쁜 이런 게 없었어요. 지금까지. 그게 선생님이 인제 존중 받았다.

PT25 _ 한 십 년쯤 됐을까요. 치료를 하는데 (네) 하다 뭐 눈이 딱 마주쳤는데 **선생님 눈이 너무나 따뜻한 거예요. 맑고 따뜻해가지고 저도 모르게 눈물이 나더라구요.** 그런 경험이 한 번 있었고. 다음에, 선생님이 뭐 답답하게 얘기를 안 해줘요. 뭘 물어보면 대답은 "니 마음에 다 있다."고 그러시고. 항상 불만이죠. 불만이고. 〈생략〉

SJ73 _ 이 치료 받으시다가 선생님이 인제 L 선생님한테 받으라고 하셨다고 들었거든요.

R74 _ 그래 뭐 가보니 어떻데, 인상이. 우리 둘이 비교해. L선생한테도 참고가 많이 돼. 느낌이 어때?

KA75 _ 이동식 선생님하고 비교해서.

PT76 _ 그때 저는 두 가지를 딱 생각했는데. 선생님은 제가 다 이렇게 해도, 싫은 내색을 안 해요.

R77 _ 뭐?

PT78 _ 싫은 내색을 제가 못 느낀다구요.

PT79 _ 기분 나빠한다거나 이런 내색을 제가 못 느끼는데…. L 선생님은 그런 걸 제가 몇 번 느꼈어요. 제가 그래서 그런 게 좀 차이가 있구나, 이렇게 생각하고요. 또 하나는 이 선생님은 저하고 너무 차이가 나니까. 제가 몸으로 이렇게 아, **이 양반이 이런 사람이다 하는 도저히 감을 못 잡는 거예요.** 그래서 L 선생님은 저하고 이렇게 차이가 나도 얼마 안 나니까.(전체 웃음. 하하하하)

R80 _ 어떤 사람이다.

PT81 _ 예, 조금 이렇게 현실을 느끼는데, 조금 더 어떻게 보면 도움이 됐죠.

R82 _ 도움이 됐구만.

PT83 _ 도움이 됐죠.

R84 _ 또….

PT85 _ 선생님은 항상 겁, 두렵죠. 두렵다기보다 거리감이 멀던데.

PT86 _ L 선생님은 좀.

PT87 _ 사람이다. (전체 웃음. 하하하하하)

L88 _ 구름 위로 올라가면 안 돼.

PT89 _ 그러니까 선생님은 저를 보게 합니다. 상대방을 보게 하는 게 아

니고 자꾸 저를 보게. 선생님이 없으니까 결국에는 저를 보잖아
요. 근데 L 선생님은 자꾸 제가 L 선생님을 느끼게 하더라구요.

R90 _ 자기가 보이는 것보다, L 선생을 보게 된다.

PT91 _ 네, 느끼게 되는…. 전 제가 저 같은 경우에는 그런데 인제 세상을
느껴야 되는데 선생님은 세상을 못 느끼게 하더라고요.

R92 _ 자기 마음을 보게. 응, 치료자는 촉매다 이거야. 디월드Dewald
책에 촉매라는 것은 존재함으로써 작용을 일으킨다. 촉매가 없으
면 화학작용이 안 일어나는데 촉매가 있음으로 해서 일어난다. 자
기하고 대화가 안 되는 게 정신장애야. 응. 응, 치료자가 존재함으
로써 자기하고 대화를 한다 이거지. 응, 응 그러니까 내 인터뷰를
보면 치료자가 안 보인다 하는 게, 그런 작용이 없다 이거야.

LB97 _ 치료 중간에 뭐 그렇게 화가 나시거나 다른 사람들이 원망스럽거
나 혹시 그렇게 힘들 때는 없으셨는지 궁금합니다.

PT98 _ 불만이죠. 불만의 덩어리죠. 불만에. 불안, 불만덩어리죠. 그. 인제
선생님한테 계속 삼십 년 동안 오게 된 거는. 제가 구하고자 하는
답을 줄 수 있는 사람이 선생님이다. 제가 알고 있는 한. 그런 믿
음이 있었죠, 그런….

L99 _ 그런 믿음이 어떤 점에서 느껴졌어요?

PT100 _ 예?

R101 _ 응? 응? 뭐 맘대로….

PT102 _ 저는 선생님을. 우리나라 반달곰 있잖아요. 반달곰. 선생님이 오
십대 쯤 됐을 때는 **선생님이 반달곰같이 느껴지더라구요.**

R103 _ 반달곰?

PT104 _ 네 반달곰…. 좀 게으르면서 편안하고 뭐 자족하고 있잖습니까.
서울 대공원에 가면 있잖아요. 반달곰. 그냥 이렇게 뭐. (전체 웃
음. 하하하하)

제 4 장

정서적 문제의 발생

신경증(노이로제), 정신병의 뿌리는 어려서 받은 마음의 상처가 풀리지 않고, 마치 한 줌의 눈을 굴리면 점점 커지고 굳어지듯이, 세월이 갈수록 크고 단단해져서 녹지 않는 핵심감정核心感情으로 굳어진 것이다. 이것을 깨달아서 풀지 못하면 죽을 때까지 나를 괴롭히는 고통과 불행의 운명이 된다. 핵심감정은 어머니 내지 어머니를 대신하는 사람이 나에게 주는 좋지 않은 느낌이다. 에릭슨Erik Erikson은 어머니에 대한 불신이 있으면 정신장애를 일으킨다고 말한다. 이것은 첫 기억, 반복되는 꿈, 치료자나 타인에 대한 일거수일투족에 나타난다.

◈◈◈ 질의 응답 ◈◈◈

1) 사랑과 미움으로 귀착한다 : 대화가 제대로 안 되어서 병이 생긴다 / 치료는 진정한 대화

S _ 소올은 "환자의 정서적 문제의 발생에 여섯 가지 주요 인자들이 식별될 수 있다."[1]고 하고, "최근 발달에서 제시된 인간의 기본적 동기가 아홉 가지 있는데… 이 동기들이 상호 작용하여 각 개인에게 분별가능하고 이해

가능한 특징적인 핵심감정양식을 형성한다."[2]고 했습니다. 소올은 또 "정신병리를 일으키는 해로운 외적 영향은 '너무 적게 하는 것(무시, 배척, 냉정함)'과 '너무 많이 하는 것(지나친 방임, 지배, 유혹, 잔인함)'의 두 가지 범주로 나눌 수 있다. 이 두 가지 다, 프로이트는 부모의 큰 실수라 했는데, 아이의 투쟁-도피 반응에 불필요한 자극을 준다. 신체적 도피가 불가능하기 때문에 그 심리적 대응인 억압과 철수가 일어난다. 투쟁 반응은 적개심이 되는데 프로이트는 이것을 죄의식의 일차적 원천이라고 여겼다. 퇴행과 적개심은 모든 정신병리에 중심적 역할을 한다."고 했습니다.[3]

C _ 위니코트Donald Winnicott가 '충분히 좋은 어머니good enough mother'는 '붙들어주는 환경holding environment'을 제공하여 아기에게 '참 자기true self'를 성숙시키지만, 병적인 어머니는 '거짓 자기false self'를 조장한다고 하였습니다. 코후트Heinz Kohut는 '자기 응집self cohesion'이 부모의 '공감적 반영empathic mirroring'의 결과임은 물론 그와 동시에 부모가 아이에게 건전한 '이상화idealization'의 대상이 될 수 있어야 이루어진다고 합니다. 그는 특정단계에서 어머니가 공감을 못해줌으로써(empathic failure) 발달정지에 이르게 된다고 했습니다.[4] [5] 박탈Deprivation, 멀리하기Distancing, 비하Depreciation, 지배Domination를 정서적 학대의 '4D'라고 한 것도 있습니다.[6]

---

1) Saul LJ(1980) : 『The Childhood Emotional Pattern and Psychodynamic Therapy』, Van Nostrand Reinhold Company, p.40.

2) 주1)과 같은 책, pp.56~57.

3) 주1)과 같은 책, p.51.

4) Kaplan HI, Sadock BJ, and Grebb JA(1994) : 『Kaplan and Sadock's Synopsis of Psychiatry』, 7th ed., Williams and Wilkins, p.257, p.259.

5) Baker HS, Baker MN(1987) : 「Heinz Kohut's self psychology : An overview」, Am J Psychiatry, 144 : pp.1~11.

이동식 _ 다 옳은 얘기지. 위니코트가 소올의 설명보다는 좀 실제 치료 장면에 가깝게 얘기한다고 볼 수 있지. '이론' 보다도 '사실' 을 서술한 그런 감이 있잖아, 딴 사람보다. 소아과 의사 출신이라서 그런지….

소올도 정신분석 치료를 하면 분석가에 대해서 의존적 애정 욕구dependent love need가 충족이 안 되니까 적개심이 생기는데, 사랑받으려는 대상에게 적개심을 표현하면 사랑받지 못 할 것 같으니까 그걸 억압하고, 억압하면 이제 불안이다, 죄악감이다 등등, 여러 가지 증세가 생긴다고. 『원각경圓覺經』에도 '중생고衆生苦', 즉 인생의 고통은 '증애憎愛', 즉 사랑과 미움에서 생긴다. 미움은 '갈애渴愛', 즉 사랑을 갈구하는데 충족이 안 되어서 생긴다. 그건 실지 있는 그대로를 말한 거야. 그러니까 모든 것이 '사랑과 미움', 거기에 귀착하는 거야.

위니코트가 말하는 것도 결국 그거거든. '사랑과 미움'. 충분히 사랑 못 받았다. 비하Depreciation다, 박탈Deprivation이다, 지배Domination다, 멀리하기Distancing다 하는 '4D'라는 것도 크게 보면 그것도 다 사랑이 아니거든. 결국은 다 사랑을 제대로 못 받는다는 거잖아. 코후트의 '공감의 실패empathic failure'는 "공감적 응답empathic response이 없어서 병이 생긴다."는 거야. 그러니까 부모와의 대화가 제대로 안 되어서 병이 생기는 거지. 부모 내지 부모 역할한 사람과 대화가 안 되어서 말이야. 치료는 진정한 대화야.

서양 사람들은 자꾸 이론, 설명조로 나간다 이거지. 정신치료는 그걸 벗어나야지. 후설[7]이 '서양 과학의 위기'[8] 라고 했는데 서양과학이 모두 설명

---

6) "Dr. Jay Lefer, a New York Psychiatrist and former editor of the newsletter for the Society of Adolescent Psychiatry, refers to the 'four Ds' of emotional abuse ; deprivation, distancing, depreciation and domination." from 「Emotional Child Abuse ; The Invisible Plague」 by Susan Jacoby, 『Reader's Digest』, February, 1985.

7) 제2장 주18) 참조.

이다 이 말이야. 설명은 그게 현실이 아니다 이거지. 그렇기 때문에 '판단 중지epoché'[9] 하라. 그게 내가 볼 때 불교에서 말하는 '지止'에 해당되는 거야. 판단하면 투사를 하니까 판단을 중지하고 '사상자체事象自體로 zu den Sachen selbst',[10] 나하고 현실 사이에 끼어드는 '생각'을 없애는 거야, '생각'. 바로 직접 '관觀'하는 거. 후설의 현상학[11]이나 취지는 '지관止觀'[12]이나 마찬가지다 이거야. 그렇지만 후설은 관觀을 어떻게 한다는 게 없지. 피히트도 성찰省察Meditation[13]을 이야기했지만 어떻게 한다 이게 없다고. 그러니까 말만, 이론만 많다 이거야. 후설 전집이 '상호 주체성'[14]에 관한 것만 세 권이야. (책꽂이를 가리키며) 저 책…. (웃음) 저 두꺼운 책이 말이야. 그러니 서양문화는 플라톤 이후 말, 맨 이론 그런 거야.

불교에서 "탐진치貪瞋癡 삼독三毒을 여읜다." 하는데. '탐'이라는 건 사랑받으려는 거고, '진'은 사랑받는 게 안 되니까 화나는 거고 적개심이고, '치'는 사랑받으려고 하다가 안 되니까 화가 났는데 그것을 못 깨닫는 거지. '삼독을 여읜다.' 그게 수도야. 그러니까 궁극적으로는 사랑 받으려는 욕구가 없어지면 돼.

---

8) 『유럽 학문의 위기와 선험적 현상학 Die Krisis der europaischen Wissenschaften und transzendentale Phänomenologie』 제1부와 제2부로 1936년 유고 베오그라드에서 출판되었다.

9) 판단 중지epoché : 제2장 주19) 참조.

10) 현실을 어떤 특정한 형이상학적 선입견이나 전제에 의해 굴절시키지 말고 있는 그대로 그것의 본질을 파악하려는 후설의 슬로건.

11) 후설의 철학에서 의식에 직접적으로 부여되는 현상의 구조를 분석하여 기술하는 학문.

12) 선정禪定과 지혜智慧를 균등하게 담는 수행법으로, 지止는 멈추어 모든 번뇌를 그치는 것이고, 관觀은 자신의 본래 마음을 관찰하고, 사물의 본성을 꿰뚫어보는 것을 말한다. 초기 불교부터의 수행법으로, 특히 중국의 천태종天台宗에서 중시했다.

13) 제1장 주40) 참조.

14) Intersubjectivity is 'The sharing of subjective states by two or more individuals.' (Scheff 2006), 상호주체성은 '둘 혹은 그 이상의 개인이 주관적 상태를 공유하는 것'이다.

아까 소올 거기에도 나오지만 보통 나타나는 것은 적개심이란 말이야. 보통 적개심이 억압되어 속으로 들어가면 우울하다든지 불안하다든지 등등 증상이 나타나는데, 치료해서 좋아지면 회복 첫 단계로 적개심이 먼저 나타난단 말이야. 그걸 받아주면 그 다음에는 사랑받으려는 건강한 욕구, 과거에 충족되지 않은 욕구가 생기거든. 그러면 엄마한테 밉다고 때리기도 하고, 그걸 받아주면 자꾸 엄마한테 안기려고 하고, 어른이라도 말이야. 그 다음에 부모로부터 독립이 된다고.

그러니까 사랑, 살殺[15]에 대해서 알아야 돼, 살이 곧 적개심이야. 그냥 개념적으로 알아가지고는 안 된단 말이야. 살이 어떻게 나타나 있나? 이런 걸 잘 볼 수 있어야 돼. 살이 여러 가지로 나타날 수 있거든. 가령, 해야 할 것을 안 한다든지, 또는 금방 안 한다든지, 이런 것도 살이란 말이야.

소올도 말했지만, 정신분석 이론 다 알아도 그게 치료가 되는 게 아니란 말이야. 프로이트와 같은 경험을 해야 된다고.[16] 그게 '증득證得'을 해야 된다는 말이야. 증득을 해야지. 그러니까 '지해知解'는 아무 소용이 없다 이거야. 이론이라는 게 지해란 말이야. 그것은 어디까지나 현실을 가리키는 수단으로 사용을 해야지. 지해를 통해서 '경험'을 해야 돼! 경험! 경험한다는 게 증득이란 말이야![17]

2) 서양식 교육과 주체성의 문제

KB _ 감정에 대한 것은 동양에서는 희로우사비공경喜怒憂思悲恐驚 일곱 가지로 나눠놨습니다.

---

15) 살殺 : 죽일 살. 사람을 해치거나 물건 등을 해치는 독하고 모진 기운.〈참조, 이동식 : 「살(殺) 우리 전통(傳統)을 압시다」, 원광아동상담센타 회보 10호, 1998년 11월〉
16) 제1장 주3)과 같은 책, pp.9~16.
17) 제3장 주15) 참조.

이동식 _ 아, 그런데 불교와 정신분석은 똑같지. 사랑과 미움. 그런데, 일곱 가지로 나눈 것은 현상적으로 나누는 것이지 더 깊이 들어가면 일곱 가지도 두 가지로 돌아간다 이렇게 봐야지.

KB _ 그런데 의외로 동양 의학서적을 살펴보면 감정에 대해서 잘 기술이 안 되어 있거든요.

이동식 _ 동양 의학이야 주로 '감정으로 병이 난다' 그러거든. 『동의보감東醫寶鑑』의 「이도요병以道療病」 편이나 「오지상승위치五志相勝爲治」 편[18]이나 『황제내경黃帝內經』[19]도 전부 다 '감정으로 병이 생긴다' 이렇게 되어 있잖아.

KB _ 그것에 대한 구체적인 상세한 기술은 잘 없거든요.

이동식 _ 상세히 기술한다 하는 게 서양 사람들이 하는 거란 말이야. 그러니까 모두 서양 교육을 받아오고 있기 때문에 자네들도 하는 식이 서양식이다 이거지, 동양식이 아니라(웃음). 그러니 '교육을 잘못 받았다' 그것부터 알아야 돼.

『중국의 문제The Problem of China』, 내가 읽어보라 하던 마지막 장 「조망Outlook」, 버트란트 러셀[20]이 1920년, 1921년 북경대학에서 강의하고 1922년에 책을 출판했는데, 1965년, 그러니까 43년 후에 똑같은 내용으로 재판再版을 했단 말이야. 그리고 지금은 집필 시작하고부터 80년이 넘었는데, 지금 그걸 보라 이거야. 그러니까 80여 년 전에 버트란트 러셀이 소련을 거쳐서 중국 가서 보고 판단한 게 얼마나 지금 현실하고 다른가, 같은가 말이야. 아직도 동양 사람들이 대부분 깨닫지 못하고 있다 하는 걸 볼 수가 있는 거야.

---

18) 『동의보감東醫寶鑑』, 「내경편內景篇」 권卷1 신형身形.
19) 중국에서 가장 오래된 의학서. '내경內經'이라고도 한다.
20) 제3장 주18) 참조.

그러니까 문화적으로는 중국인이 서양 사람보다 우월하다. 중국 사람이 서양의 과학 기술을 배운다 하면 서양 사람들보다 우월하게 된다. 서양 사람들의 나쁜 것을 배우지 말라. 그리고 서양 것을 배우되, 교사를 불러다 배워야지 서양 사람이 운영하는 학교를 다니면, '국적을 박탈 당한다de-nationalized', 말하자면 자기 나라를 망각한다, 주체성이 없어진다 이거야. 그 다음에 '노예적slavish', 노예화가 되고, '보수적conservative', 개혁에 대한 의지가 없어진다 이거야. 개혁의 의지가 없다 하는 것은 말하자면 자기 나라를 어떻게 잘 하자 이게 없다 이거야, 서양 흉내만 내지. 러셀은 그런 내용은 없어. '보수적'이라는 것은 서양 흉내만 내지 개혁을 안 하려고 하는 것을 말하는 거거든.

오늘날 일본이라든지 우리나라든지 다른 나라를 보면 그걸 알 수 있지. 말하자면 최치원崔致遠의 지증대사비智證大師碑[21]에 외국유학 갔다 온 사람이 뭐 외국 것도 잘 모르고 자기 것도 다 잊어버리고 말이야(웃음). 그게 공통적이야. 그 왜 카카르Sudir Kakar가 그랬잖아. 인도가 독립 후에 더 자기 나라 문화에 대해서 모르게 되어버렸다, 독립 이전보다.[22] 우리나라도 그렇고. 우리나라 교육은 해방 후에 친일파 민족 반역자가 정치 경제 교육 문화를 다 주도해 왔기 때문에 '친일'이다 '민족', '주체' 여기에 대해서 기피해 온 거야. '민족 주체성', '근대화' 그것도 박정희 대통령이 뭐 말이

---

21) 사산비四山碑 중의 하나. 사산비四山碑는 최치원이 신라말 고승인 진감 선사眞鑑禪師 대랑혜 국사大郞慧國師 지증 대사智證大師의 업적을 기리기 위해 쓴 세 군데의 비碑와 숭복사비 등 3사師 1사寺 비를 가리킨다. 여기서는 '피기원학래포복彼旣遠學來匍匐'이란 문구에 대한 이야기이다. 일부 학자들은 최치원이 자주 인용하는 노장사상의 시각에서 해석해야 한다는 견해를 펴고 있다. '포복匍匐'이란 글자가 『장자莊子』「추수秋水」편의 '한단지보邯鄲之步'란 고사에 근거를 두고 있기 때문에 이에 기초해서 해석해야 한다고 강조하고 있다.
22) Kakar S(1995) : 「India」 In 『Psychoanalysis International』, Vol 2, Ed. by Peter Kutter, Stuttgart-Bad Cannstatt, Frommann-Holzboog, p.121.

라도 했지 딴 거 없잖아. 오히려 지금은 그것도 더 파괴되고 있잖아, 그나마 한 것도 없어지고.

우리나라 정신의학이나 카운슬링 보라고. 전부 흉내 내는데, 서양 것도 잘 모르고 우리 것은 더 모르고. 흉내 내는 것뿐이지 뭐. 그게 '보수적'. 자기 진급이나 집이나 생각하지, 뭐 나라를 어떻게 하자, 우리나라 정신의학 어떻게 해 보겠다 하는 그런 개혁적 의지가 없잖아, 모두. 「Outlook」 읽어 본 사람 없어?

C_ 전 못 읽었습니다.

이동식 _ (웃음) 그러니까 말이지. 그게 나하고 차이가 거기서 난다고. 나는 있으면 단박 그걸 보는데. 그러니까 밤낮 그게 안 되는 거야(웃음). 여기 가서 한번 읽어봐. 저것도 내 것은 제본을 다시 시켜야 돼. 옛날에는 우리 보조 간호원한테 내가 200권 복사를 해도 한 권 한 권, 한 페이지 한 페이지, 간호원이 다 점검했다고, 그래서 어떨 때는 잘 못 된 게 발견돼서 200권 전부 다시 해오고 말이야. 그러니까 그만큼 지금 점점 더 퇴보가 되고 있다고 (웃음). (책을 건네주시며) 마지막 장 「Outlook」.

C _ 아, 옆으로 줄 쳐 놓으신 거요. 『The problem of China』 248쪽. "What does harm is foreign management. Chinese educated in mission schools, or in lay establishments controlled by foreigners, tend to become de-nationalized, and to have a slavish attitude towards Western civilization."

C_ T시에 D병원 안 있습니까? 거기가 미국 선교사들이 와서 시작했고 역사가 100년 좀 넘은 병원입니다. 한 1년 전쯤에 거기 병원보에 실린 어떤 선배의사의 글을 본 적이 있습니다. 병원 내에 T시에 와서 선교 활동하다가 죽은 목사 부인의 묘지가 있는데 그걸 보고 느낀 감상을 주욱 써 놨는데 "100년 전에 미개의 땅에 와서 꽃다운 청춘을 …" 어쩌고 하는(웃음) 말이 있더라고요. 제가 그거 읽고 그 선배한테 100년 전에 이 땅이 미개했느냐고

118

항의 편지를 보냈더니만 뭐 이리저리 변명을 하다가 말더라고요.

이동식 _ 『The Problem of China』 좀 복사해서 보내주지. 「Outlook」만 하든지 전체를 하든지, 응?

그러니까 전부 교육을 그렇게 받으니까 이게 안 되는 거야, 주체성이 없다 이거지. 나라를 어떻게 하자, 한국 정신의학을 어떻게 하자 이런 의지가 없어. 요새 신문에도 나잖아. 우리는 아직 국가라는 게 없다, 나라가 없다 이거야. 껍데기만 독립한 것 같지만, 독립이 안 되어 있다. 그래, O 선생 뭐 지금 내 이야기에 대해서 느낌, 자기 소감을 이야기해 봐.

O _ 교사를 불러서 배우는 것하고 가서 배우는 것하고, 결국은 자기가 중심이 되어서 외국 문물을 받아들이느냐가 중요하다는 말 같습니다.

이동식 _ 그렇지. 외국 사람이 경영하는 학교에 다니면 안 된다 이거야. 자기가 주인이 되어야 된다 이거야, 남한테 배워도. 내가 배울 걸 배워야지, 필요한 것. 그러니 뭐 한심한 것 아냐? 젊은 사람이 자기 한국을 미개 뭐 이러고. 서양 사람들은 그렇게 생각 안 했잖아. 현재도 그렇고 과거에도. 과거에도 서양 사람이 왔다가 놀래고 그런 기록이 남아 있잖아. "아주 굉장히 문화가 높은 나라다." 다 있어 기록이. 해방 후에도 스칸디나비아 병원선이 부산에 왔다 돌아가서 말이야, 덴마크 TV에 나와서 "한국 가보니 우리는 아주 짐승이더라."라고(웃음). 아니, 한국 사람에 비하면 짐승이라고. 가족 관계 뭐 이런 게… 아니 TV에 나와서 했다고 그러잖아.

S 선생, 뭐든지. 자기 맘을 잘 드러내는 게 건강한 거야.

S _ 이런 것에 대한 번역 서적, 번역 책은 또 의외로 없구나, 이런 생각이 듭니다.

이동식 _ 그건 주체성이 없으니까 아예 뭐. 그래도 KYO는 소개하데, TV 보니까. 『The Problem of China』, 생각 안 나? 내가 꼬박꼬박 안 봤지만, 내가 볼 때는 나오던데. 보면서 또 그걸 몰랐구만.

S _ 아니 다 보진 못했고, 저도….

이동식 _ 봤겠지, 내가 봤는데 뭐. 의미를 몰랐겠지 뭐. (전체 웃음, 누군가 : 봐도 안 보인다.) 왜냐면 그런 게 모두 자기 생각 밖이니까, 그런 걸 들어도 그게 머리에 안 들어온다고, '한국이 좋다' 그런 생각을 배제해 놨으니까, 그런 말 들어도 안 들어온다고.

그러니까 공부도 그게 경험이고 기술技術이야, 기술. 자꾸 반복해야지 발달이 되지. 그전에 내가 말했잖아. 청주고보淸州高普 다닐 적에 단어를 따로 외우지 않고 항상 콘사이스(=영어사전) 찾아서 한번 찾은 것은 빨간 줄을 쳐놓거든. 그러니까 하도 콘사이스를 많이 찾아서 탁 열면 그 단어가 나오는 거야. 전매청 직공처럼. 열면 탁 그 단어가 나와(웃음).

3) 마음의 자세를 바로잡는 게 수도요, 정신치료

이동식 _ 그러니까 마음의 자세를 바로 잡는 게 수도고 정신치료라고. 마음의 자세가 비뚤어지면 뭐를 해도 비뚤어진다 이거야. 만사가 바로 안 된다이거지. 마음 자세가 바로 되면 뭐를 해도 바로 된다고. 뭐를 해도 나타나니까, 한 가지 사소한 행동만 봐도 그 사람의 마음의 자세를 알 수 있다고.

그러니까 환자라 하는 것은 반복되는 패턴, 즉 '습기習氣'[23]를 보이는 사람인데 '습기가 뭐냐?', 그걸 치료하는 거란 말이야. 다른 말로 하면 '애응지물碍膺之物'. 내가 말하는 그 핵심감정을 치료하는 거란 말이야. 애응지물이 곧 핵심감정이야. 그걸 없애면 각覺이야. 그러니까 정신치료를 한다 하면 애응지물, 핵심감정을 빨리 파악을 해서 그게 환자의 일거수일투족에 나타나는 것을 자각을 시켜서 그것으로부터 해방이 되도록 도와주는 거야. 그러니 핵심감정을 놔두고 치료해 봤자 별로 근본 치료가 안 된다고.

---

23) [불교] 습관으로 형성된 기운이나 습성.

120

내가 치료하는 환자가 이곳저곳 불려 다니면서 강의하고 하는데, 10년 이상 일주일에 한 번씩 7백 한 30시간, 요새 한 20시간 전부터 방향 전환이 됐다고. 뭐냐 하면 세 살 때 아버지가 첩을 취해 가지고 어머니는 정신이 그쪽으로 팔려서 애를 잘 돌보지 못하고, 아버지는 또 이 아들을 첩 집에 데리고 가서 첩이 낳은 그 아들한테 잘해주라 하고 말이야. 이러니까 뭐 양쪽에서 버림받은 셈이지. 그러니까 문제는 어릴 때 못 받은 어머니의 사랑, 그리고 아버지로 인해서 배다른 동생에 대해 생긴 열등감, 아버지는 이제 첩의 자식이니까 서러워할까봐 본처 자식보고 잘 해주라 하고 그러니까 그런 결과가 왔지. 그전에는 밤낮 오입하고 술 마시고. 그러니까 그 핵심 감정이 매사에 나온다 이거야, 응, 그걸 매사에서 깨달으면 자꾸 자꾸 벗어난다고. 그러니까 자네들도 '내 핵심감정이 뭐냐?' 해서 그걸 항상 나타날 때마다 깨닫고 이러면 자꾸 좋아진다고.

C_ 칠백 시간이 넘어가 가지고 그런 변화가 일어나기도 하네요?

이동식_ 그러니까 그저께 인터뷰하는데 와이프가 "남편이 달라졌다." 하더라고. 마누라가 단박에 느껴(웃음). 그러니까 문제의 깊이에 따라서 그게 다른 거야. 얕은 사람은 빨리 벗어나고, 깊은 사람은 오래 오래 걸리지. 그 유아적인 그게 해결이 되어야지. 치료를 안 받아도 자기 핵심감정을 빨리빨리 깨달으면 자꾸 좋아져. 정신분석을 자주 하는 것은 혼자 자꾸 도로아미타불이 되니까 자꾸 깨닫게 도와주는 거야, 훈습熏習working through.[24] 자기 꿈을 보면 알지. 좋아지고 있는지 그대로 있는지 말이야.

PY_ 엉뚱한 생각 잠깐 했었는데요, 그러면 '성인聖人 같은 사람들은 항상 자기를 들여다보고 있었겠구나' 하는 생각도 들구요. 들여다보지 않고서는 (웃으며) 성인이 된 사람은 없었을 것 같고.

---

24) 여기서는 '연기를 쬐어 배어들게 하듯이 반복적으로 한다'는 뜻. '진여훈습眞如熏習'은 진여로써 자꾸 쬐인다, 즉 자꾸 자꾸 깨닫는 일을 한다는 뜻. (참조 제14장 통찰과 훈습)

이동식_ (웃음) 그 왜 들여다보기 싫나?

PY_ 잘 안 들여다 봐지니까요.

이동식_ 아니 그거야 기독교 성인이다, 성인 아니라도 자기 수행하는 사람은 밤낮 자기 마음 보는 거지.

일요일 아침 7시에 원로와 대담하는 방송 있는데 안 봤지? 그거 보는 게 좋아. 오늘 아침에도 방송국 원로하고, 또 뭐 47년생하고 같이 나왔는데 이게 완전히 얼굴이 달라. 요새 말이지 TV를 보라고. 정치권 사람들 중에 얼굴이나 태도가 완전히 반대인 사람들이 있잖아. 찌꺼기, 쓰레기 인간 같은 얼굴도 있고. 그런 사람들은 표정이 깨끗하지 못하고 맑지 못하고 자기를 속이고 있는 것 같은 표정이야.

오늘 아침 방송도 그렇더라고(웃음). 원로에게 "건강은 어떻게 유지하나?" 물어보니까 "마음을 편안하게 갖고 욕심을, 화를 안 내고 걱정 안 하고. 자기네들은 세금으로 운영되는 방송국에 근무해도 공무원이라고 생각한 적 없고, 국민을 위한 언론인이다. 나라를 위한 사명감을 가지고 있었는데 지금은 안 그렇다." 하여튼 얼굴이 전혀 달라. 그 사람은 지금 1919년생인데 얼굴이 말갛고 말이야. 일요일 아침에 모두 늦잠 자나? 아침 일곱 시에 그거 보는 게 좋은데. 우리 전공 아닌 모든 방면에 다 관심을 가져야 돼.

4) 깨달음과 핵심감정

L_ 요즘 S 선생하고 같이 십우도十牛圖 자료 좀 보고 하면서 의문이 생긴 게, 조금 전에 선생님께서 말씀하셨는데, 애응지물이 핵심감정이고 그걸 벗어나면 각이다. 지금 저는 경험한 바가 아니니까 말이죠, 과연 핵심감정을 벗어나면 각覺이 되는가? "진리에 도달하려면 육체, 감정을 벗어나야 된다"는 소크라테스 말을 인용해서 대조를 해 보면 맞기는 맞는 것 같은데 아직은 제가 증득을 못해서 확실히 모르겠습니다.

이동식_ 그러니까 아직 핵심감정이 안 없어졌으니까 그런 거지.

L_ 그리고 의문이 또 뭐가 있느냐 하면요, 실제 자기가 참선 수련 공부한 스님들한테 우리가 보는 이런 관점, "감정적인 문제를 해결하고 나면 벗어난다."는 이런 식의 이야기를 해서 그쪽에서 동의를 하는지가 궁금합니다. 그래서 그 사람들의 경험이 어떤 건지에 대해서 한번 방문해서 확인을 해보자는 이야기를 S 선생하고 같이 한 적이 있습니다.

이동식_ 가서 해 보지. 그렇지만은 요새 도道가 있는 사람이 있는지 그것도 의문이야. 대혜 선사大慧禪師가 벌써 천 년 전에 『서장書狀』에서 "애응지물이 없으면 각이다."고 했는데. 참, 그것도 찾아볼 필요가 있어. '애응지물' 이라는 게 대혜 선사가 처음 쓴 건지 그전부터 있는 말인지, 그러면 대혜 선사 혼자 쓴 말인지, 이걸 알 필요가 있다고. 그러니까 그것은 내가 볼 때는 또 정신분석이나 뭐나 다 통하는 거거든. 왜냐하면 핵심감정이 일거수일투족을 지배하는 거니까.

그게 소올 책 같으면 주동기major motivation가 없어지면 각이다. 그건 『대승기신론大乘起信論』[25]에 있잖아. 말하자면 보살은 업식業識의 흔적이 남아있고 현식現識, 전식轉識, 그것까지는 정화가 되어야 된다. 업식마저 정화淨化가 되면 부처다. 그런데 소올 책에 보면, "성숙된 분석가mature analyst는 주동기의 흔적이 남아있다. 그러나 본인이 그걸 자각하고 환자의 이해나 치료에 영향을 안 받는다. 그리고 자기 가족이나 나라, 세계 인류에

---

25) 『대승기신론大乘起信論』: 기신론이라고도 한다. 1책. 인도의 마명馬鳴(100~160?)이 저술하였다고 하나 그의 생존연대가 불확실하여 중국에서 만들어진 것이라는 설도 있다. 원전인 산스크리트 원본은 전해지지 않고 있으나, 중국 양(梁)나라 때의 진제眞諦와 실차난타實叉難陀의 한역본이 있는데 한국에는 실차난타의 한역본이 전해지고 있다. 이 책은 중국은 물론, 한국과 일본 등의 화엄종華嚴宗·천태종天台宗·선禪·정토종淨土宗·진언종眞言宗 등의 주요 종파에 영향을 끼쳐 불교 발전에 이바지하였다. 한국에서는 원효元曉가 주석한 『대승기신론소大乘起信論疏』가 유명하다.

대해서 관심을 가진다.”고 했지. 성숙된 분석가의 정의가 완전히 보살하고 같은 거거든.[26][27]

KA _ 동서양이 경험적으로는 경험하는 게 같은 것이지요?

이동식 _ 그렇지 마음의 문제지. 내가 십우도에 관심을 가지게 된 것은 십우도가 마음의 변화하는 과정을 그린 거잖아. 정신치료도 마음이 변화하는 것 아니야? 그러니까 정신치료를 하거나 수도를 하거나 마음이 변화하는 거는 마찬가지다 이거지. 내가 거기에 착안을 한 거지. 스님들이 애응지물이 뭔가 그걸 알고 있나 없나 그게 문제지. 말로는 ‘가슴에 거리끼는 물건이다’ 강의도 하지만은 실지로 어느 정도나 아는지 말이야.

5) 정신장애는 대화가 안 돼서 생긴다

H _ 환자가 입원해서 좋아지는 것 같은데 보호자들은 왜 이렇게 나빠졌냐고, 안 좋아진다고, 이런 이야기를 종종 하는데, 그럴 때는 여기 “회복에서의 첫 단계는 적개심이 나오고 두 번째 단계는 사랑받는 욕구가 나온다.” 요런 것을 딱 얘기를 해 주면 되겠다 싶습니다. 여태까지 배우긴 배웠는데 명확하게 못했던 것 같아요.

이동식 _ 명확하게 알지 않으니까 그런 거지. 여기 그전에 우리 병원에서 한 7년 근무했던 남자 조무사, 그땐 훈련 안 받은 남자 간호원 있잖아. 그런데 전문의도 그런 걸 모르는데, 환자가 막 화내고 공격적이 되면, “저 환자는 희망이 있겠습니다.” 이래. ‘화내면 희망이 있겠다’ 전문의는 그걸 모르거든, 그리고 반항 거기에 빠져버리면 안 되지. 깨달아야지. 반항을 해서 그다음에 깨달아야지.

---

26) 제1장 주3)과 같은 책, pp.9~16.
27) 제1장 주3)과 같은 책, pp.44~56.

'대화가 근본'이야. 대화! 정신장애라 하는 것은 대화가 안 돼서 생긴다고. 간단한 거야. 그러니 '치료는 대화'야. 응, 그래 정신장애의 발생, 원인 그것에 대해서 정리를 해 보라고. 자기가 지금 정리되는 걸 얘기해 봐.

H _ 그러니까 부모하고의 관계에서 마음의 상처, 그런 것이 원인이다.

이동식 _ 그러니까 그런 게 치료할 때 공감이 돼야지, 공감이! 느껴져야지. 지식으로 아는 게 아니라. 공감적 응답이 없어서 병이 된 거니까, 치료자는 공감적 응답을 해야 되는 거야.

KO _ 건강한 부모의 역할을 통해서 건강한 힘이 형성되어야 할 시기에 부모 자신들의 부지불식간에 내려오는 습쫩으로 해서 자녀한테 내려가고, 그걸 물려받은 자녀는 자기 자신도 모르게 자꾸 반복하는 패턴이 자기 애응지물이 되는구나. 그래서 모든 사람이 다 거기 빠져있는데 치료자가 자기 자신부터 그것을 빨리 자각하는 것이 치료에서 중요하겠다. 환자 문제의 뿌리를 아는 것과 동시에 자기의 뿌리도 꼭 알아야겠다는 걸 느꼈습니다.

L _ 살아있는 생명체가 자라려면 어차피 그런 좌절을 겪을 수밖에 없구나, 인간이면 더욱이나. 그래서 말씀하신 대로, 어떤 부모를 만나느냐에 좌우되는데 결국은 뭔가 필요로 하는 것을 채워주느냐 못 채워주느냐, 그걸 선생님 표현으로 하면 공감적으로 응답이 되느냐 안 되느냐, 그걸로 나중에 문제가 생기느냐인데, 제 자신의 공감적인 반응이 일어나는 것을 점검을 해보면 아직은 논리적인, 이론적인 단계에 머물러 있구나, 그런 생각을 했습니다.

이동식 _ 그래 자기 정화淨化가 돼야지, 허심虛心이, 응?

KB _ 저번에 어디 칼럼을 보니깐, 손자는 할아버지하고 자기 싫은데 그 집안에서는 꼭 할아버지하고 같이 억지로 잠을 자야 했던 모양입니다. 항상 할아버지하고 잘 때 겁이 났는데 이 사람이 아직도 기억하는 게 잘 때 할아버지가 자기 손을 잡아주면서 쓰다듬어 주던 걸 평생 못 잊는다는 거죠. 그래서 이런 게, 그 부모에 대한 사랑이다. 사랑을 억지로 보여준다든지 이래서 되는 게 아니고 뭔가 심층으로 가 닿는 것이 참 오래가지 않나, 오늘 그걸 느꼈습니다.

PY_ '핵심감정을 다뤄야지 좋아진다' 하는 말씀이 아주 새롭고, 핵심감정이 왜 생기나 이런 것에 대해서 제가 소홀했구나 하는 생각이 들고요. 아까 S 선생이 발표하신 것들을 다시 더 공부해야 되겠다는 것을 느꼈습니다.

이동식_ 그렇지. 핵심감정을 자각해서 거기서 벗어난다 그거야.

KA_ 저는 이렇게 정리해봤습니다. 정서적 문제의 발생은 결국 자기 집착에서 오는 게 아닌가?

이동식_ 자기 집착? 뭐에 집착하는 거야?

KA_ 자기가 편하려고 한다든지 자기 마음이 불편한 데에서 벗어나려고 한다든지.

이동식_ 아, 자네가 그렇다 그 말이지?

KA_ 예. 제 문제가 제 정서니까요. (전체 웃음)

이동식_ 그럼, 그걸 가지고 하면 되겠네. 응? 자기가 느끼는 그걸 가지고 해야지.

S_ 어렸을 때, 기억은 안 나겠지만 의존해야만 되는 그런 시기에, 절대적으로 필요한 도움 그런 게 부족하면 문제가 되는구나….

이동식_ 그렇지. 지금은 필요가 없으니까 벗어나야 된다 이거지. 응.

O_ 어차피 핵심감정이라는 게 누구나 생길 수밖에 없겠는데요, 얼마나 절실하게 느끼고 있겠나, 그 느낌이 저한테 와야 될 것 같고, 그 느낌에 대해 느낌으로 반응해야 될 것 같습니다.

C_ 선생님께서는 전에 말씀하신 여섯 살 때의 핵심감정이 그렇게 있으셨고, 환자들은 또 환자들 나름대로의 핵심감정이 있고, 선생님도 옛날부터 지금까지 평생 안 변하셨다 그러시고, 환자는 환자들대로 핵심감정 평생

안 변하고, 저는 저대로 제 핵심감정을 그렇게 맨날 그대로 갖고 있는데, 이 핵심감정이라는 것에 정말 변화를 일으켜 줄 수 있을 만한 힘이 어느 정도 강해야 그게 나올 수 있나 싶습니다.

이동식 _ 아! 그게 자꾸 반복해서 깨닫는 거지. 『보조법어普照法語』[28] 「수심결修心訣」에 있잖아. 망상을 끊으려고 하지 말라 이거지. 끊으려고 하면 안 없어진다. 풀을 돌로 누르는 것과 같다 이거야(여석압초如石壓草). 누른다고 풀이 안 없어지잖아. 옆으로 삐져나오고 말이야. 그러니까 깨달음이 더딘 것을 두려워하라(유공각지唯恐覺遲). 깨달으면 없다 이거야(각지즉무覺之卽無).[29] 그러니 '각'이 근본이야. '각!' 각을 방해하는 게 애응지물, 핵심감정이다 이거야.

6) 경험과 뇌의 발달

KO _ 완전히 깨달으면 뇌가 완전히 달라지겠죠?

이동식 _ 그렇지. 그게 발동을 안 하니까. 안 일어난다 하는 것은 뇌에 변화가 있어야 안 일어나지. 거 뭐 간단한 거야. 뇌 훈련하는 게 운동하듯이 하는 거야. 정신치료다, 수도다, 이런 것들이 인제 앞으로 우리가 볼 수 있게 연구될 단계가 오겠지. 눈으로 볼 수 있게, 안 그래? 우리가 운동하면 근육이 발달하고 자꾸 그러잖아. 뇌도 자꾸 여러 가지 경험을 하면 여러 가지로 자꾸 발달이 된다 이거야. 조기교육 그러는데, 그게 간단한 원리를 알고 개발하면 되는데 욕심 때문에 그게 안 되는 거거든.(웃음) 제대로 하면 애들에게 여러 가지 자극, 경험을 시킨다, 응? 그러면 아주 여러 부분의 뇌를 발달

---

28) 고려시대 보조 국사普照國師 지눌知訥(1158~1210)이 불법佛法을 설법한 것을 모은 책.

29) 或者 不知善惡性空 堅坐不動 捺伏身心 如石壓草 以爲修心 是大惑矣… …所以 云 不怕念起 唯恐覺遲 又云 念起卽覺 覺之卽無….

시킬 수 있단 말이야.

그러니까 칸델[30]이 "앞으로 50년은 마음의 생물학the biology of the mind이 지배한다." [31] 하는 게 말하자면 그런 쪽으로 생각하면 교육이다, 의학이다, 모든 영역을 제대로 그렇게 하려고 하면 그렇게 될 수 있지. 문제는 거기에 인간의 욕심이 들어가면 안 되는거야. 그 뭐 자네 애들 가지고 아, 다 커서 안 되나? 커도 뭐 지금부터라도 여러 가지 경험을 시키면 그게 되는 거야.

L _ 경험시킬 수 있는 재료들은 무궁무진한데 부모들이 거기에 욕심을 부리니까 그래서 자꾸 쓸데없는 짓들을 하는 것 같습니다.

이동식 _ 부모들 욕심이 들어가면 안 되지. 그 뭐 한 두 가지라도 해 보고 그 결과가 어떻게 되나 보라고. 뇌의 여러 부위를 움직이게 하면 뇌가 아주 풍부하게 형성될 수 있다고. 밤낮 놀고 이런 애들에게 그 다음에는 공부를 시키는 독서를 하게 해서 밤낮 놀 때의 경험하고 잘 조합되면 독서만 한 사람보다 더 넓은 활동을 할 수 있다고. 그러니까 옛날에 자스퍼인가? 네 살 정도에 외국어를 가르치면 나중에 잊어버려도 머리가 좋아진다 이거야. 외국어는 자기 나라 말 배우는 부위가 아니고 딴 뇌부위가 활동하니까 머리가 좋아져. 그러니까 두뇌를 골고루 작용하게 하는 그런 경험을 골고루 시킨다 하면, 머리가 좋아지고 인격이 건강하게 만들 수 있다 이거야. 자네도 이제 공부를 안 하는 뇌가 발달했으면 공부를 하는 뇌를 발달시켜.(웃음) 그건 한참 시간이 걸린다고. 반복해 반복!

---

30) Eric Kandel(1929~) : 미국의 의학자. 1956년 뉴욕 대학교 의과대학에서 석사, 1960~64년 하버드 대학교 의대에서 정신과 레지던트. 1992년 이후 현재까지 뉴욕 소재 콜럼비아 대학교 신경생물학 행동 연구소의 교수. '저속 시냅시스 전달'로 불리는 신경 체계 내의 신호 변환과 관련한 선구적 발견으로 아르비드 칼슨, 폴 그린가드와 함께 2000년 노벨 의학·생리학상을 공동 수상.

31) 「Psychiatric News」, Vol.XXXVI, Number 12, June 15, 2001.

L _ 뇌 기능이 적응력이라 할까요, 자체적인 역량은 대단한가 봐요. 뇌손상으로 다리 한쪽이 안 움직여지는 사람을 훈련하면 반대쪽 뇌에서 양쪽 다리 모두를 지배하는 게 발달된다고 하는 기사를 봤습니다.

이동식 _ 그럼. 그러니까 『동의보감』에도 있잖아 '신위일신지주神爲一身之主'. 그러니까 우리 뇌라고 하는 게 말하자면 『동의보감』에서 말하는 '신神'이라고 볼 수 있는데, 우리 몸을 좌지우지한다 그 말이야. 그러니까 미국사람들 폐암 걸려 가지고 고쳤다는 사람 책[32] 보면, 요새 암 치료하는 데도 도道, 명상meditation, 뭐 다 정신으로 하는 거야, 정신으로! 뭐 이미지 치료, 이완이 그런 거야.

도라 하는 건 이완하고 집중이야, 모든 도의 공통적인 게 그거야. 긴장이 있으면 갈등이 있는 거거든. 이완은 갈등이 없는 것. 그리고 집중. 그런데, 어떻게 하느냐 하면 인제 발끝부터 시작해서 이완, 힘을 뺀다 이거지, 머리 끝까지. 그래서 손끝부터 힘을 빼고 전신의 힘을 빼 가지고 뭐 아픈 부위, 암 같으면 마음으로 그 이미지를 떠올린다, 자기가 그림을 그리든지. 위암 같으면 위에 정신 집중을 해서 암세포를 파괴한다 이런 이미지를 떠올리는 거야, 집중해서.

슐츠Johannes Heinrich Schultz[33]의 『자율 훈련das Autogene Training』[34]이라는 게 그건데 그게 과학적 요가라. 그것은 처음에 온감溫感Wärmegefühl이라고 몸이 더워지는 그걸 얻어가지고 심장이면 심장에 정신을 집중

---

32) 『마음의 의학』: 칼 사이몬톤 외, 박희준 옮김, 서울, 정신세계사, 1990.

33) 독일 신경·정신의학자. '자율훈련법'의 창시자로, 예나 대학 의학부 정신과 교수와 베를린 정신요법연구소 부소장을 지냈다. O. 포크트에 자극받아 1905년 무렵부터 최면의 정신생리적 메커니즘에 관해 연구를 시작했다. 1919년에 출판된 『환자의 정신적 치료법』에서의 신경증의 분류는 유명하다. 『자율훈련법(1932)』은 자기 암시에 의해 긴장에서 벗어나는 방법을 심리요법으로 체계화한 것으로 판을 거듭하면서 각국어로 번역되었다. 이것은 특히 행동요법과 결부된 형태로 신경증이나 심신증心身症에 대하여 세계적으로 적용, 연구되고 있다.

34) Schultz JH(1932) : 『Das Autogene Training - Konzentrative Selbstentspannung』

하는 거야. 그래서 나중에 혈압을 떨어뜨리겠다 하면 혈압이 실지 떨어진다고. 말하자면 요가 이런 것은 보통 의식적으로 통제 안 되는 부분을 자꾸 훈련하는 거야. 우리가 수의근隨意筋은 우리 의지대로 움직일 수 있는데, 장이나 혈관 같은 불수의근不隨意筋은 우리 의지대로 움직일 수가 없잖아? 그렇지만 보통 의식적으로 통제 안 되는 부분과 통제되는 부분이 사실은 연결이 되어 있거든, 우리가 자각을 잘 못해서 그렇지. 거기에 자꾸 훈련을 하는 거야. 그게 독일어에 옛날에 'Bahnung'이라는 말이 있는데, 길을 튼다 이거지, 길을. 자꾸 집중하고 하면 길이 트인단 말이야. 그렇게 훈련을 하면 내장을 어떻게 하겠다 하면 내장이 그렇게 된다 그 말이야. 그러나 보통은 우리의 감정 변동에 따라서 무의식적으로 몸에 변화가 일어난다 이거야, 통제가 안 되고. 그걸 통제하는 게 수도다 이거야, 감정 통제하는 것, 감정을 자각하고, 응? 그러니까 각이 근본이야, 각! 깨달아서 통제한다! 극기克己![35]

그전에 APA 저널에도 물리학자가 쓴 논문이 있었는데 "인간의 뇌는 신의 능력을 가지고 있다." 아무리 천재라도 사용을 안 하는 부분이 많다 이거야. 만약에 그걸 다 사용한다 하면 굉장한 능력을 갖게 된다. 그런데 사용할라 하면 경험을 골고루 해야지(웃음). 경험을!

PY_ 이완하고 집중이 동시에 일어나지 않습니까?

이동식 _ 그렇지. 이완이 안 되면 집중이 안 되지, 잡념이 있으면. 왜?

PY_ 한 가지에 집중하면 그 나머지 부분들은 다 이완되고.

이동식 _ 그렇지. 이제 화두를 든다 하는 거는 화두에 집중하면 잡념이 녹아서 없어진다 그렇게 말하지. 응? 누가 그러데, 성철 스님이 뭐, 누가 그랬나?

L _ 제가 말씀드렸습니다. "하루에 적어도 스무 시간 이상 화두가 한결같

---

35) 『논어論語』에 나오는 공자孔子의 말로, 욕망과 정념情念을 누르고 이상과 목적을 실현하는 데 전념하는 일. 윤리학에서는 자기 제어self-control로 번역하고 있다.

이 들려야만 비로소 화두 공부를 조금 한다고 할 수 있다."라고. 자기 딸이
출가해가지고 찾아오고 하니까 야단치면서, "니가 무슨 공부를 했다고 힘
들다고 하냐." 원택 스님이 성철 스님에 대해서 쓴 게 있습니다.[36] 어느 정
도 공부를 해야 공부했다고 하는지.

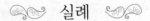

실례

※ 제2부 도정신치료의 사례 N, O, P를 참조

---

36) 원택 스님(2001) :『성철 스님 시봉 이야기』, 서울, 김영사, 1권, p.262.

제 5 장

핵심감정의 진단

핵심감정은 치료자를 쳐다보는 눈, 태도에 나타나 있으며 첫 기억, 반복
되는 꿈, 일거수일투족에 드러나 있다. 치료시간에 지각을 하는 사람의 마
음을 캐보면 핵심감정이 잘 드러난다. 반복되고 본인이 깨닫지 못하고 고
치지 못하는 속에 핵심감정이 있다.

✧✧ 질의 응답 (1) ✧✧

1) 핵심감정을 제대로 파악하려면?

이동식 _ 현재 자기가 알고 있는 핵심감정에 대해서 이야기해 봐. G선생 핵
심감정이 뭘 말하는지 아나?

KB _ 모든 감정의 뿌리입니다.

이동식 _ (웃음) 그것으로는 무슨 소린지 모르겠는데?(웃음)

KB _ 핵심감정을 알면 다 치료가 되는 것 아닙니까?

이동식 _ 그건 증오證悟보단 해오解悟야. 옛날에 내가 대구의전 다닐 적에
하도 의과공부가 하기 싫어서 소아과 시험 보는데 철학적인 걸 답안지에
썼더니 선생이 나중에 와서 "어떤 친구는 답안지에 철학 논문을 썼더라."고

말이야. 자네 대답은 거기에 해당 돼(웃음). KA?

KA _ 저는 항상 제 문제를 보면서 핵심감정을 이해하려고 하고 있습니다. 잘 이해가 안 되면 제 문제를 봅니다. 제가 부자연스럽다든지, 걸릴 때 그런 것 생각하면서, 또 환자가 얘기하는 것이 어떤 의미를 갖는가? 이런 것을 제가 느끼는 것하고 치료 상황에서 나오는 것하고 비교를 하면서 이해하려고 하고 있습니다.

이동식 _ 그렇지. 항상 자심반조自心返照.

PY _ 환자가 지금 문제를 드러내고 있는 것이 핵심감정과 연결이 되어 있구나, 어떤 때는 좀 알 때가 있고 어떤 때는 잘 연결을 안 시키고서 환자를 볼 때가 있는데, 전에는 좀 동떨어졌다가 요새는 지금 환자의 문제가 핵심감정이랑 연결이 되겠구나 하는 것이 어렴풋이 좀 오는 상태입니다.

S _ 이번에 논문을 쓰면서 느낀 건데, 득우得牛 그림이 소의 고삐를 잡고 있는 건데, 억압된 감정을 잡고 있는 상태입니다. 그것이 핵심감정이라고 알고 있습니다.

이동식 _ 그렇지. 감정을 자각하고 컨트롤하는 거지. 그전에는 자각도 없었다 이거지. 소 발자국을 봤다, 소를 봤다 하는 건 그런 감정이 있구나, 그러나 아직 컨트롤이 안 된다 이거지. 자기가 고삐를 달아서 컨트롤 한다. 수양은 그것을 자기가 훈련을 하는 거지. 십우도, 요전에 쉥옌이 영국서 출판한[1] 거기는 적개심 그런 게 있던데. 외국 딴 책엔 그런 감정에 대한 것은 없지? (S; 예) 뭣도 모르고 말이야, 전부 십우도 쓰고. 전부다 소를 새까맣게 해놓고 말이야. 어제 영성지수(SQ, Spritual Quotient)라고 영국 사람이 쓴 거[2]

---

1) Master Sheng-yen with Dan Stevenson(2001) : 「The Ten Oxherding Pictures」 in 『Hoofprint of the Ox』, Oxford University Press, Oxford New York, pp.199~222.

2) Zohar D, Marshall I(2000) : 『SQ : Connecting with Our Spiritual Intelligence』, London, Bloomsbury.

수녀가 갖다 줬는데, 거기 십우도에는 기우귀가騎牛歸家 그것도 시꺼먼 소로 해 놨어. 그러니 뭐 의미도 모르고 말이야(웃음).

O_ 아직 핵심감정이라는 게 피부에 확 와 닿지 않는 게 정신역동, 핵심역동이라는 것과 혼동이 돼서 말입니다.

이동식_ 자기 핵심감정을 알아야지 그 말을 아는 거지(웃음).

O_ 핵심감정이란 그런 것이겠구나 하는 것은 느끼는데 아직 안 보이는 것 같습니다.

이동식_ 그렇지. 증득證得이 잘 안 된다, 증득이. 해득解得이 되고 지해知解로만 된다.

C_ 저는 느끼는 걸 머리로밖에 말씀드릴 수밖에 없는데, 무슨 동기 자체, 느끼는 의미 전체가 다 핵심감정에서 나오는 거구나 이렇게 이해하고 있습니다.

L_ 저번에 저희들 십우도에 대해 논문 쓸 때, 소의 검은 부분이 핵심감정이지 않느냐 하는 생각을 하고 시작을 했는데, 같이 토론을 하면서 핵심감정이라는 것에 층이 있는 것 아닌가? 이런 의문이 들더라고요.

이동식_ 그게 무슨 뜻인데?

L_ 검은 소의 단계에 있던 것하고, 흰 소의 단계로 넘어갔을 때하고 감정이 다를 수 있지 않나?

이동식_ 아, 그러니까, 내가 '핵심감정'이라 하는 것은 부정적인 감정을 이야기하는 거야. 흰 소가 되면 부정적인 감정은 없어지는 거야. 본래 면목으로 돌아와. 그래서 핵심감정으로부터 해방이 되지. 벗어나 없어지는 거지. 핵심감정이 작용을 안 하는 것. 『대승기신론』[3]에서 구경각究竟覺은 심무초상心無初相이다. 초상이 없다. 전혀 핵심감정이 일어나지 않는다. 그게 궁

---

3) 제4장 주25) 참조.

극적인 깨달음, 구경각이야.

S _ 있는데 영향을 안 받는 상태는 어떤 겁니까?

이동식 _ 그건 아직 남아 있으면 그런 거지. 완전히 흰 소가 안 된 거지.

C _ 흰 소가 있는 상태하고 소가 없는 상태하고 차이가 어떻게 됩니까?

이동식 _ 흰 소가 있는 건 아직 자기, 인간이 남아 있는 거지. 사상四相을 여윈다 그러잖아. 그러니깐 아상我相, 인상人相, 중생상衆生相, 수자상壽者相이런 게 남아 있는 거지. 서양 사람들은 최고로 가도 인人이 남아 있다고.

L _ 논문 준비하다가 '어머니 자궁 속으로 돌아가고 싶은데 못 돌아가니까 고통이 있다. 그것도 핵심감정이라고 볼 수 있는 건가?' 하는 의문도 들었습니다.

이동식 _ 아니 그것은 생각으로 하니까 지금 그렇게 되는 거야. 무아無我가 돼야 돼, 무아. 생각을 가지고 하지 말라고. 증득을 해야지. 응? 핵심감정이라는 것은 감정을 말하는 것이야, 감정. 자꾸 생각을 하니까 그렇지. 감정이라 하는 것은 느껴지는 거지, 응? (웃음) 그게 미셸 앙리의 『The Genealogy of Psychoanalysis』[4]에도 나오지만, 'Life라는 건 감정affection이다.' 이거는 말로 표현이 안 되는 거야. 오로지 느낄 따름이다 이거야, 응? 지금 자꾸 생각을 하니까 그렇게 되는 거야.

2) '핵심감정'이 어떻게 나오게 됐나? 그리고 그 실체는? 소올의 주동기 major motivation와는 무엇이 다른가?

H _ 어머니와의 관계에서의 문제다 이런 것까지는 알겠는데, 핵심감정이 죄책감이다, 소외감이다, 고립감이다 이런 것은 이해가 안 됩니다.

이동식 _ 글쎄, 그거는 생각이야. 생각으로부터 벗어나야 된다고. 무념無念

---

4) 제2장 주6) 참조.

(웃음). 느껴야 된다 말이야. 근데 서양 사람들이 요새는 자꾸 다시 공감이다 뭐 이러고 있지만, 보통 서양 사람들이 여태까지 한 걸 보면 '객관적으로 본다' 이거지. 서양 사람들은 '관찰자 입장'이란 말이야. 그런 입장에서 중심갈등central conflict, 중심역동central dynamics, 핵심적인 감정군感情群nuclear emotional constellation, 핵심역동nuclear dynamics, 주제theme, 라이트모티프leitmotif 이런 말들이 나온 거지. 소올 책에는 환자 볼 때 일관되게 red thread를 따라가라 했는데 이런 것들의 배후, 밑바닥에 핵심감정이 있는 거라.

1960년에 모 인사 치료하는데 이 사람이 그때 일주일에 다섯 번 인터뷰하고 자기가 "냉수 한 컵 마시는데 그 속에 핵심이 들어가 있다 하는 걸 느낀다." 이거야. 자기 문제의 핵심. 처음에 밥도 못 먹고 물도 못 마시고 전화소리만 나도 놀래고 말이야, 잠도 못 자고. 일요일 빼고 매일 인터뷰했는데. 내가 왕진해서 한 한 달 치료하니까, 가족들이 "사실은 이 선생한테 올 적에 한 달 이내로 죽는다고 가족도 본인도 생각했다."고 그래.

요새는 내가 잘 안하지만 그 환자한테 그림을 그리게 하니까, 사람을 그리는데 눈도 없고 귀도 없는 사람을 그려놓고, "아! 이게 바로 내 모습이네!" 이러더라고(웃음). 보지도 않고 듣지도 않는다 이거지. 말단부터 시작한 게 아니라 주임부터 시작했으니 회사 돌아가는 것을 잘 모르는 거야. 그러니까 보지도 않고 도장 찍고 말이지. 그 그림이 자기 모습이었던 거지. 이 사람이 치료받다가 아까 말한 "물 한 컵 마시는데 내 핵심이 들어있다." 응? 그러니까 일거수일투족에 핵심이 들어있다 하잖아.

그리고 로저스의 'Miss Mun 사례', 그 영화에서 어릴 때 그 감정이 그대로 그 장면에 나와 있더라고. 응? 그게 핵심감정이야. 내가 1970년 「한국인 정신치료에 관한 연구」 영문 요약에 핵심감정을 그때 처음으로 쓴 거야. 그러니깐 중심갈등central conflict, 중심역동central dynamics 이런 것은 나타나는 현상을 객관적으로 기술한 거란 말이야. 나는 그 밑바닥의 감정, 그것은 일거수일투족, 자나깨나 환자를 지배하고 있는 거라고. 다른 것으로 얘기한다면, 융의 콤플렉스, 그리고 900년 전 대혜 선사의 애응지물. 그게 바닥은 전부 같은 거야. 그러니까 대혜 선사는 『서장』에서 애응지물을 제거하면 각覺이다. 응?

국제정신분석학회지 1994년인가 그전에 강 선생이 소개했는데, 그것도 복사해서 보라고. 쇼펜하우어가 정신병자 밤낮 인터뷰해서 발견한 억압 repression이, 요새 칸델Kandel[5]이 말한 경험experience과 기억memory, 응? 쇼펜하우어가 『Die Welt als Wille und Vorstellung의지와 표상으로서의 세계』라고 이미 다 해놨어[뇌에 저장된 억압된 경험이 투사 된다는 뜻]. 정신병이라는 게 과거의 기억 내지 'fiction'이라고. 영어로 번역하면 투사란 말이야. 아주 명쾌하게 되어 있다고. 그러니까 억압repression, 억압되어 있는 감정이 자꾸 증세로 나온다 이거야. 아니 뭐 핵심감정이라는 게 여기서 밤낮 나오잖아. 대표적인 몇 사람 있지. 밤낮(웃음) 일거수일투족에 핵심감정이 발로되는 거 모르나? 매일 보고 몰라? 그걸 말하는 거야. 핵심감정.

O_ 핵심감정이라는 게 관찰자의 입장이 없이 느껴야 되는데 잘 안 됩니다.

이동식_ 그렇지.(웃음) 관찰을 하면 투사가 생긴다 이거야, 투사! 그래서 후설이 서양의 학문이 기술, 설명이다. 이게 인제 투사다 이거야. 그래서 판단 중지. 판단하면 투사가 되니까 판단하지 않고 'zu den Sachen selbst 사상자체事象自體'로 즉 사물과 나. 생각을 거치지 않고 바로 사물과 내가 만나는 거지, 그게 도道하고 통하는 거지.

PY_ 보통은 핵심감정을 자기가 의식하지 못하고 있지 않습니까?

이동식_ 아, 물론이지.

---

5) 제4장 주30) 참조.

PY _ 벗어나는 단계에서는 '아, 내 핵심감정이 지금 이렇게 묻어나는구나' 하고 느끼지만 말입니다.

이동식 _ 그걸 자각을 안 하면 그 감정의 지배를 받고 있는 거지. 24시간 행주좌와에서 자기 마음을 봐야 된다 이거야, 일거수일투족 그 속에 들어가 있으니까.

PY _ 무의식적 수준에 있다고 봐야겠네요.

이동식 _ 그렇지. 알면 의식에 있다고. 그러니까 서양 사람들도 그런 걸 다 경험을 하는데 관찰자의 입장에서 기술한다 이거지. 응? 감정을 공감하는 게 아니라. 물론 하기도 할 거야. 하지만 그렇게 되면 서양 전통과 우리 전통 차이가 거기서 나온다고. 소크라테스까지는 별로 동서의 차이가 없다고 생각이 되는데, 플라톤에 와가지고 지적인 활동, 이론구성theory building을 가지고 카타르시스 한다. 여기서 빗나가게 되는 거라. 그러니까 코후트 Kohut도 좋은 경험을 해 놓고 금방 그걸 가지고 theory building에 이용했다고. 개념의 감옥conceptual prison[6]으로 들어가게 된 거지. 트렌켈 Trenkel[7]이 그때 나한테 편지 했는데, 경험에서는 동서에 차이가 없다 이 거야. 우리는 경험이 목표고 이론이라든지 이런 것은 경험하기 위한 수단에 지나지 않는데, 이건 내말인데 "서양 사람은 경험을 가지고 'theory building' 하는 수단으로 삼았다." 말이야. 그런 근본 차이가 있어. 그러니까 칸델의 '경험experience, 기억memory이 brain을 shape 한다'는 연구[8]는 알렉산더Franz Alexander의 교정적 정서 경험corrective emotional

---

6) 제1장 주37) 참조.

7) Arthur Trenkel : 스위스 정신과 의사, 정신치료자. 오랫동안 IFP의 재무를 역임.

8) 제4장 주31)과 같은 문헌. "Eric Kandel presents an intricate discussion of the cellular mechanism of neurons, focusing on how the human mind's experiences and memories shape the brain."

experience 이런 것이 앞으로 크게 부각될 수 있는 연구의 결과라고. 그러니까 정신장애로 영구행동변화가 온 것은 뇌에 영구변화가 온 것이라 볼 수 있지. 고치려면 수도라든지 정신치료를 통해서 그만큼 뇌의 변화를 가져올 정도로 무수히 교정적 정서 경험을 반복해야 된다고. 물론 금방 잘 되는 사람도 있겠지만 말이야. 그러니까 교정적 정서 경험이라는 게 앞으로 신경과학neuroscience으로 새로 부각이 될 수가 있을 거야. 핵심감정을 교정할 수 있는 경험을 정신치료나 수도에서 해야 되는 거야. 거기에 대해 질문해 봐.

3) 핵심감정의 근본은 '사랑과 미움'

PY_ 정통 정신분석에서는 알렉산더를 자기네들에서 벗어난 사람으로 생각을 한다는 얘기를 들었거든요. 교정적 정서 경험을 중요한 게 아니라고 하는 사람도 있더라구요.

이동식 _ 호나이 딸이 쓴 것[9] 읽어봤나? 그런 게 나와. 그렇게 되면 정통 정신분석이란 것은 망하거나 없어지는 거지. 뭘 모르는 거지. 소올도 알렉산더 제자지만, 소올 책에 나온다고. 시카고 대학에 1932년에 초청을 받아가지고 미국에서 처음으로 시카고 정신분석 연구소를 만들었는데, 알렉산더도 원래는 정통 프로이트 학파였는데 나중에는 뭐 제자들이 쫓아냈다 하던가? 그런 중앙 집권적인 체제에 벗어난다고 쫓아냈다고 그래. 존 스피겔도 다 그 제자잖아. 디월드Dewald도 거기 출신이지. 그러니까 알음알이知解하고 증오證悟하고 구별해야 해. 지식으로 아는 거하고 진짜 아는 거하고 다르다 그 말이야.

---

9) Marianne Horney Eckardt, M.D. : 「Franz Alexander: A Unique Outstanding Pioneer」, J Am Academy Psychoanalysis, 29(1), pp. 105~111, 2001.

C_ 교정적 정서 경험을 시키려 하면 안 된다는 이야기는 치료자가 환자에게 교정하기 위해서 작용을 하지 말라, 환자 자기 속에서 나와 가지고 전개되도록만 하지, 치료자가 어떤 영향을 주지 말라 하는 의미에서 한 것으로 저는 알고 있습니다.

이동식_ 그게 서양 사람들은 무위無爲에 대한 검토가 부족하다고. 최고의 중립성neutrality은 무위인데, 자꾸 '중립적' 이런 식으로 생각하는 경향이 있다 이거야. 중립적으로 할라 하면 그것도 중립이 안 되는 거거든.

C_ 아이히혼August Aichhorn[10]이 청소년 환자 치료할 때 부모하고 반대되는 태도를 의식적으로 취해 주는 것하고 무위와는 반대되는 태도 같은데 선생님 의견은 어떻습니까?

이동식_ 그러니까 무위는 우러나와서 해야지, 서양 사람들은 자꾸 테크닉으로 하려는 경향이 있거든. 사랑의 발로로써 무위가 돼야 되는데. 간단하게 이야기해서 정신장애는 감정의 장애고 사랑의 장애야.

S_ 적개심, 화나는 정도가 좀 덜해지면서 본래의 사랑받고 싶은 마음이 강해지는 것 같아요.

이동식_ 그렇지. 적개심이 다 사랑받고 싶은 게 안 되니까 적개심이 생긴다고 『원각경圓覺經』에서 이야기하잖아. 왜 화가 나는가? 그걸 보면, 사랑받으려고 하는데 안 돼서 난다. 사랑 받으려는 마음이 없어지면 끝난다 이거지. 사랑도 미움도 없어진다 이거야. 서서히 줄어들면서 없어지는 거지. 그러니까 자기 핵심감정부터 확실하게 아는 게 필요하지. 딴 사람들 하는 것 보고 자기한테는 뭐가 있나? 이렇게 찾아보라고. 다른 사람들 자나깨나 같은 걸 반복하는 그건 보이지. 잘 안 보여? (허허허) 자기는 뭘 자나깨나 반복하나!(웃음)

---

10) August Aichhorn(1925, 1931) : 『Verwahrloste Jugend』(in German), 『Wayward Youth』(in English, New York, 1935)

O _ 그런데 핵심감정을 보고 아는 데 있어서도 그렇고, 환자를 치료하려는 데 있어서도 마찬가지로 치료자 자신이 인격이 덜 성숙되어 있으니까 의도해서 뭘 하려고 하니 이게 자꾸 문제가 되는 것 같습니다.

이동식 _ 그렇지. 그게 자기 문제에 자꾸 걸린다고. 그래 뭐에 걸리나? 사사건건 걸리는 게 핵심감정이다 이거야. 그게 애응지물이고. 가슴에 거리끼는 물건. 응?

4) 핵심감정의 이해를 방해하는 것은 '생각'

KB _ 뭔가를 의도적으로 하려고 하는 마음의 뿌리가 인제 불안 아닙니까?

이동식 _ 그 '의도적' 하는 밑바닥에 핵심감정이 있는 거지. 불안은 증상, 표면적인 거, 그 밑바닥에 있는 게 핵심감정이야.

KB _ 치료자가 의도적으로 하려는 이유의 밑바탕에는 여러 가지 불안한 것 때문에 그런 것 같은데요.

이동식 _ 아, 그렇지. 그러면 그 다음에는 '내가 왜 불안하나?' 그렇게 들어가야지. 그리로 들어가면 핵심감정에 도달하지.

KB _ 핵심감정이라는 게 유전적인 의미는 없습니까? 태어나자마자 그때 탁 튀어나오니까 말입니다. 그러면 왜 각자가 다 핵심감정이 다릅니까?

이동식 _ 다르면서도 근본적으로는 사랑과 미움으로 돌아가지. 구체적인 경험은 다르고.

L _ 근본적으로는 사랑받으려고 한다 그것을 핵심감정이라는 것에 넣을 수 있는 건지, 굳이 구분해서 보자면 말입니다.

이동식 _ 아니 그게 생각을 하니까 그리 돼. 지금 그건 생각이란 말이야! 핵심감정은 구체적으로 본인이 느끼는 감정. 그게 객관적으로 보면 모든 사람이 전부 사랑과 미움으로 귀착한다고. 그러나 사람마다 구체적인 경험은 다 다르거든. 구체적인 경험을 가지고 해야지 추상적인 것 가지고는 그건 생각에 머물지 아무런 소용이 없다 이거야!

정신분열증 여학생(사례 N) 있잖아. 그걸 잘 연구를 해 보라고. "왜 입원했나?" 하니 "엄마가 미워요." 그 순간에 나는 핵심을 파악했다 이거야. 그 다음에는 전개되는 게 전부 그걸 뒷받침하는 거였지. 첫 기억이 어머니가 아이스크림 뺏었다든가, 응? 그때 느끼는 감정. 그게 핵심감정이지. 밤낮 어머니 사랑받으려고 말이야, 동생 뒷바라지하고 뭐 이래하다가, 나중에 반항하고. 그러니까 힘이 좀 생기면 미운 감정이 올라온다 이거야. 그걸 감당 못하면 재발, 발병. 그러니까 20년 동안 9번 수용소나 병원에 입원할 때마다 답답하고 엄마가 미워지면 입원이다 이거야. 밤낮 그게 되풀이되고. 응? 생각하는 것하고 공감하는 것하고 구별이 되어야 돼. 그리고 머리로 아는 해오하고 증오, 느낌으로 아는 것 그것의 차이를 알아야 돼. 머리로 아는 것은 아무 영향이 없다고. 뭐?

PY_ 아까 KB 선생의 질문이 유전적인 것은 없느냐 했는데, 사랑받고 싶은 게 애들이 살기 위해서는 아주 절실하게 필요하기 때문에 사랑받고 싶은 마음이 태어나는 순간부터 생기는 것은 본능적으로 있을 수밖에 없지 않나 하는 연상이 떠오릅니다.

이동식_ 그렇지. 그건 자기가 자라기 위한 필수적인 건강한 욕구지. 문제는 듬뿍 사랑을 줘서 자라게 해서 자기가 할 수 있는 것은 본인한테 맡겨야 하는데 계속 해 준다든지, 또는 필요한 것을 못해 준다든지, 양극단에서 병이 생긴다 이거지. 말하자면 자기가 할 수 있는 것도 계속 해 주면 자기가 안 하고 남이 해 주는 걸 밤낮 바라니까 병이 되는 거고, 또 못 받아서 그게 한이 되어 가지고 필요도 없는데 자꾸 받으려고 하는 것도 그렇고.

그런데 받으려고 하는 건 양극단이 다 똑같다 이거야. 애들 보면 기어다닐 적에도 막 신나게 기어 다닐 적에는 독립이 되어 있거든. 그러다 필요하면 또 엄마한테 와서 안기고, 점차로 이게 엄마하고 멀어지고. 분리 개별화

separation individuation라고 하잖아, 서양 사람들이. 응? 그렇게 해서 성장하는 거야. 커서도 자꾸 부모에게 의지하려고 하고 돈 달라 이래 해대면 그게 병이야. 요새 부모들이 그걸 잘 못해. 자식이 못할 적엔 대신 해 주고 말야, 자식이 할 수 있게 되면 자식에게 맡기고 안 해 주고, 이래야 제대로 사랑하는 건데 부모 자신의 문제 때문에 자꾸 뭐 돈 줄라 하고 그게 다 망가뜨리는 거야. 애들 보라고 자기가 하는 걸 제일 기뻐하고 자기가 할라하지, '내가!' 하고 자기가 할라 하잖아. 그걸 막아서 그렇게 되는 거야. 또는 해 줘야 될 걸 안 해 줘서 문제되는 경우도 있고.

O _ 정상적인 욕구하고 핵심감정하고는 다른 거죠? 정상적인 욕구가 시기에 맞게 충족이 되어도 환자가 왜곡된 느낌을 가지는 게 문제죠?

이동식 _ 그렇지. 필요없는데 자꾸 달라 하고, 남이 자기 무시 안 하는데도 무시한다 이런 거지.

C _ 위빠사나 책을 보다 보니까 존재하려는 열망이 없어진 상태, 어린애가 사랑받으려고 하는 이것까지 넘어서는 궁극적인 건강을 니르바나Nirvana라고 얘기했는데 선생님 의견은 어떻습니까?

이동식 _ 니르바나도 자기 (웃음) 경지에 따라서 다 다르겠지. 자기 멋대로 해석할 수도 있는 거고. 그러니까 말이나 글이나 이 사람이 지금 무엇을 의미하나 그걸 알아야 돼. 니르바나라는 게 다 감정이 제거돼야 한다 하지만, 감정이 완전히 없어지는 게 아니거든. 정신치료도 그렇고, 도 닦는 게 전부 욕심 그런 걸 없애는 게 목표란 말이야. 그게 자꾸 방해를 하니까. 응? 그러니까 그게 생각으로 하는 거 하고 그런 말의 뜻이 뭐냐를 알아야지! 내가 듣기에는 지금 여러분들은 말에 걸려 있다, 말에! 생각! 응? 말을 듣고 말의 뜻을 얻으면 말을 잊어버리면 도에 쉽게 가까워진다![11]

---

11) 득의망언得意忘言 도이친道易親 : 뜻을 얻고 말을 잊으매 도를 친하기 쉽다. 『보조법어普照法語』, 「원돈성불론圓頓成佛論」

뭐, 잘 알아들을 줄 알았는데 어렵네. 내 예상보다.허허허. 예상보다 어려운데, 허허허허.

KA _ 생각이 자꾸 떠올라서 그런 것 같습니다.(웃음)

5) 민족 노이로제와 핵심감정과의 관계

이동식 _ 아니 뭐 밤낮 잘난 체 하고 자꾸 이런 사람들 있잖아. 사사건건 속에 발동하는 그게 핵심감정이다 말이야. 환경이 달라지고 현실이 달라졌는데도 과거에 성공한 방식을 자꾸 고수한다. 뭐 ○○○이 신문에도 나잖아. 야당 할 때 방법을 자꾸 여당이 돼서도 되풀이한다. 여당이 돼서는 여당적으로 행동해야지 야당적으로 하니 안 된다 이거야. 과거 야당 때 성공한 방법을 지금 여당이 됐는데 그 방법을 바꿔야 하는데, 과거 성공한 방법에 매달린 그게 노이로제, 정신병이란 말이야. 그러니깐 노이로제 증상이란 건 과거 환경에서는 최상의 적응이다 이거야. 현재엔 맞지 않는데.

그전에 어디서 봤나, 영국의 어떤 작가가 유명해져 가지고 부자가 됐는데 음식만 보면 환장하듯이 먹는다. 그게 자기가 어릴 때 굶주릴 때, 그때는 앞으로 보장이 없으니까 있는 대로 다 먹어둬야 되거든, 다음 끼니가 어떻게 될지 모르니까(웃음). 그게 노이로제야. 현실에 맞지 않는다 이거야.

우리나라가 일본에 대한 생각도 대부분 보면 다 마찬가지야. 일본 식민지 때 적응방식이 꽈아악 배겨가지고 안 고쳐져. 한국은 약소국가다. 그런데 외국사람이 보면 경제적으로 세계 14위, 인구가 남북한 7천만, 이게 대국이다 이거야. 외국사람들은 그렇게 보고 있다고. 어떤 철학교수가 그러더라고, 구라파 국제학회 갔더니 외국사람들이 한국을 부자나라로 모두 생각하고 있더라(웃음). 열등감이 하도 뿌리 깊게 박혀서 객관적인 게 안 들어온다 이거지. 밤낮 뭐 약소민족, 약소국가다. 하하하!

KO _ 치료자가 사심 없이 객관적으로 리더 역할을 해 주는 건 어떻습니까?

이동식 _ 그러니까 첫째 뭘 '해 준다' '치료한다' 하는 생각을 가지면 안 되는 거야. 『대승기신론』에 보살이 중생을 제도할 때 '용상用相'을 내면 안 된다. '자기가 치료한다, 자기는 보살이다' 라는 생각을 내지 말라는 거야. '중생상衆生相'을 내지 말라는 것은 '환자다' 이런 생각을 하지 말라 이거야. 왜냐하면 객관적으로 치료자가 환자보다 현실적으로는 더 환자인 경우가 많은데, 안 그래? 자네들도 종종 얘기하잖아. 환자 보면서 '아! 나보다 훨씬 건강하다' (웃음).

6) 치료자의 욕심과 치료비에 얽힌 이야기

C _ 환자를 치료해 주고 돈을 받거든요. 그런데 돈을 받으려면 뭘 해 줘야 한다는 마음이 많이 생깁니다.

이동식 _ 그게 문제지. 나는 환자 봐 주는 게 일종의 봉사라고. 그전에 어떤 환자가 그러더라고. "어떤 병을 고치면 치료비가 얼마다 하고 해야지 그까짓 치료비 받아가지고 뭐 하느냐고 말이야", 안 그래? 밤낮 낫지도 않는 환자 내가 외래에서 일주일에 두어 번 인터뷰하고 다 나았다면 값을 매길 수가 없잖아(웃음). 우리 8년 선배가 말하기를, 지금은 돌아가셨는데, "봄 되면 우리 숙모가 조울병이 되풀이되니까 재발 어떻게 안 될 수 없냐고?" 하루는 그 선배가 케익을 사 가지고 왔어. "왜 그러냐?" 하니 "앞으로 숙모가 정신치료 못할 것 같다."고 말이야. 그 선배가 자기 숙모보고 "이교수 덕에 나았으니까 인사를 가야 안 되겠느냐."고 하니까 숙모가 "내가 마음 고쳐 먹어서 좋아졌는데 인사갈 필요가 없다"고. 하하. 그런 사람 많지. 그러니까 나는 자기가 마음을 고쳐먹도록 도와준 거지. 허허허.

나는 환자를 봐도 뭘 했다 그런 생각이 없다고. 내 치료비라는 게 내가 해 준 것에 비하면 너무 싸다 이거야! 자네들한테도 마찬가지야! 자네들이 나한테 받은 거 평생 갚을 수가 없는 거야! 그거 잘 모르지?(웃음) 자네들은 다른 후배들, 환자들한테 갚아야지!

C _ 저는 환자한테 그런 게 잘 안 되더라고요.

이동식 _ 글쎄, 그게 치료를 충분히 못하니까 그런 거야.

C _ 제가 치료하는 환자의 한 90%는 정신치료를 계속 받을 수 없는 약물치료 환자인데 도움이 되는 뭔가를 해 줘야 한다는 생각이 들거든요.

이동식 _ 내가 할 수 있는 데까지 하는 거지. 할 수 없는 건 안 되는 거지. 정신치료 할 여건이 안 되면 약만 먹으라든지, 현실에 맞게 해야지.

C _ 그런 상황 속에 늘 있으니까 정신치료 환자를 볼 때도 자꾸 뭘 해 주려고 하는 게 있습니다.

이동식 _ 그게 자기 문제야. 자기 가족이라도 해주고 싶다고 맘대로 돼? 남 치료 하는 게 낫지(웃음).

PY _ 지나치게 양심적이어서 그런 것 아닌가요? (웃음)

이동식 _ 지나치게 양심적인 것 그것도 병이지.(웃음)

7) 정신치료의 효과는 치료자의 인격에 달려있다!

L _ 얼마 전에 KA선생하고 이야기하는 도중에요, 제 나름대로 정신치료에서 하는 작업이 뭐냐 하는 것을 이야기하다가 "진실을 밝혀 주는 게 아니겠느냐." 그런 대화를 했습니다.

이동식 _ 그렇지. 그렇게 말할 수 있지. 보스도 1985년 오파치아에서 "정신치료란 환자가 자유롭게 자기를 드러낼 수 있게 치료자 자신을 변화시키는 거다." 그렇게 말했어. 그것이 자네가 말한 "진실을 드러나게 한다, 자기를 드러나게 한다."는 거지. 현실이 드러나면 누가 봐도 똑같은 해결방법이 생기거든. 누가 이래라 저래라 할 필요가 없다고. 환자는 착각을 하고 있으니까 '착각을 없애준다' 그렇게도 말할 수 있지. 착각은 핵심감정에서 생긴다고.

　그러니까 『보조 법어』 『수심결』에도 "망상이 있는 것을 끊으려고 하지 말라. 망상을 끊으려고 하면 돌로 풀을 누르는 것과 같다." 안 없어진다 이거야. "깨달음이 더딘 것을 두려워하라." 각지즉무覺知卽無, 깨달으면 없어진다. 불교 수도라는 것은 각이 근본이야. '각覺'이란 걸 자네는 '진실을 드러낸다'라고 표현한 거지. 착각을 없애는 거지.

아까 그 모녀 같으면 어머니는 딸을 사랑한다고 하는데 딸은 자기를 괴롭힌다고 느끼잖아. 그러면 딸은 '어머니가 나를 사랑한다고 그렇게 하는 거다' 하는 걸 알고, 어머니는 '내가 사랑한다고 하는 게 딸을 괴롭히는 거다' 하는 것을 알 것 같으면, 어머니는 딸을 사랑한다면 괴롭히지 않으면 된다는 것을 깨닫게 되는 거지. 간단한 거야. 그렇게 양자가 깨달으면 해결되는 거 아냐? 깨달은 대로 하면.

L _ 이야기하다 보면 항상 결론이 '다 내 문제를 해결해야 되겠구나!' 이런 쪽으로 가는 것 같습니다(웃음).

이동식 _ 그렇지. 동양 그거는 전부 자기 문제 해결하는 것만 가르치지 다른 사람 치료하는 얘기는 없거든. 유교, 불교, 노자, 장자 전부가 그렇거든. 자기가 제대로 되면 가만히 있어도 치료고, 말해도 치료고, 움직여도 치료고, 일거수일투족이 다 치료가 된다 이거야. 그런데 자기 문제가 해결이 안 되면, 일거수일투족이 치료가 아니라 뭔가 문제를 만들어낸다 이거야. 정신분석 수련이 왜 오래 걸리냐 하면 그것은 치료자 자신의 문제를 치료하고, 개인지도감독 하는데 시간이 많이 걸리기 때문이야. 개인지도감독도 왜 하느냐 하면 환자 치료하는데 치료자 문제가 나오기 때문에 치료자 문제를 깨닫게 해주는 거라고. 그것은 경험적으로 동서가 다 일치하는 거고. 한스 스트럽Hans Strupp이 미국에서 한 40년간 돈 많이 들여서 정신치료를 연구한 결과도 마찬가지야.[12] "정신치료가 효과가 있나 없나?" 이렇게 물어

---

12) Strupp HH : 「Psychotherapy : Assessing Methods」 in Letters, Science, Vol.207, No.4431, P.590, 1980, Feb. 8.

가지고는 답이 안 나온다 이거야. "누가 한 정신치료가 효과가 있나? 없나?" 이래야 답이 나온다 이거지. 하는 사람에 따라 다른 거지 어떤 정신치료 그건 문제가 아닌 거지.

8) "목격하면 됐지!" ; 경봉 스님 등 여러 일화를 중심으로

PY_ 중년이 되면 먹는 것을 줄여야 되는데 머리로는 알아도(웃음) 입에서는 옛날에 먹던 식으로 계속 달라고 해 가지고 잘 안 고쳐지더라고요.

이동식_ 허전하니 그렇겠지. 딴 데 만족이 잘 안되니까. 뭐 자네를 잘 돌봐주는 사람이 없겠지. 그러니 자꾸 먹으려고 하겠지(웃음).

PY_ 제가 저를 돌봐야 될 입장입니다.

이동식_ 그러니까 그런 거지, 허허허. 그러니까 아동기 감정양식childhood emotional pattern이라 하는 그 밑바닥에 핵심감정이 있다고. 응? 20년 불면증 환자(사례P), 정신치료 35번 하고 유학 갔어. 그 환자 첫 시간에 15분 인터뷰하니까 세 살 때 첫 기억에 대한 그 느낌이 밤낮 느껴지는 핵심감정이다 하는 걸 내가 느꼈거든. 본인도 "계속 작동하는 그 감정이다." 이러는 거야. 딴 환자들도 그래. 매사에 늘 그 감정이 올라온단 말이야.

O_ 근데 핵심감정을 치료자가 보고 느끼지 않습니까?

이동식_ 본인이 또 느낀다고.

O_ 환자의 느낌을 보고 치료자의 느낌이 사실이냐 아니냐라는 것을 판단을 해야 될 것 아닙니까?

이동식_ 그러니까 판단하면 안 된다 이거지. 후설의 판단중지, 판단을 하면 투사가 된다 이거야. 알겠어? 그 구별을 알아야 돼!

L_ 지금 우리가 핵심감정을 느낀다고 말하는 것이 '느낌이냐?' 아니면 '머리로 아는 거냐?' 이것을 잘 구별해야 될 것 같습니다.

이동식_ 그러니까 해오解悟하고 증오證悟 거기에서 출발해야 돼. 개념과 현실을 잘 구분해야지. 서양 사람도 관계, relationship은 오로지 지각, perceive되지 개념화, conceptualize할 수 없다 이거야. 응? 요즈음 첨단에 있는 많은 서양 사람들도 '지각perception, 느낌feeling'은 말할 수 없고 개념화할 수 없다 이거야. 응? 그 두 가지를 항상 안 잊어버려야 돼. 지각, 느낌, 공감 거기에 이제 핵심이 있는 거야. 지각, 공감으로 해야지 개념으로 하면 안 된다. 생각으로 하면 안 된다 그게 아주 제일 중요한 거야.

L _ 불면증 사례 들었을 때, '아! 이게 이 사람 핵심감정이겠구나' 하고 공감보다는 판단을 하게 됩니다.

이동식 _ 공감이 되어야지. 정신분열병 여대생(사례N)도 "왜 입원했나? 엄마가 미워요." 그 순간 모든 게 탁 온다 이거야. 그 다음에 전개되는 것은 다 그걸 뒷받침하는 거란 말이야. 그 후에 20년간 병원 들락거린 이유는 그게 반복이 된 거고.

C _ 방금 L 선생 이야기에서 "이게 머리로 하는 거냐? 공감이냐?"하는 질문은 흑백으로 나뉘는 건 아니겠죠? 공감의 심도가 어느 정도냐 이런 차이 아닙니까?

이동식 _ 그러니까 일념불생이 부처다 이거야. 도 닦는 것은 생각을 없애는 거야. "생각은 다 망상이다! 지식도 다 망상이다!"이렇게 되는 거지. 그러니까 지각知覺은 탁 보고 오는 거고, 또 공감은 생각하기 전에 탁 느끼는 거야. 생각으로 하는 게 아니라 이거야.

월운 스님이 통도사 경봉 스님도 한번 만날겸 『서장書狀』을 지리산 밑에 절에 가서 마치자고, 5박6일 가자고 해서 나도 가려고 했는데 입원 환자 때문에 못 갔거든. 모두 갔다 와서 하는 이야기가 재미있다고. 간 사람들이 경봉 스님한테 좋은 말씀 해 달라 하니, 경봉 스님이 "목격하면 됐지! 탁 보면 됐지 말이야 뭐, 자꾸 말할 필요가 있나!" 그래도 좋은 말씀 해 달라 하니, 한 사람 한 사람 핵심을 팍팍 찌르니까 모두 거기에 감격을 해 가지고 말야.

모 교수는 공부 많이 하고, 술 좋아하고, 6·25때 부인 잃고 젊은 여자와 결혼했는데, 그 교수한테는 "너는 주색에 곯았다!" 이거야. 탁 보고! 그리고 나한테 오는 모대학 ○○○과장 그 사람보고는 "거 취미가 뭐꼬?" 그러더래. 등산이라 하니까, 어깨를 탁 치면서 "정신건강도 도모해야지!" 약간 편집증 끼가 있었거든. J○○이 보고는, J○○이는 그전에 여기서도 숭산 스님한테 "사량계교思量計較가 많다!" 두서너 시간 만에 말야 지적 받았어, 사량계교가 많다. K○○이 나한테 치료받고 있는데, "너는 여기 와서 한 1년 도를 닦으면 세상에 무서운 게 없어진다!" 이래서 심각하게 갈까 고민했다고(웃음). 그러니까 한 사람 한 사람 탁 보고 핵심을 팍!팍! 탁 보고 알아야지, 뭐 생각하고 이러면 안 된다고. 보고 안다 하는 것은 공감과 지각을 얘기하는 거야. 보면 알아야지 뭐 물어보고 이러면 벌써 시원찮은 거지.

전에도 내가 몇 번 얘기했지. 내가 헬스클럽에서 강연한 테이프 있잖아. 헬스클럽에 새로 아가씨가 왔는데 생글생글 웃고, 소화가 잘 안 된다고 그래. 그래서 "언제부터 안 되나?" 하니 "중학교 때부터 안 된다." 그래. "본래 그리 생글생글 웃나?" 하니 그것도 "중학교 때부터 화내는 게 안 좋다 생각해서 그랬다."는 거야. 그래서 "앞으로는 화낼 만한 것은 화내고, 말도 하고 그래라." 그랬더니 얼마 되지 않아 "소화가 잘 된다."고 해. 생글생글 웃는 게 자꾸 약해지고 나중에는 안 웃고 그러더니 시집갔다고 하데.

그 내용을 헬스클럽에서 강연했더니 이튿날 한 중소기업 사장이 아무도 없을 적에, 자기가 생글생글 웃는다고 말이야. 허허. 그 사람이 터줏대감처럼 내가 뭐 하려고 하면 안 비키고. 그래서 얼굴 보니 적개심이 많아. 여러 번 반복되는 걸 보고 난 후에 좀 비키라 그랬더니 기분이 나빠가지고(웃음). 그리고 지정석처럼 딱 목욕하고 나서 기름 바르고, 누가 그 자리 앉으면 기분 나빠하고 그랬는데. 내 강연 듣고 자기가 적개심이 많다 하는 걸 깨달은 거야. 요새는 그 사람도 생글생글 안 웃는데, 한참 후에 "형제가 몇이냐?" 하니 "3형제"라고, "몇째냐?" 했더니 "3남"이라 그래. 그래서 "아! 패권 다툼을 했구만!" 이랬더니 그 이후로 일체 좌석가지고 아무 말도 안 하고. 그 사람 완전히 나한테 잡혀가지고, 허허허. 그 사람 아주 영리한 사람이야. 금방 고치고 말이야, 하하하.

O _ 빠르네요, 하하.

L _ 패권 다툼하는 데 발달이 되었던 모양이지요, 하하.

PY _ 생글생글하는 여직원한테 물어보시기 전에 이미 어느 부분에서 문제가 있겠구나 감을 잡으시고 했겠죠?

이동식 _ 그렇지. 서서 이삼 분이면 탁 되는 거지 뭐. 옛날에 골프치다가도 말이야, 캐디가 감기가 잘 걸린다고 그래. 물어보니 그 전부터 좀 위축이 되어 있는데 캐디가 돼서 위축이 더 돼가지고 밤낮 감기 들게 된 거더라고. 그 다음에 물어보니 감기 안 걸린다고 그러더라고. 그런 건 생각하는 게 아니라 이렇게 느낌과 지각, 그런 거지. 응?

PY _ 저는 알기 위해서 물어보는데 선생님은 확인하시기 위해서 물어 보시는 거죠?

이동식 _ 그렇지. 요전에 월례회[13]에서도 그랬나? 물어보는 게 확인 내지 본인이 깨닫게 하기 위한 거지. 요전에 서강대학에 가서 자문면담시간에 환자보고 '편식'에 대해서 물었는데 이전엔 물어본 적이 없거든. 지금 내가 정신과 의사가 된 지 59년이 되나? 그러니까 그게 나에게 무슨 느낌이 오니까 이제 형제관계 물어보고. 형제관계라는 건 항상 부모하고 연결이 되어 있으니까. 그 한마디 물음에 모든 게 다 나왔단 말이야. 그래서 환자가 "오늘 큰 걸 얻었다." 했잖아. 응? "그런 사소한 걸로 어떻게 그런 게 되나?"

---

13) 1974년부터 매월 두 번째 금요일 오후에 하는 한국정신치료학회 월례사례발표회

이런 말을 그 환자가 했거든. 요다음에 비디오 한번 보라고.

　　그러니까 자네들은 묻는 게 자네들이 알려고 묻는 거고, 나는 환자가 쉽게 스스로 드러내게 묻는 거다. 나는 편식을 하나 안 하나 이걸 알기 위해서 물은 게 아니란 말이야, 알겠어? 목적이 거기에 있는 게 아니다. 그때 거기에 뭐 참석한 사람 한 번 더 얘기해 보지.

S _ 환자가 깨닫는 그런 게 있었고, 그것을 더 확실하게 해 주시고 그랬죠.

이동식 _ 그렇지. 자기가 "그런 사소한 걸로 그렇게 크게 문제가 되나?" 이런 말을 했거든. 그게 깨달은 거지. 그런 사소한 별 거 아닌 걸 가지고 사람을 미치게 만들 수가 있다고. 『노이로제의 이해와 치료』에도 있지. 내가 수도의대 있을 때 어머니가 아들보고 "너는 왜 고양이같이 생겼나?" (웃음) 이게 느낌이 어때? 자기가 만들어놓고. 이게 사람 미치게 하는 거 아냐? 그런 건 얼핏 보면 사소한 것 같지만 그게 굉장히 파괴적인 어머니의 적개심이 담겨 있는 거라. 응? 아들 입장에선 그런 것 가지고 뭐 시비할 수도 없고 말이야. 이런 경우는 바탕에 있는 어머니의 안 좋은 감정이 전달돼서 그렇단 말이야.

❧ 질의 응답 (2) ❧

이동식 _ 처음 시작할 때보다 뭔가 좀 오나? 덜 막막해? (웃음) 응? 자기 속에 뭐가 생겨야지. 그리고 핵심감정에 대해서 여태까지 이론적으로 공부한 것, 현재 자기가 이해하고 있는 것, 그것을 느껴야지. 그러니까 "모르는 것을 아는 게 아는 거다."공자도 얘기했고, 소크라테스도 똑같은 이야기를 했잖아.

KA _ 선생님께서 서강대에서 간호원 자문면담하실 때, "감정이 모호하다!

분명하지 않다!"고 지적하셨을 때 '선생님께서 이야기하신 그걸 나는 얘기할 수 있었겠나'라고 생각을 해 보니까 저는 그게 안 되더라구요.

이동식 _ 아, 그게 어렵지! 다른 사람도 그게 안 되잖아, 자네뿐만 아니라. 응?

KA _ 전 시간에 편식 이야기 나왔을 때도 같은 느낌이었습니다.

이동식 _ 그렇지 그런 것도 그게 아주 오묘한 그거야(웃음).

1) 핵심감정과 핵심역동의 구별점; 개념과 현실, 주관과 객관, 이론과 경험

O _ 보통 우리가 어떤 사물이나 관계를 지각할 때 지각 자체가 정확하게 안 되지 않습니까?

이동식 _ 지각이 바로 되면 진여眞如인데, 투사가 되면 다른 지각이 되는 거지.

O _ 뭐를 봐도 그렇게 자꾸 느끼니까 욕구가 들어가서 잘못된 지각이 생긴 다음에 일어나는 그 느낌이 핵심감정인지?

이동식 _ 그게 인지cognition와 감정emotion의 관계인데, 인지치료에서는 인지가 먼저인 것처럼 생각하는 경향이 있는 것 같애. 그런데 '그런 지각을 해서 감정이 일어난다.' 그러면 '왜 그렇게 지각이 되느냐' 하면, 그건 '그 밑바닥의 감정이 발동을 해서 투사가 된다' 이렇게 봐야 된다 이거지.

그러니까 1982년 제 2차 태평양 정신의학회 할 때, 그때 존 스피겔John Spiegel이 사회를 보았는데, 존 스피겔이 "불교에는 인지적cognitive이라 하는 게 없는 것 아니냐?" 그래서 "석가모니 깨달음의 핵심이 불취외상不取外相 자심반조自心返照. 그러니깐 전부가 투사다 이거지. 자기 감정에서 투사되어 나오니까 결국은 감정을 정화함으로 해서 투사가 없어진다."고 대답했거든. 그래서 존 스피겔이 "알겠다." 이렇게 되었거든.

그러니까 착각이 일어나는 것은 감정이 억압이 되어서 그 감정이 투사가 되어서 착각이 일어난다 이거지. 그러니까 감정을 정화하면 착각이 없어진다! 이렇게 된다고. 뭐 잘 납득이 안 가나?

O _ '감정' 하고 '의존욕구' 하고 어떻게 되는 건지?

이동식 _ 의존욕구가 감정이지(웃음). 그러니까 유교는 전부 '인욕지사人慾
之私' 사사로운 욕심을 없앤다 이거야. 불교에서 '집착執着'이다, '삼독三
毒'이다 하는 것도 다 감정, '애응지물' 그것도 다 감정이야. 노자, 장자가
'사의私意', 사적인 욕구라 한 것도 감정이고.

O _ 저는 '욕구'라는 것은 기본적으로 몸을 타고난 생물학적인 것인 줄로
만 알았습니다.

이동식 _ 그게 개념이지, 개념! (웃음) 개념수준에서 생각한 거지.

O _ 감정이라는 것은 이런 욕구가 부딪혀 가지고 생기는 것이라고 저는 알
고 있었습니다.

이동식 _ 글쎄, 그게 생각이라 이거야! 생각! 개념! 서양 사람들은 자꾸 개념
적으로 생각하거든. 1977년인가 하와이에서 세계정신의학회에 내가 도道
와 뭐…[14] 발표했을 때, 그게 녹음이 돼 있는데, 큰 방이 아니라서 막 밖에
서 서서 듣고 말이야. 내가 발표할 때 말이지(웃음). 그런데 사회자가 둘인
데 남자 사회자가 없고, 이스라엘 여자가 혼자 사회를 보는데, 나보다 먼저
발표한 BSC, 죽은 KJH 순서 때는 발표자보고 자기 소개하라 하고 말이야,
서양사람 발표할 때는 장황하게 뭘 연구하고 뭐 어쩌고저쩌고 말야, 이력
도 소개하고. 그래서 내가 '이게 돼 먹지 않았다!' (웃음) 그래서 내 순번이
돼서 내가 명함을 그냥 준 게 아니라 이래 '획–' 던져주고 "You introduce
me!" 이랬거든.

그러니까 명함보고 소개해서 이제 시작이 되었는데, 내가 발표하고 나니
막 질문이 쇄도해. 일본의 도이 다케오도 내가 발표하니 오라고 하고. 또

---

14) 1977년 호놀룰루 세계정신의학회 : 「道, 정신분석 그리고 실존사상Tao, Psychoanalysis
   and Existential Thought」.

East-West 센타, 『황제내경』 영어로 번역한 센타 여자 디렉터[15]인데 앉아 있고 말야, KKI다, 캐나다의 한국사람 닥터 SJK라고 정신분석하는 사람도 있고 한데, 대뜸 East-West 센터 디렉터가 말야 먼저 질문하는데, "What is the Western concept equal to nirvana?" 이랬거든. "열반에 해당되는 서양의 개념은 뭔가?" 나에게 질문했어. 그래서 내가 "서양 사람은 그런 걸 알려면 더 성숙해야 된다." 이랬더니(웃음) 일본인들이 최고로 그런 걸 좋아한다고. 일본인들은 그런 소리 못하거든. 일본인은 아무도 못해! 그리고 KKI하고, 캐나다에서 온 정신분석하는 닥터 SJK는 불안해서 앉았다 섰다 앉았다 섰다 하고, 한국 교포 정신과 여의사 둘이는 서서 말야, 소리 안 나게 박수를 치고 말이지(웃음). KKI한테 물어보라고, 그때 목격했으니, 그 광경을, 하하하. 그래가지고 질문이 들어오는데 전부 개념적인 사고란 말이야. 그래서 내 대답이 질문마다 "That's conceptual thinking! Conceptual thinking!"(웃음)

그다음에 'Beyond Health & Normality'라고 무아정신치료 심포지엄을 우리보다 큰 방에서 했는데, 월쉬Walsh[16]라고 있잖아. 무아정신치료 transpersonal psychotherapy 그 쪽에서 많이 유명하지. 이 친구 방에 갔더니 처음에는 인사도 잘 하고 이러더니 서양 사람을 그래 놓으니 이게 인사도 안 하고 그러더라고. 서양 사람하고 일본인은 그래. 처음엔 막 인사하고 이리 하다가 말이야, 자기 기분 나쁜 소리 있는 그대로 하면 인사도 안 하고. 일본인들도 그래(웃음).

동양 사상, 철학 연구하는 사람들도 한국서 자꾸 서양 교육을 받아서 서

15) Ilza Veith(1949, 1966) : 『The Yellow Emperor's Classic of Internal Medicine』
16) Roger Walsh : Frances Vaughan과 부부로 둘 다 저명한 트랜스퍼스널 학자. 『에고를 넘어서는 길Paths Beyond Ego – 트랜스퍼스널 비전The Transpersonal Vision』을 부인과 공동저술.

양화가 돼가지고 밤낮 개념이 어떻고 이런다고. 그 개념을 벗어나야 되는데 그게 안 된다 이거지. 그러니까 윌리암 바레트가 그걸 개념의 감옥, 플라톤 이후 서양 철학자가 갇혀있는 개념의 감옥, conceptual prison에서 해방시켜 주는 게 도道다. 도라는 약이다. 도는 그걸 일념불생즉위불一念不生卽爲佛이다. 념念, 생각, 개념을 벗어나야 된다. 개념은 현실을 가리키는 수단이지, 그 수단을 통해서 현실을 봤으면 개념을 버려라 하는 게 근본이라.

코후트가 좋은 예지만 경험을 해 놓고 금방 또 개념의 감옥으로 들어간다. 그렇게 해야 인정을 받으니까 책을 쓰고 뭐 논문을 쓰고 말이야. 일제시대 내가 프로이트 정신분석 보는데 뭐 'ego'다, 'id'다, 뭐다… '그게 뭐냐?' 이거야. 나는 항상 실물을 보려고 하니 시간이 오래 걸린다 이거야. 보통 요새 공부하는 거 보면, 개념을 외우는 거지 하나도 현실을 모른다 이거야. 응? 그러니까 정신치료하고 보통 인문사회과학하고 비교를 한다면, 인문사회과학은 개념만 알면 그것 가지고 다 강의하고 이러지만 정신치료는 아무리 알아도 환자가 나아야 되는 거지 환자가 안 나으면 아무 소용이 없는 거라고! 다른 학문은 예를 들어 경제학 같으면, 경제를 잘 운영 못해도 노벨상도 받고 할 수 있지만, 정신치료는 그게 안 된다 그거야! 현실에서 결과가 나와야지. 개념의 감옥이라 하는 그걸 잘 알아야 돼. 개념을 통해서 현실, 진리를 경험을 해.

C _ 『Comprehensive Textbook』에 인격장애 부분 보니까 "사람의 기본 동기가 자기보존하고 종족보존인데, 이게 기본욕동·basic drive을 만들고 그 다음에 사람한테 주관적으로 경험되기는 감정emotion으로 경험된다. 의미meaning라 하는 것도 감정에서 나오는 거다."라는 내용이 있었습니다.[17]

---

17) Cloninger CR, Svrakic DM(2000) : 「Personality Disorders」 In 『Kaplan & Sadock's Comprehensive Textbook of Psychiatry, 7th ed.』, ed. by Sadock BJ and Sadock VA, LIPPINCOTT Williams & Wilkins, p.1729(Motivation).

이동식_ 그렇지, 감정에서 의미가 나온다.

C_ 핵심감정과 이 내용의 연관성이 분명하게 이해가 안 됩니다.

이동식_ 정신분석이나 도나 거의 다 같은 현실을 이야기하고 있잖아. 소올도 정신분석이라는 게 분석 받는 사람이 분석자에게 느끼는 사랑받고 싶은 욕구, 그게 충족 안 돼서 적개심이 생기고 그걸 억압해서 병이 생기고. 사랑과 미움. 불교에서도 사랑과 미움. 미움은 사랑을 갈구하는데 안 돼서 생기고 말야. 그건 이제 있는 그대로의 현실을 말하는 것이거든. 모든 감정이 거기서 나오지. 사랑받으려고 하는 것도 다 개체, 종족 보존 거기서 다 나온 거란 말이야.

그런데 서양 이론적으로 하면 말이야, 보통 중심갈등이니 중심역동, 핵심역동, 소올의 핵심적인 감정군感情群 nuclear emotional constellation. 이 중에서 소올의 것이 제일 핵심감정에 가까운 거지. 내가 핵심감정이라고 하는 것은 환자가 느끼는 주관적 느낌이야. 그러니까 소올이 주동기 major motivation라 하는 건 동기 밑바닥에 있는 핵심감정이란 말이야. 그거는 느낌이라. 그거는 이제 공감이 돼야지! 공감! 응? 느낌이 와야지! 오이겐 블로일러Eugen Bleuler의 아들 만프레드 블로일러Manfred Bleuler도 10년 이상 정신분열증의 원인에 대해 생화학적 연구, 자가독autotoxin, 내분비 연구해도 결과가 없더라. 결국은 가족상호작용family interaction의 장애가 원인이다. 가족 상호간의 관계의 장애가 정신분열증의 원인이라고 했고, 그리고 융의 콤플렉스, 대혜 선사가 말하는 애응지물. 이런 것의 그 밑바닥에 있는 것이 핵심감정이다 이거야. 앞으로 그런 것들이 신경과학적으로 분명하게 밝혀질 날이 올 수 있는 거라. 그러니까 이 모두가 같은 것을 달리 말하는 거란 말이야. 그러니까 'central dynamics' 다 뭐 이런 거는 이제 관찰자로서 그런 걸 보고 말하는 거고, 내가 말하는 핵심감정이라는 것은 주관인 감정 그 자체. 그러니까 주동기 밑바닥에 그런 핵심감정이 있다 이거야. 그것이 자나깨나 일거수일투족에 작용한다 이거야.

O_ 핵심감정하고 핵심갈등이 어떻게 다릅니까?

이동식_ '갈등'이다, '역동'이다 하는 것은 서양 사람들이 관찰자로서 객관적으로 기술한 거고, 나는 '환자 자기가 느끼는 감정 그 자체'를 말하는 거야. 서양 사람들이 말하는 핵심역동 밑바닥에 핵심감정이 있다 이거야. 역동이라는 것은 관찰자로서 그걸 설명하는 말이고, 핵심감정은 환자 자신이 느끼는 주관적인 감정. 주관과 객관을 아직 잘 이해 못하니까 말이야. 지금 아직까지 자네들은 개념적으로 다 생각하고 있다고.

C_ 『금강경』 쪽에서는 사상四相, 즉, 아상·인상·중생상·수자상 등 이런 게 없어지면 각인데 '아상'이라든지 '인상'이라든지 그 자체가 인지적인 게 아니라 감정 자체가 포함된 그런 겁니까?

이동식_ 그러니까 같은 것을 말로써는 무수히 다르게 표현할 수 있다 이거지, 개념으로는 무수히.

C_ 핵심감정이 완전히 없어졌다 하면 자기라는 상이 없는 상태입니까?

이동식_ 완전하면 그렇게 되지…. 그런데 지금 자네도 자꾸 개념적으로 생각을 하는 거야. 하하하. 그게… 해오, 증오가 돼야 된다고. 허허허.

C_ 그런데 선생님께서 핵심감정에 대해서 뭔지 분명하게 아느냐고 말씀하시니까….

이동식_ 자기가 아는 거를 얘기하라 하는 거지.

C_ 예. 그것을 이야기해 볼라 하니까 핵심감정이 없는 상태하고 비교해서 이야기하게 되는 것 같습니다.

이동식_ 그러니까 '없는 것이 어떤 거냐?'를 알려면, 그 없는 것을 경험을 해야 알지, 허허허, 생각으로는 알 수가 없다 그 말이지. 증오라는 게 자기가 경험해서 아는 걸 증오, 증오가 진짜 아는 거란 말이야. 그러니 해오와 증오, 그 구별을 확실히 알아야지. 개념하고 현실, 달과 손가락. 달을 봐야 된다. 달이라는 게 현실이고 경험이다.

2) 부부관계에서 핵심감정을 잘 처리하려면…

L _ 핵심감정은 자기를 통해서 볼 수도 있을 테고, 환자들을 관찰하는 것으로도 볼 수 있겠지요?

이동식 _ 아, 그렇지. 우리 회원 중에 밤낮 일거수일투족 핵심감정이 발동하는 거 보이지? 몇 사람 있잖아? 그거 보면 알잖아(웃음). 그거는 보이지? 일거수일투족을 지배하고 있다(웃음). 그러니까 핵심감정을 자꾸 깨닫게 해서 벗어나게끔 도와주는 게 정신분석의 훈습, working through. 깨달음으로 자꾸 대치시키는 것이지. 혼자라도 자기 핵심감정을 일거수일투족 나타날 때마다 빨리 깨달아서 벗어나고 이걸 자꾸 반복하면 되는 거지. 응? 아무리 치료받아도 그게 잘 안 되면 잘 안 되는 거고. 내가 일거수일투족에서 반복하는 장애물, 그걸 빨리 깨달아서 벗어난다. 그걸 반복하면 건강해질 수 있는 거고 말이야.

그러니까 문제는 핵심감정을 자각하고 받아들여야 된다 이 말이야. 자기 감정을 받아들여야 하는 거야. 보통 환자가 자기에게 그런 게 있으면 치료도 안 하고 남한테 보이려고도 안 하고 그러는데, 그러면 안 된다고. 아무리 나쁜 것이라도 자기가 느끼고 생각하는 것을 '아! 내가 이런 생각을 하고 있구나' 그걸 받아들이고, '왜 이런가?' '지금 그런 게 필요한가?' 말이야 이래서 자꾸 벗어나는 작업을 하면 돼. 환자뿐만 아니라 우리가 자꾸 남하고 트러블이 있는 것도 상대방을 인정 안 하니까 갈등이 되는 거거든. 제일 이해하기 쉬운 건 부부야. 상대방이 현실적으론 이런 사람인데 '그렇다' 하는 것을 인정하고, '그런 사람하고 내가 어떻게 상종하느냐?' 이게 나와야 되는데, 자기가 이상적인 부인, 이상적인 남편 이미지를 딱 갖고 자기 남편이나 마누라는 그렇지 않은데도 그렇지 않다고 불만을 갖는다 이거야. 그러니까 밤낮 트러블이 생긴다고. 자기도 그렇고 남도 있는 그대로 인정을 해야 된다고. 그 인정을 하면 다 해결이 되는데 인정을 안 하기 때문에 부부갈등이 생긴다고. 그 무슨 소린지 알겠어? (웃음) 인정만 하면 다 되는 거야. 인정하면 그게 진여眞如란 말이야! 진여眞如! 현실 그대로!

L _ 환자분들 보면 '남편이란 모름지기 이래야 되지 않느냐?' 이런 게 많아요.

이동식 _ 그게 잘못 된 거야. 상대방의 현실을 인정하지 않는 거지. 그러는 것보다 '당신 왜 그렇게 됐나?' 이렇게 하면 말이 되지. 인정하고 들어가야지.

3) 결혼과 연애감정의 실체

L _ 결혼하고 나면 좋을 거라는 환상적인 기대가 깨져서 문제가 유발된 환자가 있었습니다(웃음).

이동식 _ 아, 그게 누구든지 잘못된 거지. 옛날에는 '혼婚' 자가 어두울 혼昏 자, 계집 녀女자로 되어 있는데, 결혼을 하면 아주 고생길에 들어가기 때문에 축하할 일이 아니다 이거지. 밤에 몰래 했다 그래. 왜냐하면 결혼을 하면 남자나 여자나 고생길에 들어가니까 말야. 요새는 뭐 결혼하면 천당 가는 줄 알고 착각하고, 허허허. 요새 환상이 깨지니까 1/3이 이혼한다잖아. 서양 사람 책에도 있어 『Marital Interaction』. 그게 결혼생활의 갈등이 로맨틱 러브 그것 때문에 생긴다고 한다고. 결혼하면 남자나 여자나 고생길에 들어가는 건데, 연애할 때처럼 그런 낭만적인 것을 기대하니까 그거 뭐 충족이 될 수 없다고.

　우리가 자랄 때는 말도 모르는 애들한테도 "그래가지고 시집가겠나? 뭐 장가가겠나?" 이렇게 결혼해서 아버지 어머니 노릇할 마음의 준비시키고 했는데, 지금은 그런 게 전혀 없거든. 시집가는데 이건 아무 준비도 없이 가니 잘 될 수가 없는 거지. 자기가 남편으로서 아내로서 해야 할 일이 뭐다 이런 걸 모르고 하니까 그런 거라고.

이혼하겠다는 여자 환자였는데, 요새 집에서 어머니들이 여자 애도 일도 안 시키고 공부만 하라고 받들어주고 이러니 말이야, 시집가서도 시어머니가 그렇게 안 해준다 이래서 인제 불평이 생긴 거란 말이야. 그 환자는 한 열 번인가 열 한 번 하고 뿌리가 깊지 않으니까 깨닫고 해결이 됐다고. 그러니까 시어머니가 잘 해 줘도 말이야 잘 해 주는 것이 아니다 이거지(웃음). 친정어머니처럼 막 받들어 주지 않으니까 갈등이 생긴 거야. 자기가 시집 왔다 하는 그게 없는 거라. 시집가면 자기는 모든 사람한테 봉사해야 될 위치에 선다 하는 걸 모르고 거꾸로 받기만 하려 하니까 고통이 생기지.

연애감정이라는 게 다 환상이지! 환상! 하나님이 자손 생산하라고 환상을 심어줘서 결합하도록 한 수단이지! 수단! 응? 환상이 없으면 남자 여자 봐도 아무런 느낌이 없게 되면 자손이 생기나 말이야. 환상! (웃음)

KO _ 산통産痛을 익히 알면 누가 결혼하겠습니까?

이동식 _ 서양사람도 정신분석에서 보면 그것은 여자로서의 행복이다 그런 게 있어.

4) 핵심감정을 다루면 치료 시간을 대폭 단축시킬 수 있다

이동식 _ 그러니까 핵심감정이라는 건 환자가 느끼는 주관적인 느낌인데 원래 '느낌'이라 하는 것은 말로 할 수 없는 거니까 느껴야 된다고. 주자의 『시경詩經』 서序를 보면, "시라 하는 것은 말로 할 수 없는 것을 말로 하는 것이다." 도사들이 깨달았을 적에 그 느낌을 시로 읊거든. 그게 게송偈頌이라고. '말로 할 수 없는 것을 말로 하는 게 시다' 이거야.

자네 나한테 의뢰한 환자도 외가에 세 살부터 다섯 살 때까지인가 가 있었는데 내내 장닭이 다른 사람한테는 안 덤비고 걔한테만 덤빈다 이거야.

그때 느낌이 '아! 그러면 외갓집 가기 전부터 불안 공포가 있었다' 이렇게 느껴온다 이거야. 그래서 엄마에게 물어보니 그렇다 이거야. 그런 게 자꾸 거슬러 올라가서 엄마 뱃속시절까지 이제 연결이 돼.(참조 제6장 사례 D)

C_ 외가 가기 전에도 텔레비전 같은 데 귀신이나 그런 거 나오면 막 숨고 도망가고 그랬다고 하더라고요.

이동식_ 자네는 그 말 들었을 적에 느낌이 안 왔어?

C_ 그러니까 저는 그렇게까지 상세하게 안 했고, '아 그때 기가 죽어 있었구나!' 이렇게만… 그러니까 선생님은 구체적으로 딱딱 안으로 들어가시는데 저는 그 전부터 기가 죽어있었다라고 생각하고 '그 앞에 어머니가 그렇게 해서 낳았으니까 그랬겠다' 제 생각으로 그쳤던 것 같습니다.

이동식_ 그래? 그게 생각이란 말이야. 나는 느낌을 찾아간다고. 테일러 Graeme Taylor도 그랬지만 자기네들은 "what do you think?" 뭘 생각하나? 생각을 묻는데, 나는 "what do you feel?" 감정을 묻는다, 환자한테 묻는 그게 다르다 이거야.[18]

C_ 저는 제 머리 속에서 생각하는데 선생님은 그 환자나 어머니의 느낌을 드러내게 하시는 거기서 차이가 있었습니다.

이동식_ 그렇지, 자네가 하는 것은 서양 사람 식으로 역동 이런 걸 생각한다고. 응? 로딘, 테일러 소감 한번 다시 읽어보지. 서양 사람들 평도 그랬지만 느낌을 따라가면 아주 신속하게 핵심으로 들어간다 이거지.

5) 핵심감정을 다룰 때 주의점

KB_ 핵심감정을 다룰 때 부작용이 없습니까?

---

18) Psychotherapy Workshop(1997.11.30) : Dr. RHEE Dongshick's Cases(한국, 서울), 캐나다 토론토 대학의 Graeme Taylor, M.D.와 Gary Rodin, M.D.가 참여함.

이동식 _ 잘 못 건드리면 안 되지. 환자의 근기를 잘 보고 어느 정도 견딜 수 있는지? 건드릴 수 있는 단계인가 아닌가? 그 때를 맞춰야지, 때.

KB _ 이야기하실 때 부작용에 대해서 이야기한 적이 한 번도 없어서요.

이동식 _ 잘못하면 전부 다 부작용이 생기지. 정신치료 자체가 위험천만이야, 진검승부眞劍勝負[19]라고. 옛날에 CCC가 레지던트 2년차일 때, 환자가 처녀인데, "책 들고 있는 사람하고 같이 가다가 그 사람이 사라지고, 그 다음에 폭한들을 만나서 고생하다가 겨우 고개를 넘었다." 이런 꿈을 꿨다는 거야. 그래서 책 든 사람이 누구냐니까 B○○가 CCC가 밤낮 책 들고 다닌다고 그래. CCC가 중심역동으로 "남자로부터 윤간을 당해서 병이 났다." 이런 말을 했단 말이야. 그러니까 그 내용은 맞지만 그 환자가 그걸 견딜 수 있는 때가 아직 안 되었는데 의사가 얘기해 주니까 환자는 전신에 반점이 나고 말이야, 환자는 인터뷰 해달라고 하는데 CCC는 자기 약속 있다고 가 버리고, 그러니까 자살기도를 했는데 겨우 살아났다 그래. 그러니까 겨우 살아나서 고개를 넘은 거란 말이야. 그러니까 정신치료를 잘못하면 그렇게 위험한 거야. 응? 역동은 맞지만 그걸 환자한테 알려서 되는 건지 그 시기를 맞춰야 된다 이거야. CCC가 그전에는 인정하더니 요새는 잘 인정하지 않으려고 하데.(웃음)

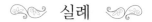

실례

※ 제2부 도정신치료의 사례 N, O, P를 참조

---

19) 眞劍勝負 : 일본어 신켄쇼부(しんけんしょうぶ)에서 온 말로, 연습이 아니라 실전이라는 뜻. 실제 칼로 승부를 겨루므로 그만큼 위험하다. 정신치료가 그와 같다는 의미.

제 6 장

첫 면담

첫 면담은 치료자와 환자가 서로 쳐다보는 순간의 느낌에서 시작되며 느낌이 중요하다. 환자의 마음속에 이 치료자는 내 마음을 이해하고 고쳐줄 수 있겠구나 하는 느낌이 와야 한다. 이 사람은 내 마음을 알고 있구나 하는 믿음이 생겨야 한다. 그럴려면 치료자의 마음이 비어있고 환자에게 집중이 되어 있어야 된다. 핵심감정을 빨리 파악해서 환자에게 전달하고 환자가 자기 문제의 뿌리를 알고 이것을 고치면 되겠구나 하는 느낌을 느끼게 해야 한다.

∞ 질의 응답 ∞

1) 먼저 핵심감정을 파악해야…

S _ 알렉산더Alexander는[1], 분석 첫 시간에 분석가가 가능한 한 빨리 적당한 역동적 공식화에 도달하려면, 내부의 능동적인 지적 주도성active intellectual initiative을 가져야 한다고 했습니다. 그래야 되는 두 가지 이유

---

1) Alexander F, French TM(1974) : 『Psychoanalytic therapy, principles and application』, Lincoln and London, University of Nebraska Press, pp.109~116.

가 있는데, 첫 번째는 나머지 시간보다 처음 몇 회의 분석시간에서 전체적인 환자의 문제와 생활력에 대한 분명한 모습을 얻기가 쉽다고 했습니다. 그리고 분석가가 환자의 문제에 대해 전체적으로 적절히 조망을 얻기 쉬운 때가 이 시기이며, 환자도 분석가와의 관계에서 감정적으로 깊게 연루되기 전이기 때문이라고 했습니다.

이동식 _ 그러니까 그 사람들은 '정신역동'이라 하는데, 나는 그 밑바닥에, 아주 바닥에 '핵심감정'이 있다 이거야. 그러니까 '주관적인 환자의 느낌 그 자체.' '역동' 하면 그게 '생각'이거든. '생각'과 '감정'. 그게 다르다고. '생각'밑에 '감정'이 있다 이거야. 내 식으로 표현한다면, '핵심감정을 파악하고 있어라' 그 말이야. '조망'이라면 관찰하는 입장이고 생각이 들어가 있어서 공감이 안 되어 있다고. 왜냐하면 밑바닥에 일거수일투족에 핵심감정이 있으니까.

S _ 두 번째 이유는 치료 계획을 가능한 한 빨리 스케치할 필요가 있으며, 계획 없는 치료는 나중에 예기치 못한 어려움에 처할 위험이 있다고 했습니다. 그래서 가능한 한 빨리 포괄적인 치료계획을 수립하고, 비록 잠정적이라도 미리 앞서 보려고 시도하는 것이 매우 중요하다고 했습니다. 우리가 환자에게 무엇을 시도할 것인가, 무엇을 달성하기 바라나, 또 특히 어떤 부작용들이 예상되고 이것들을 우리가 어떻게 처리할 것인가 이러한 계획을 말합니다.

C _ 여기서 알렉산더 이야기는 치료 계획을 초기에 가능한 빨리 스케치해야 된다 하는 이야기거든요. 그런데 선생님이 하시는 치료에서는 의도적으로 뭘 스케치한다거나 이런 느낌을 못 받거든요. 그것하고는 어떻게 다른가요?

이동식 _ 뭐 머릿속에서 느낌으로 이런 게 생기긴 생기지. 그러니까 '생각'과 '느낌'(웃음), 항상 그걸 머리에 두라고. '생각이냐? 느낌을 공감하는 거냐?' 응? 도 닦는 데 생각은 망상이다 이거야. 느낌만이 현실이야.

그럼 사례녹음 청취로 넘어가지. 이 사례는 C선생이 환자하고 어머니하고 몇 번 한 뒤에 나한테 보낸 거지?

C _ 제가 한 8~9번을 하고 난 후인 듯싶습니다. 이 환자는 제가 치료를 하다가 선생님께 환자를 보내 가지고 선생님이 일주일에 한 번 하시고 제가 일주일에 한 번 하고 있는데, 선생님하고 첫 번째 시간입니다.

이동식 _ 나한테 오기 직전에 어떤 상태에 있었나?

C _ 이 환자는 ○○학과를 나온 사람인데, 대학 졸업 후 모 대기업에 취직했다가 적응을 못해서 회사를 그만두고, 현재 아버지가 경영하는 회사에 다니고 있습니다. 대인 관계가 어렵고 관계 망상이나 피해적인 사고가 약간 있는 상태입니다.

이 환자의 어머니는 대학을 나와 교사로 재직했었고, 아버지는 고등학교를 졸업한 분입니다. 그런데 아버지가 어머니를 굉장히 좋아했는데, 어머니가 연애결혼 안 한다고 거절하니까, 포기하고 장가를 갔다가, 장가간 지 한 달 만에 '도저히 안 되겠다. 나는 저 사람하고 결혼해야 되겠다' 하고, 옛날 부인을 소박시키다시피 하고는 이 어머니를 계속 따라다녔습니다. 이 어머니로서는 결혼한 남자가 자기를 자꾸 따라다니는 상황이 되었습니다. 몇 달 그런 상태가 지속되니까 이 어머니도 마음이 동해서 두 사람이 결혼하기 전에 임신을 하게 되어 둘이 동거를 하게 되었고, 그래서 친정에서는 하는 수 없이 결혼을 허락하게 되었습니다.

이 환자는 결혼 전에 임신이 돼서 결혼 후에 태어난 그 아이입니다. 어머니와 외할머니는 상황이 이렇게 된 것에 대해 종교적으로 굉장히 죄책감을 많이 가졌습니다. 그런데다가 결혼 자체에 대해서도 갈등이 많았고, 임신 중에도 입덧도 심해서 고생을 많이 하였습니다. 이런 이유로 결혼하고 출산 후에도 자기가 늘 떳떳하지 못한 기분으로 살았습니다. 그런데다가 아버지는 술을 많이 먹는 불안정한 성격이어서 환자와 어머니에게 불안을 가중시켰습니다. 그래서 어머니는 내가 이런 식으로 결혼해 가지고 저런 벌을 받는다는 기분으로 늘 불안하게 생활했습니다.

이동식 _ 여기 오기 전에 치료가 어떻게 됐어?

C _ 제가 치료할 때 첫 시간에 적어도 '이 환자의 어머니가 그런 갈등으로 환자가 병이 났겠구나!' 제가 선생님께 의뢰 드리게 된 주된 그 난관이 뭐였냐 하면, 머리로는 알겠는데, 이 환자의 감정 상태, 원래 불안의 뿌리에까지 가 닿을 수 없다는 느낌, 그것 때문에 선생님께 의뢰 드리게 되었습니다.

이동식 _ 뭘 못해?

C _ 머리로는 어머니가 불안했고 예를 들면 애를 자기가 낳아 가지고 데리고 다니는 게 떳떳하지 않은 기분, 죄책감 비슷한 느낌이 있어서 애 입장에서는 늘 자기가 세상에 없어야 할 존재 비슷한 이런 기분으로 살아온 게 아닌가 싶은데, 제가 머리로는 이것을 알겠는데 환자의 그 심정에 가 닿기가 어려운 상황, 그게 제일 어려웠습니다.

L _ 그게 치료 작업에서 어떤 식으로 부딪히던가요?

C _ 그러니까 환자 어머니도 굉장히 협조적이고 "내가 잘못한 것 같다, 내 탓이다." 이렇게 이야기하고 협조적이고, 환자도 뭐든지 이야기하면 그냥 무조건 수긍해 버리는 쪽으로 이렇게 되니까 치료에 감정적인 작용이 안 일어나고 있습니다. 그냥 받아들여버리고, 그렇다고 감정적인 반응이 살아나지도 않고 이러니까 치료하기가 힘들었습니다.

L _ 그러니까 선생님이 기대하시는 뭔가 치료적인 상호작용이 잘 안 보이더라는 거죠?

C _ 감정적인 뭐가 이런 느낌이 이렇게 됐으면 좋겠는데 잘 안 되고, 치료를 하긴 하는데 어떻게 해야 이 사람의 진짜 그 감정에 가 닿아서 그것이 살

168

아나게 될 수 있나? 환자가 강박적인 것이 좀 있긴 있지만 말입니다.

L _ 환자가 자기를 보고하거나 치료에 임하는 태도 같은 것은 좀 어떤 편입니까?

C _ 어머니가 환자를 데리고 오고 있는 상황이고, 환자는 혼자 가라 하면 안 오려고 하기보다 시간을 잊어버리곤 합니다.

이동식 _ 처음부터 어머니가 데리고 왔다 이거야?

C _ 예. 처음엔 어머니가 데리고 왔습니다.

이동식 _ 음. 환자가 온 게 아니라?

C _ 예. 그리고 본인도 반대하는 입장은 아니고, '문제 있다 가봐야 되겠다!' 이렇게 생각은 하고 왔다고 합니다.

H _ 남자?

C _ 예. 남자입니다.

H _ 몇 살?

C _ 나이가 스물여덟 되지 싶습니다.

L _ 그 회사를 그만두게 된 이유는 뭐라고 하셨지요?

C _ 회사에서 이 사람이 계속 실수하고 숫자 같은 거 다 틀리고, 경리 비슷한 이런 쪽으로 들어갔는데 사람들하고 적응 안 되고 불안해 해서 그만 뒀다고 했습니다.

L _ 자진사퇴입니까, 권고사퇴입니까?

C _ 회사에서 거의 그만 뒀으면 하는 분위기였답니다.

사례 D : 뱃속에서부터 시작된 불안 (환 : 환자, 모 : 환자 어머니, 치 : 치료자)

　　모 _ 늦어서 죄송합니다.
　　치 _ 어?
　　모 _ 늦어서 죄송합니다.
　　치 _ 어?

모, 환 _ 늦어서 죄송합니다.

치 _ 어~! 뭐 괜찮아. 비행기가 그래서.

모 _ 8시 반에.

치 _ 비행기가 뭐 연발했구먼?

모 _ 예. 지연돼 가지고, 8시 반에 출발하는 비행기를 표를 어제 가서 다 해놨는데.

치 _ 어, 그래 몇 분이나 늦었어?

모 _ 두 시간 늦게 탄 거예요

치 _ 어이구. 그래?

모 _ 안개 때문에. 이런 일이 일 년에 한 번 정도 있다고 합니다.

치 _ 어데, 결혼은 했어?

환 _ 결혼은 못, 안 했습니다.

치 _ 총각이야?

모, 환 _ 예.

치 _ 직장은?

환 _ 직장은 그만 뒀습니다.

치 _ 언제?

환 _ 작년.

치 _ 어?

환 _ 작년 6월 달에, 작년 8월 달인가?

치 _ 얼마 동안 근무하다가?

환 _ 6개월 정도.

치 _ 6개월? 왜 그만뒀어?

환 _ 적성에 안 맞는 것 같고.

치 _ 어?

환 _ 대기업에 근무했었는데 적성에 안 맞는 것 같아서.

치 _ 성격에 안 맞아?

환 _ 예.

치 _ 어떻게 안 맞아?

환 _ 숫자를 다루고.

치 _ 뭐?

환 _ 숫자를 다루는 거 하구요.

치 _ 숫자?

환 _ 예.

치 _ 숫자를 싫어해?

환 _ 예. 회계 업무를 했습니다.

치 _ 회계 맡았어? 무슨 과 나왔는데?

환 _ ○○학과 졸업했습니다.

치 _ 음. 그렇지. 회계하고는 다르겠지. 어~, 그럼 아버지. 어머니는 지금 몇 살?

모 _ 지금 52세입니다.

치 _ 건강은?

모 _ 예. 뭐 비교적 건강합니다.

치 _ 성격은?

모 _ 성격은 좀 내성적이라고 보는데요(웃음). 제 자신이 그런가 하고.

치 _ 아버지는 몇 살?

모 _ 아버지는 57세입니다.

치 _ 거기는 뭐 건강해?

모 _ 예. 뭐 건강한 편은 아니래도 그 나름대로 건강하지요.

치 _ 뭐, 병은 없고?

모 _ 예. 병은 특별한 거는 지금 가진 거는 없고, 조금씩 다 나쁘더라고요. 당뇨 좀, 고혈압도 약간.

치 _ 아버지 성격은 어때요?

모 _ 성격은 좀 급하고, 급하면서 다혈질이라.

치 _ 직업은?

모 _ 직업은 ○○사업합니다.

치 _ 그래 사업은 뭐 괜찮게 돼요?

모 _ 그 동안 많이 힘들었습니다, IMF 때문에 많이 힘들고. 또 성격적으로 모험을 즐기기 때문에 조금 뭐 이렇게 뭐라고 그러나. 높낮이가 심해서 기복이 좀 많이 있었습니다.

치 _ 지금은 어때요?

모 _ 지금은 뭐 그런 대로 다 잘하고 있습니다. 꾸려나가고 있습니다.

치 _ 그래 형제가 몇, 장남이야?

환 _ 2남 1녀 중 장남입니다.

치 _ 어?

모 _ 2남 1녀 중 장남.

치 _ 동생은? 바로 밑에 여자야?

모 _ 남자 .

환 _ 남자 동생입니다.

치 _ 몇 살?

환 _ 26살입니다.

치 _ 두 살 터울이네?

모 _ 네.

치 _ 그리고 또 여동생?

환 _ 20살.

치 _ 동생들은 뭐하나?

환 _ 동생들 하나는 저기 아버지 회사에서 일하고 있고.

치 _ 남동생?

모, 환 _ 네.

환 _ 여동생은 대학생입니다.

치 _ 어디?

모 _ ○○에 저. ○○대학교라고 거기 ○○학과에 다닙니다.

치 _ 어, ○○대?

모 _ 예.

치 _ 동생들 성격은 어때, 문제가 없나?

모 _ 동생들은 좀, 예.

치 _ 어?

모 _ 얘하고는 조금 다르더라고요. 문제가 있긴 있겠지요(웃음).

치 _ (웃음) 얘보단 나아? 그래, 자넨 문제가 뭐야?

환 _ 좀 불안합니다.

치 _ 응?

환 _ 사는 게 좀 불안합니다.

치 _ 불안?

환 _ 예.

치 _ 제일 뭐 큰 게 불안이야?

환 _ 예. 직장을 그만두게 돼서 불안, 불안하구요.

치 _ 또 뭐가 있어? 있는 대로 다 얘기해 봐.

환 _ 또 뭐 좀 이렇게 대인관계가 원만하게 잘 안 되고요.

치 _ 음. 어떻게 원만하게?

환 _ 친구가 없습니다.

치 _ 응?

환 _ 친구가 없습니다.

치 _ 어릴 때도 그래?

환 _ 어릴 때부터 쭉 그래 왔습니다.

치 _ 그게 문제네. 그리고 또?

환 _ 그리고 또 사는 게 좀 불안하고.

치 _ 다른 건 없어?

환 _ 경제적인 염려도 좀 되고요.

치 _ 음. 경제적인 염려라니.

환 _ 직장을 그만둬서.

치 _ 그 뭐 여자도 교제를 안 해 봤나?

환 _ 교제를 한번 했었습니다.

치 _ 해서 우에(=어떻게) 됐어?

환 _ 잘 안 됐습니다.

치 _ 그 후에는 없어 그래?

환 _ 그 후에는 지금 만나는 여학생 있습니다.

치 _ 있어?

환 _ 예.

치 _ 얼마 동안 만나?

환 _ 만난 지 두 달, 한두 달 정도밖에 안 됐습니다.

치 _ 거긴 어때, 잘 돼?

환 _ (웃음) 아직 잘 모르겠습니다.

치 _ 음.

모 _ 거긴 선 본 사람입니다.

치 _ 성당에서 만났어?

모 _ 선 본 사람. 선, 맞선을 본 사람.

치 _ 아~. 그래 뭐 언제부터 그렇게 응? 불안하고?
환 _ 그거는 아주 어릴 때부터 그랬던 것 같습니다.
치 _ 첫 기억이 뭐가 있나?
환 _ 불안한 기억이요?
치 _ 제일 어릴 때 기억.
환 _ 아버지께서 사업을 하시다가.
치 _ 응?
환 _ 아버지께서 사업을 하시다가 곤경에 처하신 적이 몇 번 있는 기억이 있었는데 그때 많이 불안했거든요. 장남으로서.
치 _ 그게 몇 살 때?
환 _ 그냥 초등학교 때.
치 _ 어?
환 _ 초등학교 때.

치 _ 그전의 기억, 두서너 살 뭐 서너 너댓 살 뭐.
모 _ 제일 어렸을 때.
환 _ 제일 어렸을 때 불안했던 기억은.
치 _ 응?
환 _ 제일 어렸을 때 불안했던 기억은 저기 시골집에 있었는데 거기 엄마가.
치 _ 몇 살 때?
환 _ 시골집에 있었는데
모 _ 친정에 보내놨어요. 외갓집에서.
치 _ 아, 얼마 동안, 언제부터 언제까지?
환 _ 5살 때부터 6살 때까지.
모 _ 한 6개월 정도.
환 _ 한 5개월.
치 _ 5개월?
환 _ 예. 5개월.
모 _ 한 4~5개월쯤.

치 _ 음. 그때 기억이 있어? 어떤 게 있어?

환 _ 거기 닭이, 아주 나이든 닭이 한 마리 있었는데.

치 _ 닭?

환 _ 예. 동물을 두려워하는 걸 알고 저를 많이 괴롭혔어요. 그때 불안했어요.

치 _ 그래? 닭이 뭐 어떻게 했는데?

모 _ 장닭이 큰 거 한 마리가 있었는데요.

치 _ 음.

모 _ 그게 얘한테 자꾸 덤벼드는 거예요. 다른 사람한테는 안 그러는데 얘가 방안에 있어도 방안을 껑충 뛰어 올라서 공격을 하고 그러더라고요.

치 _ 공격을 해?

환 _ 예.

치 _ 음(웃음). 그게 몇 살 때인데? 다섯 살?

환 _ 예.

치 _ 그 전의 기억은 없어?

환 _ 그전의 기억은 없습니다.

치 _ 응?

환 _ 그전의 기억은 없습니다.

치 _ 본래 성격이 지금이나 마찬가지야? 성격.

환 _ 예. 지금은 내성적입니다. 원래 성격이 내성적.

치 _ 그리고 뭐 병 앓거나 뭐 그런 건 없어?

환 _ B형 간염 보균자입니다.

모 _ 네. 간염을 잠깐 앓았는데요.

치 _ 언제?

모 _ 고3때.

치 _ 그래 다 나았어?

모 _ 예. 완전히 완치가 됐다고 해 가지고. 활동하는 거는 괜찮습니다.

치 _ 그 다음에 다른 거는?

모 _ 다른 거는 없습니다.

치 _ 응?

환 _ 다른 질병은 없습니다.

치 _ 음. 그러면 외가는 왜 갔어?

모 _ 외가에는 지는 잘 모를 겁니다. 근데 제가 둘째 애 낳고 제가 좀 많이 몸도 허약해지고 힘이 들어 가지고 친정어머님이 시골에 좀 데리고 가 있겠다 해 가지고 둘이를 남자애 둘이를 두 살 터울로 낳아가지고 좀 힘이 들고 제가 그때 몸이 좀 안 좋아서 그래 어머니가 얘를 데리고 가셨습니다.

치 _ 시골이 어디인데?

모 _ 시골이요, ○○이요. 아주 시골인데.

치 _ 그래 뭐 거기 가서 울고 그러진 않았대?

모 _ 울고 그러진 않았는데, 얘가 조금 그때부터 좀 많이 불안하고 겁이 많더라고요. 어린애가.

치 _ 응?

모 _ 겁이 참 많더라고요. 그러니까 닭 같은 거를 보면 겁을 많이 내더라고요. 그러니까 그게 얘만 보면 어른들한테는 안 그러는데 얘만 보면 자꾸 달려드는 거예요. 그래가지고는 외할머니가 애가 놀래겠다고 닭을 잡아먹었어요(웃음).

치 _ (웃음) 그러니까 그렇게 시달린 게 얼마나 시달렸어? 내내 시달렸나? 5개월 동안?

환 _ 거기 있을 동안 예. 거기 있을 동안 계속 그랬습니다.

치 _ 어, 잡아먹은 건 오고 난 후에 잡아먹은 거야?

모 _ 저희가 내려가니까 자꾸 닭이 달려든다 하면서 사위가 왔으니까 이제 우리 어머님이 닭 저거 저대로 놔두면 안 되겠다 하고 잡아먹었어요.

치 _ 오고 난 후에 잡아먹었구먼?

모 _ 아니, 저희가 얘를 데리러 갔거든요. 갔을 때.

치 _ 근데 그러니까네 그때네. 있는 동안에는 당했다.

모 _ 예.

환 _ 겁이 많은 성격입니다. 겁이 좀 많고.

치 _ 닭이 달려들기 전에도 겁을 먹었다 이거지, 응? (예) 모르지 겁을 먹으니까 닭이 달려드는지. 동물이 그렇다고. 맹수도 뭐 이 사람이 불안하면 확 덤빈다고. 태연하면 안 덤빈다고.

모 _ 예. 그랬던 것 같아요. 예, 어렸을 때도 TV 같은 걸 보면 무서운 장면 나올까 싶어가지고 TV 이렇게 보다가 무서운 장면.

이동식 _ 음. 그래 여기까지 내가 인터뷰하는 것에 대해서 어떤 느낌이 들어?

J _ 우선은 원인이 된 어린 시절 거기로 바로 들어가 신속하다는 느낌입니다.

이동식 _ 핵심이 지금까지 면담 안에 다 있다고.

J _ 예. 왜 애가 위축되고 불안했는가? 그건 분명하지 않습니다.

이동식 _ 그리고 거기 가서 장닭이 이제 애만 자꾸 쪼아댄다 이거야. 딴 사람한테는 안 덤비고. 그럴 적에 난 '아! 애가 불안해서 장닭이 쫀다.' 말하자면 유발했다. '그러면 외갓집에 가기 전에 이미 불안, 겁이 있었다.' 이렇게 되거든. 그러니까 환자나 어머니가 그걸 또 확인하고 나중에 환자 자신도 그때 자기가 겁을 내니까 달려든다 하는 걸 자기도 알고 있었다 이거야. 그러니까 외갓집에 가서 생긴 게 아니라 가기 전에 핵심감정이 형성돼 있었다. 그런 게 면담에서 확실하게 되었다 이거야.

J _ 거기서 그 수가 약간 차이가 났습니다(웃음). 제가 생각할 때는 외갓집에 보내졌기 때문에 거기서 불안이 생겼다 이렇게 여기는데 이 점에서 선생님이 늘 지적하시는 피상적으로 본다 하는 걸 새삼 느낍니다.

이동식 _ 그게 자기 생각이란 말이야, 생각! 그거는 자기 생각이고 나는 생각이 안 든다 이거야. 그러니까 뭐 한 십 분 됐나? (웃음) 이미 핵심으로 다 도달했다 이거야. 그러니까 서양 사람들이 빨리 신속하게 도달하고 치료가 신속하게 된다고 그러지. 자기네들 인터뷰하고 다르다 이거지. 응? 그것은 감정을 따라가기 때문에 빨리 되는 거야. 감정! 그러니까 내가 늘 얘기하잖아. 첫 면담 할 적에 환자가 첫 머리에 말하는 것 속에 핵심이 다 들어 있다 이거야! 나중에 환자가 이해 안 되면 다시 첫 면담 서두를 보라고. 그렇게 자꾸 훈련을 하면 이제 탁 첫 면담할 때 환자가 핵심감정 이야기하면 이게 핵심이다 하는 걸 알게 된다 그 말이야.

Y _ 사는 게 불안하다고 주소를 이야기한 다음에 대인관계가 원만치 못하다는 얘기를 했는데 그것도 중요한 대목인 것 같긴 한데요?

이동식 _ 아, 그러니까 그게 생각이야. 대인관계가 원만하지 못하다 하면 말야, '항상 이게 적개심이 억압이 되어 있다.' 난 단번에 그걸 안단 말이야. 그러니까 '불안하다' 하는 것도 적개심이 올라오려고 하니까 불안하다고. '겁이 난다' 하는 것도 마찬가지야. 그거를 나는 잘 알고 있기 때문에 이제 자네들처럼 생각을 안 한다 이거야. 내가 다 파악을 하고 '이게 적개심이다!' 응?

L _ 그래서 일단 거기서 "그게 문제네." 하고 일단락을 지으셨습니다.

이동식 _ 그렇지. (웃음) 그걸로 내가 인제 다 그게 잡혔다 이거지, 응?

L _ 나머지는 심증을 딱 가지고 증거 수집하는 그런 면담이었습니다(웃음).

이동식 _ 그렇지. 이미 내가 딱 핵심을 잡고 있다 그 말이야. 그럼 계속 해 봐.

모 _ 나오면 도망치려고 늘 그러고.

치 _ 그러니까 외갓집 가기 전에도 그런 게 있었겠네.

모 _ 예.

치 _ 언제부터 그랬어?

모 _ 그게 하여튼 어렸을 때부터 어린이 방송도 틀어보면 귀신 같은 거 뭐 그런 장면 나오면 이렇게 보다가 도망가고 그러더라고요.

치 _ 몇 살 때?

모 _ 한 네 살, 다섯 살 이때 그랬던 것 같아요.

환 _ 다섯 살 때부터 그랬어요.

치 _ 그게 제일 문제인데, 근본문제라, 응?

모 _ 예.

치 _ 그러니까 왜 그런 그게 생겼나, 원인이 뭐야?

모 _ TV를 가만히 앉아서 못 보더라고요, 가만히 앉아서. 다른 애들은 앉아서 보고 이러는 데. 그리고 크면서도 이제 이 문을 자기 방문을 닫아 놓고 자야 되는데, 문을 항상 이만큼 열어놓고 자고.

치 _ 아, 겁이 나니까.

모 _ 예. 겁이 나니까.

치 _ 겁나는 그게 근본이야. 응?
그 왜 거기. 뱃속에 있을 때는 어땠어?

모 _ 예. 뱃속에 있을 때~(웃음) 문제가 생겼습니다.

치 _ 무슨 문제?

모 _ 제가 많이 불안하고 그랬으니까.

치 _ 나와서는?

Y _ 뱃속에 있을 때라고 하셨을 때, 미리 지금 C 선생이 말씀하셨던 것을 알고 계셨습니까?

C _ 예. 알고는 계셨죠.

이동식 _ 아니 그 얘기를 들어보니 뱃속부터 생기는 그거다 이거지(웃음).

L _ 이런 대목이 모르는 사람들은 "치료자가 유도한다.", "최면 건다.", "앞서 간다." 이렇게 말들을 하지요.

이동식 _ 그렇지. 잘 모르면 자꾸 '암시를 건다' 이렇게 생각들 한다고. 그러니까 반응을 보고 하는 소리야. 확인 절차만 남은 거지.

치 _ 나와선 어땠어? 애가. 잘 금방 울고?

모 _ 예. 잘 자지러지고 놀래고 경기驚氣도 잘 하고.

치 _ 아, 그래? 첨부터?

모 _ 예. 경기도 잘하고 이래가지고 어릴 때 먼 길을 데리고 가면 경기를 하고. 변비가 아주 심했고요. 몸이 아주 약해 2.8㎏ 낳았습니다.

치 _ 응?

모 _ 2.8㎏ 낳았습니다. 낳기를.

치 _ 낳을 때? 왜 그리 작아. 어머니가 뭐 안 먹었나?

모 _ 제가 열 달 동안 입덧이 많이 심해가지고, 심하고 심적으로는 맘이 불안하고.

이동식 _ 결국 입덧이 심하고 이제 못 먹고, 그러니까 뱃속부터 아주 심한 고통을 받았겠지. 영양공급도 충분히 안 되고 말야.

치 _ 그래 출생 후에 뭐 얘기해 봐.

모 _ 출생 후에요?

치 _ 어떻게 자랐어? 얘 행동하고 환경하고.

모 _ 예. 얘가 좀 불안해 하고 겁이 많더라고요. 겁이 많고 밖에 잘 안 나가고 집안에서만 이렇게 뱅뱅 돌고 겁이 많았어요.

치 _ (웃음) 이제 알겠지? 지금 문제가 그 연장이란 말이야.

모, 환 _ 예.

치 _ 그걸 확실히 알겠어? (웃음) 그렇게 왜, 왜 그래? 어머니가 불안했나? 어머니가 불안하면 애가 불안해지지, 응?

모 _ 예. 제가 많이 불안했어요.

치 _ 첨부터? 어, 왜 불안했어?

모 _ 제가 결혼할 때 많이 불안한 상태였습니다.

치 _ 음. 왜? (웃음)

모 _ 제 결혼 얘기를 다 해야 되겠지요? 선생님께.

치 _ 응?

모 _ 결혼 그 과정을 얘기를 말씀을 드려야 되겠지요?

치 _ 어, 들었어? 자네.

환 _ 예, 들었습니다.

치 _ 음. C 선생한테 뭐 좀 듣긴 들었는데.

모 _ 아~예. 그러면 그러니까 제가 얘를 가졌을 때 많이 불안하고.

치 _ 어, 어떻게?

C _ 선생님께서 지금 방금 환자한테 그 알고 있었느냐고 물었거든요, 환자

가 알고 있다고 답을 했고. 그런데 만약 환자가 못 들었다고 하면 어떻게 하셨겠습니까?

이동식 _ 못 들었다고 하면 환자 봐서 그 자리에서 어머니한테 뭐 얘기를 시킨다든지, 또 뭐 그런 거 감당 못할 것 같으면 기회를 본다든지. 그 현재 나타난 그걸 봐야지. '물어본다. 듣겠다'고 해도 이제 감당 못할 것 같으면 조금 여유를 둔다든지, 힘에 맞춰서 해야지. 생각으로 하는 게 아니라 눈앞에 'Here & Now'를 명심하라고. 보고도 자꾸 물어보는 사람도 있거든? 나는 물어보는 게 적다고. 보고 다 아니까 말이야.

L _ 환자보고 "자네는 들었나?" 하셨을 때 이미 파악이 되어 있었던 거죠?

이동식 _ 그렇지, 들었다는 그게 이미 있다 이거야.

C _ 좀 보충 설명을 하면, 이 환자를 선생님께서 면담하시기 전에 제가 치료하면서 선생님께 슈퍼비전 받고 있었거든요. 그래가지고 그때.

이동식 _ 내가 알고 있었지.

C _ 예. 그런데 이 환자가 나한테 치료받으러 왔을 때 몇 시간째까지는 이 사실을 환자는 직접 이야기 들은 적이 없습니다. 슈퍼비전 받으면서 제가 선생님께, 어머니가 환자하고 따로 면담하면서 이런 이야기를 나한테 이야기하는데, 문제는 여기에 핵심이 있는 것 같은데, 이거를 어떻게 통과해야 이 환자에게 접근이 될 것 같아 가지고, 슈퍼비전 받으면서 선생님께 이거를 환자한테 어떤 식으로 전달되게 통과할 수 있을지 자문을 받았습니다.

이동식 _ 아, 그랬어. 둘이 대화하게 하라고 내가 그랬지.

C _ 네. 그 말씀 듣고 제가 환자하고 어머니하고 같이 인터뷰하면서 어머니한테, "환자한테 이야기 해 주라." 이래가지고, 그 상황에서 환자도 평생에 그 이야기를 처음 들었는데, 환자는 얘기는 처음 들었지만 감으로는 그전부터 그런 감이 있었던 것 같고, 듣고 나서 그에 대한 반응은 별로 뚜렷한 반응이 없었습니다.

이동식_ 자, 그럼 계속.

치 _ 불안했다고, 그니까 엄마가 불안하면 애가 불안해진단 말이야. 뭐 설사도 하고 다 여러 가지 문제가 생긴다고.

모 _ 예. 제가 많이 불안했습니다. 많이 하여튼. 저도 성격이 얘하고 조금 비슷한 면이 있어 밖에도 잘 안 나갑니다. 조금 얘를 보면서 옛날에 제가 얘처럼 이랬지 않았나, 이런 생각이 듭니다.

치 _ 응?

모 _ 지금 얘를 보면서 저랑 비슷했다고요. 제가 그 결혼할 당시 그 불안해 있던 그런 마음 그런 것들이 세상도 살기 싫고 마 이런 것들이 얘하고 비슷해요. 얘를 보는 것 같아요. 얘를 통해서 저를 보는 것 같아요.

치 _ 그럼. 요새도 책 있나 몰라, 『모원병母原病』 하는, 일본 소아과 의사가 어머니가 원인이 된 병이라고, 우리나라 소아과 의사가 번역해서. 가다가 한번 물어보지, 아직 있는가. ○○ 가다가 ○○○라고 책방이 있어요.

모 _ 예. 모언병이요?

치 _ 모원.

치 _ 어머니가 원인이 되는 병.

모 _ 예~

치 _ 그전에 많이 갖다 놓으라 해 가지고 환자들 사보게 했는데, 아직도 있는지 모르겠네. 그리고 ○○시 우리 후배, ○○○ 아직 병원 하는지 몰라.

모 _ 예. ○○○ 소아과. 예.

치 _ 그런데 뭐 어린애들 설사하는데 말야, 뭐 아무리 검사해도 원인이 안 나오는데 보면, 엄마가 불안한 애가 설사를 하더라. 응?

모 _ 예. 제가 많이, 많이 불안했어요.

치 _ 거 왜 불안했어?

모 _ 예. 하여튼 뭐 제가 결혼하는 과정이 조금 그렇고, 성격이 애 아빠가 굉장히.

치 _ 결혼하기 전에 임신했단 말이지?

모 _ 예. 그런 것도 있고.

182

치 _ 그래가 얼마 후에 결혼했나?

모 _ 얘를 낳기 전에 한 5개월 되어서 결혼 생각을.

치 _ 임신 5개월에? 음. 그 사이에 불안했나? 뭐가 불안했나? 원인이.

모 _ 그 과정이 불안했죠. 애 아빠하고 결혼하기까지 과정이 굉장히.

치 _ 음. 과정이. 그러니까 그 불안이 언제까지 계속되었나? 외적 불안이.

모 _ 하여튼 뭐 좀 오래 계속된 것 같습니다.

치 _ 임신하기 전부터 시작해서 얘가 몇 살까지?

모 _ 하여튼 뭐 제가 불안한 거가 좀 많이 된 것 같습니다. 한 10년 거의 가까이.

치 _ 10년? 그 그러니까 성격이 다 돼 버린다 이거야. 겁나는 성격이. 응?

모 _ 예. 얘가 자랄 때 제가 많이 불안했습니다.

치 _ 그래 뭐 아버지는 어떤 영향을?

모 _ 아버지는.

치 _ 아들한테 영향이, 어떤 영향이?

모 _ 아버지는 조금 다혈질이고 성격이 많이 급하고 술을 좋아합니다.

치 _ 아들한테 어떻게 했어?

모 _ 늘 술을 많이 마시고 이제.

치 _ 아들하고 별로 접촉할 기회가 없나? 응?

모 _ 예. 기회가 없으니까.

환 _ 예. 별로 없었습니다. 자라날 때 그랬습니다.

치 _ 잘 다독거리고 할 시간도 없다. 응? 음. 그러니까 아버지가 좀 이렇게 엄마가 그래도 해 주면 좀 나은데, 응?

모 _ 예. 하여튼 얘를 백일 사진이나 돌 사진 같은 거 찍어 놓은 걸 보면, 지 아버지가 안고 있는 건 다 웁니다. 낯설어 가지고.

치 _ 아, 그래?

모 _ 예. 12시 넘어서 오고 새벽에 나가고 그러니까 직업상으로 그래 놓으니까. 자기는 못 보던 사람이 백일 사진이나 돌 사진 찍는다고 안고 있으니까, 지 아버지만 안으면 죽는다고 우니까 사진이 다 엉망이에요. 지 아버지하고 같이 찍은 사진이 다 우는 사진.

치 _ 그러니까 뭐 그러니(웃음). 뭐 그런 아무 무슨 거 해 줄 사람이 없네. 응?

모 _ 예. 그랬던 것 같아요.

치 _ 할아버지 할머니는?

모 _ 할아버지 할머니는.

환 _ 할아버지는 일찍 돌아가셨고.

치 _ 어, 할머니는?

모 _ 할머니는 큰댁에 살고 있어요.

치 _ 외할아버지, 외할머니는?

환 _ 외할아버지도 일찍 돌아가시고.

치 _ 어, 삼촌, 고모, 이런 것도 없나?

모 _ 예. 고모들이 있긴 있어도.

치 _ 이모다 뭐.

모 _ 이모도 멀리 있고, 예. 고모도.

치 _ 아, 별로 그 뭐 맘을 편안하게 해 줄 사람이 없었구먼. 응?

환 _ 예.

치 _ 음. 그래 친구 그러니깐 아무도. 좀 가까운 사람이 누구였어? 평생.

환 _ 별로 없었습니다.

치 _ 응?

환 _ 없었습니다.

치 _ 응?

환 _ 없었다고요.

치 _ 선생도?

환 _ 예. 선생님도 없었고 뭐 외톨이.

치 _ 그러니까(웃음). 불우하고 환경이 나빠도 친한 친구가 있다든지, 친척 중에 뭐. 의지가 된다든지 학교 선생이라든지 선배나 뭐 후배도 없어? 선후배.

환 _ 선후배. 별로 친한 사람이 없습니다.

모 _ 관계를 못 맺더라고요.

치 _ 그러니까 그게 안 되지. 좋은 관계를 자꾸 경험을 해야 되는 거야. 앞으로도 자꾸 상담 받으면서 자꾸 여자나 남자나 말야… 자꾸 그걸 해야지. 해서 아, 이게 좋구나 말야 이런 경험을 해야 된다고. 사람 응? 그 하는 게 좋다 하는 경험. 응?

모, 환 _ 예.

184

치 _ 음. 그래 C 선생 하고. C 선생한테 대해서는 어때(웃음)?

환 _ 의사 선생님이요? 편하게 해 주시는데요.

치 _ 그래? 다행이네. 겁은 안 줘?

환 _ 예. 편하게 해 주십니다.

치 _ 그럼 C 선생한테 가는 게 좋겠네?

환 _ 예. 때로는 누구한테 이야기하고 싶을 때가 있는데, 이야기할 사람이 잘 없으니까 가면 좋습니다.

치 _ 그리고 의사가 싫은 감정이 생겨도 그걸 이야기해야 빨리 낫는다고. 그걸 감춰두면 치료가 안 돼. 그러니까 의사한테도 좋은 감정도 생기고 나쁜 감정도 생긴다고. 그게 자기 속에 있는 게 나오는 거니까 그걸 치료해야 근본 치료가 된다고, 감정. 나한테 뭐 물어볼 건 없나? 어머니나 뭐.

모 _ 예. 선생님 결과.

치 _ 내가 보니 뻔한데 그게(웃음), 그러니까 문제는 자기 속을 어릴 때부터 느낌을 못 털어놓은 것 의사한테 자꾸 털어놓고 자기 감정을 찾아야 돼.

환 _ 자기 감정을 찾는다. 예.

치 _ 그래가지고 자꾸 연습을 해서 다른 사람하고도 대인관계를 그런 식으로 하면 된다고. 응?

모 _ 선생님 여기 좀 더 오면 안 되겠습니까? C 선생님하고 병행을 해서 저희가 다음부터는 비행기가 타 보니까 그거는 천재지변 이런 거에 많은 영향을 받더라고요. 그래 기차는 뭐 비가 오나 눈이 오나 다음부터는 기차를 타고 올 테니까 선생님 약속을 잘 지키도록 하겠습니다.

치 _ 근데 이게 오래 걸린다고. 지금 보니 뭐 뱃속에서부터 그런 거니까 (웃음).

모 _ 예. 시간이 많이 걸릴 거 같습니다. 예.

치 _ 자꾸 자라야 된다고. 그리고 뭐 오고 싶으면 뭐 몇 번 와보던지. 그렇다고 C 선생한테 치료받다가 가끔 나한테 이런 방법도 있다고.

모, 환 _ 예.

치 _ 뭐 잘 안 되면 말야. 그래 오늘 나 만나보니 기분이 어때?

환 _ 예. 좋습니다.

치 _ 그래? (웃음)

모, 환 _ (웃음) 편안하니 좋으네요.

치 _ 간단한 거야 근데 시간이 걸린다고, 시간이.

모 _ 시간이 많이 걸리겠죠. 그리 안 해도 오기 전에는.

치 _ 그게 자라나야 돼. 건강한 마음이 이제 올라와서 자라야 된다고. 그리고 그런 겁나는 그걸 자꾸 극복을 하고 그만큼 자꾸 자란다 이거야. 오늘 뭐?

모 _ 예. 오늘 제가 오기 전에, 지가 여기까지 꼭 와야 되나, 내가 무슨 충성이가, 자기가 무슨 중증인가 그런 이야기를 하더라고요.

치 _ 뭐 여기 다 정신과 교수도 다 나한테 심리학 교수도 다 치료받는데.

환 _ 예.

치 _ 이런 거 하려면 자기 치료부터 받아야지 환자를 잘 치료할 수 있다 이거야. 그냥 가지고는 안 된단 말이야. 도 닦는 거란 말이야. 아무나 기도할 수 없잖아. 절에 가도. 응?

모, 환 _ 예

치 _ 중이라고 되는 게 아니지. 자기 자신이. 불교에 그런 말 있어, 자각자 自覺者라야 각타覺他할 수 있다고.[2] 자기가 돼야지 남을 지도할 수 있다 이거야. 이거는 보통 그거하고 다르지. 보통 정신과 뭐 약밖에 안 준다고 지금. 그런 거하고는 다르지. 응? 도 닦는 거다. 응?(웃음)

모, 환 _ 예.

치 _ 또 뭐 물어볼 거 뭐… 걸리는 거 있으면 물어봐.

치 _ 그럼 앞으로는 어떻게? 어떻게?

환 _ 저는 자고 일어나면 항상 불안한데요.

치 _ 글쎄, 그러니까 뭐 자고 있는 동안에도 사실은 불안한 거야. 속에서 (웃음) 응? 불안한 맘을 자기가 가지고 있다 이거야. 그러니 어디서나 나타나는 거야?

환 _ 어디서나 나타난다고요. 무슨 일을 해도 다 나타난다고요.

치 _ 그러니까 그거를 이제 극복해야지.

환 _ 예.

치 _ 죽은 정주영 씨는 말야, 자기는 어려운 일이 있으면 아주 잠이 잘 오

---

2) 불교에서 쓰이는 말로, 자기가 먼저 깨달아야 남을 깨닫게 도울 수 있다는 뜻.

고 아주 기운이 난다 그렇게 말했거든? 근데(웃음) 어려운 일도 없는 데 자꾸 겁이 나고 무섭다 이거지. 응?

모, 환 _ 예.

치 _ 그건 자기가 가지고 있는 거란 말이야. 원인이 외부에 있는 게 아니라, 그러니까 자기 마음을 청소하는 게 치료다 이거지.

환 _ 자기 마음을 청소한다. 예.

치 _ 그게 도 닦는 거야. 항상 자기 마음을 봐야 돼. 겁이 나면 내가 왜 겁이 나나 이런 걸 깨달으면 말이야. 아, 과거에 내가 그렇게 지내서 평생 그래서 그게 누적이 돼서 그런가보다 하고. 지금은 뭐 겁낼 필요가 없다.

환 _ 예.

치 _ 그래서 해 보면 겁낼 필요가 없다 하는 걸 경험을 한단 말이야. 그런 걸 자꾸 반복하는 거야. 그리고 또 겁이 안 나다가 또 속에 남은 게 또 올라오거든? 또 그거를 처리하고 자꾸 그걸 반복하는 거야.

환 _ 직업을 선택할 때도 그러면.

치 _ 그렇지.

환 _ 겁이 안 날.

치 _ 직업뿐만 아니라 배우자 선택에서도 다 그게 매사에 작용한다고.

환 _ 매사에 작용을 한다고요?

치 _ 어, 여자도 말야, 겁낼 필요도 없는데 자꾸 겁이 나고 말야. 여자뿐만 아니라 회사에 가서 윗사람이 호의를 가지고 해 줘도 괜히 오라 하면 겁이 나고 말야(웃음).

환 _ 예.

모 _ 저도 좀 그렇거든요(웃음).

치 _ 아니 그러니까네(웃음). 뭐 그런 게 없으면, 상사가 뭐 화를 내도 말야, 제가 뭐 잘 못했습니까? 뭐 이렇게 나온다고. 겁을 안 낸단 말이야(웃음). 그래 그럼 뭐 딴 거 물어볼 거 없어?

모 _ 예. 그럼 앞으로.

치 _ 아니 지금 그거는 간단하다고. 원인도 간단하고. 치료는 이제 자꾸 의사한테 가서 겁을 안 내고 겁이 나면 겁이 난다, 자기 마음에 있는 대로 털어놓고, 자기 마음 겁 하는 그걸 없애면 된다고.

모 _ 예. 아니 그래 사회생활을 정상적으로?

치 _ 사회생활이 이제 그게 자꾸 겁 때문에 뭐 모든 게 장애가 된다고.

모 _ 그렇죠. 공부를 해도 뭐.

치 _ 그러니까 겁만 없으면 아무 문제가 없지 뭐.

모 _ 예. 공부하는 것도 공부를 계속 해야 된다는 그런 것에 쫓기더라고요, 공부해야 된다 하면서 앉아있는데 보니까 공부는 안 되는 것같아요.

치 _ 공부에도 겁이 있나보지(웃음).

환 _ 예.

치 _ 그럼 내주에 뭐 한번 약속을 해 드려?

모 _ 예. 한번.

치 _ 시간이 언제가 좋으나?

모 _ 조금 늦게 해 주시면.

치 _ 늦게?

모 _ 예. 요 시간보다 조금 늦으면 저희가.

치 _ 몇 시, 몇 시?

모 _ 어, 그러면 한 시나 두 시. 선생님 식사를 하시구요.

치 _ 어, 한 시는 점심시간이고 두시는 환자가 다 있거든.

모 _ 아, 그렇습니까?

치 _ 보자. 두 시, 내주 화요일 두 시는 할 수 있어요.

모 _ 예. 내주 화요일 두 시에 오겠습니다.

치 _ 다른 날은 뭐 다 있다고.

모 _ 예. 두 시에 오겠습니다.

치 _ 두 시. 30일.

모, 환 _ 예.

치 _ OOO?

자 _ 예.

치 _ 허~!

2) 상황에 맞게 모자 관계 및 어머니 문제를 같이 다룸

이동식 _ Y 선생.

Y_ 이해는 잘 됩니다. 그런데 저는 한 가지 C 선생이 지금 어머니가 아들 때문에 오긴 왔는데요, 어머니가 불안한 것도 굉장히 중요할 것 같거든요?

이동식_ 그래서?

Y_ 어머니의 불안요. 지금 선생님은 두 사람 다, 지금 다루시는 것 같은데요. 선생님은 그게 가능하시지만, 저 같은 경우는 한 사람만 했으면 좋겠는데(웃음). 어떻게 해야 될지 생각이 많이 됐습니다.

이동식_ (웃음) 그거 C 선생이 대답해.

C_ 네. 저도 지금 이 환자 보다가, 어떨 때는 환자가 어머니와 같이 있는게 좀 환자가 표현을 잘하는 것 같고, 어떤 때는 어머니를 좀 떼 놓고 환자만 봤으면 싶을 때도 있고, 또 어머니 면담을 따로 한 시간 해 보기도 하고 했는데요.

이동식_ 그렇지. 그렇게 하면 돼.

C_ 예. 뭘 하든지 힘이 달리는 것을 많이 느낍니다.

이동식_ 어, KO 선생.

KO_ 하여튼 선생님은 어떤 대상이든 힘을 안 들이고 하신다.

이동식_ 그렇지, here & now를 가지고 하니 그런 거야.

KO_ 예. 우리가 운동할 때 운동 못하는 사람이 힘을 들이고 해 가지고 발가락이 아프고 그러는 데, 운동 잘하는 사람은 아무리 운동해도 괜찮듯이 말입니다.

이동식_ 그렇지. 운동뿐만 아니라 뭐든지 잘하는 사람은 노는 것같이 하더라고. 일을 해도 말이야. 미국에 내가 가니까 처음에 "아, 뭐 미국 사람들은 일 많이 한다, 부지런하다."고 하더라고. 그런데 내가 해 보면 뭐 한 두어 시간 하면 하루의 일 다 끝내고 책이나 보고 했다고. 미국 의사들은 뭐 하루종일 왔다갔다(웃음) 책상 위에 쌓아놓고 말이야. 시원찮은 사람은 자기 하는 일이 간단한 건데 뭘 잘 모르고 딴 생각하고 있는 거야. 자기 하는 일이 뭐 몇 가지, 두서너, 한두 가지 이것뿐인데 그것가지고 밤낮 그런다고.

KO _ 가족에게 잠시 만남 이것 갖고 굉장한 매력을 주고, 끝에는 치료 동기를 강화시키고….

이동식 _ 그렇지(웃음).

KO _ 첫 면담에선 치료 동기 강화가 중요한데 마치는 무렵 되니까 간절한, 뜨거운 마음이 느껴지더라고요(웃음).

이동식 _ 그렇지(웃음). 그래서 JSJ, KHA가 나보고 이제 카리스마가 있다, 응?

L _ 진짜 군더더기가 하나도 없고 꼭 필요한 것만 있고, 표현 하나하나가 굉장히 살았다. 예를 들면, "뱃속에 있을 때는 어땠나?", "나와서는?"

이동식 _ 그렇지. 간단하게.

L _ 예. 그 다음엔 "언제까지 지속이 되었나? 임신 전부터 해 가지고 몇 살까지 그랬나?" 확인할 건 또 확인하시고, 그 다음에 "마음 편하게 해 줄 사람이 없었구나!" 해 놓고는, 또 "그래도 평생 가까운 사람이 누가 없었느냐?" 이렇게 아주 간단명료합니다.

이동식 _ 그렇지.

L _ 그리고 "치료는 사실 간단한데, 시간이 걸린다!" 이런 반응도 저는 잘 잊어먹게 됩니다. 원리는 간단하지만 그렇게 쉽게 되는 건 아니다 하는 걸 느꼈습니다. 하여튼 표현 구절 하나하나가 잘 새겨두고 놓칠 게 하나도 없다는 생각이 듭니다.

이동식 _ 그렇지 아주 작용이 강력하지.

L _ 예. 원인 분석부터 해결 방향 제시가 30분 안에 다 이루어졌습니다.

이동식 _ 모든 게 다 들어있어. 이 시간 처음 자네들이 얘기한 치료 스케치, 역동 그런게 다 들어가 있지.

H _ 어머니가 불안하면 애가 불안해지고, 어머니가 불안하면 애가 설사를

하고, 또 이것은 간단하지만 시간이 오래 걸린다. 이렇게 생각하는 게 눈에 보이는 것 같은 그런 느낌입니다.

이동식 _ 그렇지. 확 박히지. 간단하지만 쉽지 않다고. 그리고 오래 걸린다고. 그러니까 강력한 동기를 부여하는 거지. 오래 걸리니까 그런 동기가 중요하다고.

J _ 아까 L선생님이 잘 얘기하셨는데, 군더더기 없이 핵심으로 들어가고. 힘이 굉장히 있으시고, 그런데 선생님께서 최근에 낙관적인 이야기를 많이 하시거든요. "한 번에 와 가지고 싹 깨끗하게 말야 뭐 이게 해결이 되었어!" 이렇게 하려면 어떻게 해야 됩니까?

이동식 _ 환자에 따라서 뭐 그렇지. 한 번으로 끝나는 사람도 있고. 응?

J _ 이 환자의 경우는 선생님께서도 상처의 깊이 그걸 잘 헤아리셔 가지고, 오래 걸릴 거고, 오래 해야 한다고 말씀하신 겁니까?

이동식 _ 그렇지. 오래 걸린다 생각하면 빨리 낫는다고, 응?

D _ 그 환자가 처음 와서 어떻게 이렇게 될까, 저하고 뭐가 달라서 이렇게 되는가 봤습니다. 하나는 저는 속으로 생각하고 있고.

이동식 _ 아! 그렇지. 생각이 없어야지.

D _ 또 하나는 방금 이야기 한 치료자의 힘 같습니다. 힘. 걸리는 게 없이, 욕심이 없으니까. 힘을 길러야겠다.

이동식 _ 어, 그 다음.

C _ 선생님이 이렇게 앞서서 해 놨는데 저는 그 뒤에서 헛발질만 자꾸 하고 있는 느낌이 듭니다만 하여튼 계속 배우려고 노력하고 있습니다.

이동식 _ 아니 그러니까 환자에게 진행되는 걸 얘기해 주라고. 어떻게 진행되어 가고 있는가? 응?

C _ 요즘 환자 표정이 지금 막 달라지고 있거든요. 전에는 이야기를 잘 못하다가 지금 치료 시간에 와 가지고 이야기를 잘하거든요. 표정 자체가 막

달라지고 생기가 나는데.

이동식 _ 화난다 소리는 안 하던가?

C _ 화나는 걸 좀 이야기합니다. (중략) 며칠 전 금요일에 와 가지고 환자 어머니의 보고가, 지난 화요일 날 이 선생님께 치료받고 내려가면서 ○○ 역에서 "이동식 선생님 만세!" 하고 만세를 불렀다고 해요(웃음). 그게 뭐 때문이냐고 물어보니까 그 시간에 선생님이 연세대학교 신학대학원 가서 가지고 신학 대학원생들한테 "한국 기독교의 종교 개혁이 일어나야 된다." 이런 강연을 하셨다는 이야기하신 거. 그 얘기를 선생님이 해주셨다고.

이동식 _ 아~ 자기가 이제 억압에서 해방된 기분.

C _ 예. 어머니가 교회에 대해서 그런 게 있었던가 봐요.

3) 치료자가 항상 좋은 컨디션을 유지하려면…

J _ 저 같은 경우에는 환자들 좀 많이 보면 힘이 들고 집중이 떨어집니다.

이동식 _ 그렇지. 컨디션을 자기가 그걸 잘 조절해야지, 쉬고 말이야. 그건 운동선수나 음악 연주가가 하는 거나 마찬가지야.

J _ 저 같은 경우에 냉철하게 보면 오전 같은 경우 안 있습니까? 이럴 때는 치료가 잘 되다가 오후엔 그게 유지가 잘 안 되거든요?

이동식 _ 그럼 점심 먹고 한 10분이나 15분 쉬면 보통 사람 같으면, 몸에 병이 없으면 완전히 오후에는 오전의 피로가 없어진다고. 자네 정도면 점심 먹고 한 15분만 누워 쉬면 오후에 새로 하루 시작하는 거와 마찬가지로 완전히 피로감이 없어질 거야. 안 그러면 들깨를 좀 먹는다든지.

J _ 선생님은 늘 자기 컨디션을 어떻게 조절하고 계십니까?

이동식 _ 아, 그렇지. 그게 도道라고 내가 L 선생 보고 그랬잖아. 자기 몸하고 대화, 마음하고 대화, 외부 타인 뭐 자연과 대화. 그것이 무위자연無爲自然이라 하는 거야. 자기 일방적인 의도를 가지고 하면 그게 병이 생긴다 이거야. 피곤하면 쉬어야 되는 거고 무리를 안 해야 돼. 무리하는 건 자기 일 방적으로 하는 거야. 환경을 무시하는 거란 말이야. 응? 그리고 또 사람들이 잡생각 하는 것 때문에 피곤하다고. 그런 사람은 하루 종일 놀아도 피곤하다고. 아무 것 안 해도 잡생각을 하니까 에너지 소모가 많으니까 그렇게 된다고.

L _ 자동차로 말하자면 공회전을 계속하니까(웃음).

이동식 _ 자네가 잘 아네(웃음). 그렇지. 그 좋은 표현이네!

J _ 졸았다든지 이럴 때는 환자에게 사과를 하고, 다음부터 정신을 바짝 차리고 해야 되겠네요.

이동식 _ 그렇지. 그걸 인정하고. 나도 환자들이 오래 했으면 좋겠다 하는데, 나도 쉬어야지 환자 치료할 수 있는 거다 말야. 30분 해도 자네들 뭐 몇 시간 하는 것보다 낫지? (웃음) 아니 30분 동안에 이렇게 싹 모든 게 다 나오잖아, 하하하.

4) 대화는 구체적으로 해야…

C _ 슈퍼비전 받으면서 제가 또 한 가지 느낀 게, 이건 제 개인 문제하고 관계가 많지만, 예를 들면 닭이 달려든다 이랬을 때, 그걸 선생님은 "닭이 거기 있는 동안에 내내 달려들었느냐?" 그 다음에 어머니가 "닭을 외할머니가 잡아먹었다."고 했을 때, 그게 그러면 "돌아올 때 잡아먹은 거냐?" 요걸 확인하시더라고요. 제가 할 때는 외할머니가 잡아먹었다고 할 때 저는 긍정적으로 받아들이고 넘어갔거든요.

이동식 _ 그러면 그건 투사하는 거야, 애한테 달려들어서 빨리 잡아먹은 걸로 막연하게 생각한다고. 응?

C _ 왜냐하면 어머니가 외할머니가 잡아먹었다는 얘기를 할 때 그렇게 넘어가고 싶어 하는 마음이 어머니에게 있고, 저도 그걸 그대로 받아주고, 넘

어가고 싶어 하는 마음이 있었거든요. 그 다음 느낀 것은 어머니에게 선생님이 『모원병』이란 책 이야기를 하면서, 어머니를 보고 모원병이라고 직접적으로 얘기하셨잖아요. 그런 거를 나는 '어머니 때문에 그렇구나'라고 머릿속으로만 생각하지 그걸 탁 못 내놓거든요. 그런데 선생님은 그런 걸 바로 탁 직면시키시는 것이 다르구나 이런 걸 느꼈습니다.

이동식 _ 그러니까 그걸 ○○대학 도서관에서 빌려 가지고 보니까 전부가 모원병이더라고. 저절로 그 책을 봄으로 해서 치료가 팍 강력하게 진행이 된다 이거야.

L _ 좀 물어봐도 되겠습니까? 왜 C 선생님은 넘어 가려고 하셨습니까?

이동식 _ (웃음) 그게 문제지.

C _ 나는 그게 자동적으로 일어나는 반응이겠지만 이런 걸 건드리면 너무 상처받지 않을까 하는 그런 염려가 생겨서 그랬거든요.

이동식 _ 그게 문제야, 그건 자기 생각이란 말이야. 환자나 환자 어머니가 상처받겠나 하는 그걸 보고 해야 된단 말이지.

5) 핵가족 문제와 모성 부재의 문제에 대해…

J _ 지금 맞벌이 부부가 굉장히 증가하는 추세인데, 모원병 문제가 앞으로 어떻게 될 것 같습니까?

이동식 _ 글쎄, 그거를 이제 부분적으로 모두 생각하거든. 그러면 안 돼! 사회 전체적으로 생각해야 돼, 전체! 옛날에 말이지, 1972년 아카데미하우스에서 '한국인의 재발견'이라는 제목으로, 나하고 ABW이는 매달 나가고, 딴 사람들은 자기 전공이 있을 때만 나오고. 이제 핵가족 이런 문제가 나왔을 때, 자꾸 LBY이랑 KYB는 핵가족을 해야 된다. 응? 그래서 분과 토의를 할 때, LMK이, LMK이 나하고 동갑인데, 자꾸 젊은 사람들이 그런 소리를 해서, 전체 토론에서 내가 이야기를 했지. "지금 말이지 핵가족을 안 하려고 해도 핵가족이 되도록 되어 있는데, 핵가족이 되었을 적에 어떻게 대처하느냐? 그걸 생각해야 된다."고 말이야. 핵가족으로 가만 둬도 가는데 뭐 핵가족을 해야 된다 이게 현실 파악을 못하고 있는 거야.

그래서 LMK이 보고, 그때 미국 가서 1년 강의하고 왔거든. 그 "미국은 어떻더냐?" 하니까 LMK이가 미국 가니까, "미국 사회학회에서는 경제적으로나 정신건강 면에서 대가족제도가 좋다." 말야, 이게 우리나라가 전부 서양 사람이 버리는 걸 주워 와서 지껄이고 있는 거지. 물건도 말야, 사상도 전부 지금 그런 식이야. 또 서양 사람이 가고 있는 방향으로 가는 것도 아니라고(웃음). 정신분석도, 철학도 도道로 가고 있는데, 여기서는 지금 그 사람들이 폐기한 사상을 자꾸 따라간다고. 응? 그래서 그때 "대가족 가족 관계는 유지해야 된다." 그랬다고. 알겠어? 가족들이 따로 떨어져 있어도, 관계를 유지해야 된다고. 그게 건전한 거야. 그런데 지금은 자꾸 핵가족화 됨으로 해서 관계도 없어진다 이거야. 포인트가 전혀 없는 거야. 그러니까 시어머니가 안 봐 주려고 하는 것도, 젊은 사람들이 "대가족 관계를 못 하겠다! 부모의 간섭을 안 받겠다!" 그러니까, 부모들도 "말 안 듣는데 못 봐 주겠다!" 이렇게 되는 거라. 그러니까 관계를 제대로 해야 되는 거야!

J _ 그런데 요즘은 여자들이 다 돈 버는 시대고, 남자들이 돈 버는 여자를 선호하는 경향이 지금 젊은 층에 있으니까 말입니다.

이동식 _ 아 글쎄, 그러니까 그게 양쪽에 문제가 있는 거야. 남자들도 돈 버는 여자 좋아한다, 거기에 모순이 생기는 거지. 그러면 어린애는 누가 보나?

J _ 그래서 제가 보기에는 핵폭탄이 인류를 멸망시키는 게 아니라, 모성의 결핍이 이 사회를 결국은 종말로 몰고 가는 게 아니냐? 라는 생각이 들더라고요.

이동식 _ 그렇지. 그렇지. 인류가 미쳐서 멸망한다. 멸망할 네 가지 조건 중 하나가 미쳐서 멸망한다 하는 게 다 미친 거지. 또 뭐 질문 없나? 그러니까 자꾸 들여다보라고.

C _ 하여튼, 제가 보는 환자를 이렇게 해 주시니까 제일 공부가 많이 되는 것 같고. 이게 이 환자뿐만 아니라 다른 환자 치료할 때도 작용하는 것 같습니다.

이동식 _ 그렇지. 영향이 무의식 중에 작용하지!

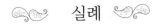 실례

※ 제2부 도정신치료의 사례 N, O, P를 참조

제 7 장

치료과정과 치유기전

치료과정과 치유기전은 도를 닦는데 돈오頓悟하고 보림保任 3년이란 말과 같다. '돈오'란 도정신치료에서는 핵심감정이 일거수일투족, 일생을 지배하고 고통과 불행을 가지고 온다는 것을 깨닫는 것에 해당하는 것이고, '보림'은 깨달은 마음을 놓치지 않고 계속 유지하는 것을 말한다고 볼 수 있다. 깨달은 마음을 유지해서 핵심감정이 올라오는 것을 재빨리 깨닫고 핵심감정의 지배를 받지 않고 건강한 마음이 내 마음을 지배하게 도와주는 것이 치료자의 존재 이유다. 이것이 훈습이고, 서양의 정신분석에서 말하는 영어로 말하면 working through이고, 무의식을 의식으로 대치代置하는 것이고, 불교에서 말하는 진여훈습眞如熏習이다. 참선에서 말하는 돈오점수頓悟漸修가 치료과정이고 기전이다. 핵심감정이 점점 약해져서 무슨 자극을 가해도 흔들리지 않으면 최고의 정신건강이고 부처다.

❧❧❧ 질의 응답 ❧❧❧

1) 치료 과정의 본질

KA _ 치료 과정의 본질은 '사후교육, 교정적 정서경험, 재조건화 과정'이라고 할 수 있습니다. 프로이트는 정신치료 과정에서 기법은 단지 목표에 이르는 수단에 불과하며, 치료는 분석가의 인격과도 관계가 있다는 사실을 강조하였습니다.[1]

이동식 _ 서양 사람들도 "정신치료는 인격과 관계가 있다." 하는 것을 경험적으로는 말하는데 철저하지 못하다고. 왜냐하면 이론과 기법에 의존하고 있으니까 말이야. 그러니까 도정신치료는 이론과 기법에 중독되어 있는 서양정신치료를 해방시키는 거야. 크레치머Ernst Kretschmer[2]도 "치료기술을 향상하려면 치료자의 인격을 향상하는 것이 그 길이다."라는 것을 『Psychotherapeutische Studien』에서 언급했다고…. 모든 정신치료 연구결과에서도 전부 인격, 즉 사람이 문제야! 사람! '도 정신치료는 보살이 하는 정신치료라고!' 물론 정신치료자가 보살이 되기는 어렵지만 안 돼도 그걸 향해서 나아가야 한단 말이야.

서양 사람들은 전부 이론에서 탈피가 안 되어 있다고. 소올이 얘기한 '감정적 힘emotional forces'도 내가 말한 핵심감정을 얘기하는 거지. 정신장애는 느낌의 장애요, 치료는 느낌으로써 치료가 된단 말이야. 그건 치료자의 자비심! 자비심으로 치료가 된다 이거야. 다른 방법을 써서 효과가 있었다면 그것은 자비심하고 관련이 있어서 효과가 있었던 것이지, 자비심과 관련이 없다면 효과가 일시적일 수밖에 없다고. 마치 말에 속는 것처럼 말이야.

KA _ 기법이나 테크닉 이런 게 말이죠?

이동식 _ 그렇지, 그렇지. 환자가 그것에 넘어가서 일시적으로 좋아지는 거

---

1) 제1장 주3)과 같은 책, pp.9~16, pp.21~40.
2) Ernst Kretschmer(1888~1964) : 독일의 정신 의학자. 체격과 기질 사이에 대응 관계가 있음을 발견하고 성격 유형론을 전개하였다. 천재, 히스테리, 망상에 대하여 연구하였으며 저서에 『체격과 성격』이 있다. 프로이트 정신분석을 반대하지 않은 독일 정신과 의사 두 명-에른스트 크레치머, 브로일러-중 한 명임. 1958년 저자가 만나러 갔는데 휴가를 떠나 있어서 만나지 못했다고 함.

지 뭐. 상대가 웃는다고 다 기분 좋은 게 아니잖아! 그게 진심으로 웃어야 지, 가짜로 웃는 것에 속아 넘어가는 경우가 많지. 가짜 웃음이 들통이 나면 오히려 역효과가 나는 거지. "저놈이 날 속였다!" 하하하.

그리고 어떤 의미에선 정신치료의 전 과정을 '후교육'이라고 표현할 수 있지만, 환자는 '건강한 경험'을 못해서 환자가 되기 때문에 정신치료를 할 때 성장 도상에 있는 환자는 정상적인 아이한테 하는 교육도 병행해야 한다는 것을 명심해야 한다고.

2) 치료자의 정확성, 그리고 활기에 대해(사구死句와 활구活句)[3]…

KA _ 분석 작업은 좁은 의미로는 심리를 수술하는 행위로 볼 수 있는데, 숙련된 외과의사의 수술과 같이 정확성이 있어야 한다며, 치료 시 정확성이 있어야 되는 것을 강조하고 있습니다.[4]

이동식 _ 그렇지, 정확해야 한다고. 크레이그Erik Craig[5]가 썼는데 '내가 어떤 사람인가?' 하는 것을 보라고! "어물어물하는 걸 용납 안 한다. 타협을 안 한다. 바닥까지 파고든다. 적당하게 끝내지 않는다." 이거야.[6] 읽어봐! 읽어봐도 별로 잘 안 들어가지, 이게 어떤 의미인가? 하하하!

KA _ 정신분석이란 실질적인 '감정적 힘'을 다루는 것이라고 강조하고 있

---

3) 사구死句 : 평범하고 속되어 선禪의 수행에 별 도움이 되지 않는 말이나 글귀.
   활구活句 : 선 수행에서 자기 마음을 깨닫는데 도움이 되는 살아있는 말이나 글귀.

4) 제1장 주3) 참조.

5) Erik Craig, Ed. D. : 실존정신분석가인 Dr. Paul Stern,및 현존재분석가인 Dr. Medard Boss로부터 수련 받음. Assumption 대학, 뉴멕시코 대학 및 Pacifica Graduate Institute 연구소 심리학과 교수. 『Psychotherapy for Freedom : The Daseinsanalytic Way in Psychology and Psychoanalysis』의 편집인. 꿈연구 국제학회 및 미국 인간주의 심리학회 전 회장.

6) Craig E(2007) : 「Tao Psychotherapy: Introducing a New Approach to Practice」, The Humanistic Psychologist, 35(2), pp.109~133.

습니다.[7]

이동식 _ 그렇지, 서양 사람들이 나하고 같은 경험을 하면서 이론을 자꾸 만든다고. 트렌켈Arthur Trenkel이 옛날에 지적했지만,[8] 경험은 같은데 그 다음에 달라진다. 자꾸 이론을 만든단 말이야. 우리는 경험이 최종 목표인데 서양 사람은, 코후트Heinz Kohut 자기가 말했듯이 "환자 치료한 경험을 가지고 이론 만드는 도구로 삼는다." 이것이 낙제란 말이야. "치료가 목적인데 그걸 이용해서 이론을 만든다." 이것은 치료정신에 위배되는 것 아니야? 발리에서 내가 지적했잖아.[9] 타스만Allan Tasman[10]의 선생이고 코후트의 수제자 오른스타인Paul Ornstein[11] 말이야. 의사가 환자를 치료할 때는 치료가 목적이지 "환자한테 공감을 해가지고 치료해서 자기 이론, 책 쓰는 도구로 삼는다." 이게 영 말이야…. 서양 사람도 그랬잖아, "환자를 도구로 삼지 말라!" 그때 관광 가고 없었나? 그때 참석한 사람 있어? 오른스타인 특강할 때, 없었어? 여기 아무도 없었나? 그런 것도 금방금방 대답을 해야지. 하하하!

크레이그가 나에 대해 진술한 것을 보면 종범宗梵 스님[12]이 얘기한 활기

---

7) 제1장 주3) 참조.

8) Arthur Trenkel : 스위스 정신과 의사, 정신치료자, 국제정신치료학회(IFP) 재무를 오래 역임. 저자에게 보낸 개인서신(1994)

9) Asia Pacific Association of Psychotherapists, Bali, Indonesia, October 28~30, 1996.

10) Allan Tasman, M.D. : 미국 루이빌 대학교 정신의학 및 행동과학 교실 주임교수. 미국 신시내티 정신분석연구소 교수. 정신의학 교과서 『Psychiatry』 수석편찬자. 세계정신의학회 미국대표 및 미국정신의학회 전회장(1999~2000).

11) Paul H. Ornstein, M.D. : Professor emeritus, University of Cincinnati, College of Medicine.

12) 종범宗梵 : 1946년 충남 공주 생. 통도사通度寺에서 벽안碧眼 스님을 은사로 출가. 통도사 승가대학 강주(1971~ 1976) 역임. 2000년부터 현재까지 중앙승가대학교 제3대 총장으로 재임 중. 1990년대에 약 10여 년간 동북신경정신과 의원에서 저자와 저자의 제자들에게 불경을 강의했음.

200

活氣야, 활기. 종범 스님이 말이야 "내가 경봉鏡峰[13]처럼 활기가 있다." 한 가지 다른 것은 경봉은 "질문하는 자가 누구냐?", 나는 "왜 그런 질문하느냐?" 그거라고 해. 활기가 있어야 되는 거야. 활기가 없으면 아무리 진리를 얘기해도 그것은 사구死句야! 사구! 종범이 지적을 해서 나도 다른 사람들을 관찰해 보니까 확실히 딴 사람들은 영~ 활기가 없더라고, 말 내용은 별로 틀리지 않은데… 활기가 없으니 하나도 오는 게 없단 말이야.

C_ 활기가 어디서 나옵니까?

이동식 _ 활기가 있으려면 공감이 돼야지. 공감이 되려면 자비심이 있어야 공감이 되는 거야. 무위無爲, 무념無念, here & now 다 같은 거야! 크레이그 글[14] 첫 부분에 있더라고, "내가 순간에 존재한다present in the moment." 순간에… 그리고 이것은 이번에 좀 바꿨는데, '내가 무엇이 일어나고 있는지 다 파악'을 하고 있으니까, 'hyperalert'하고 있으니까 활기가 생기는 거지. 무슨 말인지 알아?

KA_ 보인단 말이지요.

이동식 _ 자네 마음이 보이니까 탁! 한마디 하면 자네한테서 톡! 나온단 말이야. 그게 활구活句야! 내가 진리를 말하는데 그 순간에 자네 마음과는 상관없이 진리를 말하면 이건 사구야! 살아 있어야 해! here & now! 삼현문三玄門[15]을 잘 보라고! 구중현句中玄은 here & now인데 아직 말이 남아 있단 말이야. 말까지 없애는 게 현중현玄中玄, 네 마음을 보라! 그런데 보통은 상대방 말을 듣고서는 상대방 마음보다는 자기 연상이 일어나가지고 말이야, 자기 연상, 망상을 말한단 말이야 지금 여기하고 상관없는 것을 말

---

13) 제1장 주29) 참조.

14) 주5) 참조.

15) 『임제록臨濟錄』 '삼현三玄 삼요三要'에서 유래. 체중현, 구중현, 현중현이 있다. 해석에 대한 논란이 있다(보조국사普照國師의 「원돈성불론圓頓成佛論」과 「간화결의론看話決疑論」을 참조).

이야….

3) 이론과 테크닉의 형성 배경에 대해 - 서양문화 병폐의 원인을 중심으로

KA _ 서양 사람들이 이론을 만들고 구축하는 배경에 대해서….

이동식 _ 소크라테스까지는 서양 철학이 동양하고 비슷하더라고. 어떤 점이 문제냐 하면 내가 「도와 학」, 「도와 과학」[16]에서 썼지만, 서양이나 동양이나 옛날에는 우주 사물을 하나의 전체로 보았단 말이야. 희랍에서도 인간을 '소우주microcosmos'라고 했고, "우리 속에 우주가 다 들어가 있다.", "티끌 속에 팔만대천세계八萬大千世界가 다 들어 있다", "우주가 다 그 속에 있다." 이게 인간심리에 있어서 핵심감정하고 마찬가지야! 우주 전체가 관계 속에 있기 때문에 같은 게 다 들어가 있다 이거야. 이것은 역사적으로 5000년 전부터 우리 전통 속에 있는 '천인합일天人合一', "인人 속에 천지天地가 들어있다. 우주는 하나다."하는 전통과 그 맥락을 같이 하고 있는 거지.

  그런데 플라톤이 나와 가지고 망쳤단 말이야. 그건 게오르그 피히트의 논문 「이론과 성찰」[17]에도 나오고, 윌리암 바레트[18]도 같은 방향으로 얘기했다고. 소크라테스의 『파이돈』에서 보면 "인간의 지식은 착각이다." 그것은 몸이 살아있으니까 그렇단 말이야. 몸=감정, 육신이 살아있으면 감정에 물들어가지고 진리가 안 보인다 이거야. 소크라테스의 '대화'라는 게 도야! 도! 이런 지적을 한 사람이 누가 있는지 알아보라고. "영혼과 육체가 분리가 되어야 진리의 세계로 갈 수 있다!" 이렇게 되어 있단 말이야. "육체가 살아있는 한 감정의 지배를 받으니까 진리를 볼 수가 없다." 이거야. 소크

---

16) 이동식(1974) : 『한국인의 주체성과 도』, 서울, 일지사, pp.205~214, pp.215~221.
17) 제1장 주 40) 참조.
18) 제1장 주 36) 참조.

라테스는 "나는 죽으니까 진리의 세계로 간다!" 이래서 죽었단 말이야.

그런데 동양에서는 죽는 것을 열반, 깨달음도 열반이라고 하거든. 안 죽고 깨달아도 열반의 상태라고 하거든. 즉, '감정에 지배를 안 받는다. 사랑과 미움이 없는 오로지 보살, 자비심만 있는 상태', '감정에 지배를 받지 않고 사물을 있는 그대로 보는 착각이 없는 그런 상태'를 말한단 말이야. 그런데 플라톤은 '카타르시스cathasis', 영어로는 'purification of mind'라고 하는데, 카타르시스를 해야 진리에 도달할 수 있는데, 그 방법을 'intellectual pursuit', 말하자면 이론 형성을 해가지고 진리에 도달하려고 했다고. 이게 플라톤 이후에 서양문화의 병폐를 모든 방면에 생기게 한 거지. 인간, 자연 등등 모든 것을 파괴한단 말이야. 진리가 아니기 때문에!

그러면 '어떻게 하면 진리에 도달하느냐?'라는 의문에 대해 게오르그 피히트는 그것을 'Meditation'이라고 얘기만 했지 '그것을 어떻게 하면 된다!' 이런 것은 없다고….

내가 전에 지중해 여행하면서 강연을 들었는데 세계문명에 대해 책을 쓴 로이 윌리스Roy Willis[19]한테 "소크라테스까지는 비슷했는데, 소크라테스 제자 플라톤 이후부터 왜 잘못된 길로 갔나?" 하고 물어보니까, 대답이 "아테네의 자본주의 때문이다."라고 하더라고. 그 친구 아직 살아 있나 몰라. 자기가 도와주겠다고 했는데 아직 편지를 못했는데…. 그 말을 내가 곰곰이 생각해 보니까 소크라테스 이전에는 사물을 있는 그대로 보았는데, 아테네의 자본주의 때문에 돈벌이가 되는 것, 이익 되는 것을 주로 추구하게 되었다 이거지. 공리적功利的utilitarian[20]이 되었다 이 말이지.

---

19) 제1장 주 39) 참조.
20) 공리주의功利主義 : ① 공리·효용을 모든 가치의 원리로 하는 사고방식. ② 〈윤〉행복과 이익을 가치의 표준·인생의 주된 목적으로 삼는 윤리 사상. 공리설. 실리주의[utilitarianism]. ③〈문〉예술은 인생과 사회에 유익한 것이라야 한다는 주의. ↔이상주의

이론과 테크닉이란 것도 '어떻게 쉽게 빨리 좀 해 보자!' 하는 노이로제적인 것이 작용하니까 문제가 있는 거야! 있는 그대로 보는 것이 아니라, 있는 그대로 보면 인격이 훌륭한 사람은 가치가 있는 건데, 이익이 되는 것에만 가치를 두니까 평등하게 볼 수가 없잖아. 서양 문화의 병폐는 이익이 안되는 것은 아무리 좋아도 가치가 없다 해서 생긴 거라고 볼 수도 있지.

4) '서양의 guilt culture'와 '동양의 shame culture'에 대해…

이동식 _ 서양 사람들은 '죄'에 대한 집착이 많더라고. 보통 그러잖아, '동양 사람은 수치심 문화고 서양 사람은 죄악감 문화다'[21] 이런 말도 하거든. 1985년 유고에서 제13차 국제정신치료학회 할 때 "정신치료 : 동과 서" 심포지엄 시간에, 유고슬라비아출신 어떤 여자 심리학자가 학술대회 진행 중인데 죄악감에 대해 나한테 묻더라고. 그래서 내가 그것은 "책임을 안 지려고 하기 때문에 생기는 것이 죄악감이다."라고 대답해 주었거든. 죄악감은 죄를 면하려고 하니까 생긴다 이거야. '내가 사람을 죽여도 거기에 대한 대가를 달게 받겠다' 이러면 죄악감이 있을 수 없지. '미안하다' 하는 것이 같은 것이거든. '미안하다' 하는 것은 '내가 잘못했다' 하는 건데, 책임은 안 지고 말로써 때우려는 심리가 많다고. 어떤 사람이 미안하다고 하는데 자꾸 화를 낼 수가 없잖아. 요새 일본 사람들이 그렇지. 아주 대표적인 예인데 일본인들이 과거 한국에 대해 저지른 행위에 대해 밤낮 말로만 사과

---

21) Ruth Fulton Benedict(1946) : 『The Chrysanthemum and the Sword』, 김윤식 역 『국화와 칼』. 을유문화사, 2002 ; 베네딕트가 만년에 집필한 책으로 1944년 6월, 미 국무부의 요청으로 쓰여지게 되었다. 이 책에서 그녀는 당시 일본과 전쟁 중이던 "미국으로서는 도저히 이해할 수 없는 일본인의 행동을 연구하고자" 했으며, 놀랍게도 일본을 단 한 차례 방문하지 않고도 그들의 독특한 국민성을 비교적 정확하게 규명해 내었다는 평가를 받고 있다. 주 25) 참조.

하니까 우리나라 사람들은 사과 받은 느낌이 없잖아. 일본이 책임을 안 지고 말로 때우니까 사과한 게 아니지.

이 죄악감에 대해선 국제포럼[22] 심포지엄에서 쿠터Peter Kutter[23]가 얘기하고 내가 대답했는데 그 시간 마치고 한 번 더 말해달라고 해서 "'잘못에 대한 대가를 받는다!' '책임을 진다!' 하는 이런 마음을 가지게 되면 그게 심리적으론 대가를 치른 셈이 된다."고 했어. 심리적으로는 동가同價가 되는 거야! 동가! 도스토예프스키[24]의 소설 『카라마조프 가家의 형제들』에도 나오지만, 큰 아들이 자기 아버지를 안 죽였는데도 자기가 죄책감을 가지게 됐단 말이야. 왜냐하면 자기도 아버지를 죽이고 싶은 마음이 있었단 말이야. 자기가 실제 죽이지 않았는데도 마음속에 죽이고 싶은 마음이 있다 보니까 '자기가 죽였다!' 이렇게 된 거야. 심리적으로 동가가 된 거란 말이야.

이런 예는 우리가 일상생활에서도 많이 경험하는 것이야. '내가 돈 줄 것이 있는 데, 줄려는 마음이 있었는데 바빠서 못 줬다' 하면 말이야 마음속에서는 돈 준 걸로 된다고. 아울러 돈 준 걸로 기억이 되고 말이야. 그게 '심리적인 동가'를 얘기하는 거야. 내가 마음을 먹으면 한 걸로 기억이 된다 이거

---

22) 도정신치료와 서양정신치료 국제포럼 International Forum on Taopsychotherapy and Western Psychotherapy. 서울 Lotte 호텔, 2004, 8, 21~22. 한국정신치료학회 창립 30주년 기념.

23) Peter Kutter, M.D. : 독일 및 국제정신분석학회 수련 및 지도감독 분석가. 프랑크푸르트 괴테 대학교 심리학부 정신분석학 교수. 『Psychoanalysis International』 편집인. 프로이트 정통정신분석뿐만 아니라 '자기심리학'과 '클라인-비온학파' 등 다양한 경험.

24) Dostoyevsky, Fyodor Mikhaylovich(1821~1881) : 러시아의 소설가 · 언론인.
인간 심성의 가장 깊은 곳까지 꿰뚫어보는 심리적 통찰력으로, 특히 영혼의 어두운 부분을 드러내 보임으로써 20세기 소설 문학 전반에 심오한 영향을 주었다. 특히 『죄와 벌 Prestupleniye i nakazaniye』 · 『백치 Idiot』 · 『악령 Besy』 · 『카라마조프 가(家)의 형제들Bratya Karamazovy』 등 그의 장편소설들은 삶의 지혜와 영혼의 울림을 전달하는 데 예술이 매체로 이용된 뛰어난 본보기이며, 그에게 세계문학사상 가장 위대한 소설가의 한 사람이라는 명성을 안겨주었다.

야. 심리적으로 저지르려고 마음만 먹으면 안 저질러도 죄악감을 가진다고. 자기 마음을 잘 관찰해 보라고! 그러니까 마음이 바뀌면 그렇게 되는 거야.

A _ 선생님이 그렇게 하는 것은 의도가 아닙니까?

이동식 _ 의도가 아니지, 심리적으로 그렇게 된다 이거지. 죄를 저지르지 않아도 마음을 먹으면 죄를 저지른 거로 마음속에서 된단 말이야. 그건 알지.

A _ 루스 베네딕트[25]가 그 얘기를 했을 때는 서양 문화에서의 죄악감은 기독교 신앙 안에서 인간의 원죄하고 연결 지어서 죄악감이라는 것을 얘기했기 때문에, 아담과 이브가 하나님의 말씀을 듣지 않고 선악과를 따 먹었기 때문에 생겼던 원죄original sin에서 오는 게 서양인의 죄악감 문화의 전체 내용이잖아요. 선생님도 그런 차원에서 이해하고 말씀하시는 건가요?

이동식 _ 우리는 뭐, 나는 그런 건 아니지. 내가 서양 사람이 아니라서 그런 건 잘 모르지만, 우리는 '수치심 문화다' 하면 '하늘을 보고 한 점 부끄러움이 없다', 책임보다는 '내가 바르게 살았나? 못 살았나?' 이게 더 중요하단 말이야. '죄를 지었다' 이것보다 말이야! 우리 문화가 서양 문화보다 차원이 높다 이거야! 그건 자네가 더 사색을 해 봐야 되는 거야! 아니, 서양 사람들 얘기하는 것 보면 말이야, 보스도 죄, 죄하는데 우리는 그런 말 안 하잖아! '부끄럽다!' 하는 게 더 중요하다고.

A _ 제가 배운 게 짧지만 서양의 죄악감 문화는 원죄에서 오는 게 근본이고, 동양에서의 수치심 문화는 유교 안에서 인간으로서 살아야 할 덕목에서 오는 게 아닌가요?

이동식 _ 서양에서도 정신분석, 정신치료에서 다루는 것은 그런 원죄하고 일치되는 경우도 있지만 아니거든. 아니 그러면 기독교적인 원죄에 근거한

---

25) Ruth Fulton Benedict(1887~1948) : 미국 뉴욕 생. 문화인류학자. 대표적인 저서에는 『문화의 패턴Patterns of Cultures』(1934), 『종족Race : Science and Politics』(1940), 『국화와 칼The Chrysanthemum and the Sword』(1946) 등이 있다.

죄악감이라면 그런 건 없앨 수 없는 것 아니야? 그런 원죄는 치료가 안 되는 거지! 치료 대상이 아니지!

A _ 그러면 '존재적인 불안', 즉 인간이면 필연적으로 느끼는 불안은 어떻게 하는 거죠?

이동식 _ 그게 개념적인 거야! 서양 사람들 말은 맨 개념 그런 거야! 아! '존재적인 불안' 하면 간단하게 '정상적인 불안이다!' 나는 그렇게 느낀다고. '존재적 불안'이라 하는 게 존재하는 정상적인 사람들이 다 가지고 있는 불안 아니야!

5) 제대로 아는 것이란? : 현상학과 도와의 관계

A _ 그런데 좀 더 세세하게 설명을 해야 되지 않나 하는 의견이에요.

이동식 _ 그런데 '설명' 가지고는 안 된다 이거야. 이거는 근본 문제로 돌아가면 말이야 윌리암 제임스[26]라든지 버트란트 러셀[27]이 지식에, '아는 것'에 두 가지가 있다 얘기했는데 경험해서 아는 것과 설명 듣고 아는 것, "경험을 해서 아는 것만이 아는 거다", "설명 가지고 아는 것은 아는 게 아니다."라고 했는데 이 근본을 제대로 알아야 해! 요즈음 우리나라 사람들도 그렇지만 서양 사람들은 자꾸 설명, 설명해 달라고 하는데 그것 가지고 제대로 알 수 있나 말이야.

후설도 『구라파 과학의 위기』[28]라 했고, 인문사회과학도 마찬가지이지

---

26) William James(1842~1910) : 미국 철학자. 심리학자. 미국 실용주의pragmatism의 선도자. "Knowledge of Acquaintance and Knowledge-about"(1890).

27) Bertrand Russel(1872~1970) : "Knowledge by acquaintance and Knowledge by description직접 경험으로써 앎과 기술에 의한 앎"(1919).

28) 제4장 주8) 참조.

만 서양 과학이라는 것이 전부 설명이다 이거야. 설명 그건 전부 진리가 아니다. 그래서 현상학이라고 하는 것은 사물하고 나하고 사이에 그런 개념이나 설명을 배제하는 거야. 그래서 사물하고 나하고 직접 만나는 거야.[29] 그게 현상학이야. 그러니까 도하고 가까워지는 거야.

6) "무의식이라는 것이 있느냐?" : 현존재 분석, 현상학과 도와의 관계

이동식 _ 보스가 정신분석 기본 개념을 비판했는데, 1985년[30] "무의식이라는 것이 있느냐?"고 나보고 묻더라고. 그래서 내가 "무의식이라는 것이 따로 있는 게 아니라, 타인에게는 너무나 명백한데 본인한테는 안 보이는 것이 무의식이다."라고 대답을 했거든. 서양 사람들은 자꾸 무의식이 있고, 의식이 있고, 이렇게 생각하거든. 그런 실체가 있는 걸로 생각해.

무의식은 다른 사람한테는 너무나 분명하게 보인다고, 그 사람의 무의식이. 본인만 안 보이지. 수도라는 것이 깨닫고 보게 해 준다 이거야, 관觀! 관觀! 그것이 근본이라. 정신분석도 환자 자기 힘으로는 자기가 안 보이니까 보도록 도와주는 거야. 관觀을 도와준다는 것이지.

후설의 '판단중지epoché'[31]. 후설 자신도 도를 잘 몰랐을 거야. 불교의 '지止.' '지止'하고 같은 거야. '판단중지'라는 건 판단하면 투사를 하기 때문에 판단을 중지한다. 석가모니의 깨달음인 '불취외상不取外相'도 판단중지란 말이야. '자심반조自心返照'는 관觀.[32][33] 그러니까 후설의 판단중지

---

29) zu den Sachen selbst. 제4장 주10) 참조.

30) 제13차 국제정신치료학회(유고슬라비아, 1985. 10), 'Psychotherapy ; East and West' Symposium에서.

31) 제2장 주19) 참조.

32) 불취외상不取外相 자심반조自心返照 : 바깥 모양을 취하지 말고 스스로의 마음을 돌이켜 보라는 뜻.

33) 지관止觀 : 제4장 주12) 참조.

라는 것은 중간에 생각, 판단을 없애고 물物 자체하고 나하고 직결시키는
거란 말이야.

이것도 한번 알아보지, 전 세계적으로 나같이 얘기하고 있는 사람 있는
지. 그게 후설의 현상학이라는 것이지. 하이데거의 존재사유, 칸트의 '순수
사고reines Denken'라는 것, 그게 내가 보면 수도修道라! 수도修道! '순수
사고' 가지고 자네들 논문 써도 중요한 공헌이 된다고.

7) 깨달음의 실제

C_ 석가가 깨달았다는 '궁극적 깨달음'이라는 것이 있긴 있는 것입니까?

이동식_ 궁극적 깨달음은 『대승기신론』에 심무초상心無初相, 구경각究竟覺
이라고 하지. 초상初相이 없다 이거야. 대혜 선사는 애응지물이 제거가 되
면 각覺이라고 표현했고, 나는 "핵심감정을 깨달아 제거되면 각覺이다."라
고 얘기하는데 같은 거야. 이것이 궁극적인 깨달음이라. 깨달음에 여러 가
지 단계가 있단 말이야. 상사각相似覺, 수분각隨分覺, 구경각究竟覺 등 3단
계도 있고[34], 51위 내지 52위 하는 것도 있고[35] 말이야, 이것도 재미있는 게
칼 로저스가 정신치료과정 연구에서 묘하게도 3단계, 7단계, 15단계, 50단
계로 나눌 수 있다고 했는데[36] 그게 묘하다고! 불교에서 말하는 것하고 일
치하거든. 그것도 하나의 중요한 논문이 될 거야.

이것을 정신치료를 통해서 얘기해 보면 첫 번째 단계는 '환자 자기가 핵
심감정이 있다, 적개심이라는 것을 깨닫는 것'도 깨닫는 것이거든? 그렇다

---

34) 『대승기신론大乘起信論』 권2, pp12~27, 권3, pp.1~14.

35) 제1장 주1)과 같은 책, p.278.

36) Rogers C(1958) : 「A Tentative Scale for the Measurement of Process in
Psychotherapy」 In 「Research in Psychotherapy」, ed. by Rubinstein EA, Parloff
MB, Proceedings of a Conference, Washington, D.C., April 9~12,1958, p.97.

고 낫는 것이 아니잖아. 두 번째 단계는 '원인이 뭔가를 깨닫는 것'이란 말이지. 세 번째 단계는 '훈습을 해서 일거수일투족一擧手一投足에 핵심감정이 나온다. 아! 어릴 때 핵심감정이 남아있구나. 현재는 그렇지 않다!라는 것을 깨닫는 것'이고. 깨닫는 데 여러 가지 단계가 있단 말이야. 처음에는 보통 깨달았다가 금방 잊어버린다고. 그 다음엔 자꾸 치료를 하면 깨닫고 있는 시간이 연장된단 말이야. 부처를 '항상 깨닫고 있는 자', '상각자常覺者'라고 하는데 깨닫는 시간이 항상 지속되는 자란 말이야.

치료과정에서 보면 치료가 진행될수록 깨달음이 오래 유지되고, 횟수가 많아지고, 빨리 깨닫게 된다고. 즉, 몇 시간 후에 깨닫는 수도 있고, 한 시간 후에 깨닫는 수도 있고, 몇 분 후에 깨닫다가, 그 다음에는 금방 깨닫고, 그 다음에는 자기 혼자 속에서 올라오는 걸 깨닫고 올라오는 게 겉으로 안 나타난단 말이야. '올라오는 것이 없다!' 이 정도로 되면 구경각이야. '속에서도 올라오지 않는다!'라는 마음의 상태가 '초상이 없다'라는 거야.

노이로제를 환자가 깨닫지 못해서 마음이 항상 강철처럼 휘어져 있는 상태라고 표현한다면 깨닫는 순간이란 강철이 딱! 바로 되는 것이고, 깨달음을 놓치는 순간이란 원래 휘어진 그 상태로 되돌아간다고 얘기할 수 있는 거야.

8) 깨달음의 단계와 정신치료 단계

C_ 돈오점수頓悟漸修[37]가 되어야 된다는 말씀입니까?

이동식_ 그렇지 돈오점수가 되어야지, 깨달아도 궁극적으로 깨달으면 되는 거지. 그러나 그렇게 되려면 닦아야 되는 거지. 철저하게 깨달으면 '다 됐

---

37) 돈오頓悟(갑자기 깨달음)를 위해서는 그전에 점진적인 수행이 필요하다는 뜻. 또는 먼저 돈 오하고 난 뒤에 점수漸修한다는 뜻.

다!'는 생각이 나오지 않는다고. 하지만 ○○ 스님 입장에서 보면 그런 논쟁에 말려들어갈 필요가 없다 이거야. 돈오돈수頓悟頓修가 맞다는 주장을 하는 것보다 오히려 돈오점수를 주장하는 사람에게 '돈오돈수頓悟頓修가 뭐다'라는 것을 직지인심, 해명해 주는 것이 도움이 되지. 그런데 돌아가는 것을 보면 '자기 주장이 옳다!' 이런 주장하고 비슷하단 말이야. 교육하는 입장, 치료적 입장, 그런 게 좀 아니다 이거지. 같이 대등하게 논쟁하는 거야.

그게 말이지. 『서장』에도 있지만, 깨닫고 나서 '기특지상奇特之想'을 내면 안 된다 이거지. 깨달았다 하는 표시를 내는 것도 인정, 사랑 받으려 하는 욕구에서 나온 것이라고. 조주화상趙州和尚[38]의 '방하착放下着'하는 것도 같은 얘기야.

내가 화두라는 것을 이해해 보면, 화두란 이해 못하면 '화두話頭'가 되는 거야. 즉 이해해 버리면 화두가 성립이 안 되는 거지. 그 젊은 중은 '한생각도 없다'라는 생각에 꽉 차 있는 것이거든. 아무것도 없는 것이 아니란 말이야! 환자 치료할 때도 보면 흔히 '자기가 의존심이 많다!'라는 깨달음 고걸 가지고 또 인정 받으려 하고 의존심을 충족시키려고 한단 말이야.

그러니까 생각을 하면 안 되는 것이란 말이지. 상相을 내면 안 된다 이거야. '안 올라온다' 하는 것도 다 컨트롤이 되어 있으니까 안 올라오는 거란 말이야. 그게 없는 게 아니라. 왜냐하면 인간이라 하는 게 모든 단계에서도 자기가 문제를 다 가지고 있는 거란 말이야. 가지고 있는 것을 잘 컨트롤하는 것이 도道란 말이야. 가지고 있는 것이 없어지는 것이 아니고, 잘 다스리고 있다 이거지. 그렇게 되려면 수행修行을 계속 해야 돼.

---

38) 제2장 주 14) 참조.

9) 천재와 보통사람과의 차이

KA _ 수행을 좀 안 해도 천재라는 소리를 듣는 사람하고 수행을 계속 하는 보통사람하고 어떤 차이점이 있습니까?

이동식 _ '노력함이 없이 노력하는 사람이 천재'란 말이야.(참 : 말씀이 어렵습니다.) 응? 천재라는 것은 자기가 노력한다 하는 느낌이 없다고. 왜냐하면 자기는 흥미 있고 재미있으니까 길 가다가도 생각하고 말이야. 오히려 그 사람한테는 즐거움이지. '노력'이라는 게 하기 싫은 것을 하려니까 생기는 말이라. 딴 사람들이 놀고 있는 동안에 자나깨나 생각하는 사람이 천재라 말이야.(참 : 노력을 많이 하네요.) 보통 사람은 노력을 안 하거든. 밥이나 먹고, 술이나 마시고, 즐기고 말이야. 천재 소리 듣는 사람은 밤낮 그것을 연구하고, 정신이 거기에만 가 있는 사람이야. 정신건강이라는 것이 집중 능력이야. 집중이 되려면 마음이 비어야지 집중이 된다고. 마음이 편해야지 말이야. '도 닦는다'라는 것이 이완하고 집중하는 거야. 이완이 안 되는 이유는 망상이 있으니까 그런 거야. 아무 갈등이 없으면 자연스레 뭐든지 집중이 잘 된다 이거지. 걸리는 것이 없으면 집중이 잘 되지.

10) 지금 · 여기 here & now : 현실reality(현실적real · 비현실적unreal) : 공감empathy : 동서 이해 수준의 차이

KA _ 서양 사람들이 얘기하는 here & now, reality하고, 선생님이 이해하는 here & now, reality는 상당히 다르다 하는 느낌이 듭니다.

이동식 _ 그렇지. 공감도 마찬가지지.

L _ 서양 사람들은 외적 here & now, reality고 선생님은 환자의 내적, 주관적 here & now, reality라고 표현할 수 있겠네요.

이동식 _ 그렇지, 그게 좋은 지적이네.

212

KA _ 객관적 here & now, reality와 주관적 here & now, reality라고 하면 되겠네요.

이동식 _ 그렇지. 정신치료는 객관적인 것을 다루는 것이 아니거든. 주관적인 감정을 다루는 것이지 말이야. 객관적으로야 행복하게 살면 되는데 다들 '고통스럽다!'고 난리잖아. 사람들이 대부분 다 그렇게 살고 있잖아. 내가 보면 다 unreal 속에 허우적거리며 살고 있는 거지. 하하하.

KA _ unreal한 것이 없으면 부처지 않겠습니까?

이동식 _ 허허허. 환자가 지금 죽고 싶다고 하면 그건 real 중에 real한 것 아니야? 그런데 이걸 'unreal하다' 이러면 이건 전혀 공감이 안 된 상태라고. 알겠어? 응? 환자는 아무리 행복한 상황에 갖다 놔도 불행한 과거 감정이 올라오면 현재가 불행하다 이렇게 느낀단 말이야. 현재 상황은 그렇지 않은데 불행하다고 느끼니까, 현재 상황에서 'unreal하다' 라는 말이 나온 거야. 서양 사람들은 자꾸 개념 가지고 얘기하니까 논쟁이 일어나는 거야. 서양 사람들은 과거 얘기하지 말고 현재, real, 현실reality을 다뤄야 된다고 주장들 한다고. 현실치료reality therapy 그런 것도 마찬가지야. 논쟁이 또 다른 논쟁을 낳고 있는 셈이지.

J _ 그 말씀이 와 닿습니다. 저 같은 경우도 그런 것을 'unreal' 하다고 느끼기 때문에 치료를 잘 못하는 것 같습니다.

이동식 _ 그러니까 무의식이 있나 없나 하는 것도 그런 얘기거든. 보스한테 내가 얘기했다고. '무의식이라는 것이 있나, 없나?' 하는 것이 문제가 아니라 "타인에게는 너무나 분명하게 보이는데 본인한테는 안 보이는 것이 무의식이다." 무의식의 의식화, 자각, 즉 깨달으면 무의식이 안 된단 말이야. 따로 의식, 무의식이 있는 게 아니라고. 이건 정신치료 대가들도 잘 모른다고. 요새 나한테 모두 자네들 해쌓는 그것이 본인한테는 아주 real한 거란 말이야. 허허허. 그런데 그게 '과거에 청산 못한 감정이다' 이런 걸 자각을 해야 되는 거야! 그걸 자각하게끔 도와주는 것이 정신치료다 이거야. 이런 것이 real한 거 아냐? 그게 unreal하다고 하면 관찰자 입장이 된다 이거야. 그걸 깊이 생각을 해 봐.

프로이트의 이드id다 어쩌고저쩌고 그런 것들은 다 관찰자적 입장에서 하는 말들이라고. 거의 모든 정신과적인 질환은 '감정의 장애다' 라고 하는 것은 서양 사람한테도 인식이 되어 있거든. 감정의 문제지 이드id고 뭐고 하는 문제가 아니야. 그건 하나의 이론이지, 실제는 감정의 문제라고. '마음이 편하다' 하면 병이 나은 것이고, '마음이 안 편하다' 하면 그것은 핵심 감정이 해결이 덜 돼서 그렇단 말이야. 이런 것도 중요하다고. 우리가 이에 대한 논문을 앞으로 각자 하나씩 분담해서 써야 하는데….

11) 21세기 신경과학과 도 : '알렉산더의 교정적 정서경험' '융의 콤플렉스' '대혜 선사의 애응지물' '핵심감정' 의 관계와 현대 신경과학적 의미

요새 서양 사람들이 정신분열증의 원인에 대해서 유전이다 뭐다…. 그런데 옛날에는 정신장애를 심인성心因性, 내인성內因性, 외인성外因性 이렇게 나눴어. 내인성에 유전적인 것이 포함된 거지. 융도 블로일러Eugen Bleuler[39] 밑에서 일했지. 그 블로일러가 관찰하니까, 이건 내부에서 생긴 '자가독소autotoxin', '자기 몸에서 생긴 toxin으로 해서 정신장애가 생기지 않나'라는 가설을 세웠다고. 지금은 죽었지만 블로일러의 아들, 만프레

---

39) Eugen Bleuler(1857~1939) : 스위스 졸리콘 출생. 1888년~1927년 취리히 대학 교수 겸 부르그횔츨리 요양소 소장을 지냈다. 프로이트의 정신분석을 도입하여 연구 그룹을 만들고 E.크레펠린의 조발성치매早發性痴呆 대신 정신분열병이라는 용어를 제창하면서 정신병을 새로운 각도에서 연구하였다. 즉 크레펠린의 조발성치매를 정신분열병으로 발전시켜 정신분석적 연구에 크게 기여하였다. 저서에『정신의학 교과서Lehrbuch der Psychiatrie』(1916) 등이 있다.

드 블로일러Manfred Bleuler가 아버지의 교수 자리를 계승해서 생화학적으로 내분비 등 이런 방향으로 10년 연구해도 뾰족한 것이 안 나오니까, 그리고 환자를 잘 관찰해보니까 정신분열병이라는 것이 "가족간의 상호 작용 family interaction의 장애다." 그리고 또 아마 융도 정신분열병 원인에 대해서 자가독소autotoxin를 조금 연구했는지는 모르지만, 그것도 조사를 해 봐야 되겠는데, 이런 것들이 요새 신경과학에서 밝혀내려고 하는 것들이라고 봐야지.

내가 보면 그런 것들이 이제 좋지 않은 정서적인 경험이 원인이 되어 생긴 신경과학적인 결과물이라 할 수 있는 거지. 그걸 고치려면 약을 쓰든지 정신치료를 해서 즉, 교정적 정서경험을 해서 고친다 이거야. 그러니까 알렉산더의 '교정적 정서경험corrective emotional experience'이라 하는 게 앞으로 각광을 받을 가능성이 많다고.

앞으로 신경과학이 더 발전이 되면 '자가독소autotoxin'다, '교정적 정서경험corrective emotional experience', 융Jung의 '콤플렉스', 대혜 선사의 '애응지물碍膺之物', 그리고 '핵심감정' 이런 것들이 전부 연결이 된다 이거야. '애응지물'을 없애면 각이다. '콤플렉스'를 없애면 건강이다. '핵심감정'은 애응지물 밑바닥에 있는 감정, 신경과학과 도道. 이런 모든 것들을 싹 연결시키는 논문이 나와야지. 서양 사람이 '정서적 장애 emotional disorder'라고 말하면서 이드id다, 자아ego다 개념만 떠들고 있는 것이 현실이야. 내가 볼 때는 알렉산더라든지 소올이 비교적 현실에 가까운 서양치료자야.

12) 도정신치료와 정신분석의 차이점 : 애착attachment을 중심으로

이동식 _ 『원각경圓覺經』에 '사랑과 미움', 그게 근본이란 말이야. 보스가 "서양인의 정신분석은 사랑과 미움을 하도록 하는 것"이라고 했는데, "도

정신치료란 사랑과 미움을 벗어나게 하는 것"이라 말이야. 1994년[40]에 쿠터Kutter도 "서양의 정신분석은 애착attachment하게 하는 것이 목적"이라고 했는데, 도는 '애착attachment에서 벗어나게 하는 것'이야(detachment).

13) 내담자 중심 치료의 핵심과 도정신치료와의 관계

이동식 _ 현존재 분석도 보면 이론을 배격한다 하면서 또 개념, 이론에 빠진다 이거지. 말하자면 '핵심감정이다', '공감적 응답이다', '대화다' 이렇게 하면 간단한데…. 칼 로저스의 내담자 중심 치료client centered therapy는 로저스 자신도 딴 사람이 자기한테 말하기를 자기보고 동양적인 치료를 한다는 얘기를 들었다고 말하거든. 칼 로저스는 치료자의 태도로 일치 또는 성誠, 환자에 대한 무조건적인 긍정적 존중, 그리고 정확한 공감적 이해 이 세 가지를 핵심적으로 말했다고.

그 다음에 치료하는 것은 환자를 공감해서 잘 듣고, 반사reflection하고 명료화clarification하는 것, 그것뿐이야. 즉 환자가 말하는 것을 다시 비추어 주고, 환자 말하는 것이 분명치 않으면 분명하게 대신해서 말해 주고 그것뿐이야. 딴 그게 없다고. 그러니까 그게 동양적이다 말이야. 해 주는 게 없다는 것이지. 직지인심直指人心이라고도 볼 수 있는 거야. 환자가 말한 것 그대로 반사하고 또 명확하지 않은 것은 명확하게 대신 표현해 주고. 그게 초보 수준의 도정신치료라고 할 수 있는 거야. 동양식으로 표현하면 그것이 이제 '직지인심견성성불直指人心見性成佛'[41]이지.

---

40) 제16차 국제정신치료학회. 서울 롯데호텔, 1994. 8. 21~25. 한국정신치료학회 주관.

41) 달마선達摩禪의 종지宗旨인 불립문자 不立文字, 교외별전教外別傳, 직지인심直指人心, 견성성불見性成佛의 한 구절, 사람의 마음을 바로 가리키고 본래의 성품을 철저히 보아 부처가 완성 된다는 뜻.

14) 정신분석과 현존재분석 사이의 좌절과 허용에 대한 논쟁에 대해…

C _ 프로이트는, 정신분석에서는 환자의 신경증적인 욕구를 좌절시켜서 무의식을 의식화시켜 깨닫게 하는 그런 식인데, 현존재분석에서는 좌절이 아니라 진정한 허용의 태도에서 분석이 실현된다며 허용을 강조하고 있습니다.[42]

이동식 _ 그것도 말에 걸리니까 논쟁이 일어난다고. 말하자면 '좌절'이라고 말한 사람의 '좌절의 뜻'이 뭔가? 이것을 바로 이해하면 논쟁거리가 안 된다고. 좌절시킨다는 개념, 말에 걸리니까 그런 거야. 좌절을 자꾸 시키는 것은 아니거든. 보스의 말도 "신경증적인 욕구를 무조건 다 만족시켜라."는 것도 아니라. 정신분석에서는 만족 안 시키는 그것을 좌절이라고 말한 것이거든. 말하자면 두 쪽 다 같은 것을 주장하고 있다 이거야. '그게 무엇을 가리키는 것이냐?' 그걸 이해하면 논쟁거리가 안 된다 이거야. 본래 말한 사람은 그걸 알겠지만, 딴 사람은 본래 얘기한 그 사람만큼 깊이 그걸 이해 못하니까 논쟁이 된다고. 보스에 대해서도 정신분석 쪽에서 같은 식으로 비판을 하고 있는 셈이지.

　그러니까 이언절려離言絕慮가 되어야 된다 이거야. 말과 생각을 벗어나야 돼. '행동화acting out.' 이런 개념을 쓰니까 논쟁이 되는 것이지. "acting out은 안 된다, 안 좋다."이러니까 논쟁거리가 되는 거야. 자꾸 말과 생각을 하니까 논쟁이 그치지 않는다 이거야. 내가 치료한 사례, 아들이 엄마를 공격하는 사례에서 보면, "자기가 건강해지느라고 화가 나는 것이 acting out이다." 이렇게 보면 보스처럼 그럼 이걸 허용을 해야 된다 이렇게 되는 거지. 그러니까 '사용하는 말, 개념이 무엇을 뜻하는가?'를 이해하면 문제가 안 되는 거야. 화를 너무 자꾸 내는 것은 해롭다고, acting out을 마음대로 한다고 병이 낫는 것이 아니잖아. acting out만 하면 자기 자각을

---

42) 제2장 주 4)와 같은 책. pp.237~247.

못하게 되잖아.

최근 책 『시크리트Secrets』에서도 그렇잖아. "자기 생각대로 하면 성공한다." 자기가 할 수 있는 건데도 겁이 나서 생각대로 못하는 것을 겁내지 말고 생각대로 하면 성공한다고. 정신장애가 있는 사람은 자기가 할 수 있는 것은 하지 않고, 안 되는 것만 자꾸 하려고 한다 이거야. 평생 죽을 때까지 그런 식으로 해 봐야 허사지. 이것은 중요한 점이라고. 그 미묘한 차이점을 잘 알아야 돼! 보스도 말해도 되는 데 말 못하는 것을 말할 수 있게끔 허용하고, 화를 내도 되는데 화를 못 내니까 화를 낼 수 있게 허용하라는 뜻이라고. 그렇지만 화내는 의미를 알아야 돼. 그 아들은 화를 못 내다가 기가 살아나니까 낸다, 그런 것은 좋은 거니까 그걸 받아주면 그 다음부터는 별로 화를 안 내게 된다 이거지. 화가 많으면 내도 약하게 낸다든지 이렇게 되니까 말이야.

그러니까 뭐가 진행이 되고 있나 현실을 파악하면 문제가 안 된다고. 똑같은 말이라도 경험과 이해하는 것이 다르니까 갈등이 생긴다고. 모든 인간관계도 다 마찬가지라고. 똑같은 것을 보고 똑같은 단어를 써서 얘기해도 잘 못 이해하는 사람이 많다고. 잘 못 이해하고 있는 사람과 자꾸 얘기해 봐야 보통 논쟁이 되지, 뭐 결말이 안 난다고, 결말이! 하하하.

15) 정신치료에서 감정의 중요성 : 치료자에게서 풍기는 느낌(분위기)이 환자를 치유한다.

KA _ "정신 치료 과정은 감정적 힘을 다루는 것이다."라고 했는데요. [43]

이동식 _ 정신치료란 환자의 주관적인 감정을 다루는 것이지. 미셸 앙리[44]도

---

43) 주1) 참조.
44) 제2장 주6) 참조.

그런 말을 했잖아, "Affect가 Life다."[45]

KA _ 상징의 바다에 빠져 허우적대거나 사람 대신에 증상만 분석하는 경우가 없도록 각별히 주의해야 한다고 합니다.[46]

이동식 _ 그렇지, 감정을 치료해야 된다고. 누누이 얘기하지만 감정을 공감하고, 치료자의 자비심으로써 치료가 된단 말이야. 치료의 핵심은 공감이라고. 내가 이야기한 것 실감이 되지? 어떤 여자 환자의 딸 얘기인데, 우연히 그 이야기가 나왔다고. 딸 애가 한 5개월 되었을 때 엄마하고 눈을 안 맞춘다 이거야. 그게 말이야 엄마가 자기 마음속에서 배척을 하고 있으니까 그 느낌이 애기한테 전달되어 눈을 안 맞추게 되었지. 아~주 이게 무섭다고! 어머니들이 그걸 잘 모르니까 문제야! 마음으로 사랑해야지 아~무리 잘해 줘도 느낌이 안 좋으면 안 좋은 거야. 아무리 부모한테 얻어맞아도 자녀들이 부모한테 느낌이 좋으면 잘 자란다고.

그리고 특목고등학교 다니는 이 여자아이의 오빠도 면담을 했는데, 아버지가 전문직인데 간섭을 많이 하고, 화를 많이 내니까 이 두 자녀의 문제는 아버지와 어머니에 대한 감정, 이것이 원인이 많이 되었더라고. 오빠는 치료 일곱 번하고 전국 영어 경시대회 참가했는데 딴 학생들은 2년 전부터 준비하고, 대부분은 3개월 전부터 준비했는데, 자기는 공부를 하나도 안 했고 단지 사흘 준비해서 전국 1등을 했다 이거야. "어떻게 그렇게 되었나?" 물어보니 "아무 간섭을 못 느꼈다 이거야!" 이 여자아이의 오빠 말로는 아버지가 좋아가지고 "입이 귀에 걸렸다고." 아무리 잘해 줘도 느낌이 안 좋으면 별로잖아. 느낌이 좋은 사람은 아무것도 안 갖다 줘도 보기만 해도 좋은데, 느낌이 근본이야!

---

45) Henry M(1985) : 『The Genealogy of Psychoanalysis』, translated by Douglas Brick, Stanford University Press, 1993.
46) 주1) 참조.

전에 한 두어 번 들었지, L 선생이 의뢰한 사례.[47] 그걸 자꾸 연구를 해봐. '에이즈 공포다'라고 치료자가 생각하면 안 되는 거거든. 그건 환자가 생각하는 거고. 치료자는 '왜 그렇게 되었나?' 하는 그런 마음이 생겨야 된다고. 환자가 얘기하는 현상을 내가 가만히 들어보니까, 이게 과민하게 되면 생기는 생리적 현상이었다고. 그걸 환자는 '에이즈다!' 그렇게 믿은 거야. 나는 '그것이 에이즈다' 뭐 이런 생각을 안 하고 인제 그냥 듣기만 했던 거라. 듣고 보니 그건 과민하게 되면 나타나는 생리적인 현상이었다 말이야. 그 다음에 '왜 과민하게 되었나?' 하니 직장에서 인정받지 못할까 봐 그랬다 이거야. 인정받는 것에 유일하게 가치를 두고 살아왔다 이거지. 그래서 "언제부터 인정받는데 관심이 많았나?" 물어보니 어릴 때부터 어머니 심부름을 도맡아하고, 어린 나이에 생선 값을 깎기도 하고, 어머니한테 인정받으려 하는 데서 그 원인이 생겼다 이거야. 본래 원인이 나와서 이 환자는 싹 좋아졌다고. 그런 걸 잘 연구해봐. 이제 그런 것도 지금 내가 이야기는 간단하게 하지만 그게 혼자 무궁무진하게 연구를 해야 되는 거야.

16) 치료과정에서 전이와 저항의 의미

KA _ 치료과정에서 가장 확고하게 입증된 원리 중 하나는 '전이'인데, 프로이트는 '정신분석이란 전이와 저항이 기초가 되는 치료'라고 정의 내린 바가 있습니다.[48]

이동식 _ 그렇지, '저항'이라 하는 것은 자기를 다 드러내지 못하는 것, '전

---

47) L 선생이 4회 면담하였으나 환자가 계속 자기는 과거에 아무 문제가 없다고 하여 치료자가 더 이상 도와줄 수 없다고 포기하였다가 저자에게 소개하게 되었다. 저자와의 두 번째 면담에서 "첫 면담 후 전철을 타고 가는 도중에 눈물이 나면서 아무 증상이 없어지는 '기적'을 경험하였다."고 보고하였다.
48) 주1) 참조.

이'는 사랑받고 싶다든지 적개심이라든지, 감정을, 느낌을 아무한테나 느끼는 것. 즉, 옮기는 것이 아니라 항상 가슴에 있으니까 나타나는 거야! 전이가 '간다' 이렇게 얘기하지만 '느낀다' 이거야! 『원각경圓覺經』에도 있잖아. 누군가가 나를 사랑해 주면 그 사랑해 주는 사람한테 이전에 날 사랑 안 해 준 어머니에 대한 적개심이 올라온다. 올라오면 앞에 있는 사람 아무한테나 느끼는 거야. 느낌을 투사한다 이거야!

17) 환자와 치료자의 역할과 관계 : '예방접종'을 중심으로

KA _ 환자와 치료자는 건강하고 성숙한 관계를 맺어야 하는데, 이는 예방주사와 같이 치료관계에서 신경증적 요소를 제거하면 다른 관계에서도 적절한 면역이 생겨 문제가 완화된다는 내용이 있습니다.[49]

이동식 _ 예방이 된다는 말이야. 말하자면 치료 장면에서 환자의 대인관계 장애를 해결함으로써 환자 저항력이 커지니까 밖에 나가서 별 고통 안 받고 지낼 수 있다 그 말이야. 그게 예방접종 효과야, 큰 병 안 걸린다 이거지. 치료 장면에서 실험적으로 해결함으로써 밖에 나가서는 그런 고통에 안 빠지고 해결할 능력이 생긴다. 다시 말하면 치료자와의 관계가 좋아지면 현실적으로 환자의 다른 관계도 좋아진다 이 말이야. 다른 곳에서는 서로의 마음을 검토할 수 없잖아? 치료 장면에서는 치료자의 마음과 환자의 마음을 있는 그대로 볼 수 있으니까 검토가 되는 거지. 치료자와의 관계가 바르게 되면 현실적으로 환자의 다른 관계도 다 바르게 되지. 그게 치료라고. 예방접종의 뜻을 확실히 알면 돼. 가볍게 병에 걸려 그것이 극복되어 면역을 기르게 되면 밖에 나가서 큰 병이 안 걸린다 그 말이야. 뭐든지 확실히 알아야 돼, 그렇지 않으면 밤낮 평생 모른다고.

---

49) 주1) 참조.

18) 치료자의 태도와 공부하는 자세에 대해…

KO _ 지금 선생님 말씀을 들으니 '책을 읽어도 다 보지 못한다, 책에 있는 내용을 빼 먹고 읽는구나! 선택해서 읽는구나!'라는 생각을 하게 되었습니다.

이동식 _ 책을 읽을 적에는 철저하게 기본 되는 걸 읽어야 된다고. HSS라고 알지, ○○대학 정외과 나왔는데 한국에서는 경제학 전공을 안 하고 영국에 가서 기본이 되는 경제학 책 세 가지를 읽고 마스터 해가지고 시험을 쳤더니 경제학 전공 영국 학생보다 성적이 좋아서 인정을 받았다고 하더라고. 그 후에 국제기구에도 채용이 되고, ○○대학 교수로 일하고 그랬다고. 그러니까 내가 늘 이야기하지만 기본 되는 책을 확실하게 완전히 알아야 돼. 왜냐하면 기본은 다 공통된다 그 말이야. 기본은! 무슨 책이든지 기본을 모르면 밤낮 읽어도 모른다고. 기본이 확실하면 '아! 이 논문, 이 책에는 별다른 무슨 소리가 있나?' 그것만 보면 된다고. 안 그러면 여러 논문이나 딴 책 볼 때마다 다시 보는 식이 되어 버리고 만다고. 맹자독법, 대학독법, 중용독법, 논어독법 등 독서하는 방법이 각각 다 있다고. 대학독법도 '먼저 걸 완전히 다 알고 난 다음, 그 다음으로 넘어가라' 이렇게 쓰여 있다고. 자네들 독서하는걸 보면, 모르는 거는 그냥 슬쩍슬쩍 넘어가더라고. 그러니까 아무리 책을 읽어도 밤낮 모르는 거라.

19) 정신치료과정에서 치료자의 역할과 태도에 대해 : '성숙한 치료자'와 '보살'과의 관계

KA _ 프로이트 말인데 "내가 붕대를 감아주면 자연이 치유한다."라는 말이 있습니다.[50]

---

50) 주1) 참조.

이동식 _ 그렇지, 정신치료 뿐만아니라 모든 치료가 다 그렇지 뭐. 동서의 신체의학이 예전부터 다 그런 소리를 하고 있지. 서양에선 희랍의사 히포크라테스가 "환자가 병이랑 싸우는데 병소만 제거해 주면 나머지는 환자가 고친다."라는 말을 했지. 환자 혼자 힘으로 병에 대해 대항을 못하니까 치료자는 환자 자기 힘으로 고칠 수 있게 도와준다 이거야. 항상 치료자가 치료하는 게 아니라고. 지금 의사들은 치료하는 것도 뭐 검사해 가지고 말이야, 자기들이 약물치료나, 물리치료나, 병원에서 할 수 있는 수술이나 뭐, 이런 것만 하는 거지 치료하는 게 아니라고…. 똑같은 수술을 받아도 환자가 제대로 안 하면 죽을 수도 있고. 무슨 병이든지 '의사가 고친다' 하면 착각이라고. 병이란 병을 이기는 데 필요한 환자 힘이 모자라 생기는 거란 말이야. 치료란 원군이나 마찬가지야. '의사 자기가 치료한다' 이런 생각을 가지면 안 된다고.

KA _ 프로이트가 "환자한테 개입하지 말아야 된다." 이런 이야기를 했습니다.[51]

이동식 _ '개입하지 말라'는 뜻을 제대로 알아야 돼. 간섭하지 말라 하면 방치하는 걸로 잘못 알아듣는데 그것이 아니야. 하이데거의 'voraus-springende Fürsorge'라는 말은 '앞서서 미리 물러난다'는 거야.[52] 그래서 환자 자기가 할 수 있는 스스로의 공간을 내 준다 이거야. 프롬-라이히만이 '해석적 질문interpretive questioning'[53]이 제일 효과적이다 하는 것도 환자가 준비되어 있을 때 물으면 싹 나온다 이거지. 다 비슷한 거야. 개입하지 말라는 의미는 하이데거의 말을 곰곰이 궁리하면 파악할 수 있을 거

---

51) 주1) 참조.
52) Martin Heidegger의 『Sein und Zeit』: 이기상 역 『존재와 시간』, 17판, 까치글방, 1999. 제1장 주7) 참조.
53) 제2장 주3)과 같은 책, pp.80~181.

야. 말과 개념으로써만 이해하지 말고, '이게 실제 뭐를 뜻하는가?' 그걸 자꾸 궁리를 해야 한다고. 알고 하는 거야?

KA _ …조금 아는데요. (웃음)

이동식 _ (웃음)… 조금 알아가지고는 안 되지. 확실히 알아야지. 그러니까 조금 알았다 하면 그걸 계속 추구해야 하는 거야!

KA _ 현존재 분석에서 보스는 "치료자는 환자가 스스로 존재하도록 하는 것이다."라고 말하고 있습니다.[54]

이동식 _ 치료란 환자에게 봄을 갖다 주는 거야. 환자가 동토에 떨고 있는데 스스로 존재할 수 없어서 떨고 있다 이거지. 봄을 갖다 준다는 것은 스스로 존재하게 도와준다 이거지. 마음 놓고 존재할 수 있게 한다는 의미야.

C _ "프로이트 자신이 치료를 하면서 명백히 보여주었던 자비심이 프로이트의 저술에는 반영되어 있지 않다."고 보스가 그의 책 현존재 분석에서 얘기하고 있습니다.[55]

이동식 _ 그렇지. 보스가 나한테도 직접 이야기하고, 글로도 남겼지만, "프로이트 이론하고 practice는 전혀 다르다."고 얘기하더라고. 보스가 프로이트한테 가서 분석 받을 때인데 한번은 점심 먹을 돈이 없었는데 "프로이트가 포켓에 돈을 넣어주더라!" 이건 자기 이론하고는 완전히 반대되는 practice다 이거야. 그런 게 자비심, 공감적 응답empathic response이지. 그것은 치료자의 자비심에서 나오는 거라고.

KA _ 분석이 불필요하게 장기화되는 이유 중 하나는 환자가 자유연상하는 그것만으로 자기 몫을 다하였다고 느끼고, 그 나머지는 분석가가 하는 것으로 떠맡기기 때문에 장기화되는 경우가 많다고 합니다.[56]

이동식 _ 그렇지, 그렇지. 그런 것을 중간 중간에 교육을 해야 된다고. "치료

---

54) 주42) 참조.
55) 주42) 참조.
56) 주1) 참조.

는 의사가 고쳐주는 게 아니라 자기가 하는 거다."라는 것을 말이야. 치료자가 고쳐주길 바라기만 하고 있으면 치료 받아봐야 평생 낫지 않는다고.

20) 치료자 자신의 문제와 지도감독supervision의 필요성에 대해…

O _ 치료자가 '인정받아야겠다'라는 욕심이 있으니 치료가 방해가 되는 경우가 많습니다….

이동식 _ 치료자 자기 문제 해결이 안 되어 있으니까 그렇게 되는 거야, 해결책은 자기 스스로 문제를 해결하든지 개인 지도를 받든지 해야 한다고.

O _ 환자가 '좋아졌다'고 얘기도 하고 저도 상당히 잘 된 사례라는 생각을 가지는 경우가 있습니다.

이동식 _ '좋아졌다. 잘된 사례다'라는 생각이 드는 것이 문제라고, 알겠어? '좋아졌다' 하는 치료자의 생각은 '환자가 내 자존심을 상당히 돋궈줬다'는 소리일 뿐이야. '환자가 어떻다' 하는 얘기는 아니다 이거야. 자네가 기분 좋다 하는 것이지. 환자가 기분 좋게 만들어줬다 하는 것 아니야? 환자 입장에서 하는 이야기는 전혀 아니라는 거야.

O _ 환자나 동료에게 안 좋은 소리 들으니까 불쾌하더라고요.

이동식 _ 그런 마음이 올라온다면 환자가 자꾸 적개심이 올라올 때 '이거 또 나빠졌다!' 이렇게 생각할 것 아냐? 그런 느낌이 올라오면 큰일이야! 정신치료자가 다년간 정신치료 공부해도 진전이 없는 경우가 많다고. 또 진전이 안 된다고 그냥 놔두면 그걸로 끝나는 거라. 반대로 자기가 공부 좀 하면 치료능력이 많이 발전되었다고 자기가 느끼는데 그것도 자기 문제야.『능엄경』에 나오잖아. '약작성해若作聖解면 즉수군사卽受群邪'라는 말이. "만약 성인이 되었다 하는 생각을 짓게 되면 그 즉시 많은 마구니들의 유혹을 받게 된다"고. 공부 좀 해서 실력이 늘었다는 마음이 드는 순간 지옥행이다 이 말이라고. 유념하라고! 내가 보면 치료자 자신의 이런 문제들은 정도 문제일 따름이지 거의 모두 다 그런 착각을 가지고 있더라고….

21) 치료자가 '왜 안 낫나?'라는 마음이 생길 때 검토해야 될 점

L _ 제가 치료하고 있는 환자 중에 잘 낫지 않는 환자가 있거든요. 지금 2주에 한 번씩 오는데 한 120회쯤 진행 됐습니다. 처음에 오게 된 것은 임상진단으로 보면, 사회공포증이었습니다. 얼굴 빨개지고 자꾸 남 의식하는 증세가 있었는데 변화가 별로 없어요. 제 자신을 검토해 보니까 지적으로 자꾸 치료하는 경향도 있고, 환자도 감정을 못 드러내 놓거든요. 정신치료 지도를 받아야지 하면서도 게을러 못 받고 있는 상황인데, 치료과정하고 치료기전을 공부하니까 그 환자 생각이 좀 납니다.

이동식 _ 그럴 적엔 자문면담consultation interview을 하든지 지도감독supervision을 받아야 한다고. '안 낫는다' 하는 그것이 뭔지를 알아야 한다고. '왜 안 낫는가?' 하는 걸 알면 그런 의문이 안 생긴다고. 내가 치료하는 환자 중에 요즈음은 잘 안 오지만 26살쯤부터 치료를 시작해서 중간에 한 3년 안 오고 몇 십 년 치료하는 환자를 보면서 '안 낫는다' 이런 생각은 별로 해 보지 않았거든. 왜냐하면 나는 환자가 '왜 안 낫느냐?' 하는 그 이유를 알고 있기 때문에 그런 거야. '안 낫는다' 하는 것은 '치료자 자신이 고친다, 치료한다' 이런 게 있으면 '안 낫는다는 생각'이 떠오른다 이거야. 안 좋아지는 것은 다 원인이 있다고. 그것을 알아야 돼.

수십 년 치료한 또 한 환자는 대학 1학년 때 왔는데 외아들이야. 부모가 사방으로 딴 의사한테 데리고 돌아다니다가 치료가 안 되니까 나한테 데리고 와서 치료받았는데, 부모가 자꾸 앞질러서 해 주고 이래서 환자가 병이 생겼다고. 환자가 화가 난다 해도 부모가 화를 못 내게 막으니까 병이 낫기 어려웠던 거야. 그나마 환자 스스로 고치려고 열심히 하니까 요새 조금은 나아졌다고. 아버지한테 "사과해라!"라는 말 정도는 하고 말이지. 부모가 현재 환자를 이해하는 수준도 진짜 깊이 있게는 안 됐다고.

'안 낫는다!' 그런 식으로 나는 생각 안 한다고. 안 낫는 원인을 이해를 해야지. 나는 '안 낫는 이유를 알고 있으니까 그것에 대해서는 손을 쓸 수가 없다!' 뭐 이런 거지 '안 낫는다' 이런 것은 없다고. 알고 손을 쓰면 병이 안 생기는데 모르기도 하고 또는 알고도 내버려 두니까 병이 생기는 거야. 이건 중요한 거야! 그 의미를 잘 알아야 한다고. 모든 게 다 그런 거야, 세상 이치도. 병뿐만 아니라 정치고, 경제고, 외교 등등 거의 모두가 다 이유가 그렇게 되게 되어 있으니까 안 되는 거야. 옛날에 HMD가 그러더라고. 현재 우리나라는 김일성이가 쳐 들어오던가 경제 파탄이 일어나야 정신을 차린다고. 그게 안 일어나고 있으니까 정신을 못 차리고 있다 이거지. 안 고치고 그냥 넘어갈 수 있으니까 말이야. 허허허. '왜 안 낫나?' 그것을 잘 검토를 해 보라고….

22) 성인聖人과 '술이부작述而不作'

이동식 _ 정리한 후에 어떤 변화가 있나?

KA _ 정리하고 나서 느낀 소감은 좀 더 구체적이고 치열하게 공부해야 되겠다는 마음을 다짐하게 되었습니다.

이동식 _ 그렇지, '모든 사람들이 경험을 하고 있으면서도 그 경험의 의미를 모른다.'라는 사실을 알아야 된다고. 유교에서 소위 '성인聖人'이란 다른 사람은 눈앞에 있어도 제대로 못 보니까, 그리고 경험해도 그 의미를 모르니까 제대로 보고 제대로 알라고 '보라!'하고 가르쳐 주는 사람이라고 얘기할 수 있는 거야. 공자가 얘기한 '술이부작述而不作'[57]도 그런 의미지. 즉, 성인은 '그냥 보여주는 것이지 자기 무엇을 만드는 것이 아니다.' 말이

---

57) 공자孔子 『논어』, 「술이述而」편 ; "나는 옛사람의 설을 저술했을 뿐 창작한 것은 아니다."

야. 눈앞에 있는 것을 제대로 보게만 한다고.

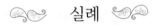

실례

※ 제2부 도정신치료의 사례 P를 참조

제 8 장

공감

　　서양의 정신분석이나 정신치료가 발달해 옴에 따라서 정신치료의 핵심이 공감과 공감적인 응답이라는 것을 알게 되었다. 어려서 공감을 받지 못하면empathic failure 정신장애가 생긴다고 자기심리학self psychology의 창시자 코후트Heinz Kohut가 지적한 바 있다. 정신치료에서 치료자의 공감과 공감적인 응답이 정신치료의 핵심이라는 것은 참선에서 직지인심 견성성불直指人心 見性成佛[1]과 같은 것이다. 직지인심은 치료자가 환자를 공감해서 환자의 마음을 본인이 보게 하는 것이다. 그럴려면 치료자가 자기 정화淨化 또는 심재心齋[2]가 되어야 한다. 자각자自覺者라야 각타覺他[3]를 할 수 있다는 것과 같은 것이다.

❦❧ 질의 응답 ❦❧

1) 로저스의 내담자 중심 치료는 왜 도정신치료에 가깝다고 하나?

---

1) 제7장 주41) 참조.
2) 제3장 주1) 참조.
3) 스스로를 깨달은 자라야 남을 깨닫게 해 줄 수 있다.

PJ _ 로저스의 치료사례 'Miss Mun사례'에 대한 비디오를 보고 공감에 대해 토론한 적이 있습니다.[4]

이동식 _ 로저스의 'Miss Mun사례' 인터뷰 장면에서 핵심감정이 나오는데 로저스는 그걸 그렇게 나처럼 주목을 하지 않더라고. 서양 사람도 치료하면 핵심감정이 다 나오거든. 그런데 핵심감정을 '중심역동'이다 이런 식으로 개념적으로 해버린단 말이야. 서양 정신치료자 중엔 소올이 핵심적인 감정군感情群nuclear emotional constellation이라는 표현을 썼는데, 이게 제일 핵심감정에 가까운 거야. 그래 뭐 얘기해 봐.

O _ 로저스는 코후트가 환자 치료를 자료 수집이나 이론을 만드는 theory building(이론구성)의 도구로 개념화한 것에 대해 비난을 하면서 공감 그 자체가 가장 강력한 치료제임을 강조했습니다.[5] 로저스는 공감을 "치료자가 환자의 경험을 마치 자신의 것처럼 지각하고 이해하고 그리고 그 이해한 바를 환자에게 전달하는 것"이라고 정의했습니다. 또 공감적 반응, 공감적 전달이 따르지 않으면 치료에서 가시적인 효과가 없다고 하면서 치료적인 공감을 하려면 첫 번째로 공감적 태도 및 자세를 유지하고 두 번째는 그 태도에서 공감적 경청으로 이해를 하고 세 번째는 공감적 응답을 해야 치료 효과가 있다고 했습니다.[6]

이동식 _ 그러니까 로저스가 동양적이다 하는 말이 여기서 나온 거야. 로저스처럼 응답이 있어야지. 자비심이 있으면 거기에 응답이 따른다 이거지. 물론 응답이 가만히 있을 수 있는 것도 응답이기도 하지만 말이야.

---

4) 1990년 한국정신치료학회 춘계 학술 세미나, 장소 : 서울 아카데미 하우스, 주제 : 공감 Empathy.

5) Rogers C, Sanford R(1989) : 「Client-Centered Psychotherapy」 In 『Comprehensive Textbook of Psychiatry 5th ed』, Ed. by Kaplan HI and Sadock BJ, Williams & Wilkins, pp.1482~1501.

6) 이장호(1990) : 「칼 · 로저스에서의 공감」, 정신치료, 제4권 제1호, pp.30~38.

2) 어떻게 하면 제대로 된 공감적 응답을 할 수 있나?

O_ 선생님의 논문 「도와 공감의 동아시아적 관점」[7]에서 주객일치主客一致가 되어야 완전한 공감이 되는데 주객일치가 안 되는 이유를 세 가지 장막, 즉 별업망견別業妄見, 동분망견同分妄見, 생사지심生死之心[8]과 보조 국사의 삼현문三玄門으로 지적하셨습니다.

이동식_ 그렇지. 처음에는 불교의 최고 이론을 지식으로써 습득하는 것, 그 다음에는 그 지식을 떨어버리기 위한 수단으로 here & now, 선문답, 이언절려離言絶慮, 즉 말과 생각을 여의어야 되는데 선문답에서는 생각은 없지만 말이 아직 있다 이거지. 그 말을 떼는 게 현중현玄中玄, 소리를 꽥 지르든지, 대답을 안 하든지 말이야. 꽝 친다든지, 할喝을 한다든지. 다 네 마음을 들여다보라 이거야. 자심반조自心返照, 자기 마음을 들여다보는 게 궁극적인 거다 이거지. 마음을 정화하는 게, 그러니까 선문답도 말을 하니까 그게 좀 덜 된 거다 이 말이야. 자기 마음속에 진리가 다 있는데 뭘 물어보고 뭐 문답하고 이러느냐 이거지.

O_ 그래서 不取外相이라는 것이 나옵니까?

이동식_ 석가모니 깨달은 게 그거야. 사람들이 자꾸 자기 마음을 밖으로 투사를 한단 말이지. 자기 자신에 대한 생각, 타인 뭐 세계 등등. 자기 생각을 투사하고 있으니 모든 것이 실상이 아니라 착각이다 이거지. 그러니까 그

---

7) 이동식(1993) : 「The Tao and Empathy : East Asian Interpretation」, 정신치료, 제7권 제1호, 7~19.
   1992년 5월, American Academy of Psychoanalysis의 제136차 연례회의에서 구연.
8) 불교에서 주객일치, 즉 완전한 공감에 도달하려면 걷어치워야 한다는 세 가지 장막 ; 별업망견은 개별적 경험이 다른 데에서 생기는 착각이고, 동분망견은 공통적으로 경험하는 문화적 차이에서 오는 착각이다. 생사지심은 죽음에 대한 공포이다. 처음의 두 가지 장막을 걷어치우고 불안없이 죽음을 직면함으로써, 즉 육체의 질곡을 벗어남으로써 착각(인지적 왜곡)으로부터 완전히 벗어난다.

런 것을 다 버리고 투사를 버리고 자심반조自心返照, 즉 자기 마음을 돌이켜 비추어라. 자기 마음을 깨달으면 삼라만상이 있는 그대로 맑은 거울에 비치듯이 비친다. 그게 장자莊子 같으면 심재心齋. 허심합도虛心合道, 응? 그러니까 '투사' 라는 걸 잘 알아야 돼. 응? 모든 사람이 착각 속에 산다 이거야. 자기 문제를 투사하고 있기 때문에. 응? (웃음) 생각이 없어야지. 한 생각도 일어나지 않는 게 부처다. 응? 모두 자꾸 생각하잖아, 지금도(웃음). 그게 착각을 일으킨다 이거야.

O _ 그 생각이 일어난다는 사실을 늘 우선 알아야 되는데 잘 안 됩니다.

이동식 _ 그것부터 깨달아야지(웃음).

3) 모든 사람은 투사를 하고 산다

O _ "생각이 일어나는 것을 중지하고 일어났으면 지관止觀하라." 하는 것을 인용하여 강조하셨습니다.

이동식 _ 내가 밤낮 말해도 그게 안 고쳐지잖아. 몇 번 얘기했지만, 그전에 커피 마시려는데 물이 40분이 됐는데도 아직도 안 끓는다고 말이야. 당시 모인 사람 전부가 '커피포트가 낡아서 안 된다'고. 이게 전부 망상이거든. 그래서 CCC 보고 저거 한번 체크해 보라 하니까 5분이 되니까 금방 두르르 끓는단 말이야. Low로 해 놓으니까 영원히 끓지 않도록 장치를 해 놨다 이거야, 영원히. 그러니까 생각을 투사한다 이거야. 커피포트가 낡았다고 안 끓으라는 법이 어디 있어, 고장이 났으면 났지. 그러니까 사람들이 매사가 그런 식이다 이거야. 잘 안 되면 전부 확인 안 하고 "자동차가 낡아서, 기계가 낡아서 그렇다."고 한단 말이야. 노인이 아프다 하면 "나이가 많아서 그렇다." 나이가 많아도 무슨 원인이 있는 거란 말이야. 그러니까 일상생활에 다른 사람을 잘 보라고. 전부 투사한다고. 자기는 안 보이더라도 남은 보기 쉬우니까 커피포트 그 식으로 산다 이 말이야.

4) 노자老子의 무위無爲, 후설의 에포케epoché 판단중지, 지관止觀의 상호 관계 / 무위無爲, 유위有爲, 노이로제적 욕구의 진정한 의미에 대해…

O _ 자극이 들어왔을 때 판단이 일어나면 epoché, 판단중지를 해야 하는 것을 인용하여 강조하셨습니다.

이동식 _ 그렇지. 후설은 도道를 접한 적이 있는지 몰라도, 에포케epoché 판단중지하는 것이 불취외상하고 같은 뜻이야. 자기 문제가 있으니까 판단하면 투사를 한다는 거지. 주객일치라는 말은 안 썼지만, 중간에 생각을, 판단을 두지 않고 사물 그 자체하고 나하고 바로 직결시킨다고 한 거야.

O _ 노자老子의 무위無爲라는 것도 결국은 그런 의미입니까?

이동식 _ 그렇지. 유위有爲라 하는 것은 노이로제적 욕구에서 나오는 거란 말이야. 노이로제적 욕구가 없어지면 무위가 된다 이거지. 무위라는 것은 꼭 해야 할 것은 하고 불필요한 것은 안 하는 거야. 무위無爲 무불위無不爲.[9]

유위有爲, 노이로제는 불필요한 것 자꾸 하고 해야 할 것은 안 한다 이거야. 노이로제는 자기가 노이로제 욕구 충족 그것만 하려고 하지, 딴 것은 안하려고 하거든. 그러니까 안 하려고 하는 게 많다고. 그러나 '무위'가 되면 필요하면 뭐든지 하니까 하지 않는 게 없다, '무불위' 이렇게 되는 거야. 그것을 여러분이 이제 증오證悟를 해야 된단 말이야. 내 말만 듣고 넘어가는 것이 아니라 자기가 그런 경험을 해야지 진짜 아는 거라고.

5) 서양 정신치료자들이 공감을 대하는 태도와 그 이해 수준에 대해…

---

9) 노자『도덕경』37장 "도상무위이무불위道常無爲而無不爲. – 도는 항상 하는 것이 없지만 하지 않는 것도 없다." 48장 "위학일익 위도일손爲學日益 爲道日損. 손지우손 이지어무위損之又損 以至於無爲. 무위이무불위無爲而無不爲. – 학문을 하면 지식이 나날이 늘어 가고 도를 행하면 날마다 욕심이 줄어든다. 줄이고 또 줄이면 무위에 이른다. 무위에 이르면 하는 것이 없지만 하지 않는 것도 없다."

C _ 체식Richard D.Chessick이 미국정신의학회American Psychiatric Association에서 발표한 「정신치료와 정신분석에서의 공감Empathy in psychotherapy and psychoanalysis」[10]에서 코후트의 공감이 전통적인 정신분석에서는 과학적인 것이 아니라며 반대와 비판이 심했다는 내용이 있습니다.

이동식 _ 그렇지. 서양 사람은 자꾸 지적知的으로 하려는 게 있단 말이야. 그러니까 공감empathy하면 이게 지적이 아니니까 그래서 아마 비과학적이다라는 반대 의견이 나왔겠지.

C _ 체식은 알렉산더의 교정적 정서 경험corrective emotional experience도 정통적인 분석 입장에서는 추방했다고 합니다.

이동식 _ 그렇지. 내 생각에는 앞으로 뇌 과학이 발달해서 알렉산더의 교정적 정서 경험이라는 게 부각될 것으로 본다고. 지금 그것을 신경과학적으로 가시적으로 증명하기 시작했잖아. 로저스라든지 나중에 코후트도 그냥 공감만 하는 게 아니라, empathic response, 공감적 응답이 있어야 치료적인 의미가 있다고 했잖아. Response! 이걸 명심하라고.

C _ 지난번에 정신과 전문의 정신치료 고시위원에 들어가 보니까 정신치료 분야 체크리스트가 몇 가지 나오는데 공감이라는 항목은 빠져 있더라고요.

이동식 _ 얘기해 보지. 타스만Allan Tasman의 선생인 오른스타인Ornstein[11]이 AAP에서 공감에 대한 강연[12]을 했을 때 젊은 서양 친구가 뭐라고 질문을 하는데 오른스타인이 답변을 못하는 것 같아서 "내가 그럼 답변할

---

10) Chessick RD(1998) : 「Empathy in Psychotherapy and Psychoanalysis」, The Journal of the American Academy of Psychoanalysis, Vol 26, Number 4, Winter, p.487.

11) 제7장 주11) 참조.

12) 1994 Annual Meeting of The American Academy of Psychoanalysis in Philadelphia.

까?" 했더니 하라고 해. 그래서 "공감이 되려면 자비심compassion이 있어야 된다." 그랬더니 오른스타인이 "나는 그럼 empathy가 안 되나?" 이렇게 중얼거리더니 나보고 "자비심이 무엇인가?" 묻길래 "차별없는 사랑"이라고 했더니 "앞으로 그런 compassion을 배우도록 노력하겠다."고 했다고. 그리고 내가 자리에 돌아오니까 일본인 AAP 이사하던 일본인 성이 뭐지? 일본인들은 다 그러더라고. 내가 한마디 해서 내 자리에 돌아오면 회의 중인데도 일어서서 와가지고 막 자기 마누라 일어서라 해서 소개하고 이러더라고(웃음). 아주 판에 박혔어. 항상 원더풀하고 악수하자 하고 말이야. 아주 다 그래. 그전에는 한국사람이라고 별로 쳐다보지도 안 하다가 내가 나가서 한번 하면 말이야, 막 뛰어 와가지고 원더풀하고 악수하자, 허허허.

6) 자비심의 진정한 의미에 대해… / 본질을 제대로 파악하려면?

L _ 두 가지 질문이 있는데 하나는 자비심을 잘 모르겠구요. 또 하나는 지금 서양에서 말하는 공감은 다분히 '현재 이 순간에 가지고 있는 어떤 감정 상태에 대한 공유' 이런 쪽의 느낌이 강한데, 선생님께서 말씀하신 공감의 의미는 '전 존재적'이라고 할까 그런 느낌이 많아요.

이동식 _ 그렇지. 최고 그거지. 그건 자기 가족, 모든 사람뿐만 아니라 무생물, 전 우주까지 말이야. 그리고 자비심이라는 것은, 등각等覺, 묘각妙覺[13] 그러잖아, 등각等覺이 부처와 거의 같은 경지고 그 다음이 묘각妙覺이라고 하는데, 말하자면 분별심이 없다. 차별지심이 없는 마음이야. 사랑과 미움

---

13) 『화엄경』에서 보살의 수행하는 지위를 십신十信, 십주十住, 십행十行, 십회향十廻向, 십지十地, 등각, 묘각의 52등급으로 나누는데 그 마지막 51, 52등급에 해당하는 것을 말한다.
　　등각等覺 : 보살이 수행하는 지위 중에서 제51위位의 이름. 이는 보살의 극위極位로서 그 지혜가 만덕萬德 원만한 부처님과 대개 같다는 뜻으로, 이 보살의 각覺은 부처님의 묘각妙覺까지 1등급이 있으므로 등각이라 한다.
　　묘각妙覺 : 보살 수행의 52위인 마지막 지위, 불과佛果를 말한다.

이라 하는 것은 차별적인 것이거든. 이제 그것을 넘어서면 무차별적인 사랑, 어떤 대상이든지 같은 사랑을 한다, 그게 자비심이라, 응? 인간, 생물, 무생물, 삼라만상에 대해서. 그러니까 집착된 사랑을 넘어서면 그리 된다 이거지. 말하자면 태양이 무차별적으로 비추듯이, 요런 것은 비추고 저런 것은 안 비추고 이런 게 아니란 말이야.

O _ 선택적이 아니다.

이동식 _ 그게 자비심이지. 그러니까 자비심이라 하는 것은 애증愛憎을 넘어서야 자비심이 생긴다고. 『보조법어』에도 과거의 대상에 대한 사랑과 미움이 없어지면 도가 익었다. 과거의 대상뿐만 아니라 새로운 대상을 갖다 놓아도 증애憎愛가 일어나지 않으면 무애無碍다 하잖아. 무애無碍다, 무위無爲다, 무념無念, 자비심慈悲心 이게 사실 같은 것인데, 이제 보는 각도가 다른 거지. 무애가 되면 자비심이 있는 거다 그 말이야. 무념이고 무위도 마찬가지고.

C _ 그 부분에 제가 늘 좀 이해가 부족한데요. 보통 같으면 과거의 대상에 더 많이 걸려 있는 것 아닌가요? 과거에 어떤 핵심적인 감정이 생길 때, 예를 들면 어릴 적에 중요한 사람significant person, 보통 부모라든지 이런 쪽에 더 많이 안 걸려 있습니까? 근데 새로운 대상이 와도 안 걸린다 하는 게 더 깊은 단계라는 게 어떤 뜻인지를 잘 모르겠습니다.

이동식 _ 글쎄 그거야 지금 질문하는 것은 핵심감정 관점에서 보는 것 같은데, 과거의 대상에 안 걸린다 하면 핵심감정이 다 청산이 안 되고도 안 걸릴 수 있나, 그게 다 청산이 되었다면 새로운 대상을 갖다 놨다고 해서 걸리겠나? 그렇게 들리는데 맞나?(C : 예.) 그것은 참선하는 사람의 방법하고 정신치료는 다르니까 참선하는 입장에서 그렇게 표현된 거 아닌가. 실제는 같은데 표현이 다르다고 헷갈리는 게 알음알이야. 해오解悟! 문제는 '안 걸린다 하는 게 핵심'이란 말이야. 그건 공통적이잖아. 그러니까 불교적인 표현하고 정신치료적인 표현이 좀 다르다 하는 걸 알고 응? 그게 자꾸 혼동이 되면 그런 게 생겨.

KO _ 보조 국사가 말한 과거 대상, 새로운 대상에도 걸리지 않는다 하는 것이 어떤 의미지요?

이동식 _ 그러니까 말에 걸리지 말고, 아무 대상에도 걸리지 않는 것. 그게 이제 무애란 말이야. 그러니까 쉽게 말하면 모든 환자들이 치료를 받아서 자기가 의존심, 칭찬받고 싶어 하는 욕구가 있다는 것을 깨닫고 나면 저 사람한테는 칭찬 안 받아도 된다 이렇게 되잖아. 그러면 과거 대상에 대한 사랑과 미움은 벗어났다 이거야. 그렇지만 다른 사람 만나면 또 칭찬 받고 싶은 욕구가 일어난다. 응? 그러면 안 된다 이거지. 그 마음이 없으면 딴 대상으로 안 간다 이거지. 그 마음이 있으면 정신과의사들도 그러거든. 나한테 치료받으러 오면 자꾸 선생님한테 의존심이 생겨서 '혼자 해 보겠다' 그러는데 그게 안 되는 거거든. 치료를 받으면 다 의존심이 나오게 되어 있는데 그것을 이제 이기는 것이, 청산하는 것이 치료인데 나한테 의존을 안 하면 딴 데 가서 다른 대상한테 또 의존한다 이거지. 그러니까 먼저 대상뿐만 아니라 새로운 대상한테도 걸리지 않아야 내 내부가 정화가 된 거지. 좀 알겠어? 모르겠어?

KO _ 좀 더 생각해 봐야 되겠는데요.

이동식 _ 하하하. 아니 정신치료 가지고 내가 설명해 주잖아. 이 사람하고 청산이 되었지만 내 마음속에 사랑받고, 의존하고, 칭찬받고 싶은 마음이 있으면 또 새로운 대상에 가서 붙는다 이거지. 그게 안 붙으면 그런 마음이 없어졌다 그 말이야.

KO _ 부모미생전본래면목父母未生前本來面目[14]이란 말이 있지 않습니까?

---

14) 부모에게 태어나기 전의 나의 본래 모습. 1,700 공안公案 중의 하나.

이동식 _ 부모미생전 하는 것도 결국 따지고 보면 불교 용어로는 업業이 무한정 올라가지만, 우리가 보통 말하는 것은 환자들이 날 때부터 그렇다 그러잖아. 물론 뱃속에서부터 문제가 있기 때문일 수도 있지만. 그러니까 부모미생전하는 것은 '아주 근원적인 것부터 해야 된다' 이런 식으로 생각하는 게 좋지 않나. 말에 걸릴 게 아니라.

PY _ 부모미생전본래면목父母未生前本來面目은 화두 아닙니까?

이동식 _ 그렇지. 그러니까 말에 걸리기보단 그게 무슨 뜻인가 그걸 생각해야지.

7) 동양과 서양의 현실을 대하는 태도의 차이점에 대해… / '무위無爲와 극기克己는 같은 마음 상태다'

PJ _ (웃음) 공감하는 대상이 있고 공감하는 주체가 있고 이렇게 분리되어 있으면 완전한 공감이 아니고 주객이 분리가 안 되어 있는 상태에서만이 제대로 다 알 수 있다 그런 말이 있습니다.

이동식 _ 주객일치라는 것은 자타가 없어진 거지. 우리가 관계 속에 있으니까 사실은 저 사람의 문제가 내 문제고 내 문제가 저 사람 문제고 사실은 그렇게 되어 있는 거야. 우리가 분리되어 있는 것이 아니다 이거지.

KA _ '경험'이 중요한 것 같습니다.

이동식 _ 그렇지. 경험하는 수준이 중요한 거야. 그러니까 보스도 정신치료는 practice니까 practice를 해야 된다. 그래서 지금은 몰라도 현존재분석 Daseinsanalysis에선 그때 3,000시간 정신치료를 해야 된다는 말이 있다고. 그것은 경험을 자꾸 해야지 머리로써, 이론 가지고는 소용이 없다 이거야. 서양하고 동양이 뭐가 다르다 하는 게 요새는 좀 떠오르지? 우리는 전통이 "모든 이론 이런 것은 현실, 진리를 가리키는 수단이다." 이렇게 출발되는 거야. 그러니까 서양 사람도 우리 동양에 가까운 것도 있지만 대부분이 서양 사람이 쓴 것을 보면 융처럼 말이야 이게 영 복잡하다고. 동양의 고전은 전부 딱 뭐라 하면 아주 명백하다고, 명백해. 서양 사람들처럼 그렇지 않다고. 안연顔淵이 공자보고 "인仁이 뭐냐?" 하니까 "극기복례克己復禮다", 응? 모든 게 다 딱 틀림없다고. 이거는 뭐라고 토론할 것도 없이 명백한 것을 밝히는 거다. "극기克己는 뭐냐? 인욕지사人慾之私, 곧 욕심을 없애는 게 극기克己다." 이거지. 욕심을 이기는 것. 그러면 예禮라는 건 질서니까 복례復禮는 질서로 돌아간다. 말하자면 무위자연無爲自然이나 마찬가지지. 무위라는 것은 극기나 마찬가지라.

C_ 무위하고 극기가 어떻게 같습니까?

이동식_ 무위가 안 되는 게 욕심 때문에 안 되잖아(웃음). 그러니까 개념을 가지고 생각하니까 안 되는 거야. '그게 어떤 상태를 말하는가?' 그 상태를 보면 같은 거다 이거지. 『장자』에서도 공부했잖아. 사의私意가 없는 게 무위無爲다. 사사로운 뜻이 없다. 사사로운 뜻이라는 게 이제 욕심이라. 응? 그러니까 공사를 구별할 줄 알아야 된다 이거야. 응?

8) '조상신이 붙었다, 어머니 귀신이 붙었다'라는 말의 의미는?

L_ 살아있는 육체를 갖고 있는 한 그 마음이 계속 있으니까 새로운 대상에게 그런 마음이 안 생기는 정도는 과거 것 해결한 것보다 더 높은 단계가 아니겠는가? 그런 느낌이 듭니다.

이동식_ 소크라테스는 "살아있는 동안에는 육체의 지배, 감정의 지배를 없앨 수 없으니까 죽어야지 진리의 세계로 간다." 그런데 불교에서는 육체가 살아있어도 육체, 감정의 지배를 안 받는 상태가 열반이다. 열반이라 하는 것은 육체가 죽는 의미로도 쓰고 깨닫는 의미로도 쓰고. 그러니까 소크라테스도 똑같은 것을 알았는데, 동양에서는 수도를 해서 육체가 살아있으면서 감정이 육체의 지배를 안 받는 수련을 하는 거고, 플라톤은 그걸 지적인 추구로서 해결하려고 하니 이론으로 갔다 그 말이야. 응? 수도를 해야 되는데 수도는 안 하고 이론 가지고 해결하려 했지. 자기 핵심감정이 없어져야 이제 제대로 된 거다. 마음에 있으면 자꾸 새로운 대상에 자꾸 갖다 붙는단 말이야.

C_ 완전히 마귀나 한 가지네요.(웃음)

이동식 _ 그렇지. 예전 사람 귀신이 붙었다 하는 게, 1988년인가 홍콩에서[15] 존 스피겔John Spiegel하고, 옛날에 동서양에서 '귀신이 붙었다' 하는 게 요새 말로 한다면 여러 가지 정신의학적·심리학적 용어로 말하는 것과 똑같은 현실reality을 의미하는 거라는 얘기를 했어. 옛날 사람은 마음의 고통을 귀신이 붙었다 그렇게 말했다 이거야. 요새도 내가 부모들에게 '어머니 귀신이 붙었다' 하면 아주 잘 이해를 하거든. 지나간 과거 때문에 평생 고통 받는 게 귀신 붙은 거 아냐? 현잰 없으니까 말이야. 그렇게 해 보라고. 아주 이해를 잘 한다고. 응? (웃음) 그것이 용어, 말만 다르지 옛날 사람이 본 거나 우리가 지금 보고 있는 거나 '실체'는 같다고.

9) "공감을 받으면 왜 좋아지고 치료가 되나?"

PJ _ 『달라이 라마의 행복론』[16]에 나오는데 캐나다 출신 정신과 의사가 "어쩔 수 없이 운명적으로 사랑받은 경험을 받지 못한 사람은 어떻게 하면 자비심을 개발할 수 있겠습니까?" 이렇게 질문을 했습니다. 충격이라든지 상처가 너무 깊은 사람이 자비심을 기른다는 것이 정말 어렵다는 것을 얘기하면서 달라이 라마는 "욕심이라든지 집착, 탐욕의 반대를 흔히 무욕이라

---

15) 제4회 환태평양 정신의학자대회4th Pacific Rim College of Psychiatrists Meeting, 1988.12.4~8, 홍콩.
16) 『달라이 라마의 행복론』: 달라이 라마(텐진 갸초) / 하워드 커틀러, 류시화 역, 김영사, 2001.

고 생각하지만 오히려 만족에 있다."면서 "작은 것이지만 만족할 때 자비심이 생길 수 있다."고 대답 했습니다.

이동식 _ 그렇지. 만족을 경험해야지. '자기가 받고 있다' 하는 경험을 해야지, 경험. '사랑받고 있다' 하는 느낌을 경험하는 것이 중요한 거야. 간접적으로 다른 불행한 사람 생각해서 '자기는 안 그렇다!' '내가 사랑받고 있구나' 이런 경험을 할 수도 있지. 또는 정신치료를 받아서 치료자한테서 그런 '사랑받고 있다'하는 느낌을 경험하든지 그러면 자비심이 생기지. 그래서 치료자의 공감적인 응답이 중요한 거야.

L _ '공감을 받으면 왜 좋아지고 치료가 되나?' 갑자기 이상한 의문이 들었거든요.

이동식 _ 그래 뭐. 왜 치료가 되나? 응, 공감을 못 받아서 병이 된다 이거지.

L _ '못 받아서 병이 됐으니까 받으면 낫는다?'는 겁니까?

이동식 _ 그렇지(웃음).

O _ 생명체라는 것은 기본적으로 공감적인 반응, 사랑을 받아야 되도록 시스템화되어 있는 전제가 따르죠?

L _ 그러면 공감 자체보다도 응답의 비중이 더 커야 될 것 같아요.

이동식 _ 그렇지. 응답이 더 중요하지. 공감이 안 되면 응답도 없으니까 공감이 필요하고. 누가 죽게 되어 있을 때 그 사람이 '죽게 되어 있다' 하는 것을 공감하면 '어떻게 살리나' 그런 응답이 있어야지 '죽게 되어 있다' 이것만 가지고는 안 되지.

L _ 공감을 했다고 여겼는데 엉뚱한 응답이 나왔다든지 응답이 제대로 안 나온다는 건 제가 보기에는 '진정한 공감이 안 된 게 아니냐?'라고 여깁니다.

이동식 _ 글쎄, 그러니까 거기에 자비심이라는 게 나온다 이거지. 자비심이 있어야 공감적인 응답이 나온다 그 말이야. 왜냐하면 유교 같으면 살신성인살신성인殺身成仁[17], 불교 같으면 불석신명不惜身命[18]하고 중생제도衆生濟度[19]한다. 경經에도 있잖아. 부처가 전생에 호랑이 밥이 되어 줬다. 응? 그게 자비심이야.

PJ _ ○○ 스님 불탄 법어에 그게 나옵니다. 부처님께서 산중을 가시다 호랑이가 새끼를 낳고 먹을 것이 없어 죽어가는 것을 보고 자기 몸을 던져서 호랑이의 먹이가 됐다.

이동식 _ 그것도 문자 그대로 해석하면 안 되지(웃음).

PJ _ 그렇죠. 질병에는 곡식이 되고 약이 되고.

이동식 _ 그렇지. 그게 공감적 응답이다 이거야 응?

PJ _ 힌두교에서 제일 최근에 성자로 인정받는 분이 라마나 마하리쉬[20]라고 평생 거의 뭐 묵언하면서 말을 안 하니까 사람이 그 앞에 가면 그냥 말 안 하고 눈만 쳐다보고 있는데 한 2, 30분쯤 있으면 사람들이 눈물을 흘리

---

17) 자기의 몸을 희생하여 인仁을 이룸. 『논어』의 「위령공衛靈公」편에 나오는 말이다.

18) [불교] 몸이나 목숨을 아끼지 않고 수행·교화·보시하는 일.

19) [불교] 부처나 보살이 중생을 미혹迷惑의 고해苦海로부터 건져 내어 불과佛果를 얻게 하는 일.

20) Bhagavan Sri Ramana Maharshi : 1879년 12월 30일 이 세상에 태어났다. 11살 때 아버지의 죽음 이후 삶과 죽음에 대해 깊게 탐구하였으며, 17세 때 갑작스럽게 죽음에 대한 강력한 공포를 체험하게 된다. 이 체험을 통해서 몸은 죽어도 '나'는 살아 있음을 분명히 의식하게 되었으며 사마디 상태로 자연스럽게 몰입하였다. 이후 이 모든 일을 신성한 존재의 부름으로 받아들이고 집을 떠나 영적 여행을 시작하였다. 1896년 9월 1일, 아루나찰라 산이 있는 티루반나말라이에 도착한 그는 곧바로 아루나찰레스바라 사원으로 달려가서, 마침내 자신이 와야 할 곳에 도착하였음을 신에게 고하였다. 그 후 티루반나말라이에는 그를 중심으로 하는 공동체인 라마나스라맘이 자연스럽게 생겨났으며, 우주적이고 무한한 사랑으로 가르침을 펼치는 성자가 있음이 세상에 알려졌다. 1950년 4월 14일 마하사마디에 들 때까지 그는 한 사람 한 사람에게 분명한 깨달음의 눈빛을 보내 주었고 침묵의 힘으로 가르침을 전했다. '나는 누구인가?'라는 질문을 인류에게 제시한 인도의 위대한 성자 슈리 라마나 마하리쉬가 이 땅에 전한 것은 또 하나의 새로운 종교나 철학이 아니라, 진리를 찾고자 열망하는 모든 이들을 위한 새로운 희망이며 새로운 길이다.

는 반응을 보인다고 그랬거든요. 앞에 서면 자기가 저절로 비춰지니까 자기 스스로 깨닫는 거죠. 그건 대단한 경지가 아닌가 생각이 들었습니다.

이동식 _ 느낌이 왔다 갔다 하는 게 다 한정이 없다고 생각해야 돼. 무한정이다. 응?

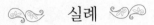

실례

※ 제2부 도정신치료의 사례 N, O, P를 참조.

제 9 장

꿈

대혜 선사의 『서장書狀』에는 애응지물碍膺之物을 제거하면 몽교일여夢覺一如[1]가 된다고 했다. 이것은 꿈에서나 깨어 있을 때나 애응지물 즉 핵심감정이 없다는 뜻이다. 도정신치료는 꿈에 나타나는 핵심감정을 환자에게 알려주어 이것을 벗어나게 도와주는 것이다.

☙ 질의 응답 ☙

1) 환자가 꿈을 가져왔다는 것의 의미는?

L _ 표현하고자 하는 힘이 억압하고자 하는 힘을 압도하면 환자는 꿈을 가져오고 꿈을 가져왔을 때는 역으로 환자가 표현하고자 하는 힘이 더 세다고 파악하고 다루면 된다고 합니다.[2]

이동식 _ 꿈에 나온다 하는 것은 자네가 읽은 "억압하는 힘보다 표현하고자 하는 힘이 우세하다." 이거지. 정신병자의 망상도 꿈에 나오면 자기가 직면할 수 있는 힘이 생겼다, 말하자면 검토할 준비가 되어 있다 하는 의미야.

---

1) 覺, '잠을 깨다' 라고 할 때는 음이 '교' 이고 '사리를 생각하던 끝에 혜두慧竇가 트이어 환하게 알다' 라는 뜻은 음이 '각' 이다(서장 p20 각주7). 꿈꿀 때나 깨어 있을 때나 같다는 뜻.
2) 제1장 주3)과 같은 책, pp.198~233.

2) 서양 정통 프로이트 학파 분석가들은 표현을 자유롭게 할 수 없다

L _ 꿈은 반드시 환자의 자아와 현재 현실과 관련지어서 그 의미를 찾아야된다고 합니다. 깊은 상징적 해석을 하는 것이 현재 현실에서의 꿈의 의미를 찾는 것보다 더 쉬울 수 있다고 합니다. 꿈의 현재 의미를 찾는 것이 더어려울 수가 있고 현실의 조망 아래에서만 이해될 수 있다고 합니다.[3]

이동식 _ '깊은 의미'라는 게 뭘 말하는 거야? 정통 프로이트 학파의 '깊은'게 성적인 걸 말하는 수가 많거든. 지금 그건가 뭔가? 소올을 보면 상당히도에 가깝다고. 서양 사람들이 경험은 우리하고 비슷한 것을 해도 정치적압력 때문에 표현을 우리같이 할 수가 없다는 걸 알아야 돼. 우리는 맘대로할 수 있는데, 그 사람들은 똑같은 경험을 해도 마음대로, 경험한 대로 표현 못한다 이거야. 그러니까 이게 뭘 생각하고 이러는 건지 그걸 잘 이해를해야 한다고. 소올에 그런 대목이 있었어. 성적인 것을 깊은 걸로 표현하는데 그런 게 아니다. 다시 확인해.

L _ 예, 두 대목이 있습니다. 211쪽에 "항상 꿈의 자아–현실 측면을 이해해야 한다는 것이 우리가 도달하려는 요점이다. 성적 의미 하나만, 또는 심층 하나만 찾아내려는 것은 오도한다. 전체를 보아야만 부분들의 진짜 중요성을 판단할 수 있다."는 게 있고, 219쪽에는 "오늘날 정신분석에서의 위험은… 꼼꼼히 심층을 찾으려는 노력에서 성적 동기와 상징만 보려고 하고현실과 자아 의미는 상대적으로 경시하려는 경향일 것이다."고 했습니다.[4]

L _ 연상이 중요하기는 하지만 발현몽manifest dream 자체도 의미가 있다고 하는데요?[5]

이동식 _ 그전에는 무의식, 잠재몽 내용latent dream content 이것을 목적

---

3) 주2) 참조.
4) 주2) 참조.
5) 주2) 참조.

으로 했는데 요새는 발현몽이 중요하다. 그것은 프로이트 학파 식으로 id, superego, ego의 상호관계를 나타내기 때문에 중요하다 그 말이야. 현재 환자의 마음이 어떻다 하는 것을 알려준다 그 말이야.

3) 프로이트 학파와 융 학파의 꿈을 다루는 차이점

L _ 치료를 위해서는 꿈 요소들에 대한 완전한 연상이 반드시 이루어져야 한다고 합니다.[6]

이동식 _ 프로이트 정신분석에선 꿈의 연상을 강조하고. 융 학파 분석가는 연상보다 상징에 맞추는 경향이 있어. 그리고 융 학파 분석가가 꿈 분석에 많이 치중하지. 내가 치료한 정신분열병 환자인데, 외국에 간다고 의사를 소개해 달라고 해서 ○○○를 소개해 줬더니 1년 후에 갔다 와서 하는 얘기가 "꿈 분석은 잘 하는데 정신병이 뭔지 모르더라."고(웃음). "왜 그러냐?" 하니 자기보고 자꾸 "일을 가지라."고 했다고. 직장 생활을 할 수 없는 사람보고 자꾸 직장 가지라고 말이지. 정신병이 뭔지 모르는 거지. 하하하.

KA _ 몇 년 전 학회에서 융학파 정신과 의사가 치료시간에 꿈만 계속 다뤄서 발표를 했던 적이 있거든요. 그런 게 치료적으로 효과가 어떤지 궁금합니다.

이동식 _ 융 학파한테 물어봐야지(웃음). 그런데 융 학파도 사람에 따라서 다르단 말이야. 그전에 자네도 봤지. 융학파 구겐뷜 Guggenbühl-Craig, 그 친구도 정신치료하는 것 보면 비슷하더라고. 정신치료 잘 하는 사람은 구겐뷜뿐만 아니라 학파가 달라도 실제 하는 건 비슷하다 이거야.

---

6) 주2) 참조.

4) 치료자는 환자 치료가 의무이지 꿈 해석 전문가가 아니다

KO _ 프롬-라이히만이 치료자는 환자 치료가 의무이지 꿈 해석 전문가가 아니라는 것을 강조하고 있습니다.[7]

이동식 _ 모든 것이 치료의 수단이라고 생각하면 돼. 우리는 경험, 치료가 목표다 이거지. 유교, 불교, 노자, 장자 그런 게 전부 자기 해방이 목표다 이거지. 글이라는 것은 수단에 지나지 않는다고. 그러니까 말이 적잖아. 불교 '교敎'니까 말이 많지만(웃음). 동북아시아 이쪽은 말하는 것을 될 수 있는 대로 적게 말한단 말이야. 인도 거기는 말이 많지만 그것도 핵심을 가지고 보통 하는 얘기고. 말 많은 것은 설화 얘기나 비유를 하는 게 많지. 깨달은 마음에 도달하는 내용 전부 그것밖에 없다고. 달을 봤으면 손가락은 잊어버려라. 불교도 이론, 지식, 말이라 하는 건 손가락이다 이거지. 치료면 치료지 말이야 딴 게 없다고. 서양 사람은 깨달아 경험을 해 놓고 그걸 가지고 또 이론을 만들고 책을 쓰는 것을 목표로 하거든. 치료를 성실하게 하는 사람은 이론, 책, 분석 그런 걸 중요시하지 않는다 이거지.

유교 같으면 안연顔淵이 공자孔子한테 "인仁이 뭡니까?" 하니, 공자가 한마디로 간단하게 "극기복례克己復禮[8]다." 실천하는 게 문제다 이거지. 극기, 자기를 이기는 것. 인욕지사人慾之私, 사적인 욕심을 이기면 복례. 예로 돌아간다. 예禮라는 것은 자연적인 질서, 하늘의 이치로 돌아간다. 간단한 거야. "치료라는 것은 핵심감정을 감소시킨다든지 없애는 것이 목적이다." 이렇게 생각하면 돼. 꿈을 해석하고 어쩌고저쩌고 그런 거 전부 다 핵심감정을 감소시키기 위한 것에 불과하다고. 핵심감정에 초점을 맞춰야지. 핵심감정은 꿈이라든지 일거수일투족 매사에 나온다고.

---

7) 제2장 주3)과 같은 책, pp.161~172.
8) 『논어』 「안연顔淵」편.

248

5) 꿈을 대하는 동서양의 차이점 : 몽교일여夢覺一如란? / 공감적 응답과 꿈 해석

C_ 동양 쪽에서 꿈을 직접적으로 다루는 건 못 본 것 같습니다. 그건 어떻습니까?

이동식_ 그렇지. 서양 사람들같이 지적이고 개념적인 건 별로 없지. 불교에서도 꿈이 나오긴 하지만.

C_ 어떤 선사가 자기 제자들을 불러놓고 내가 간밤에 이런 꿈을 꿨는데 너는 어떻게 생각하느냐고 한 사람 한 사람 불러서 물었는데 어떤 제자가 "차나 한잔 드십시오."하니까 "니가 맞다." 이랬다고 하는 얘기가 기억납니다.

이동식_ (웃음) 그렇지. 꿈 가지고 자꾸 그런다는 게 말하자면 '시원찮다' 이거지. 불교는 근본이 삼현문三玄門에 나오잖아. 자기 마음을 보는 게 최고다 이거지. 이언절려離言絕慮가 목표라고. 말을 여의고 생각을 끊는 것 말이야. 목표가 무념무상無念無想이란 말이야. 체중현體中玄은 이론, 지식으로 아는 단계에서는 "불법대의佛法大意가 뭐냐?" 물으면 『화엄경』의 최고 이론을 가지고 답하면 되는 거고. 구중현句中玄은 그런 생각, 문해사상聞解思想을 없애는 게 목표다 이거야. 생각은 없앴지만 말이 남아있다 이거야. 문답을 하게 되면 거기에 말이 또 있거든. 현중현玄中玄은 "불법대의佛法大意가 뭐냐?" 하면 탕 치기도 하고 몽둥이로 후려갈기기도 하고, 대답 안 한다든지 하는 거야. 수도의 목표가 자기 마음을 깨닫는 거야. 그러니까 물어보고 자꾸 이런다는 게 다 시원찮다, "자기 마음을 안 보고 왜 물어보긴 왜 물어보느냐?" 이거지. 지금 말하는 것 뜻을 알고 있어? (웃음) 환자도 잘 관찰해 보라고. 환자가 자꾸 물어보는 것은 자기가 할 것을 안 하고 공짜로 알려고 하니까 물어보는 거야.

KO_ 봐 달라고 한다 이거죠.

이동식_ 그렇지. 자기가 해 보고 안 되는 것은 물어봐야지.

KA _ '몽교일여夢覺一如'도 한번 음미를 해 봐야 하지 않나라는 생각이 떠오릅니다.

이동식 _ 몽교일여夢覺一如라는 게 대혜 선사『서장書狀』에 나오는데 보통 사람은 꿈에서도 비현실, 망상을 보고 눈뜨고 있으면서도 망상 속에 산다고. 몽교일여라는 것은 꿈에서도 현실에 살고 현실에서도 현실을 본다 이거지. 말하자면 눈 떠 있을 적에는 어느 정도 현실을 보다가 꿈에는 엉뚱한 망상 세계에 살 수 있잖아? 그러면 깨어 있을 때하고 꿈꿀 때가 다르다 이거지. '일여一如'라는 것은 '같다'라는 뜻이니까 꿈에서나 현실에서나 다 같이 현실 속에 산다 이 말이야.

C _ 꿈에서 현실 속에 산다 하는 게 어떤 의미입니까?

이동식 _ 착각이 없다 그 말이지(웃음)….

이동식 _ S 선생 요새 참선하나? 몇 년이나 했어?

S _ 햇수로 한 10년 됐습니다.

이동식 _ 10년 동안 참선해서 얻은 게 뭐야? 꿈속에서도 하나?

S _ 섞여가지고 잘 모르겠습니다(웃음). 공부하는 거하고(웃음).

이동식 _ 그럼, 화두 들고 있는 시간이 얼마나 계속이 돼?

S _ 5분 이상은 어렵습니다.

이동식 _ 화두를 들고 있는 시간이 길수록 도가 높은 거야. 약하면 들고 있어지지 않지. 내가『서장』공부할 때 월운 스님이 시작할 때 참선 15분하고 공부 시작했다고. 집에서 별로 참선한 적이 없거든. 한번은 탄허 스님 기다리면서 한 시간 반인가 계속 화두가 들리더라고(웃음). 어떤 교수는 15분밖에 안 지났는데 참선 시작하자마자 얼굴이 시뻘게지고, 그게 '상기上氣', 적개심이 확 올라와서, 이러면 참선을 하면 안 된다고. 화두를 들고 있다 하는 것은 자기의 긍정적인 힘이 지배하고 있는 상태라고. 긍정적인 힘이 약하면 안 된다고. '화두 든다' 하는 게 집중하는 거야. 주일主一[9]. 경敬[10]

이라.

　'해석'하는 것도 자기 마음을 보여주는 거야. 그래서 '해석'이란 말이 오래가면 없어질지도 몰라. 공감적 응답이 없어서 정신 불건강, 병이 되거든. 치료는 근본이 공감적 응답이라 이거야. 자비심. '해석'이라는 게 선禪에서 말하는 '직지인심直指人心.'[11] 서양의 정신분석 경험에서는 환자가 보고하고 있지 않은 환자의 마음을 지적하는 해석만이 인격 변화를 가져온다,[12] 딴 거는 효과가 일시적이다, 직지인심은 환자 마음을 보여주는 거란 말이야. 서양의 해석도 효과가 있으려면 그런 해석에 의해서 효과가 있다 이거지.

　치료자가 지적으로 분석해서 아는 게 아니라, 환자가 자기 마음을 알면 꿈꾸고 금방 자기가 다 해석한다고. 모르면 치료자가 자꾸 연상을 시키면 해답이 나온다 이거지. 혼자 모르던 게 치료실에 와서 하면 나오거든. 환자 마음을 이해하는 것, 공감적 응답이라는 것이 말하는 것이 될 수도 있고 그냥 보고 있는 것도 응답이고, 뭐든지 될 수 있지. L 선생 무슨 생각하고 있나?

L _ "공감적 응답이 뭐든지 될 수 있다." 하는 그것을 다시 좀 확인하고 있었습니다. 공감하는 게 자꾸 '존재에 대한 공감' 이런 말이 자꾸 떠오르거든요.

이동식 _ (웃음) 그게 뭐야?

L _ 그게 뭐냐하면 감정에만 하는 것이 아니라 이 사람이 지금 현재 존재하고 있는 상황이나 모든 것, 선생님께서 말씀하신 전체적인 것을 받아들이

---

9) 정신을 한 곳으로 모아 온전하게 함.
10) 경서經書의 덕목 중 하나. 마음을 오직 한 곳에 집중시키는 것.
11) 사람의 마음을 곧바로 가리킨다는 뜻으로, 눈을 외계로 돌리지 말고 자기 마음을 곧바로 잡을 것, 즉 생각하거나 분석하지 말고 파악하라는 것이다.
12) 제1장 주15), 주16) 참조.

는 것하고 연결되지 않는가?

이동식 _ 감정이라고 자꾸 생각하니 그런 생각한다고. '공감'이라는 게 전체적인 거거든. 공감이라는 게 뭔가를 확실히 알아야지, 주객일치主客一致란 말이야.

L _ 존재에 대한 뭐 그런 말이 자꾸 머리에서 맴돕니다(웃음).

이동식 _ 존재 해 싸면 어려워진다고(웃음). 이상하게 곤란해진다고(웃음). KA는 무슨 생각해?

KA _ 별 생각이 안 납니다.

C _ 일념불생一念不生이라 합니다[13](웃음).

이동식 _ 한 물건이 없는데 어떻습니까,[14] 응?(웃음)

KA _ 조금 전에는 자기 문제를 해결한 것만큼 환자를 이해하고 도와줄 수 있겠구나 하는 생각을 하고 있었습니다.

이동식 _ 그건 서양 사람들이 밤낮 그러는데. S선생 무슨 생각하고 있나?

S _ 열심히 못했고 참선한 기간은 오래 됐는데 성과는 별로 없다 이런 생각을 했습니다.

이동식 _ 그걸 방해하는 애응지물을 제거해야지.

S _ 예. '무슨 생각해?' 하고 물을 때, '무슨 망상하나?'라고 여깁니다.

이동식 _ (웃음) 그렇지. 생각이 다 망상이니까.

S _ 생각이란 게 자기 문제가 올라오는구나 그걸 봤습니다.

6) 융의 예언적 꿈 / 예언의 의미 / '말'의 의미

S _ 융은 'Psyche, 심心'에서 부족한 것을 꿈이 보충한다고 하면서 꿈을 긍

---

13) '일념불생 즉명위불一念不生 卽名爲佛' 이야기.
14) '방하착放下着' 이야기.

정적인 차원으로 많이 이야기한 것 같습니다. 융은 푸쉬케Psyche가 자연과 같은 것으로써 우리 마음속에 근본적으로 있는 거고, 꿈에 나온다고 합니다.[15]

이동식 _ 꿈에 그런 것을 드러내게 한단 말이지. 프로이트가 부정적으로 본 것을 융은 긍정적인 의미가 있다고 봤지. 또 예언적 꿈이나 텔레파시라는 것도 융이 얘기하고 있지. 내 꿈에 어머니가 아픈 그때 나도 아팠는데 그런 게 텔레파시다. 동시적·예언적 하는 것은 융이 어떤 사람이 혼자 등산을 갔는데 발을 헛디뎌 가지고 위에서 떨어진 꿈을 꾸었다고. 그래서 그 사람보고 앞으로는 혼자 등산 가지 말라 했는데, 혼자 등산 가서 발을 헛디뎌서 죽었다, 이런 경험을 했다고 그래. 이건 내 생각인데 예언적 꿈이나 예언이라는 것은 부산행 기차가 시동을 걸고 있다는 것이 지각되면 부산을 간다. 사고가 없으면 부산 가게 되어 있는 거란 말이야. 부산을 안 가도 가게 되어 있는 것을 무의식 속에 지각해서 예언하는 게 아닌가? 이렇게 여기고 있어. 꿈뿐만 아니라 예언적인 지각도 마찬가지야. 드러나는 것은 단편적인 것이지만 전체를 예측할 수 있는 거지.

7) 현존재 분석도 개념적이다 : 정신치료의 근본은 감정을 다루는 것이다. 꿈도 핵심감정을 다루기 위한 도구일 따름이다.

C _ 보스는 꿈은 깨어있는 상태와 마찬가지로 자율적이고 진정한 자주적인 현상으로 보고 있습니다. 프로이트 식의 이론들은 부적당하고 의심스러운 초심리학으로서 프로이트 식의 자연과학적인 패러다임은 실제 있는 그대

---

15) C. G. Jung : 『Psychological Reflections. A New Anthology of His Writings 1905~1961』, selected and edited by Jolande Jacobi, Princeton University Press, 1969, pp.3~21, pp.53~77.

로 보지 못하게 한다는 이야기를 하고 있습니다.[16]

이동식 _ '있는 그대로' 하는 것이 도쪽으로 가고 있는 거야. 후설의 현상학이란 것이 판단중지하고 사물과 나하고 직결시킨다. 중간에 이론이나 생각을 개입시키지 않는다. '있는 그대로' 라는 게 불교의 진여眞如고 투사가 없는 거지. 내가 생각을 가지고 보는 게 아니라는 거야.

C _ 보스는 프로이트가 대부분의 꿈 이미지들을 상징적인 것으로 보고 성적인 욕망들로 축소시키는 것에 반대하면서 철학적으로 모든 것은 바로 그것이며 다른 것이 아니라는 사실을 추구해야 한다고 주장하고 있습니다.[17]

이동식 _ 그것도 역시 좀 개념적·이론적인 거란 말이야. 내가 늘 이야기하지만 노이로제, 정신장애라는 것은 다 감정의 장애라고. 감정을 자유롭게 표현도 못하고 억압이 돼서 생기는 거야. 억압된 감정을 해방시켜 조절하는 능력을 기르는 게 정신치료고 수도란 말이야. 간단한 거야.

수도나 정신분석은 자기 마음을 보게 해서 욕심을 자각하게 하고 욕심을 조절하게 하는 거야. 자기 감정을 조절하는 능력. 감정에다가 치중을 해야된다 이 말이야.

꿈도 감정의 표현이야. 망상이라든지 환각은 분석보다 역동dynamics을 다루어서 감정이 해결되면 증상은 다 없어진다 이거지. 말하자면 공산당의 불법 행동, 즉 암살사건, 폭파사건 등등 하나하나 따질 필요 없이 그 배후를 조사해서 공산당 본부 조직을 일망타진하면 모든 게 일시에 해결이 된다 이거야.

서양 사람들이 하는 건 자꾸 따지는 거지(웃음). 근본을 파악하면 되는데, 근본이 감정이란 말이야. 서양 사람도 그런 쪽으로 가까이 온 거야. 서양 사람들이 내용 가지고 많이 떠들다가 요즈음은 이론을 벗어나려고 하고

---

16) Boss M(1977) :『I dreamt last night』, Gardner Press, pp.vii~ⅹⅸ.
17) 주16) 참조.

있는 거지. 현존재 분석에서 말하는 꿈도 내용에 대한 것이야. 그러니까 역동을 다루면 내용은 저절로 해결되는 거라. 내용이 어떻고, 의미가 어떻고 할 필요가 없다고 이제. 난 꿈을 이 사람들같이 안 한다고.

전에 대학생인데 얼굴이 벌게지는 문제로 왔는데 치료 몇 번 안 하고 해결되었는데, 이전에는 꿈에서 못 싸우다가, "깡패 세 놈하고 싸움하는데 두 놈은 때려눕히고 한 놈만 남았다." 그러면 감정은 둘은 해결했고 하나만 남았다는 것이거든. 또 다른 사례는 대학병원에 몇 달 입원했다가 안 나아서 소개받고 왔는데 치료해서 많이 좋아지더니 하루는 말이야 꿈에 "호랑이를 우리에 가뒀다." 그러면서 말을 잘 못하는 거야. 그러고 나서 2주일에 한 번 면담 받겠다고 하더니 한 달 만에 재발했다고. 그러니까 '호랑이를 우리에 가뒀다' 하는 것은 '어머니에 대한 적개심을 억압했다' 그 말이야. 자네들도 많이 경험할 거야.

간단하게 생각해야지 복잡하게 머리를 쓸 필요가 없다고. 감정, 감정이 근본이란 말이야. 핵심감정, 항상. 그러니까 무생물에서 식물, 소, 동물에서 맹수, 꿈이 이렇게 변했다면 감정, 억압된 적개심이 조금씩 올라와서 표면화되는, 좋아지는 과정이다 그런 의미야. 감정을 다뤄야지 자꾸 지적으로 무슨 의미가 어쩌고 저쩌고 하는 건 동양적으로 표현하면 망상, 자기 생각이란 말이야. 『금강경』에 무위법이 최상이라고 하잖아. 자비심으로 치료가 되는 거지. 자비심이 있으면 있는 그대로 보인다 그 말이야. 내 자신의 투사가 개입이 안 되니까 말이야.

꿈 해석 가지고 환자가 치료되는 게 아니라고. '해석'이라는 게 앞으로 없어져야 되지 않나 난 그렇게 생각해. 공감적인 응답의 결여로 해서 정신장애가 생기는 거지. 치료는 근본이 공감적인 응답이지 딴 게 없다 이 말이야. 효과적인 해석은 직지인심이야. 직지인심이란 건 공감적 응답에 속하는 것이지. 환자가 지금 느끼고 생각하고 있는 것을 이해를 하고 거기에 맞는 응답을 하는 거야. 해석은 프로이트가 '해석'이라는 말을 썼는데(웃음), 원래 서양철학에서 해석학hermeneutics이라는 게 지적知的인거라. 정신치료는 감정을 공감하고 환자가 자기를 자각하고 대화로써 치료가 된다고. 지적인 해석이라는 게 필요없다고. 감정! 정서적인 공감 교류가 있다 하면 그게 치료 효과가 있지. 만약 그런 게 없다 하면 치료 효과가 있을 수 없다고.

C_ 보스는 어떤 의미를 발굴하는 게 아니고 꿈에 나타나 있는 내용 그대로 따라가고 받아들이는 게 옳다고 합니다. 주목한 점은 환자 자신이 존재론적으로 좁아져 있다는 것입니다.[18]

이동식 _ 글쎄 내가 볼 때는 그런 게 또 하나의 이론적인 거다. 느낌을 다뤄야지. '존재론적 환원existential reduction', 그것도 일종의 이론, 지적인 작업이란 말이야. 응?

C _ 보스는 이론으로는 뭘 제대로 못 본다는 것에 대한 인식은 있었던 것 같은데요? (웃음)[19]

이동식 _ 그런데 보스는 일보 전진은 했어도, 여전히 개념 속에 있다고. 계속 서양 사람들이 이론, 개념에서 탈피가 안 된다고. 하이데거도 그렇고. 서양 철학 책들이 우리 고전하고 다른 게, 우리 고전은 진리 그 자체, 현실 그 자체만 다루지, 딴 군소리가 없거든, 군소리가. 예를 들자면 인仁이 뭡니까. 극기복례克己復禮다. 네 가지 글자로 모든 게 다 끝난다 이거야(웃음). 남은 것은 자기가 경험하는 것이지. 그런데 서양 사람들은 자꾸 생각하고, 이론 만들고 말이야. 플라톤 이후로 탈피가 안 된다고. 우리는 경험이 목적이지 이론이 목적이 아니거든. 치료를 잘하려면 도 닦고 수련을 해야 되는데, 서양 사람들도 수련해야 된다는 건 알지만 여전히 과거의 전통이 잘 탈피가 안 된다 이거지. 자기 마음을 정화하는 건 간단한 거란 말이야. 우리

---

18) 제2장 주4)와 같은 책, pp.261~268.
19) 주18) 참조.

동양에서는 자기가 되면 다 된다 이거야. '남을 치료하는 방법' 그런 건 없잖아. 자기 마음 정화하는 그것뿐이라고.

8) 독서나 대화할 때 자기 투사를 하지 말아야…

KO _ 몽교일여夢覺一如라는 말 있잖습니까? 현실이 늘 자각이 되어가지고 꿈속에서도 늘 자기를 자각하고 있다. 머리로는 이해를 하고 있는데, 오늘 공부하면서 꿈 세계 자체도 그 사람의 하나의 존재적인 방식이다 하는 것하고 어떻게 달리 이해해야 하는지 모르겠습니다.

이동식 _ 보스 얘기하고 몽교일여夢覺一如는 다른 거야. 보스는 꿈도 그 사람으로서는 하나의 실존 방식이다 이거지. '몽교일여夢覺一如'라는 것은 내가 이해하기는, "꿈속에서도 현실을 보고 눈떠 있을 적에도 현실을 본다." 나는 그렇게 알고 있다고. 깨어있을 적하고 꿈꿀 때하고 다름이 없다 그 말이야. 보스하고는 생각하는 수준이 다른 거야. 그러니까 언제든지 책을 읽을 땐 '저자가 무슨 뜻으로 말하나' 그걸 이해해야 한다고. 융의 『Psychological Reflections』[20] 본문 앞에 괴테 인용한 글[21]에 나오잖아. "사람들이 보면 대화할 적에도 전부 남의 이야기 듣고 제멋대로 해석하고 이런다."

---

20) 주15) 참조.
21) Futile the talk that is bandied about, when many
　　Join in, each listening only to his own words or hearing
　　Only himself speaking in the words of his neighbour.
　　It is the same with books; for everyone will
　　Read out of the book only himself or will forcibly
　　Read himself into it, making the strangest amalgam.
　　Utterly futile, therefore, to endeavour by writing
　　To change a man's fixed inclination, the bent of his mind.
　　You will only succeed in confirming him in his opinions
　　Or, if he has none, drenching him with your own. 〈Goethe, 'First Epistle'〉

이거야. 상대방 말을 제대로 있는 그대로 듣는 게 아니다 그 말이야. 환자 볼 적에도 '환자가 말한 저게 어떤 뜻인가' 그걸 알아야지, 자기가 생각하는 뜻을 자꾸 주장해 가지고 하면 안 된다고. 그런 것 못 느끼나? 내가하는 거하고 자네들이 다른 사람 말 뜻 이해하는 거하고 다르다는 걸(웃음). 사람들 보면 전부가 자기 투사한다고.

◈◈◈ 실례 ◈◈◈

사례 E : 이혼 문제(남편)

아들을 하나 둔, 결혼한 지 15년이 된 부부가 파경 위기에서 치료자를 찾았다. 신혼 초부터 잦은 부부싸움을 하였으며, 물건을 던지거나 부인을 구타하는 정도까지 가는 경우도 2개월에 한 번 정도로 있었다. 부인은 이혼할 생각이 없으나, 2년 전부터는 남편이 이혼을 요구하기 시작하였다. 부인이 자기에게 해 주는 것이 없다는 것이 그 이유이다. 서점에서 우연히 치료자의 저서를 사서 부부가 읽고는, 이혼하기 전에 문제가 뭔지 찾아서 해결할 수 있으면 하고, 안 되면 이혼한다는 마음으로 온 경우이다.

〈 4회 〉

환1 _ 그리고 선생님, 꿈을 적으라고….

치1 _ 아, 그래 꿈을 노트에 적어 놓아야 돼. 적어서 혼자 봐도 치료가 된다고. 더 깊이 자기를.

환2 _ 제가 두 개를 적어 놓았는데 선명하게는 기억이 잘 안 나고요. 제가 두 개를 적어 봤었는데.

치3 _ 어느 날인가? 날짜도 적어놔.

환3 _ 날짜는 〈우물쭈물〉 토요일 날 저녁입니다. 토요일 밤에 꾼 꿈은, 제가 어디를 갔었는데, 갔었는데 거기는 좀 살벌한 곳인 것으로 기억납니다. 기억이 나고. 거기서는 화장실에 가서 대변을 보는데, 대변을 보면서 옷에 똥을 묻히면은 너는 잡혀서 영원히 못 나간다 이런 식으로 느낌이 왔는데. 제가 인제 화장실에 가서, 제가 인제 변을 보면서 제 옷에 옷 뒷자락에 변이 조금 묻었습니다. 묻어서 그게, 이러면 나는 붙잡혀서 못 가니까 안 된다 해서, 그걸 잘라버리고 막 도망을 가는 꿈이었습니다.

치4 _ 뭘 잘라?

환4 _ 옷을, 옷의 변이 묻은 부분을 잘라버리고, 막 뜯어내 버리고 막 도망을 가는 꿈이었습니다. 그래서.

치5 _ 전날 무슨 생각했나?

환5 _ 전날?

치6 _ 자기 전에.

환6 _ 자기 전에 생각한 것은 없습니다.

치7 _ 무슨 일이 있다든지.

환7 _ 그런 것은 없었는데. 그거는 좀 의외로 꾼 꿈 같고예. 그 다음에 일요일 날 저녁에 꾼 꿈은 저녁에 집사람하고 자기 전에 물 떨어지는 얘기를 했었거든예. 샤시가 좀 새서, 물이 조금 새어 나오는 얘기했었고, 다른 집에는 천장에서 물이 떨어지는 집이 있더라는 얘기를 했었는데, 그 날 밤 꿈에 우리 집에서 물이 떨어졌습니다. 천장에서. 그 다음에 또 어저께 저녁에 꾼 꿈인데, 그거는 크게 그것은 없었는데. 제가 어디 카페인지 레스토랑인지 고급 음식점 같은 데 갔었는데, 거기는 상당히 나쁜 놈들이, 어떤 나쁜 놈들인지는 정확히는 모르겠는데, 좀 나쁜 축의 집단들이 거기에 몰려 있었던 곳인 것 같습니다. 그래서 거기에 가서 여자를 만났는데 그 여자하고, 제가 여자를 굉장히 좋아하게 되었어요. 그래 거기 쭉 있다가 그 여자도 나를 좋아하게 돼가지고, 그 여자는 악당의 한 일행이었거든요. 그 여자도 나를 좋아하고 나도 그 여자 좋아하게 되어 가지고, 둘이서 사랑을 하게 되었는데, 그놈아들이 잡으러 왔어요. 저하고 그 여자를. 그래서 제가 그 여자와 둘이서 막 도망을 가 가지고 옥상까지 도망을 갔으니까 더 갈 데가 없다 아닙니까. 그래서 문을, 나무 문을 하나 뜯어 가지고 둘이서 나무문을 타고 뛰어 내렸는데, 그 나무 문이 비행기같이 돼가지고 붕— 떠가지고 한참 다니다가, 저 뭐 이래 텔레비 같은 데서 나오는 저 열대지방의 섬 같은데 제가 둘이서 내리는 그런 꿈을 꿨습니다.

치8 _ 연상은 첫째?

환8 _ 요거는 제가 인제….

치9 _ 첫째, 첫 꿈, 꿈을 생각하면 떠오르는 느낌이나 생각을 얘기하면 돼, 하다보면 이렇게 의미가 나와.

환9 _ 변을 보는 꿈을 꿨을 때는 두려웠다는 것, 무서웠고 두려웠다는 것 이고, 다음에 두 번째 꿈을 꿨을 때는 무섭다는 것은 없었고 그냥 막 이래 저 그 여자하고 제가 문짝을 타고, 날라다닐 때는 기분이 좀 좋았다는 것. 그런 느낌.

치10 _ 그래 또 더 연상을 해봐. 그기 다 뭐, 다 치료하고 다 관계되는 꿈 같은데 응? 응? 잘라 냈어? 응? 첫째 꿈 응? 대변 묻은.

환10 _ 예. 그걸 잘라냈습니다. 옷 묻은 부분을 잘라냈습니다. 잘라내고 막 도망을 갔습니다.

치11 _ 그기 치료에 대한 꿈 같은데(환자 : 예), 말하자면 자기의 괴로움(환 자 : 예), 보기 싫은(환자 : 예), 응? 더러운 하는 것이 자기가 용납 하기 싫은, 그것을 잘라냈다. 잘라냈어? 마음속에서?(환자 : 예) 아 니, 아니, 실지?(환자 : 실지로) 실지로 잘라냈나?!

환11 _ 예. 잘라냈습니다.

치12 _ 어떻게?

환12 _ 〈우물쭈물〉 저 참아야 되고, 인내해야 되고, 그 다음에 어떤 것에 대해서 좀 너무 화를 내지 말아야 된다는 생각을 많이 하고 그리고 또 이….

치13 _ 화가 나면 그걸 인정해야지. 인정 응? 발산 안 해도 내가 지금 화 나 있다. 억압하지 말고 왜 화나나? 이런 거 깨달으면 돼. 응?(환 자 : 예) 깨달으면 화도 없어져. 음.

치23 _ 그러면 두 번째 꿈은, 두 번째 꿈은? 두 번째. 첫 번째 꿈은 연상 이 다 됐나? 더러운 부분?

환23 _ 예.

치24 _ 제거… 부분 뭐야? 자기 속에 더러운.

환24 _ 제가 요즘 그거 하는 것은 성격이 과격해졌거든요.

치25 _ 언제부터?

환25 _ 몇 년 전부터 갈수록 좀 더 과격해지는 것 같습니다. 과격해지는 부분에 대해서 과격해지면 안 된다는 데 대해서 생각을 많이 하고, 과격해지기 때문에 부부싸움 하면서도 고함을 지르고, 과격해지면서…. 〈우물쭈물〉

치26 _ 그리고 과격한 것하고, 또 뭐 열거해 봐.

환26 _ 그리고 요즘 제가 좀 그거 한 게 옛날에 비해서 승부욕이 굉장히 강해졌다는 것. 과격해지는 것하고 비례해 가지고.

치27 _ 뭐가 강해져?

환27 _ 승부욕이 강해져.

치28 _ 승부욕. 〈침묵 7초〉 지기 싫다.

환28 _ 예. 승부욕이 강해지면서 생기는 게, 좀 지고 이랬을 때 자기 학대를 하는 것.

치29 _ 어떤 식으로?

환29 _ 아, 빙신(=병신)아 이런 것도 못해 가지고 지내! 이러면서. 내가 좀 못한다고 자기 학대하고 그런 부분.

치30 _ 또 뭐 하여튼 제거하고 싶은 거, 뭐, 뭐 있어? 과격, 자학, 승부욕.

환30 _ 지금 제가 생각나는 것은 그 정도밖에 없습니다. 지금은 상당히 제가 노력을 좀 하고 작년보다는 올해가 조금 조금씩 그런 부분이 나아진다고 생각하고.

치31 _ 으음. 〈침묵 50초〉 두 번째 꿈은?

환31 _ 두 번째 꿈은, 그냥 마 제가 생각하기에는 자꾸 이래 다른 여자 만나고 하는 것이 우리 마누라한테 벗어나고 싶다는 생각이 있지 않은가. 꿈에서. 최근에 꾼 꿈을 제가 메모해 보면, 계속 생각해 보면, 전에도 그냥 꿈속에서 다른 여자들이 종종 관계를 하니까, 그런 부분들이 우리 마누라로부터 벗어나고 싶은 그런 것이 아니냐 생각이 듭니다.

치45 _ 두 번째 꿈은, 그거는 다른 여자하고 뭐 어쨌단 말이야?

환45 _ 다른 여자하고 그냥 좀 좋아해 가지고 둘이서 그냥 도망간 거지 예.

치46 _ 그래. 그에 대한 연상? 도망간다?

환46 _ 연상에 대해서, 지금 우리 마누라, 우리 집사람하고 있는 것보다

다른 사람하고 다른 데 가서 다르게 살고 싶다는 그런 어떤 것들
이 꿈속에… 되지 않나.

치47 _ 그런 생각은 언제부터?

환47 _ 그런 생각은… 〈우물쭈물〉 8년, 9년.

치48 _ 무엇 때문에?

환48 _ 왜 우리 마누라는 너무 성격이 안 맞고, 좀 너무 내한테 좀 너무
해 주는 게 없다고, 그런 생각을 하게 되고 나서부터는….

치49 _ 셋째 꿈은 뭐였어?

환49 _ 셋째 꿈은 집에 물 떨어지는 꿈이었는데, 고거는 그냥 단순하게
그 전날 다른 집에 물 떨어지는 얘기를 했기 때문에.

치50 _ 아, 그 전날.

〈 6회 〉

환1 _ 제가… 쭉 그래서 옛날에 꾸었던 꿈들도 막 이래, 제가 선생님하고
분석도 해 보고….

치1 _ 옛날에 어떤 꿈?

환2 _ 제가 처음에 선생님하고 대화하는 거… 처음에 꿈 얘기 했을 때에
는, 대변이 옷에 묻는 꿈을 말씀드렸고, 그리고 나서 또 다른 여자
하고 훨훨 날아간다는 꿈을 꾸었다고 말씀드리고, 그리고 나서 주로
보통 꿈들이 대개 제가 차를 타고 가다가 앞차를 들이받는 꿈들을
많이 꾸었습니다.

치2 _ 그것도 적개심이지.

환3 _ 그리고 그 뒤에.

치3 _ 훨훨 난다. 뭐 외도하고 싶다 뭐.〈웃음〉

환4 _ 그 뒤에 인제 또 차가 와서 제 차를 들이받고 해서 이중 충돌 내지
삼중 충돌을 하는데, 글쎄 그런 부분들이 적개심이 자꾸 발로 돼가
지고.

치4 _ 그렇지.

환5 _ 네, 제게 잠재되어 있던 어떤 응어리들을 끄집어 내는 어떤 충동의
단계가 아니냐 그래 생각이 들거든요.

치5 _ 음.

환6 _ 고런 꿈을 좀 1주일 동안 꾸고 난 뒤에는, 차량 충돌을 하는 꿈은

거의 꾸지 않았고, 그 다음에 계속해서 몇 번 반복해서 꾼 꿈은 뭔가 하면, 굉장히 탈출에 성공하는 꿈이었습니다.

치6 _ 아, 그게 이제 요새 응?

환7 _ 그래서 내가.

치7 _ 밝아졌다.

환8 _ 어데 나쁜 데 잡혀갔더라도, 옛날에 꿈을 꾸었을 때는 꼭 탈출에 성공해 본 적이 없었습니다. 꿈속에서라도. 꼭 도망가다가 깬다든지 안 그라며는 그냥 도망가려고 생각만 하고 있다가 깬다든지, 그라면 성공을 못하고 중도에서 항상 꿈이 깨이고 이랬었는데, 고 이후로 하여튼 인자 한.

치8 _ 그게 언제, 그 꿈은 언제 응?

환9 _ 그런 때가 제가.

치9 _ 며칠 전에.

환10 _ 그런 때가 제가 주로 꿈꾸기 시작한 게 3월 초부터, 3월 10일까지는 주로 탈출에 성공하는 꿈을 많이 꾸었어요.

치10 _ 음.

환11 _ 그래서 어디 잡혀갔는데, 탈출하면은 그 때부터 그냥 100% 성공이었습니다. 서너 번 그런 꿈을 꾸었는데, 어디 잡혀가도 그냥 탈출에 성공하는 거라예. 그래서 그때부터.

치11 _ 음. 그래, 자신이 생겼다. 응? 테니스처럼 말이야.

환12 _ 예. 고런 꿈을, 그래서 자기가 자신이 생기고, 자신감이 생기고, 여기서 내가 벗어날 수 있다는 그런 감정이 그런 꿈을 꾸지 않았나 생각하고, 그리고 우리 집사람하고 이야기하고 난 뒤, 제가 일요일 날 밤에 꾼 꿈은 고거는, 인자 한 번 딱 꾼 꿈인데, 집안에 가구 배치가 완전히 틀려졌습니다.

치12 _ 아, 꿈이 아니고?

환13 _ 꿈에요.

치13 _ 아.

환14 _ 꿈에 가구 배치가 완전히 틀려졌습니다. 그래 이기 꿈속에서, 그기 좀 이래 조금 내가 생각하기에, 이것은 좀 불편하게 바꾼 부분도 있는데 꿈에 가구가 막 바꾸어지고, 바꿔 놓여지고 이렇게 된 게, 서로 우리 집사람하고 지금까지 이때까지 있던 환경을 변화시키려는 그런 꿈이 아닌가 그렇게 생각하기 때문에.

치14 _ 관계, 재, 관계를 재조정한다.

환15 _ 예. 그런 것 같아요. 가구가 막 다른 데 서고… 가가 있고.

〈침묵 1분 15초〉

〈 7회 〉

환1 _ …그 책을 읽고 나서 제가 꿈을 두 번, 두 번을 꾸었습니다.

치1 _ 『수심결』?

환2 _ 예. 그 책을 읽고 나서 토요일 날 그 책을 읽었으니까.

치2 _ 토요일 날 읽었단 말이지?

환3 _ 아닙니다. 수요일부터 일요일까지. 수요일부터.

치3 _ 일요일까지 읽었다고?

환4 _ 일요일까지 읽었는데, 토요일 날 저녁에 책이 조금 남아 있었을 때, 뒷부분이 조금 남아 있었을 때.

치4 _ 『수심결』만 따로 되어 있나?

환5 _ 예. 『수심결』만 해 가지고, 마음을 닦는 길이라고 해 가지고, 『수심결』만 해석을 하고 번역을 하고, 강의를 한 책이 있더라구요. 고게 동국대학교 불교학과 나온 사람이 쓴 책인데, 책이 한 250페이지 되는 책인데, 그걸 읽으면서 꿈을 두 가지 꿨는데, 하나는 어떤 꿈을 꿨는가 하면은, 시내에서 좌석버스를 타고 가는데 우리 집사람은 ○○가는 ##번 버스를 타고 가고, 전에 저희들 살던 곳이 ○○인데. ○○가는 ##번 버스를 타고 간다고 가고, 나는 회사 간다고 △△번 버스를 타고 가는데 다른 버스를 타고 가게 되었습니다. 나는.

치5 _ △△번은 아니고?

환6 _ 저는 △△번을 타고 가고.

치6 _ 아, 아!

환7 _ 우리 집사람은.

치7 _ 각각. 와이프하고.

환8 _ 우리 집사람하고 각각.

치8 _ 따로따로.

환9 _ 따로따로 버스를 타고 가다가 서울대학교 입구에서 내려 가지고, 서울대학교 교수님이, 한 사람이 자기를 좀 데려다 달라고 해서 학교 안까지, 학교 안까지 모시고 가는데, 아, 교수님이 갑자기 스님같이 굉장히 그 보니까 도가 많으신 분같이 바뀐 겁니다. 옷도 회색 누비옷을 입은 사람으로 바뀌고, 머리도 깎고, 그냥 허연 수염이 길러져 있는, 이런 사람으로 바뀐 그분을 집에까지 모셔다 드리고 올라는데, 갑자기 옆에 집사람이 있어요. 없었는데 집사람이 갑자기 나타나가지고, 자기가 서울대학교 입구 앞에, 좌석버스에 자기 핸드백을 놔놓고 왔다는 겁니다. 그래서 좌석버스에 사람이 없어서, 도둑놈이 갖고 갈 거라고 그러더라구예. 그럼 알았다. 내가 빨리 뛰어가서 찾아다 줄께 이라면서, 막 뛰어 나오는데 길 따라 가면은 좀 시간이 많이 걸릴 거 같으니까, 집에 갈라고 언덕을 넘어 올라가는데 언덕이 갑자기 지도로 바뀝니다. 어떤 지도로 바뀌느냐 하면 우리나라 지도로 바뀌어 버렸어요 언덕이. 그래서 내가 우리 나라 지도 위에서 서울대학교 입구를 찾고 있는 겁니다. 서울대학교 입구를 찾고, 그 다음에 서울대학교 입구에 있는 좌석버스를 찾고, 좌석버스 안에 있는 지갑을 우리나라 지도 위에서 막 찾고 있는 겁니다. 안 찾아지니까 막 서울을, 서울 쪽 지도를 막 뜯어요. 뜯어. 서울 쪽 지도를 뜯고 있는데, 헬리콥터가 한 대가 탁 나타나더니, 야! 지금 서울대학교 입구에 좌석버스가 한 대 있는데 좌석버스 상황을 알아봐! 하면서 헬리콥터가 막 마이크를 하고 있고, 나는 막 좌석버스를 찾으려고 지도를 뜯고 있다가 제가 잠을 깼습니다.

치9 _ 그 날 둘 꿨단 말이야?

환10 _ 예. 그 날 고 꿈을 한 번 꾸고예.

치10 _ 또.

환11 _ 그 다음에 또 한 번 꾼 꿈은, 응, 승용차를 타고 우리 집사람하고 둘이, 떡, 처음에는 그냥 별 생각 없이 갔는데, 생각 없이 가다가.

치11 _ 둘이?

환12 _ 예. 둘이 승용차를 타고 가다가, 경치도 구경하고 가다가, 못 보던 농장에 가게 되었습니다. 농장에 가게 돼가지고 농장에서 뭐 식물도 팔고, 이런 것도 구경하다가 물어쌌고 이러다가, 그 농장에 풀을 잘 베놨더라고, 잔디에다 깨끗하게 베놨더라구요. 아! 잔디를 참 잘 베놨다고. 그 옆에 땅에 잔디가 잘 안 베진 땅이 있는 거라예. 그래서 나도 옛날에 군대 있을 때 잔디를 많이 베어서 잔디, 풀을 잘 깎는다고, 아저씨, 낫을 한 자루 달라구 그래 가지고, 주인한테 낫을 한 자루 받아, 가져와 가지고 풀을 깎는데 아! 풀이 잘 안 깎이네 이라면서, 막 깎다가 보니까 낫이 그냥 녹이 슬어가지고 있고 억수로 무딘 거라예. 그래가 풀이 안 깎인다고, 날이 억수로 무뎌 가지고 잔디가, 잘 풀이 잘 안 깎인다고, 막 깎다가 인자 우리 다른 데 가자 이라면서, 우리 집사람하고 차를 타고 다른 데 갔습니다. 다른데 가는데, 아, 그래서 또 다른 데로 갔는데, 내가 어데를 찾아 가야 된다는 의식이 생기더라구예. 꿈 속에서. 아! 내가 어데를 찾아가야지 이라면서, 가는 기 뭔가 하면은 어느 공장을 찾아가는데, 가다가 요 근처에 공장이 있을 거다. 찾아보면 된다 이래가지고. 공장이 서너 개 착 옆으로 나란히 서있는데, 여게 들어가 보니까 찾는 공장이 아니고, 그 옆에 공장도 내가 찾는 공장이 아닌데. 아! 그 옆에 제가 찾으려는 공장이 있었습니다. 그래서 저기가 내가 찾으려 하는 공장이다. 이러면서 거기로 차를 몰고 싹 갈라하다가 고개를 옆으로 딱 돌리고 보니까 그거는 공장이 아니고 빈 터, 공턴데, 풀이 잘 자라 가지고 있고, 모양도 그냥 거의 네모 반듯하게 난 깨끗한 땅에 울타리가 탁 쳐져 있고, 가운데 철문이 딱 놓여져 있는데, 내가 우리 마누라보고 아! 내가 찾는 공장은 저건데, 진짜로 찾으려는 거는 저 공장이 아니고, 니 봐라. 저기 저, 저, 좋은 자리, 저기를 찾아 갈려고 했는데. 아! 내가 왜 공장을 찾으러 왔지? 이라면서, 아! 저기가 내 찾는 데라고. 저기는 아! 와보라고. 잔디도 잘 자라 있고, 땅도 참 좋은 땅인데, 저기 대문도 열려가 있는데, 저기를 내가 찾으려 한다고. 글로 가자! 이라면서 깨버렸어요. 찾아 들어가지 못하고. 그런 꿈을 두 번을 계속 꾸었습니다. 토요일 날 꾸었습니다.

치12 _ 그래. 첫 번째 꿈부터 연상을 해 봐.

환13 _ 이 첫째 꿈도 결국 내가 자꾸 무언가를 내 마음으로 찾겠다는 그런 마음이 자꾸 있어서, 그런 거를 추구하고 있지 않나, 내 마음을 찾을라고… 내 마음을 찾는데 지금은 너무 그냥 우리나라 지도 위에서 서울대학교 앞에 있는 그 좌석버스 안에 있는 지갑을 찾는다는, 굉장히 먼 데서 보는 거고. 아직까지 너무 많이 멀었다는 생각이 인자 들기 때문에 그런 꿈을 꾸지 않았나 그런 생각이.

치13 _ 두 번째는?

환14 _ 두 번째 꿈은.

치14 _ 둘 다 찾는 거다 이거지.

환15 _ 예. 고 꿈을 꾸고, 고 꿈을 꿨는데, 둘 다 무언가를 추구를 하고 있는데, 자꾸자꾸 거리가 조금 좁혀지고 있다. 조금 찾던 것이 좀 가까이 오더라 그런 생각을 했습니다. 무언가를 계속 찾습니다. 그냥.

치15 _ 현실에서?

환16 _ 예.

치16 _ 현실에서?

환17 _ 예.

치17 _ 꿈에서 그렇고.

환18 _ 예.

치18 _ 현실에서 뭘 어떻게 찾고 있어?

환19 _ 꼭 찾는다는 것보다 인자 마음을 좀 청정하게 다스려야 되겠다는 걸 자꾸 느끼고 있고, 다음에 찾는다는 것은 책 속에서 깨우쳐라, 깨우쳐라 하니까 그 깨우침이 뭔지를 계속 생각을 하다가 보니까 자꾸 찾는 마음이 생기지 않았나 하는 생각을 하거든요. 책 속에서 자꾸 깨우쳐라 하니까.

치19 _ 그럼 공장이 아니고, 뭐 저기다 하는 거는?

환20 _ 결국 찾는 거는, 거기는 푹 비어가 있었거든예. 푹 비어가지고 그냥 깨끗하게 풀이 나 있었으니까. 결국 찾는 거는 그런 마음이지 않느냐. 내 마음을 자꾸 비울라고 지금 하는데 빈 곳을, 빈 곳이고, 이 네모 반듯하게 해놓은 깨끗한 그런 데를 자꾸 찾아가야 된다고 저는 생각을 하고 있기 때문에, 공장 건물이 있고 이런 게 아니고, 텅 비어 있는, 깨끗한 곳을 자꾸 찾아가야 된다고. 책에 있는 내용이 자꾸 청정한 곳을 찾으라 하니까 그런 게 나타나지 않았나 싶습니다. 〈 침묵 1분 30초 〉

치20 _ 공장, 공장에 대해서 연상을, 공장.

환21 _ 공장은 제가 고거는 그렇게 생각하는데. 제가 그 전날 저희 사장님하고 통화를 했었는데, 사장님이 공장이 잘 안 된다고, 공장장을 구해 봐라고 그러더라구예. …요즈음 기술자가 잘 없다고 얘기했거든예.

치21 _ 뭐 맨든다고?

환22 _ 저희, 제가 다니고 있는 회사가 ○○○를 만드는 회삽니다.

치22 _ ○○회사야?

환23 _ 예. ○○회삽니다. ○○회산데, 우리 사장님이 공장장을 좀 찾아 보라 그러니까 이런 공장에는 이러해서 사람이 없고, 제가 찾아간 공장은 동업계열 공장, △△ ○○라고, 저희들 동종업계에 찾아가 게 되었던 겁니다. 그 연상은 제가 사장님하고 대화한 어떤 내용에 서 꿈을 꾸지 않았나. 고런 고 공장을 연상하게 되지 않았나 생각 하거든요. 그 전날 사장님하고 대화했으니까. 그 꿈을 꾸기 전날.

치23 _ 그리고 공장이 아니다 카는 거는? 찾아갔다가.

환24 _ 제가 공장이라고 찾아갔는데 보니까 공장이 아니더라 하는 거는, 그냥 저는 역시 내가 찾고 있는 거는 아직까지 좀 내가 느끼지 못 하는, 다른 데 좀 있는 거다. 깨우쳤다기… 그 고뇌 속에 있다가 고개를 들면은 극락이 저쪽에 있다라는 불교에 있는 말이 있듯이, 보니까 저건데. 아직까지 내가 고뇌 속에 좀 파묻혀 있구나 하는 생각이 들었습니다.

환46 _ 어제 저녁에 꿈 꾼 거는 제가 국회의원 선거에 나가 가지고.

치46 _ 어제 꿈? 뭐 출마를 했어?

환47 _ 예. 출마를 해서 당선이 됐는데 막 사람들이 부정 선거해 가지고 당선이 됐다 막 이러는 바람에, 더러워서 안 한다고 사표를 내고 나왔는데, 교실에서 반장 선거를, 반장을 뽑는다 그럽니다. 동 반 장 이런 거 말고, 학교에서 반장 뽑는다는 겁니다. 그런데 학부형 을 반장을 뽑는다는 겁니다. 학생들도 있고, 학부형들도 있는데, 내보고 또 반장해라 그래 갖고 반장하는 꿈도 꾸고 했습니다.

치47 _ 그래, 연상은?

환48 _ 그거는 지금은 별 연상이, 별로 없는데, 국회의원 되는 꿈은 연상 이 잘 안 되고예. 반장이 된 꿈은 우리 애한테 우리 애가 반장을 한 번 했으면 좋겠다는 그런 생각이 있었기 때문에 반장을 하지 않았나 그런 생각이 듭니다. 국회의원 된 꿈은 별로 연상이 안 되 는데예. 어제 저녁에 텔레비전에서 국회의원 선거하고 하는 그런 거를 많이 봐서.

치48 _ 그 전에 뭐 반장 안 해 봤나?

환49 _ 국민학교 다닐 때는 해 봤습니다.

치49 _ 몇 번?

환50 _ 한 두 번 정도는 해 봤습니다.

치50 _ 그 할 때는 어땠어?

환51 _ 할 때는 그냥, 대개 그때는 인기도 있었고 이랬기 때문에 별 문제가 없었지예.

치51 _ 그래 뭐, 그런 거를 늘 하고 싶은 모양이지. 응?

환52 _ 그런 거를 제가 꼭 하고 싶다는 마음은 없었습니다. 그런데 인자.

치52 _ 애한테 반장 하라. 하라, 하라 카는거는?

환53 _ 그거는 한 번 해 보라고 제가 얘기를 한 거지예. 꼭 한 번 어린 시절에 한 번 해 볼 필요가 있다고. 그리고 지가 또 꿈이 있고. 예를 들어서 공대를 가겠다든지, 기술자 기술계통으로 갈 것 같으면, 과학자가 되겠다든지, 자기가 희망이라면 권하지 않을 수도 있습니다. 그런데 걔가 하고 싶다는 것은 정치외교학을 하고 싶다고 하거든예. 중학교 2학년인데, 걔는 중학생이 되면서부터 꼭 정치외교학과를 가서 정치나 외교관 같은 것도 하고 싶다고 하니까, 그런 거는 어차피 대인관계와 관계가 많은 거니까 반장이 되는 게 좋다고 생각했습니다.

치53 _ 그래. 국회의원은 생각이 떠오르는 거는?

환54 _ 그거는 제가 그냥 제가 생각이라기보다도 어제 텔레비전을 내내 보면서 국회의원을 뽑는 텔레비전을 봤기 때문에 그냥 〈웃음〉 … 생각합니다.

치54 _ 국회의원에 대해 다른 생각은 없어?

환55 _ 예. 그런 생각은 아무 것도 없습니다. 그것에 대해서는 연상이 떠오르지 않습니다.

치55 _ 응? 왜 연상이 안 돼? 생각나는 거를 얘기하는 거야. 연상카는 거는. 반드시 내가 하고 싶다 이런 거 아니라도 뭐든지 떠오르는 거. 국회의원 하면은 생각 떠오르는 게 있잖아? 그게 연상이야. 응?

환56 _ 국회의원 하면 사회적 지위를 어느 정도 인정받는.

치56 _ 응?

환57 _ 그런 거를, 사회적인 지위를. 어느 정도 자기가 하고 싶은 것을 할 수 있다… 사회적인 지위가 없는 사람도 국회의원을 하는 사람도 있으니까, 그런 사람은 자기가 하고 싶은 어떤 정치를 하는 거고. 어떤 한 부류는 자기가 사회적으로 어떤 굉장히 성취를 한다고… 제가 만약 그런 꿈을 이루게 된다면, 사회적인 성취를 생각한다고….

치57 _ 좋은 걸로 생각한다 그 말이지. 응?

환58 _ 예. 제가 중학교 다니고 이랬을 때, 아버지나 선생님이 이래 물을 때 국회의원 한다고… (응? 어떤?) 중학교 때 꿈은 국회의원 하는….

치58 _ 아! 그런 꿈을 가졌어?

환59 _ 예.

치59 _ 왜?

환60 _ …

치60 _ 그런 게 연상이지.

환61 _ 그때는 그런 거를 하고 싶었기 때문에.

치61 _ 언제까지?

환62 _ 중학교 때까지. 고등학교 때부터는 그런 거는 전혀 생각하지도 않았고. 내….

치62 _ 학교 공부, 불만 거기에 빠져 있었지. 응?

〈 8회 〉

환2 _ … 그런데 어저께 아침에 제가 꿈을 꾼 거는.

치2 _ 어떤 꿈?

환3 _ 제가, 제가 저번 주에 와 갖고 선생님한테 저 국회의원 되는 꿈을 꾸었다고 얘기했었는데, 어저께 아침에 제가 또 국무총리 되는 꿈을 또 꾸었습니다. 그래서 정부청사 건물이 콱~ 있는데.

치4 _ 응? 정부청사?

환4 _ 건물이 있는데, 꼭대기 층에 국무총리실이 있다는 거… 니가 그리 올라가면은 올라갈 수 있으면 국무총리가 된다. 그래 제가 막 벽을, 타고 올라가 가지고 국무총리실에 올라가 탁 앉아 있으니까, 니가 국무총리 해라 이라더라구요.

치4 _ 응?

환5 _ 아, 니가 인자 국무총리가 됐다 그러더라구예. 꿈에서. 그런 꿈을 꾸었습니다. 제가 인자 중학교 다니고 이럴 때, 국회의원도 하고 싶고, 국무총리도 하고 싶고 이랬으니까, 그런 꿈들이 저번 주하고 마찬가지로, 옛날에 내 생각이 꿈에서 나타난 거다 라는 생각이. 조금씩 고등학교 떨어진 상처가 조금씩 아물어지면서, 옛날에 그 어렸던 시절의 그런 마음으로 조금씩 돌아오지 않느냐 그런 생각을 했습니다.

치5 _ 그렇지.

환6 _ 그 때 이후로 확 잊어버리고 싶던, 그 내 어떤 좀 어릴 때의.

치6 _ 자부심이 생. (예) 살아난다. 응?

환7 _ 그런 것들이 좀 (응?) 생기고 있다….

치7 _ 그래, 생각이 전만큼 안 난다 하는 거, 그거 인제 어떻게 생각했어?

환8 _ 어느 정도 내 마음의 갈등이 좀 없어졌던 것 아니냐.

치8 _ 그렇지.

환9 _ 그렇게 생각했거든요.

치9 _ 잡념이 줄었다. (환 : 예)

제 10 장

전이

　　전이는 환자의 과거에 중요한 사람에 대한 감정을 타인에게, 치료 장면
에서는 치료자에게 느끼는 것이다. 치료자는 환자가 치료자에게 어떤 감정
을 느끼고 있나를 빨리 감지하고, 이것을 환자가 깨닫고 치료자와의 상호
작용을 통해서 전이감정 즉 핵심감정으로부터 해방을 도와주는 것이 정신
치료다.

⁇ 질의 응답 ⁇

1) '기본적인 감정적 힘basic emotional forces'과 핵심감정

L _ 소올은 기본적인 감정적 힘을 이해하는 것이 중요하다고 강조하고 있
습니다.[1]

이동식 _ 기본적인 감정적 힘이 애응지물, 핵심감정하고 통하는 거야. 말,
개념은 달라도 실체는 같은 거라고. 핵심감정이라는 것은 환자의 주관적인
감정 그 자체다 이거지. 'basic emotional forces', 어쩌고저쩌고… 하는
것은 주관적이기보단 좀 관찰자적인 입장이지.

---

1) 제1장 주3)과 같은 책. pp.305~326.

2) 전이의 참뜻과 치료자의 역할

L _ 전이가 분석가에게 집중이 될 때 분석가는 피뢰침 같은 역할을 해서 이 '감정적 벼락emotional lightning'을 환자에게 해롭지 않게 하기 위해선 분석가가 잘 받아들이고 수용해야 한다고 합니다.[2]

이동식 _ 그렇지. 말하자면 해독작용을 한다. 예를 들면 환자가 딴 데 가서 아무나 하고 섹스를 할 수도 있는 데, 치료자에게 환자의 그런 감정을 집중시켜서 치료 관계에서 해결하면 딴 데 가서 행동화acting out할 필요가 없어진다고. 그전에 우리 학회 한 회원 치료사례에서도 그런 게 있었지…. 치료자가 거절하니까 여자 환자가 아무 남자하고 섹스를 했다는 사례. 그러니까 환자의 감정을 받아들여서 해독을 잘 시켜야 된다고.

L _ 분석가는 "'전이된 감정들이란 원래는 환자의 마음속에서 가족 구성원들을 향했던 것이다.'라는 사실을 잘 파악하고 있어야 한다."고 합니다.[3]

이동식 _ 환자의 마음속에 있는 어머니와 아버지에게 향했던 감정이 앞에 있는 사람이나, 치료자에게서 그 감정을 느낀다는 거지. 환자가 '치료자를 좋아한다!' 하는 것을 치료자가 '치료자 자기를 환자가 사랑한다!' 이렇게 착각하면 안 된다고.

L _ 초보 분석가는 분석가에 대한 감정(전이)이 미묘하고 교묘한 경향이 있기 때문에 의도적으로 주시하지 않으면 모르는 사이에 여러 전이가 발전되는 수가 많다고 합니다.[4]

이동식 _ 소올이 그랬잖아. "분석가가 돼서 처음에 자기 반지에다가 T&R(전이와 저항, transference & resistance)을 새겨놓고 항상 환자를 보면서 그걸 안 놓치게 들여다보고 있어라!"고. 전이나 저항이 항상 생기니까 빨리

---

2) 주1) 참조.
3) 주1) 참조.
4) 주1) 참조.

그걸 알아야 된다는 뜻이지. 치료자가 그걸 모르고 있으면 그게 깊어져서 치료하는 데 어려움이 생긴다고. 저항이나 전이가 너무 심하게 되면 치료가 곤란해져. 일찌감치 전이와 저항을 다뤄야 되는 거야.

3) 전이의 진정한 의미 : 전이와 핵심감정과의 관계

C _ 보스가 주장하길 "정신분석에서 전이라는 말은 말 그대로 감정이 여기 붙었다 저기 붙었다 하는 실체가 존재하는 것이 전제되어 있다. 그러나 현존재분석 입장에서는 여기에 있던 것이 저기로 옮겨와서 느껴지는 것이 아니라, 환자가 협착이 되어 관계를 하고 있을 따름이다." 이런 전이에 대한 이해의 차이점이 정신분석과 현존재분석 사이에 있습니다.[5]

이동식 _ 내가 얘기하는 '핵심감정'이라는 것은 일거수일투족, 어디를 가나, 누구한테나 항상 나타나 있다 이거야. 어디 갖다 붙는 것이 아니라. 'here & now', 지금 여기에 감정이 살아있기 때문에 나타나는 것이 '전이'다 말이야. 차이점을 알겠어? 말하자면 '전이라는 개념이 없어도 좋다!' 이거야. '전이라는 개념'을 가지기 때문에 자꾸 '이리 저리 갖다 붙는다' 이런 말을 하게 되니까 그것에 대해 반대되는 말이 나온단 말이야. 항상 환자는 가슴속에 감정을 가지고 있으니까 기회만 있으면 나오게 돼 있다고. 언제 어디서나 말이야. 핵심 감정을 환자가 항상 가지고 있다 이거야. "화가 차 있으면 기회만 있으면 나온다." 이렇게 표현하는 게 낫지. '전이다' 하면 복잡해진다고. 프로이트는 리비도libido가 '부착cathexis된다'라고 얘기했거든. 리비도가 갖다 붙는다. "정신분열병은 리비도가 갖다 붙지 않으니까 전이가 안 된다, 그래서 정신분석을 할 수 없다."고 프로이트는 얘기한 거지. 이러니까 복잡해진다고, 개념이니까 말이야.

---

5) 제2장 주 4)와 같은 책, pp.237~247.

예를 들면 적개심이 있는 사람은 잔소리가 많다고. 적개심이 많은 사람은 적개심이 자기 마음 밑바닥에 깔려 있으니까 자기는 상대를 위한다고, 잘한다고 하는데 적개심이 함께 묻어나오니까 상대는 불편해진단 말이야. 기회만 있으면 자기의 적개심이 나온다고. 상대를 위한다고 하는데 반드시 적개심이 붙어서 나온다 이거야. 관찰해 보면 적개심과 사랑-친밀감 이 두 가지가 섞여 있는데, 본인은 친밀감만 느끼고 자각이 될 뿐이지 적개심은 자각이 안 되거든. 이런 사람은 자기는 친밀감이 있어서 접근하는데 조금 있으면 꼬집는 소리가 자동적으로 따라나온다 이거야. 항상 가지고 있으니까 기회만 있으면 튀어나온다 이거야. 이런 환자는 의사한테뿐만 아니라 다른 모든 인간관계에서도 마찬가지다 이거야. 소올도 그러잖아. "의사 환자 관계가 그 사람의 모든 대인관계의 표본이다."

KA _ 전이라는 용어도 결국은 관찰자적 입장에서의 용어네요.

이동식 _ 그렇지. 그런 차이야. 그런데 논쟁이 일어난다는 것은 말이야, 그게 양쪽에 다 문제가 있다 이거야. 현실을 보고 하는 것이 아니라 관찰자적인 요소가 가미되어 있으니까 일어난다고. 'real하다'하는 것은 내가 말하는 '지금, 여기here & now' 그런 뜻으로 하면 되는데, 자꾸 '현실적real', '비현실적unreal'을 구별하니까 문제가 생긴다 이거야. 내 식으로 말이지, '과거에 해결 안 된 현재 살아있는 감정' 이렇게 말하면 완전히 'real'한 것이 되는 거지. 그러니까 'real, unreal' 이런 논쟁이 필요가 없게 되는 거야. 과거 해결 안 된 감정이 항상 발동하고 있는데, 보스는 그것을 'real하다'고 표현한 거야. 'unreal'한 것을 생각할 필요가 없다 이거야. 'unreal하다' 이렇게 말하게 되면 관찰하는 입장이 좀 들어간다 말이야. 환자로서는 그게 'real'한 건데 말이야. 환자한테는 'unreal'이고 깻묵대가리고 의미가 없는 거지.

다시 말하면, 소위 분석가가 얘기하는 'unreal하다'는 것이 환자한테는 지금 그게 아주 'real'한 거다 이거지. 그런데 'unreal'하다는 건 '객관적으로 관찰해서 현재 그럴 만한 이유가 없는 데 화를 낸다, 죽으려고 한다' 이 말이거든. 거기서 보스하고 딴 사람하고 논쟁이 생긴 거지. 보스는 'here & now'에서 환자가 경험하고, 느끼고 있으니까 'real'하다고 한 거지. 그것은 나하고 같은 거지. 그런데 다른 사람들은 현재 상황에 맞지 않으니까 'unreal'하다는 소리가 나오는 거야. 알겠어? 그런데 나같이 얘기하면 누구든지 알아듣잖아? 지금 이 순간에 과거의 감정이 살아서 환자가 경험하고 있는 것이니까 'real'이잖아. 정신치료라는 게 주관적인 감정을 다루는 것이지, 객관적인 상황을 다루는 것이 아니잖아. 'unreal'하다 하면 이건 객관적인 관찰자 입장의 시각이다 이 말이야. 이게 굉장히 중요하다고.

4) 적개심 원인에 대한 동서東西 시각 : 윤회輪廻의 진정한 의미 / 윤회, 신 (하느님), 주체성의 참뜻

L _ 프로이트는 "적개심이 사회생활의 가장 큰 장애물이다."라고 결론을 내렸고, 적개심은 리비도적 소망(의존적 애정 욕구dependent love need)이 좌절이 되어 생기는 것이라고 했습니다.[6]

이동식 _ 불교에서 '삼독三毒을 멸滅해라' 하잖아. 탐貪·진瞋·치癡. 탐貪은 사랑, 인정, 대우받으려고 하는 것, 그것이 안 되니까 적개심[瞋]이 생기고. 그것을 깨닫지 못하는 게 치癡라 하는 거야. 화병은 적개심을 억압해서 생기는 병이라고. 적개심이 없으면 부처라고 할 수 있다고. 적개심은 『원각경圓覺經』에서 갈애渴愛. 중생고衆生苦, 즉 인생의 고통은 갈애에서 생긴다. 그러니까 증憎에서 생긴다. 증은 갈애가 충족이 안 돼서 생기고.

　소올이 분석가에 대한 환자의 의존적 사랑 욕구dependent love need

---

6) 주1) 참조.

가 'insatiable'하다 얘기했는데 즉, 아무리 받아도 충족이 안 된다 이거지. 환자는 자기가 사랑받고 싶은 대상한테 적개심이 생기는데 그 대상한테 사랑받지 못할까 봐 적개심을 표현하지 못해 억압하게 되어 불안이다, 우울이다 여러 가지 증상이 나온다고. 그러니까 사랑받으려는 마음이 줄어들어야지 건강해지는 거야. 『원각경圓覺經』에 나오는 것이나 소올이 말하는 그게 똑같다고. 사랑과 미움이 근본이야. 윤회라는 것도 사랑과 미움을 왔다 갔다 하는 게 진짜 윤회의 의미라고.

C_ 잘 이해를 못하겠는데요.

이동식 _ 아니 그전에 말이야. ○○ 스님이 육도윤회六道輪廻[7]라고 자꾸 그래서. 내가 『불광佛光』이란 잡지에 ○○이름은 말 안 하고 "육도윤회가 윤회가 아니라 사랑과 미움을 왔다 갔다 하는 게 윤회다." 그런 글을 썼거든. 그런데 그 후에 얼마 안 돼서 여러 지인들과 함께 프라자 호텔에서 점심 먹는데 말이야, ○○○ 박사가 "아니, 이 박사, 대한민국 ○○○ ○○이 육도윤회를 믿는다는 게 창피하지 않나! 뭐 좀 쓰라고." 그래서 내가 "아니 나는 이미 썼는데 ○선생이 쓰지 왜 나보고 자꾸 쓰라고 하느냐 말이야." 그랬다고. 하하하. 그 육도윤회라는 것은 근기가 낮은 사람한테 하는 얘기지. 윤회라는 게 사랑과 미움을 왔다 갔다 하는 거야. 『원각경圓覺經』 한번 보라고. 뭘 모르겠어?

C_ '윤회하는 것'하고 '사랑과 미움을 왔다 갔다 하는 것'하고 연결이 어떻게 되나 잘 모르겠습니다.

이동식 _ 아니, 그러니까 불교라는 건 부처의 말이라. 서산 대사가 교敎는 불어佛語고, 선禪은 불심佛心이라고 했잖아. '불심, 부처의 마음'이 되는 게 참선의 목표고, '불교佛敎'라 하는 건 '부처가 한 말'이야, 말. 그러니까 탄

---

7) 선악의 응보應報에 따라 지옥地獄 · 아귀餓鬼 · 축생畜生 · 인간人間 · 아수라阿修羅 · 천天 등의 육도六道를 윤회하는 일.

허 스님 말에 의하면 근기에 따라서 5교[8]가 있다고. 다섯 가지 수준의 단계, 최고는『화엄경』이고 5교의 맨 아래는 인천교라고 하는데, 그건 기독교하고 똑같은 거야. 인격신으로서 부처를 믿거든. 현세를 떠나 서방정토 극락세계를 믿는 것, 그런 거고.

사실은 자기가 깨달으면 현재가 극락이고 정토라고. 마음이 정화가 되면 그게 바로 극락이야. 마음속에 사랑과 미움이 왔다 갔다 하는 것이 실제 윤회인데 그렇게 말해 가지고는 근기가 낮은 사람은 무슨 소린지 모르니까 모르는 사람 이끌기 위해서 내세가 있고, '육도윤회한다' 그렇게 말하는 거지. 뭔지 모르겠어?

L _ 근기가 낮아서…. (웃음)

이동식 _ (웃음) … 그게 무슨 의미인가 그거를 깨달아야 되는데 자꾸 말에 걸려 있으니까 그런 거야.『원각경圓覺經』한번 보라고. 월운月雲 스님이 번역한 것 있는데, 거기에 윤회를 봐. 그러니까 마음속에 지옥이 있는 거야, 지옥이. 마음이 정화가 되면 지옥이 없다고. 그게 바로 천당이라고.

C _ 제가 너무 개념적으로 생각하는 게 문제였습니다.

이동식 _ 아! 그러니까 그 개념을 벗어나야 되는 거야! 개념! 개념 가지고는 해결이 안 된다고.『현대인의 정신건강』재판에 부치는 글을 동국대 송재운 교수가 자기가 쓰겠다고 해서 썼는데 거기에 그런 것이 나와. "도를 개념으로 정의하는 것이 아니라 인생의 실實로서 파악하려는 특징을 가지고 있다." 예를 들면 인仁이 뭐냐? 그게 바로 자비심이고, 또 기독교 같으면 하나님의 은총을 받았다 하는 마음 상태인데, 실지 같은 거라고.

'하나님'이라 하는 거 ○○○교수하고 합의도 했지만, 우리가 60년 동안

---

8) 五教: 시대에 따른, 사람에 따른 여러 분류 방법이 있으나 여기서는 제나라 은사隱士 자궤自軌가 설한 인천교人天教(五戒十禪), 유상교有相教(阿含經), 무상교無常教(般若經), 동귀교同歸教(法華經), 상주교常住教(涅槃經)의 5교를 말함.

같이 공부했는데 결국 기독교에서 "하나님이라 하는 거나, 무無라 하는 게 같은 거다." 말하자면 명칭만 다른 거지 기술한 내용의 실제는 똑같다 이거지. 말하자면 '무에서 여러 가지가 생긴다.' 이게 현실인데, 기독교에서는 하나님이 창조했다. '창조'라는 것하고 '하나님', 이거만 다르지 내용은 똑같다고. 같은 걸 말하고 있는 거야.

L _ 분석 처음부터 적개심을 이해하고 특히 분석가에 대한 적개심을 주시하는 것이 대단히 중요하다고 합니다.[9]

이동식 _ 젊은 분석가들은 그걸 모르더라고. 내가 1979년 타비스톡 클리닉 Tavistock Clinic[10]에 가서 일찍이 단기정신치료brief psychotherapy를 시작한 유명한 말란David Malan을 23년 만에 만났는데, 1958년에 영국 가니까 단기정신치료brief psychotherapy 연구하고 있다고 하더라고. 나보고 그동안 뭐 했나 묻길래 "내가 뭐 이렇게 하고 있다."하니 얼굴이 벌개져 가지고 "you must be full of life" 이러면서 자기들이 하는 컨퍼런스 보겠냐 하더라고. 그래서 가 보자 하니 젊은 정신분석가, 사회사업가들이 모여 포도주하고 피자를 먹으면서 사례발표모임case conference을 하는데 나보고 할 말이 있냐고 해서, 보니까 사람들이 적개심hostility을 잘 모르더라고. 적개심을 안다 하는 게 아주 중요하다고. 소올도 "적개심이 정신질환mental disorder, 감정질환emotional disorder의 중심적 힘central force이라는 것을 제대로 알아야 유능한 정신치료자라고 할 수 있다."는 말을 했거든. 전부 적개심이야 적개심. 그거는 사랑받으려는 마음이 너무 강력해서 충족이 안 돼서 생기는 거야. 적개심이 없으면 무슨 장애가 있어, 전부 적개심이야!

---

9) 주1) 참조.
10) The Tavistock Clinic : 1920년에 설립. 이름은 처음에 영국 런던의 Bloomsbury area에 있는 Tavistock Square에 위치했던 데서 유래. 영국에서 정신분석적 치료 센터로 유명.

S _ 환자가 의사가 근무하는 기관이나 다른 의사를 비난하는 것도 치료자에 대한 적개심일 수 있습니까?

이동식 _ 그렇지, 그건 내과 의사들도 경험하는 사람이 많은데, 말하자면 "나한테 와서 다른 의사 욕을 하면 그게 나한테 오는 거다." (웃음) 그러니깐 다른 의사 욕을 하면 그게 나한테로 온다 하는 걸 알면 돼. 100% 그렇게 안 돼도 그런 게 많다고.

L _ 대부분의 경우에 적개심이 일찍 의식에 나타나면 불안이 감소되고, 환자는 자기의 동기를 보다 자유롭게 표현할 수 있으며 치료가 탄력momentum을 얻고 원활하게 된다고 합니다.[11]

이동식 _ 그렇지. 치료자한테 적개심을 토로하고 환자 자기가 받아들여서 '왜 그런가?' 의문을 품고 깨달으면 마음이 가벼워진다는 거지. 모든 사람이 다 불만이 있는데 말을 못하면 관계가 나빠지지. 대인관계 장애의 원인이 전부 적개심에 있다고. 적개심만 없으면 아무하고도 친해지는 거야. 자네들도 나한테 '적개심이 얼마나 있나?' 이런 걸 잘 관찰해 보라고, 하하하. 그러니까 적개심이 빨리 나오면 병이 빨리 나을 수 있다 이거지. 적개심이 잘 안 나오면 자꾸 위장돼가지고 딴 증세를 일으킨다고.

L _ 치료란 적개심의 발산이 아니라 의식으로 나오게 하여 적개심에 대해 조망을 얻게 하고, 적개심을 조절할 수 있게 하는 것이 그 목적이라고 합니다.[12]

이동식 _ 그렇지. 자각. 나오면 독성이 없어진다. 십우도의 검은 소 그게 적개심이라고. 적개심을 자각하고 있으면 검은 소에 고삐를 달아서 컨트롤할 수 있다 이거지.

L _ 해석 시 그 초점을 지금 나타나 있는 중심적 이슈central presenting

---

11), 12) 주1) 참조.

issue에 둔다는 것이 해석의 원칙인데, 이것은 전이나 연상, 꿈을 다루는 데도 마찬가지로 적용이 된다고 합니다. 면담 시 가장 앞에 나타나고 가장 위쪽에 나와 있는 것부터 집중해서 언제나 위에서 아래로 치료를 해나가야 한다고 합니다.[13]

이동식 _ 그렇지. 표면에 나타난 것을 통해서 밑으로 들어간다 이거지. 그리고 중심적 이슈central issue라 하는 것의 밑바닥에 핵심감정이 있다는 거지. 그 핵심감정을 다루어야 된다고. 제일 표면에 있는 것을 제쳐놓고 자꾸 밑의 것을 다루려고 하면 안 된다고. 양파 까듯이 맨 위에 있는 것을 까면 자연히 밑에 있는 것이 저절로 나온다고. 위의 것을 놔두고 밑의 것을 자꾸 까려고 하면 안 된다 그 말이야. 표면에 있는 것을 까면 저절로 속에 있는 것이 나온다고. 그게 중요한 거야. 표면부터 들어간다.

L _ 환자의 무의식이나 느낌, 충동 등의 자료에 대해서 치료자가 판단하지 않고 오히려 반가워한다는 것을 환자가 느끼면 인정받고자 하는 환자의 욕구need는 자유 연상하는 데 저항이 아니라 오히려 도움이 되어서 마음을 잘 드러낼 수 있다고 합니다.[14]

이동식 _ 그렇지. 자유 연상하는 걸 좋아하면 자연 저항이 없어진다는 거지. 지금 환자는 잘 보이려고 하니까, 치료자가 잘 봐 주니까 환자는 저항할 필요가 없는 거지. 그전 같으면 부모한테 표현하면 혼이 났는데 반대로 치료자는 기뻐하니까 치료가 되는 거지. 이게 알렉산더가 말하는 '교정적 정서 경험'이야.

KO _ 디월드Paul A. Dewald는 "전이라는 것은 반복 강박repetition compulsion의 표시"라고 표현하고 있습니다.[15]

---

13), 14) 주1) 참조.
15) 제1장 주6)과 같은 책, pp.196~204.

이동식 _ 반복강박 밑에 핵심감정이 있다는 거지. 핵심감정이 가장 바닥이라고. 진단할 때 개인이나 나라나 반복되는 패턴을 빨리 파악을 해야 돼. 그 패턴은 보통 자기가 컨트롤을 할 수가 없다고. 그 패턴의 밑바닥에 핵심감정이 있는 거야. 가장 근본적인 동력, 원인이 핵심감정이야.

5) 전이, 투사와 불취외상不取外相, 자심반조自心返照, 불천노不遷怒와의 관계 : 핵심감정과 전이와의 관계 / 정신분석 이론과 『대승기신론大乘起信論』의 비교

KA _ '환자 마음에서 일어나는 모든 감정이 전이가 아닌가?' 그렇게 생각하면서 최근 환자를 보고 있는데, 이전에 선생님한테 의뢰했던 환자를 보면 '적개심이 잘 해결이 안 되고 굉장히 어렵구나!' 하는 게 느껴지거든요. 전이라고 자각을 하고 있더라도 줄어들긴 줄어드는데 '오래 간다, 쉽지 않다' 이런 느낌이 많이 느껴집니다.

이동식 _ 그래, 그 후에 왔어? 뭐라고 해?

KA _ 자문면담 이후의 반응이 자기가 봉사한 느낌이 든다고 하더라고요.

이동식 _ 그것도…. 허허허 자기 감정이 전이된 거지 뭐….

KA _ "그게 무슨 뜻이냐?" 물었더니 "자기는 별로 받은 게 없고 남한테 준 게 많은 것 같다."고.

이동식 _ 글쎄 그게 뭐냐? 그걸 치료해야지.

KA _ 그래서 "그게 뭐냐?" 물어 봤더니 "그것도 자기 패턴 같다."고 하더라고요. 어머니하고의 관계에서 생긴 것이라고.

이동식 _ 그렇지. 딴 환자는 그런 사람이 없는데 그 환자만 그렇다 하는 게 자기 문제지. 그 속에 핵심이 들어가 있다고. 그런 걸 자꾸 바닥까지 가야지 치료가 되는 거야, 응, '그게 뭔가?' 말이야.

KA _ 그것이 어릴 때부터 자기는 어머니한테 사랑을 받고 싶기만 하고 가만히 앉아서 바랐는데 그게 충족이 안 돼서 그런 것 같다고 나중에 깨닫더라고요.

이동식 _ 석가모니가 깨달은 핵심이 '불취외상不取外相, 자심반조自心返照'
라는 거 아니야? "자기가 보고 있는 모든 것, 자기 자신이나 타인이나 모든
게 자기가 깨닫지 못한 자기 마음을 투사한 거니까, 그것을 취하지 말고 자
기 마음을 비추어 본다." 『화엄경華嚴經』에 '일체유심조一切唯心造'[16]다
'일체유아一切由我'[17] 이런 말이 있는데, '자기 감정을 밖에서 본다' 이거
지. 그게 '전이'라 생각하면 되는 거야. 그러니까 자기 감정이 문제다 이거
지. 매사에 누구를 만나나 나타나는 것이 핵심감정이라고. 애응지물! 그걸
치료해야 되는 거야. 자기 마음이 비어 있으면 투사가 없어져.

'전이'라는 게 "어릴 때 대상에서 그 대상이 바뀐다, 전치displace된다."
이렇게 설명이 되지만, '전이'는 전부 다 투사야, 투사. 아무한테나 나가는
거지. 소올도 "치료자–환자 관계는 그 환자의 인간관계의 표본sample of
human relationship이다."라고 하잖아. 모든 사람에게 그와 같은 관계를
맺는다 이거야. 아까 L 선생이 설명했지만, 아동기 관계를 현재 모든 사람
또 치료자에게 되풀이 한다 이거지. "자기 마음이 비어 있으면 전이가 없
다!" 이렇게 되는 거라. 그러니까 마음을 비우는 것이 수도야. 정신치료도
철저하게 안 되더라도 일종의 그런 작업, 즉 수도를 하는 거지. "투사를 안
하면 부처다!" 이렇게 볼 수 있는 거야. "투사가 적은 사람이 도가 높은 사
람이다!" 『논어論語』에 나오잖아. 지금 갖다 보여줄까? 보는 게 낫겠지, 허
허허. 안 그러면 언제 보겠어?

『논어』 「옹야雍也」 편에 말이지, 공자가 제일 아끼는 제자인 안연顔淵은
"불천노不遷怒, 노여움을 옮기지 않는다." 그런 말이 있잖아. 노여움을 전

---

16) 모든 것을 오직 마음이 만든다는 뜻.
17) 모든 것이 오직 나로부터 말미암는다는 뜻.

치하지 않는다. 쉽게 말하면 투사하지 않는다. 자기가 투사할 감정이 없으니까 그렇게 되는 거지. 감정이 일어나면 일어난 감정을 보게 되니까, 감정이 안 일어나야 옮기지 않게 된다는 거야. 자기 감정을 투사하는 게 '전이'라고.

말하자면 어머니한테 적개심이나 사랑받고 싶은 마음이 있으면 어머니한테 국한시켜야 되는데, 노이로제는 어머니하고는 직접 해결을 안 하고 어머니를 빼놓고 모든 사람한테 그것을 해결하려고 되풀이한다고. 그게 '전이'라. 그러니까 치료한다 하는 것은 모든 사람과 치료자한테 느끼는 감정을 원래 대상인 어머니한테 국한을 시켜서 해결하는 거야. 노이로제는 어머니만 빼놓고 모든 사람한테 적개심의 총알을 쏴대는데 아무 효과가 없다 이거지. 오히려 결과적으론 더 큰 문제만 만들게 되는 거야. 환자 감정이 '어머니에 대한 감정이다' 하는 것을 깨달으면 다른 사람한테는 투사를 안 하게 되는데, 보통 사람들은 무슨 문제가 생기면 그 사람에 국한시켜서 해결하지 않고 자꾸 딴 사람한테 해결 안 된 자기 감정을 느끼고 해결하려고 하거든. 그 쪽엔 문제가 없는데 심지어 없던 문제를 만들어 가지고 해결을 하려고 한단 말이야. 그건 안 되는 거야.

안연은 원래 대상에 대한 감정을 다른 사람한테 투사를 안 했다는 거지. 알겠어? 누구한테 적개심이 생기면 그 사람한테 국한시켜야지, 거기서 화풀이 못하고 주위 다른 사람한테 화풀이하면 문제, trouble밖에 안 생기잖아. 해결이 안 된단 말이야. 치료라는 게 그런 거야. 핵심감정이 해결되면 걸리는 게 없으니까 투사를 안 한단 말이야.

정신분석 이론하고 불교의 『대승기신론』을 이 점에서 비교해 보면, 『대승기신론』은 아주 모든 게 간단명료하다고. 정신분석 이론은 아주 복잡하다 이거야, 하하하.

6) "전이라는 것은 없다."는 보스의 견해에 대해… : 연애감정, 상사병, 이혼의 실제

C_ 보스는 "전이라는 것은 없다." 이러면서 전이라는 게 보스의 견해로는 "옛날 인물에 대한 감정이 뭐가 따로 있어가지고 지금 치료자한테 와 있는 게 아니고, 느끼는 폭이 좁아져 있기 때문에 지금 치료자한테 그런 식으로 느끼는 거다, 치료는 그걸 넓혀줘야 한다." 이런 식으로 얘기하고 있습니다.

이동식_ 현실은 내 속에 일어나고 있는 감정을 투사하는 게 현실이고 사실이라고. 보스도 좀 생각, 이론 이런 게 들어가 있는 거지. 생각, 이론을 벗어나려고 했지만 못 벗어나고 있는 셈이지. 우리가 말하는 것은 사실 그대로의 이야기라, 생각이 아니라. 자기가 속에 일어난 감정을 투사한다 하는 것은 아나? 이해가 돼? 석가모니가 깨달은 '불취외상 자심반조'라는 게 자기 감정을 투사하는 것을 본다는 거야. 자기가 어떤 감정을 가지고 있고, 그 뿌리가 어떻다 하는 것을 깨닫는 거야. 아까 콜비Colby에서 여러 가지 전이가 나타나는 양태를 얘기했지만 그게 전부 투사야.

연애감정이라 하는 것도 전부 투사라고. 자기가 어떤 이성을 갈구하면 그것에 대한 감정이 확 올라온다고. 전에 내가 치료한 20여 년 된 궤양성 대장염 환자 얘긴데, 길 가다가 어떤 여교사를 만났는데 연애감정이 강력하게 생겼다는 거야. 자기는 고아인데 친구의 부인하고 동창생인 그 여자 교사의 사진을 얻어가지고 자기하고는 도저히 결혼할 수 없는 처지라 그 여자의 초상을 그려서 붙여놓고 단념을 했거든. 그러고 나서 궤양성 대장염 증상이 생겼다 그래. 환자의 첫 기억이 네 살 때 어머니가 돌아가시고 나서 어둑해지면 상여 나간 길을 자꾸 달려가고 하던 거였거든. 그 여교사를 탁 보는 순간 어머니랑 조금 비슷한 데가 있어가지고 어머니에 대한 감정이 탁 올라왔다 이거야. 그러니까 어머니에 대한 감정이 확 올라와서 그 여교사가 어머니가 된 셈이지.

연애감정이 보통 이런 거야. 현실적인 상대방이 아니라 자기가 갈구하는 이성을 보는 거라, 사실은 상대가 갈구하는 대상이 아닌데 말이야. 어떤 경우는 상대가 고백을 하면 당사자는 나는 그런 사람이 아니라고 말하는데도 그게 믿기지 않는 거라. 이런 경우 결혼하면 결혼 후에 모든 게 드러나니까 싸우고 이혼하고 이런다고.

KO _ 속았다고….

이동식 _ 그렇지. 자기한테 속았는데, 상대방한테 속았다고 하거든, 하하하.

7) 퇴행성 전이신경증에 대해 : 적개심을 녹이는 실제치료 사례 이야기

KO _ 정신분석에서는 중요 대상관계, 부모, 형제 등 가장 중요한 사람한테 완전히 에너지를 다 줄 정도로 아주 깊이 환자를 퇴행시킨다는 말이 있습니다. 통찰치료에서는 환자의 중요한 사람 중 한 명 정도로 인식될 만큼 전이의 한계를 설정한다는 말이 개념적인데 정확히 무슨 의미인지 궁금합니다.[18]

이동식 _ 아, 그렇게 주장을 하는 거지. 사실은 모든 사람한테 투사하는 건데, 정통 프로이트 정신분석하고 다른 정신분석을 구별하기 위해서 이론적으로 그렇게 하는 거거든. 리비도 학설하고 퇴행적인 전이신경증을 일으켜서 치료한다는 것을 가지고 구별한다고 자기들이 주장하는 거야.

그런데 알렉산더는 본래 정통 프로이트 학파이지만 그렇게까지 할 필요가 없다고 했다가 제자들한테 쫓겨났다고. 정신분석은 종교단체 비슷하게 정치 세력화가 되어 있다고. "너무 퇴행시키면 오히려 해롭다. 환자가 감당할 정도로 감정을 드러내야 된다."고 했다고. 감정을 드러내면 환자가 더 나빠질 적에는 정신분석을 하는 사람도 최면술을 걸어서 기억이 안 나도록

---

18) 주1) 참조.

'encapsulation'해야 될 때도 있다고 말하잖아. 융도 드러내면 확 돌아버리릴 것 같을 때는 건드리지 말라 그랬잖아.

KO_ 그걸 판단하는 게 어려울 것 같은데요.

이동식_ 항상 환자가 감당할 정도로 드러내야지, 뭐?

KO_ 치료자가 환자가 감당할 수 있나 없나 하는 것을 늘 주시하고, 보고 있고, 그걸 느끼고 있어야 되는 거네요?

이동식_ 그렇지. 공감. 치료는 공감적 응답. 공감이 전제가 되어야 해. 똑같은 소리를 해도 환자에 따라서 받아들이는 게 다르단 말이야.

O_ '퇴행성 전이신경증'이 생기지 않아도 치료가 가능한 거죠?

이동식_ 그렇지. 화를 꼭 내야지 화가 없어지는 것은 아니잖아. 전에 치료한 강박증 단기치료 사례 말이야. 아버지에 대한 적개심이 밤낮 일어나는데, 그 "왜 밉나?" 하니, 중학교 때 한 방에 온 식구가 다 자는데 아버지가 자위행위 하는 걸 보고 적개심이 생겼다 이거야. 하하하. 그래서 내가 "자네가 엄마를 품고 있으니까 그런 거 아니냐?" 이렇게 하면 적개심을 표현 안 해도 깨달음으로 해서 적개심이 저절로 없어진다 이거야, 안 그래? 자기를 얼마나 고려했기 때문에 엄마하고 성교도 못하고 아버지가 자위행위를 하게 됐 말이야. 허허허, 그런 걸 자꾸 적개심을 발산해 가지고는 더 악화가 되는 거지. 안 그래? 해결이 돼야지.

KO_ 그게 참 어려운데 말입니다.

이동식_ 학회회보에 나왔었지. CHR선생 권두언 쓴 거 있잖아. 나한테 막 적개심 때문에 해 대는데 "세상에 뭐 그렇게 말할 수 있는 사람이 몇 명이나 있나?" 거기서 적개심이 확 다 녹아버렸다 그랬잖아. (웃음) 그걸 자꾸 적개심 이야기해 봐라 이것하고 차이가 있지. 그걸 어떻게 생각해?

L_ 중학교 2학년짜리 여자애, 정신병과 신경증의 경계선에 있는 그런 환자인데 애는 화, 짜증을 내고 어머니는 뭘 잘 해주려고 하긴 하는데 바닥은

어릴 때 받던 사랑을 다시 받고 싶어서 하는 건데, 여기서 화를 발산시키는 것하고 사랑받고 싶어 하는 것 두 가지 마음을 어떻게 해야 하나 그런 생각이 듭니다.

이동식_ 전부가 화지. 사랑받고 싶은데 안 돼가지고 화나는 거고.

L_ 한동안 그 어머니에게 화를 낼 때는 그것을 방관하라고 시켜놨더니만 자꾸 화를 내게 하더라고요. (웃음)

이동식_ 하하하 화를 유발시키면 안 되지.

L_ 유발시키는 것은 아닌데요.(웃음) 애한테 "화내라 화내라." 자꾸 그러는 거예요. 그래야 치료가 빨리 된다고 잘 못 이해해가지고….

이동식_ 뭐 때문에 그런가 의미를 이해시켜야지.

L_ 그리고 그 후에도 그 어머닌 반드시 화를 꼭 내야 되는 거 아닌가 오해하고…. (웃음)

이동식_ 화를 안 내고 나으면 더 좋은 거지 (웃음).

8) 전이를 잘 다루려면 치료자의 문제가 먼저 해결돼야… / 전이를 놓치지 않고 빨리 파악하려면 공감을 잘해야…

이동식_ 돌아가면서 한마디씩 하고 마치지.

H_ "전이란 부모한테 가던 것이 분석가에게 향한다."는 이런 말이 간단명료하게 표현하신다는 걸 느꼈습니다.

이동식_ 분석가뿐만 아니라 모든 사람한테 향하지.

KO_ 의존심, 적개심이 근본이다. 우선 제 자신 속에 있는 그런 감정 정리를 다 못했기 때문에 자꾸 나온다. 그래서 실제 치료 진도가 잘 안 나가고 있다 이런 걸 느꼈습니다.

이동식_ 그렇지. 자꾸 걸린다 이거지(웃음). 자기를 검토를 해야 돼.

KA_ 마찬가지입니다. 자심반조를 해야겠구나….

이동식 _ 그렇지. 애응지물. 핵심감정을 깨달아서 벗어난다.

O _ 저(나) 안에서나 밖에서 일어나는 것이 저(나)다.

S _ 저도 마찬가지로 자기 마음속의 감정 이거를 좀 봐야 되겠다.

L _ 아직도 환자들의 전이를 실감 있게 현장에서 잡지를 못하고 있는 실정입니다.

이동식 _ 글쎄 그것이 뭔가 막고 있다 이거야, 그걸 제거해야지. 뭔가 이런 게 있다 이거지. 그게 뭐냐? 응.

C _ 저도 실제 치료에서는 전이라는 것을 뚜렷하게 의식을 안 하고 치료하고 있는 경우가 많았던 것 같습니다.

이동식 _ 항상 환자의 감정을 공감해야 된다고. 그러면 전이다 하는 걸 알게 되는 거라. '나한테 그럴 만한 현실적인 이유가 없는데 그런 감정을 느낀다. 나한테 적개심을 가질 이유가 없는데 환자가 적개심을 느낀다.' 그러면 "왜 그러냐?" 물어보면 된다고. 치료도 그렇고 모든 사람이 나한테 사랑과 미움을 느낀다 하는 걸 알아야 된다고. 정도가 다르지만 다 노이로제 끼가 있으니까 투사를 한다 이거지. 환자는 다 사랑받으려고 하고 안 되어서 적개심을 가진다 하는 것을 빨리 파악해야 한다고. 전이와 저항이 너무 깊어져 치료 못할 정도가 되기 전에 빨리 해결해야 된단 말이야.

C _ 너무 지적인 생각인지 모르겠습니다만, 우리가 거의 사물을 안다 하는 것 자체가 자기가 기왕에 봤던 어떤 패턴에 맞춰가지고 먼저 그 패턴으로 파악하고 그 다음에 그것하고 어떻게 다른가, 이런 식으로 파악하게 되지 않습니까? 인식하는 것 자체가?

이동식 _ 정신치료는 그렇게 해가지고는 안 되지.

C _ 그런데 사람이 원래 뭘 파악하는 과정이 안 그렇습니까?

이동식 _ (웃음) 그게 자네 문제야. 딴 사람 좀 얘기해 봐.

L _ 글쎄 제가 느끼기로는 선생님께서 늘 말씀하신대로 "생각으로 하는 게

아니고 느낌으로 해야 된다." 하고 연결될 것 같은데요. 일단 이론적인 개념을 이해할 때는 C 선생님 말씀대로 알고 있는 틀로 받아들일 수밖에 없을 텐데요. 예를 들어 우리가 감정을 상대로 한다고 하면 감정을 느껴야 하는데 이걸 아는 걸로, 개념의 틀로 받아들인다면 실제하고 많이 멀어지지 않겠어요? 지금 제 느낌은 그런데…. (웃음)

9) 치료자의 문제를 해결하려면 이언절려離言絶慮, 삼현문三玄門을 잘 숙지해야 … / 변화시키는 해석Mutative Interpretation과 직지인심直指人心과의 관계

C _ 하여튼 생각이 많아서 그런지…. 사과 비슷한 것을 처음 봤다 하면, 먼저 머릿속에 들어 있는 사과라는 것을 생각하고, 그 다음에 사과와 어떻게 다르구나, 이런 식으로 알아가겠죠. 그래서 이게 사과 비슷한 뭐다, 감정은 좀 다르겠지만….

이동식 _ 이언절려離言絶慮는 말과 생각이 떨어져야 된다는 거야. 지금 자네 말은 말과 생각 단계거든. 삼현문三玄門이라 하는 게 참선의 10가지 병을 치료하는 방법이야.[19]

체중현體中玄이란 것은 불교 이론을 지식으로써 이해하는 것, 불법대의佛法大意를 말이나 지식을 가지고 답하는 것. 그 다음에 구중현句中玄이란 것은 선문답하는 것. 현중현玄中玄은 불법대의를 질문하면 탁 치든지, 할喝을 '왁!' 하든지, 양구良久, 한참 대답을 안 하든지 그 다음에는 전혀 대답을 안 한다, 또는 몽둥이로 후려갈기는 거야. 불교의 근본은 자심반조自心返照라고. 자기 마음을 들여다보고 못 알아들으면 물어보고, 말을 가지고 왔다갔다 해가지고는 안 된다고.

그러니까 수도하는 것은 자기 마음을 보는 거고, 정신치료를 하는 것은

---

19) 『보조법어普照法語』「간화결의론看話決疑論」

치료자가 어떻게 하는 게 아니라 환자로 하여금 자기 마음을 보게 하는 거야. "직지인심直指人心, 내가 환자의 마음을 본 것을 환자한테 알려준다." 아주 깨끗하고 명료하지. 간단명료하잖아. 그러니까 정신과교과서 『Comprehensive Textbook』[20]에 나온 거 정통프로이트 학파의 해석 부분을 보면 "변화를 가져오는 해석mutative interpretation, 즉 환자에게 인격적 변화를 가져오는 해석은 환자가 보고하고 있지 않은 마음을 지적하는 것이다."라고 표현돼 있다고. 이게 직지인심이라. "환자가 말하고 있지 않는 그것을 지적해 준다. 그것만이 유일하게 환자의 변화를 일으킨다. 다른 해석은 일시적이고 변화를 일으키지 못한다." 이거야, 알겠어? 아직 잘 모르겠어? 하하하.

10) 21세기 신경과학과 도道와의 관계, 융의 콤플렉스와 애응지물

이동식 _ 무의식을 깨닫는 게 석가모니 깨달음의 핵심이라고. 항상 모든 인간은 투사를 한다고. 치료자한테 투사하는 게 '전이'고 말이야. 넓은 의미에선 치료자 외에 모든 사람한테 투사를 하는 거지. 요새 신경과학으로 표현한다면 "어릴 때 해결 안 된 감정적 흥분이 뇌에 남아가지고 수시로 흥분이 되어 자기를 지배를 한다."는 거지. 알렉산더 식으로 표현하면 교정적인 정서적 경험으로 감정이 사라질 수 있다 할 수 있는 거야. 내 말에 대해서 C선생 반응해 보지.

C _ 반응이라기보다 거의 틀림없다 싶습니다.

이동식 _ (웃음) 내가 보니까 아주 지극히 간단한 거야. 신경과학의 발달이 앞으로 아주 재미있을 것 같아. 많은 걸 밝힐 테니까 말이야. 벌써 '신경신학神經神學'이란 것도 나오고, 그것도 뇌의 어떤 상태를 말하는 거란 말이

---

20) 제1장 주15), 주16) 참조.

야. '도를 닦는다', '정신치료 한다' 하는 것은 자~꾸 그렇게 훈련을 하는 거야. 우리가 운동하는 것과 마찬가지로 뇌운동이다. O 선생은?

O _ 예. 일목요연하게 들리고 이해가 됩니다. 설명이 필요 없습니다.

이동식 _ 아니, 지금 이게 아주 간단한 거야 (웃음). 별거 아니란 말이야. 그런데 그게 실천하려면 악기 연주나 그림 그리는 것 등 모든 거와 마찬가지로 무수히 반복 수련을 해야 된다고. 그게 정신치료고 수도야. S 선생?

S _ 예. 저도 감정이 올라오면 제 감정에 말려드는 경우가 허다합니다.

이동식 _ 그렇지. 감정이 올라오면 바로 앞에 사람한테 그것을 느낀다 이거야. 그게 '전이'라고. 평소에는 감정 표현을 못하다가 받아주는 사람이 생기면 그 사람한테 그 감정이 올라오거든. 딴 사람은 자기를 안 받아주는데 누가 자기를 사랑해서 잘 받아준다면 그 사람이 미워진다 이거야. 그 사람한테 파묻혀 있던 적개심이 나타난다고.

L _ 환자는 제 눈앞에서 다 보이고 있을 텐데 그걸 잘 못 보고, 잘 안 보이는 게 제 문제입니다.

이동식 _ 그렇지. 자네들도 마찬가지야. 다른 사람 눈에는 잘 보이는데 안 보이는 부분이 있다 이거지. 심포지엄[21] 할 때 보스가 "무의식이 있느냐?"고 해서 내가 그랬어. 녹음도 되어 있을 거야. 무의식이라는 게 내가 볼 적에는 "남의 눈에는 너무나 명백한데 본인한테만 안 보이는 게 무의식이다." 무의식이란 것이 따로 있는 게 아니라 자각이 안 되는 것이라고 대답했다고. 밤낮 평생 반복하고 있는데 본인한테는 안 보이거든. 반복되는 게 병이고. 반복이 안 되면 병이 아니거든. 자기가 컨트롤할 수 없는 게 문제라고. 컨트롤하려면 심우도尋牛圖처럼 우선 그런 감정이 있다 하는 것을 자각하고 그것을 안 놓치고 말이야, 항상 그것을 깨닫고 반복을 해야 한다고.

---

21) 제13차 국제정신치료학회(1985, Opatija, Yugoslavia), Symposium 'Psychotherapy; East and West'

그게 수도고 정신분석이고 정신치료라고. 깨달음을 자꾸 반복하는 거야. 훈습, working through.

KO _ 감정이 억압되어 있을 때는 모르고 있다가 치료자가 대상이 되어 주니까 환자가 자기 감정을 드러내게 되는데 치료자는 그것을 받아줄 수 있는 역량을 기르는 게 앞으로 핵심이 될 것 같습니다.

이동식 _ 그렇지. 받아주니까 치료자한테 쏟아낸다 이거지. 그게 전이야. 치료자가 못 받아주면 거기서 막혀버리고 말지. 그런데 전이를 너무 격렬하게 일어나도록 방치해 두면 소위 '관찰하는 자아observing ego'가 약화돼서 환자가 자신의 문제를 깨닫지 못한다고. 소올이 처음에 분석가가 되어서 반지에 T&R 새겨놓고 밤낮 환자 인터뷰 때 들여다보라 했다고. '저항'이나, '전이'의 기미가 있으면 빨리 알아차려서 심하게 되기 전에 처리해야 된다고 말이야. 너무 심하게 되면 자각을 못하게 된단 말이야. 오로지 충족, 발산만 하려는 힘이 너무 강해져서 객관적으로 볼 힘이 없어진단 말이야. 보는 힘이 있어야 치료가 된다고. 힘이 없어질 때까지 격화시키지 말고 빨리 발견해서 손을 써야 된다고.

H _ 내 가슴속에 가지고 있으니까 어딜 가나 누구한테나 아무한테나 나타난다.

이동식 _ 그렇지. DNA와 마찬가지야. "일거수일투족一擧手一投足에 나온다." 이 말이지. 표면화 안 되어도 배후에 항상 있다는 거야. 내가 볼 적에는 융의 콤플렉스, 애응지물, 중심역동, 핵심감정nuclear emotion, 그게 다 같은 걸 가리키고 정도 차이가 있을 따름이야. 그런데 대혜 선사 이후에 그 애응지물을 모두 잘 모르는가 봐. ○○한테 물어봤는데 별로 계승이 안 되어 있는 것 같더라고. 융도 콤플렉스라는 걸 알았으면 그걸 좀 바닥까지 파고들어가야 되는데 거기까지 못 갔다고 봐야지.

L _ 숭산 스님이 미국사람들한테 가르칠 때 'Only don't know mind! 오

직 모를 뿐!' 이게 지금 이야기 속에서 판단중지라는 거하고 같은 것 같아요. 선입견 없이. 모르면 판단을 할 수 없잖아요.

이동식 _ 내 말에 대해서 질문 없어? 생각을 하면 투사가 된다 그 말이야. 생각! (웃음) 생각을 없앤다![22] 선문답에서는 아직 말이 붙어있기 때문에 말을 떼기 위해서 현중현玄中玄. 물어보면 몽둥이로 갈긴다든지 고함을 빽 지르든지 그거는 '자기 마음을 들여다보라', 그게 최고야, 자기 마음 보는 거. "일념불생즉명위불一念不生卽名爲佛이다. 한 생각 일어나지 않는 게 부처다." 한 생각이 일어나지 않는다 하는 게 뭐라 하는 건지는 알겠어? 지금 자네 금방 한 생각 일어난 것 아니야? 허허허. 장자나 유교에서 '전일專一'이라고 하잖아. '뜻을 하나로 한다.' 그게 딴 생각이 없는 거야. '밥 먹을 때 밥 먹는다' 하는 이외의 생각을 안 하는 게 전일專一이고, 생각이 없는 거라고. '내가 지금 밥 먹으면서 남이 어떻게 생각할까?' 그런 것이 딴 생각이지(웃음).

L _ 요즈음 컴퓨터를 보면 무념무상의 상태인 것 같아요. 두드리면 반응이 즉각적이니까 말입니다. 바이러스 먹으면 반응이 잘 나오지 않고 말입니다.

이동식 _ 기질적인 정신병하고 소위 기능적인 정신병에 대해 내 구별 방법인데 기질적인 것만 있는 사람은 반응이 꼭 있다 이거야. 금방. 기능적인 정신병은 반응이 제대로 안 나온다 이거지. 엉뚱한 뭐가 있으니까 말이야. 라디오 같으면 잡음이 일어난다 하는 것과 마찬가지야. 잡음이 없는 게 건강한 마음이다 이거지. 자네들한테 물어보면 잡음이 자꾸 나오지. 하하하. 요새는 좀 나아졌어? 전에는 반응이 빨리 안 나오고 뭔가 속에서 돌고 있는 게 많았는데. 허허. 지금 그럴 때 무슨 생각을 하고 있나 그걸 점검해야지. 하하하.

---

22) 주17) 참조.

$$\mathscr{O} \mathscr{O} \quad 실례 \quad \mathscr{O} \mathscr{O}$$

사례 F : "놀라시지도 않네요"

어릴 적 권위적인 부친의 영향으로 기가 죽은 중년 남자이다. 손윗사람으로부터 격려해 주는 반응이 없으면 위축되는 경향이 있다.

〈제1회〉

치 _ 음…, 근데 저, 자기가 생각하는 (예) 뭐, 문제는 뭐야? 어려움…, 자기가….

환 _ 제가 (어?) 이제 두 가지…. 하나는 상대방이 어투나 행동이 강하게 나오면 제가 마음에서 쪼그라들면서….

치 _ 위축이 된다.

환 _ 그리고 다른 거 하나는, 감정 부분에서는, 감정 부분에서 빨리빨리 감정이 올라오지 못하고…. 근데 그 감정 부분에서 거리감이 있는 관계를 형성해 갖고 감정에서 끌려들지 않는 이런….

치 _ 그것이 다, 뭐 연결돼 있는데. 그 두 가지, 화가 나는데 화를 못 낸다.

치 _ 첫 기억이 언제?

환 _ 첫 기억을 그래서 인제 알아보라고 해 가지고 생각을 했는데…, 세 살 그 정도 같아요. 만으로 한두 살… (만 두 살?) 예, 만 두 살. 그런데, 인제 방문 그 걸음걸이를 뗄라 그러는데 뗄라 그러는데 내 남동생이 있었어요. 거기에. 근데 인제 걸어다니고 누워 있고 나는 방에서 혼자 있고, 그런데 어머니가 안 계셔 가지고, 어머니가 안 계셔서 차츰 밤이 어둑어둑해지는데 왜 안 오시나 그러면서 울고 있었는데 아버지가 들어오셨어요. 아버지가 들어오셔 가지고 동생한테 밥을 시켜서 아버지가 밥을 시켜서, 애기들을 좋아하셨어요. 동생한테 주고 나한테도 밥도 먹여주고….

치 _ 자상하네.

환 _ 자상한 부분도 있는데 어떤 부분은 자상하고 (무섭다) 어떤 거는 안 그러셨어요. 보통은 표현을 별로 안 하시고….

치 _ 응?

환 _ 표현을 별로 안 하세요.

치 _ 아버지도? (예) 두 분이 다 표현을 안 하시네.

환 _ 표현을 별로 안 하는데 (부모가 그러니까네 다) 어머니는 참는 스타일이구요. 아버지는 그렇게 막, 아이들을 예뻐하기는 했는데 지금 생각해 보면 전혀 아니었고, 굉장히 유교적으로 예의를 지키고 이런 우리는 무릎을 꿇고 이런 선생님이….

치 _ 그런데, 그 인제 그런 뭐 위축되고 화나고 화 못 내고 그런 게 언제부터 시작됐어?

환 _ 몇 살부터…. 위축되는 거는 오래 됐던 것 같아요….

환 _ 그때는…. 기억이 안 나요.

치 _ 네 살, 다섯 살, 여섯 살.

환 _ 그런 때도 이제 그 제가 좀 얌전했다고 했어요. 조용하고 얌전하고 좀 울기를 잘하고 그랬다고 그러더라고요.

치 _ 그건 언제부터? 울기 잘하는 게 위축된 그거든. 그게 몇 살?

환 _ 그거는 어릴 적부터 (응?) 어릴 때…. 몇 살부터라고 말하긴 좀….

〈2회〉

치 _ 음…, 그래…, 지난 번 다녀가서 어때?

환 _ …(기침)… 기운이 빠진 것 같아요.

치 _ 뭐? 기운이 빠져? 왜?

환 _ 가 가지고 느낌은 참 잘 받아들여졌다는 느낌이 들더라고요.

치 _ 무슨 느낌?

환 _ 받아들여졌다는 느낌, 따뜻한 느낌이 들었어요.

환 _ 그것이 인제 그 굉장히 강한 기억으로 남아있어 가지고 별로 좀 여러 가지 기억들 중에서 늦게 떠오른 기억이 좀 강하게 남아있어요. 그게 지금도 좀 걸리는 오히려 지금 말을 하니까 별로 덜 부끄럽다는 생각이 드는데 그냥 가만히 있으면 되게 부끄러워….

치 _ 그래 그게 말을 안 하면 커진다고. (예) 하고 나면 별거 아닌데 말하자면 해독, 해독….

환 _ 말하기가 가장 어려운 부분들이 제가 살면서….

치 _ 그러니까 (가장 어려운 부분들이) 말 안 하는 그 속에 원인이 있다. 이거지. 에?

환 _ 예.

치 _ 말해버리면 다 소독이 돼서 (예, 그래서 생각을 해보니까) '옛날에 그런 일이 있었다. 막 웃음이 난다' 이러면 완전히 극복이 됐다. 기분이 안 좋으면 아직 극복이 안 된 거지, 에?

환 _ 에…, 놀래시지도 않네요.

치 _ 응? (놀래시지도 않으세요) 뭐가? (제가 그런 얘기를 해서) 놀래긴 뭐 놀랠 거 하나도 없는데.

환 _ 나는 너무 쇼크스러운데(웃음).

치 _ 그게 인제 다 자기 뭣도 모르고 그런 거 아니야 그지? 어? 어?

환 _ 그거는 그래요. 너무 몰랐기 때문에.

치 _ 그러니까 몰라서 그런 거라…. 몰랐으니까 쇼크를 받았지.

환 _ 그때는 몰랐어요. 확실히.

치 _ 알았으면 안 그러는 거지 응? (웃음)

〈3회〉

환 _ 어떤 일이었느냐면 이렇게 제 조카가 결혼을 했었는데 아주 작은 것이에요. 근데 보통 때는 이렇게…, 조카가 결혼을 했었는데 결혼의 답례품으로서 다른 식구들은 다 주는데 나만 뺐더라고요. 근데 이렇게 다 이렇게 돌리고 있는 그때에 "아 ○○이 것은 없네." 그렇게 말을 하면서 그때 제가 받은 느낌은 내가 그 동안 그렇게 많이 사람들한테 해 주었는데 돌아오는 것이 아무 것도 없구나, 이런 생각이 들면서 아 이제부터는 손을 끊어야 되겠다.

치 _ 음 그러니까 뭐 실망했다?

환 _ 네, 실망을 넘어선 것 같아요. 내가 해 줬던 것에 비해서 너무나 더 적지 않은가 이런 데서 오는 실망.

치 _ 그러니까 바라서 하는 거는 그게 아니다….

환 _ 제 바람이죠 그게….

치 _ 그렇지 남에게 줄려면 바라지 않고 줘야지. 그래야지 돌아오는 게 없어도 섭섭하지 않다 이거야.

치 _ 그러니까 그게 불교에서 '유위과(有爲果)'라고 하는…, '유위과' 어? 바라고 준다. 어? 그러면 보답이 없으면 미움이 온다. 이거지 어? 그러니까 주고 미워한다, 이러면 손해 아니야? 보답이 돌아오는 게 없어도 어? 안 미워질 정도로 주는 게 좋다 이거야. 응.

환 _ 줄 때도요?

치 _ 그렇지, 그러니까 주는 자체가 기뻐야지. (예, 예) 응?

환 _ 그래도 줄 때는….

치 _ 그러니까네 그게 인제 그러면 처음에 바라고 줬다 이거지.

환 _ 줄 때는 그래도 바라고 주지는 않았죠. 제가 막상 닥치니까.

치 _ 그렇지만은 섭섭하다카면 그게 바라고 있었다 하는 증거거든?

환 _ 그래도 다른 사람 주는데 나도 줘야지요. (어?) 똑같이 대우를 해 줘야죠.

치 _ 그럼 왜 안 줬는가 한 번 물어보지.

환 _ 아니 물어보지도 않았어요.

치 _ 그래도 물어봐야지. 바랐으면.

환 _ 예…, 그러면….

치 _ 그것도 자기 문제하고 관계가 있는 거….

환 _ 그럴까요?

치 _ 위축, 위축하고 관계가….

〈7회〉

환 _ 그, 어떻게 위축이 됐는가 하는 것에 대해서 쭉 생각을 해 봤거든요? 그랬는데 워낙 그, 그 집안 분위기가 주는…, 그런…, 부분들, 이렇게 뭐 특별하게 격려를 안 한다든지.

치 _ 응?

환 _ 격려 같은 게 별로 없고, 칭찬이나 그리고…, 대화를 나눈다든지 이런 것들도 없고, 아버지가 이제 성격이 급하니까는 눈치를 보는 거, 고런 것들에서 전체적으로 인제 식구들이 전체적으로 위축되는 부분들이….

치 _ 응?

환 _ 내 안에서 계속되다가 그러다가 초등학교 때 그… 문제가 있었던 거, 고거, 그러면서 나도 의식을 못하는 사이에 그 별로 좋지 않다는 그런 생각이 계속 있었지 않나 하는 생각이 좀 들었고요.

(중략)

환 _ … 거기에 제가 참석을 했거든요. 근데 인제 그…, 내용을 이렇게 쭉 돌아가면서 읽는데 어린아이 역할을 해야 되는 부분이 있었어요. 그래서 인제 그때 제가 고거를 읽었는데, 그때도 여러 사람들 앞에서 읽으니까는 얼굴이 이렇게 따끔따끔해지는 고런 느낌을 받게 돼서 아직도 내가 그러나 그런 생각이 인제 조금 들었고요. 이런 것들이 결국은 위축된, 내 안에서는 위축되는 것이었구나. 그리고…, 어…, 그때 인제 그 생각을 좀 했었어요.

환 _ 그러면 만약에 왜 내가 이상하게 느끼는가, 점점 말을 하다보면 이상하게….

치 _ 글쎄, 그러니까 속에 뭐가 올라오나 이거야.

환 _ 뭐가 올라오나, 아….

치 _ 응?

환 _ 그래서 이제 한번 생각해 봤던 게 뭐였었냐? 그러면 이게 전혀 습관이 안 된…, 내가 그렇게 말을 막 나 자신에 대해 얘기를 한다는 것이….

치 _ 아!

환 _ 거의 없는 현상이거든요. 거의 없는 현상인데, 그….

치 _ 거의 없다. 과거에.

환 _ 예. 제가 주로 듣는 쪽인데…, 갑자기….

치 _ 아!

환 _ 얘기를 해야 되니까, 점점 느낌이 이상해…. (웃음)

치 _ 거 이상하다카는 기 어떤 느낌이냐 이거야 응?

환 _ 뭐라 그럴까, 가만히….

치 _ 응?

환 _ 뭐라 그럴까, 어…, 선생님은 전혀 상관 안 하는데 나 혼자 계속 뭐 이럴까요, 저럴까요, 물어보고 있는 느낌….

치 _ 아니 자기 느낀 대로 얘기하라카는 건데 느낀 대로 하면 되는데, 왜 딴 생각이 올라오나 이거야, 응? 응? …응?

환 _ 이, 이게 잘하는 건가 그 생각 때문에 그럴까?

치 _ 그것이 자기 문제란 말이야. 내가 정답을 하고 있나, 응?

환 _ 잘하고 있을까 그런 것이 드는 지도 모르겠네요. 내가 지금 잘하고 있는 건가?

치 _ 그렇지, 그렇지, 잘한다, 잘한다 하면.

환 _ 선생님은 내게 잘한다, 잘한다, 해 줘야 되는데….

치 _ 그렇지.

환 _ 안 한께는 내가 뒤로 물러가….

치 _ 응?

환 _ 그래 맞아, 맞아 이래야 되는데, (응?) 그래 맞다 맞다. (웃음)

치 _ 그거 바라는 게 그게 문제다.

환 _ 그런가 보네요. 예….

치 _ 50분 동안 한 마디도 하지 말라고 하지.

환 _ 아…, 근데 아무 대답이 없으니까는 이거 내가 잘하고 있는 건가….

치 _ 그러면 인제 그게 올라오는 게, 그….

환 _ 그러면, 그게….

치 _ 그 사람의 문제가 올라온다 이거지.

환 _ 예에.

치 _ 예? 알겠어요? 예?

환 _ 아, 선생님은 아무 말 안 하고…요?

치 _ 치료자는 말하자면 'blank screen', 아무 것도 없는 응? 스크린, 응, 응?

환 _ 예.

치 _ 환자가 거기 자기 마음을 거기에 투사를 한다.

환 _ 예

치 _ 알겠어요? 이 쪽에서 뭐라고 하면 거기에 대해서 환자가 반응을 하게 되니까.

환 _ 그렇죠.

치 _ 'blank screen' 이 안 된다 그 말이야. 에? 에? 이 쪽에선 아무 것도 없는데 뭐가 반응이 일어나야지, 그 환자 에? 마음이지….

환 _ 어, 그런 것도 있고요. 선생님 말씀을 이해하겠는데, 또 다른 것 하나는 아니 내가 그 상담을 하면서 이렇게 학교에서 배운 것은 뭐 공감하는 거 뭐도 해주고 뭐도 해주고….

치 _ 그것이 다, 그게 공감 그게 뭔지 모른다고 정신과 교수들도.

환 _ 그런가요? 그래서….

치 _ 글쎄 뭐 해주는 걸로 아는 게 그게 잘못된 거다 이거야.

치 _ 응? 그렇잖아. 제대로 하는 상담하는 사람이 잘 있어? 뭐 공감을 해줘야 된다 뭐 그런 걸로 착각하고 (웃음).

환 _ 그런 영향도 있는 것 같고요. (웃음) 그런 것 같고, 그…, 기대했던 거하고는 다르니까 거기에서 오는 내 반응도 있는 것 같고, 또 하나는 아까 말씀드렸던 그런 것 두 가지, 그게 있는 것 같아요. 이게 잘 가고 있는가!

치 _ 어?

환 _ 이게 잘 가고 있는가.

치 _ 그렇지.

환 _ 나는 잘해야 되거든요? (웃음) 난 잘해야 되거든요.

치 _ 그러니까 그게 인제 자기 문제다 이거야.

환 _ 예.

치 _ 내가 요구하는 것은 그게 아니거든.

환 _ 예.

치 _ 그저 뭐 생각나는 대로 하면 되는 건데 그거를 뭐 잘 할라고 한다카면 그게 병이다 그 말이야.

환 _ 그러니까 그래서 인제….

치 _ 내가 요구하는 것은 그게 아니란 말이야. 자기 혼자 또 딴 걸 만들어가지고 할라칸단 말이야, 에?

환 _ (웃음)

치 _ 그게 대화가 잘 안 되는 거지 응?

환 _ 예…, 이게 그러면 이런 거네요. 아직까지도 제가 내 나름대로 어떤 틀을 가지고 있어서….

치 _ 그렇지.

환 _ 하고 있다는···.

치 _ 옳지, 옳지.

환 _ 그것이네요, 그러면.

치 _ 그렇지. 그 틀을 벗어나야지.

환 _ 예.

치 _ 엉?

환 _ 아, 그런 것 자체가 사실은 위축이라고 볼 수가 있겠네요.

치 _ 그렇지.

환 _ 자유로운 생각이 아니니까. 생각이나 감정이 자유롭게 잘 오지 않고 확인 작업을 계속 내가 나타내는···.

치 _ 그렇지. 남한테 확인을 받아야 된단 말이지 응? (감정이나···) 자기로 서는···, 응?

환 _ 확인을. 제가 참.

치 _ 그거는 확인 받을 필요가 없는 거란 말이야 응? 내가 요구하는 것은 응?

환 _ 예.

치 _ 무슨 느낌이나 생각이든지 그대로 하란 말이야 응? 그건 뭐 좋고 나 쁜 게 없다 이거야. 그대로 하는 게 제일 잘 하는 거다 이거야, 응? 응?

환 _ 예, ··· 좋고 나쁜 것의 개념도 ···, 내 안에 ···.

치 _ 그렇지, 그렇지.

환 _ 그것이 좀 있으니까.

치 _ 항상 그런 걸 가지고 할라칸다 이거지.

환 _ 예.

치 _ 좋은가 나쁜가, 옳은가 뭐, 맞나 틀리나 응? 그것도 자기한테 있는 게 아니라 기준이 남한테 있다 이거야. 주체성이 없다.

환 _ 근데···, 주체성이 없다, 결국엔 위축되는 것도 그런 거랑 연관이 될 거라는 생각이 드는데.

치 _ 그렇지, 그렇지. 위축이 안 됐으면 아 그 뭐 생각나는 대로 뭐 하면 되겠네요, 하던지 그대로 하면 그것이 백점 만점이지. 예?

환 _ 그런데, 이런 것도 있어요. 그···, 딱, 어른들 앞에 가면 제가 멈추는.

치 _ 음.

환 _ 그게 좀 있는 것 같아요. 이렇게 선생님처럼 어른이라고 내 스스로 생각하는 사람들이나 예를 들어서 아버지, ○○○에서 어른들이라고 생각하는 사람들, 그런 사람들 앞에 가면 제가 그 사고하고 감정 이런 것들이 정지되는 그런 느낌을 갖게 되네요. 실제로 살면서 그렇게 하고 있고. 그게, 제 아버지 같은 경우는 보통은 아버지하고 얘기할 때는 주로 훈계를 한다든지, 이리 와라 그래가지고 그 앞에 앉으면 저렇게 저렇게, 이렇게 이렇게 훈계를 한다든지, 이런 경우에 주로 인제 어떤 얘기를 했었지, 그것도 얘기를 주로 들었지 제가 무슨 얘기를 한다거나 그런 거는 아니었거든요. 다 크기 전에는. ○○○ ○○ 인제 그…, 내가 완전히 어른이 된 상태에서 그런 상태에서 아버지하고 의논상대로 위치가 바뀌기 전까지는 거의 아버지가 말씀하시고 제가 듣고 이런 쪽이었고, 어…, ○○○○에서나, 또 학교에서도 보면, 제가 보통 학교나 아니면 다른 데서 보면 이 쪼끔, 그 어른들…, 하고 관계되는 사람들의 앞에 가면 보통은 그 특별한 생각을 별로 안 하고, 듣고, 그러면서 좀 경직이 되는…, 조심하고….

치 _ 흠….

환 _ 그…〈침묵〉… 그것이 그런 식으로 만연되어 있나?

치 _ 음?

환 _ 그 위축되는 게 그런 거기까지 연결이 되면서 그러지 않는가….

치 _ 그렇지.

환 _ 그 예.

치 _ 모든 게 다 핵심으로 돌아간다고, 응?

환 _ 그 예, 집에서 가끔 이렇게 생각할 때는…, 이렇게 저렇게 연결이 됐구나라고 생각을 하게는 되던데, 근데 왜 여기 오면 그 생각이 더 죽어버리죠?

치 _ 그거 인제, 그것 때문에…, 인제 왜 그런지….

환 _ 그집에서 이렇게 다니면.

치 _ 여기 오면 자유롭게 안 되는가 보지, 응?

환 _ 그 예.

치 _ 여기 오면 어떻게 되나, 그걸 얘기해봐.

환 _ 그 여기 오면

치 _ 마음이 어떻게 돼?

환 _ 그 여기 오면 좀 경직된다 그럴까요?

치 _ 그래…, 왜 그래?

환 _ 그…〈침묵〉… 좀 시험 보는 느낌도 있고… 〈침묵〉….

치 _ 흠…, 흠….

환 _ 그… 〈침묵 40초〉… 말을 하기 싫은가?

치 _ 응?

환 _ 그 히히, 말을 하기 싫은가?

치 _ 왜, 왜 말을 하기 싫어?

환 _ 그… 확실히 그 격려 받는 느낌이 없나봐요.

치 _ 응?

환 _ 격려 받는다는 느낌이….

치 _ 없어?

환 _ 없는 것 같아요. 일방적이다 하는 생각이 훨씬 더 강해요.

치 _ 그러면 격려를 받고 싶어 한다…, 응? 그게 문제다 이거야 어? 응?

환 _ (웃음) 글쎄 그런 게 있네요. 격려 받는 느낌이 좀 없으니까는….

치 _ 어? 여기 격려 받으러 오는 게 아니거든.

환 _ 아 근데…, 웃음.

치 _ (웃음) 근데 치료를 받으면 그게 문제가 올라온다고, 정신과 의사들도.

환 _ 예, 격려를 좀 해주셔야 되는데 격려를 안 해주니까….

치 _ 아 그러니까네 격려, 격려를 해주면 그게 문제 해결이 안 된다…, 그 말이야.

환 _ 자신감이….

치 _ 정신치료도 두 가지야. 그런 충족시켜주는 거, 지지치료하고, 통찰치료. 통찰치료는 응?

환 _ 제가 지금 하고 있는….

치 _ 아 그렇지, 격려를 안 해 줘야지 환자의 문제가 드러난다 이거지.

환 _ 아!

치 _ 격려를 해주면 문제를 모르게 지나간다 이거야 응?

환 _ 에에.

치 _ 격려 받을라카는 문제를, 응?

환 _ 아!

치 _ 치료가 안 된다 이거야 응?

환 _ 그렇죠.

치 _ 좌절을 시켜야 된다 이거지, 좌절.

환 _ 아! 나를 그럼 좌절시키는 중이세요?

치 _ 좌절시켜야지 문제가 드러난다 이거야.

환 _ 에…, (응?) 그러면 확인을 하려고 그러고.

치 _ 그렇지 그게 문제지.

환 _ 확인을 하려 그러고, 제가 평소에 그렇게 안 한다고 생각을 하는데 그러네요? 저 상당히 용감하고 나름대로 살고 그렇게 생각하는데 지금 상태로 봐서는, 하는 걸로 봐서는 확인하고 싶어서 지금 그런 것 같은데, 격려 받아야 되고, 그리고 이거를.

치 _ 그래. 그게 인제 그러니까 그게 문제가 드러난다 이거지, 에? 내가 격려를 해주면 그런 문제가 있다카는 걸 모르고 그냥 응? 해결이 안 되고 넘어간다. 에? 알겠어?

환 _ 예.

치 _ 항상 어딜 가나 자꾸 격려 받을라카고 하고 그런 버릇이 안 없어진다 이거야, 응?

치 _ 격려를 안 해주면 위축이 되고. 어?

환 _ 아, 격려를 안 해주면 위축이 되고, 칭찬을 안 해주면, 은근히 그러면 칭찬을 바라나? (웃음)

치 _ 그렇지, 그렇지.

환 _ (웃음)

치 _ 그게 문제다 이거야.

환 _ 은근히 칭찬을 바라고 살았나? 그러면, 아아…, 아아…, 제가 지금 그 어른들 중에서도 모든 어른한테 다 그…, 그런 반발심이나 그런 걸 가진 건 아니거든요. 어떤 몇 사람인데, 대체적으로 태도가 뭐라 그럴까, 태도가 이게 좀 나를 깎아 내린다든지 아니면…, 조금 무시 한다든지 그러면 제가 거의 상관을 안 하고 그랬고, 특별한 말은 없 어도 좀 지지하는 듯한 그런 느낌을 주는 선생님들이 있어요. 똑같은 어른이라도.

치 _ 음.

306

환 _ 받아주거나, 그러면 제가 내 이야기도 자연스럽게 하고, 어…, 함께 있어도 이렇게 큰 문제를 안 느끼고…, 어….

치 _ 지지를 해주면 된다 이거지. 응?

환 _ 지지를…, 크게 지지를, 너무 크게 지지를 바라는 건 아니었는데 그래도 쪼끔쪼끔이라도 지지를 해주면 이 관계들이 괜찮았던 것 같아요.

치 _ 그러니까 여기서 지지를 안 해주는 것 같으니까 그렇다.

환 _ 선생님이 왜 지지를 안 해주세요. (웃음)

치 _ 그러니까 그 문제가 드러난다, 어?

환 _ 그러면은, 별 생각을 안 했는데 그게….

치 _ 그게 아주 중요한 거란 말이야. 응?

환 _ 지지를 바라네요?

치 _ 어. 항상 지지를 해줘야지 안 그러면 시무룩, 위축이 된다 이거지.

〈13회〉

환 _ 한 번 제가 그…, 선생님께서 인제 가만히 계시니까 제가…, (어? 옳지…) 왜…, 뭘 좀 해주지….

치 _ 그게 자기 문제야. 깨달았잖아.

환 _ 그런 그 생각을 인제 계속 했는데 그 다음에 하루는 그거를 가지고 갑자기 이렇게…, 그 생각을 계속 했어요. 내가 왜 그렇게 기다릴까 그 생각을 하다가 지난 번에도 이것에 대해서 잠깐 얘기했었는데…, 그러다가는 아…, 그 무슨 생각이 났냐 그러면…, 내 속에서 계속 그 아버지가…, 모든 가정…, 가정 생활 안에서 거의 주도를, 성격상 주도를 하고 또 요구하고 말씀은 별로 없으셔도 워낙 주는 분위기가 그랬기 땜에, 그래서 저희들 아버지만 오시면 인제…, 별로 아무 소리도 못하고…, 큰방에 있다가 작은 방으로 가고 그러고 그랬거든요. 그래서 …, 그러면서 어…, 어떤 규정들을 이렇게…, 이렇게 하면 착하고 이러 이렇게 하고 요런 얘기들을 인제 저희들한테 많이 했어요….

환 _ 제가 그 …, 그때 딱 들은 느낌은.

치 _ 어?

환 _ 그 왜 선생님이 뭔가를 해주기를 바라면서 드는 느낌이 아, 아버지가 늘 주도를 하고 그 분위기에 싸였듯이 아버지가 또 지금 뭔가를 나한테 해주기를 바라고 있구나, 이런 생각이 들고. 또…, 아버지 마음에 들어야지 점잖게 하고 행동하고 착하고 이렇게 해야만이 인정을 받는…, 크게 꾸중은 안 들었어도 아무튼 그런 분위기가 계속 됐기 때문에 그런 생각을 하면서 굉장히 맥이 빠지더라고요….

치 _ 왜? 왜 맥이 빠져.

환 _ 내가 그래서…, 근데 이제 그런 것들이 왜 내가 계속 선생님한테 뭐를 기대를 하고 기다리고 있는가, 이거를 별로 나중에는 점점 이제 마음에서 기다려지고, 안 된다고 막 생각을 하니까 그랬었는데, 아 그래서….

치 _ 그거를, 그거를 이제 고치러 여기 온 거야. 그걸 정신분석에서 전이 감정이라 그래. 전이 그거를. 예? 이제 관계가 그리 되면, 모든 사람이 나한테 그런 전이 감정을 갖는다 이거지. 알겠어?

환 _ 예.

치 _ 나한테뿐만 아니라 나한테 대하는 게 모든 사람과의 대인관계의 표본이다 이거지, 응? 그거를 여기서 이제 검토를 응? 다른 사람하고는 검토 못하거든 어? 물어볼 수도 없고. 내 자신 또 볼 수도 없고. 응? 근데 여기서는 양쪽을 다 검토를 해서 현실을 볼 수가 있다. 환상이 아니고…, 응?

환 _ 그래서 인제….

치 _ 그걸 치료 하는 거야 응? 하하

환 _ 네.

치 _ 그러니까 그게 평생 버릇이 돼서 그 쉽사리 안 빠진다 이거지. 그러니까 자꾸 되풀이 깨달아야…, 그럴 때마다. '아, 또 요거구나.' 그래서 그리로 빠져 들어가지 않아야 돼. 그 좀 건강한 어? 패턴으로 자꾸 익숙해지면 옛날 그거는 서서히 없어진다 원리가 그거야.

환 _ 그래서 그때 그때 맥 빠지고 막 좀….

치 _ 맥은 왜 빠지지?

환 _ 그렇게 살았구나라는 것 때문에요.

치 _ 아 현실을 깨달으니까.

환 _ 아 그랬구나, 이 생각이 딱 드니까 굉장히 맥이 빠지더라고요.

환 _ 아, 근데 지금도 벌써 많이, 사실은 도움이 되거든요.

치 _ 어떻게?

환 _ 제가 이제 OOO, OOO…, 딴 사람들도 만나고 그럴 때도…, 뭐라 그럴
까 조금 명료하다는 느낌을 제가 스스로 좀 느끼고, (어 밝아져?) 그
러고 뭐랄까 휩쓸리지 않는 느낌.

치 _ 어? 휩쓸리지 않는 느낌. 아 그렇지 주체성이 조금 생겼네.

환 _ 받으면서, 그러면서 상담하고 있는 과정에서는 굉장히 명료해져요.
그리고….

치 _ 아. 클라이언트하고?

환 _ 예, 그 시간에는 굉장히 명료해지고 분명해지고 그리고 딱 그 서 있
어서, (그렇지) 해줄 수 있는, (그렇지) 그런 게 힘을 많이 느끼거든
요.

치 _ 그럼. 삼조 승찬 대사僧璨大師가 쓴 『신심명信心銘』이라고 있어. "단
막증애但莫憎愛면 통연명백洞然明白하리라." 사랑과 미움을 하지 않
으면, 어? 환하게 명백해진다, 모든 게. 그게 서양의 정신분석도 치
료자에 대한, 분석자에 대한 사랑과 미움, 그리고 『원각경圓覺經』에
도 인생, 중생고衆生苦는 사랑과 미움에서 나오는데 미움은 갈애渴
愛, 사랑을 갈구하기 때문이다, 뭐 받으려고 하는 거. 그게 없으면 분
명해진다 이거야. 어? 그게 있으면 안 보여. 거기서 사랑과 미움이
생긴단 말이야.

환 _ 네. 그….

치 _ 왜 안 주나 말이야. 왜 가만 있나… (웃음)

환 _ 왜 가만 있나, 너무 웃겼는데요. 지금 생각하니까 너무 웃겼는데 아
니 저 선생님이 왜 가만히 있어… (웃음)

치 _ (웃음)

환 _ 뭐를 해야지.

치 _ 가만히 있는 게 그게 최고, 『금강경金剛經』에도 나온다고. 무위법無
爲法이 최상이다 이거야. 어? 괜히 뭐 해줄라 하는 건 다 그게 해를
끼친다 이거야. 어?

환 _ …그러다 보니까 이게 좀 생활하는 게 무난해지는 것 같아요.

치 _ 그렇지.

환 _ 화가 안 나고, 화가 별로 안 나고. (그렇지) …그리고는 일상 생활 하
면서….

치 _ 화가 안 나는 게 부처야. 바라지 않는. 바라면 화가 나는 거야. 어?

환 _ 생활하면서도 확실히 여유가 좀 있는 것 같아요…. 재밌네…, 선생님
이 인제 좀 크게 보이네요. (웃음)

치 _ 그게 자기가 커야지. 내가 어느 정도로 보이나 뭐가….

환 _ 느낌이….

(중략)

치 _ 어? 어떻게 보여?

환 _ 에? 지금은 이렇게 힘이 있게 보이셔요.

치 _ 아, 그 전에는 힘이 없어 보였나? 근데 처음에는 어떻게 보여?

환 _ 허깨비 같애.

치 _ 뭐?

환 _ 허깨비…. (웃음)

치 _ 그게 인제 뭐 무학 대사하고 태조 이성계의 대화 그게 있잖아, 자기
가 허깨비니까 내가 허깨비로 보인단 말이야.

환 _ 좀 허한 느낌, 처음엔 허한 느낌이 들더라고요. (그래?) 이상하네. 저
렇게 유명하신데 왜, 허하게 느껴질까.

치 _ 글쎄. 그, 그걸 잘 생각해 봐.

환 _ 근데 아니네요. 오늘은 전혀 그게 없고, 아주 건강하게 보이시네요
(웃음).

(중략)

환 _ 그래서 저는 그 생각도 좀 하긴 했어요. 아버지하고 제가 아니고…,
그 뭐라 그럴까…, OOO 또 뭐 강하게 하시기만 하지 실제로는 우리
한테 구체적으로 내용이 별로 없었지 않느냐 그래서…, 저 양반이….

치 _ 아버지를 나한테 투사했단 말이야. 아버지가 허하다.

환 _ 저 양반이…, (웃음). …어이구 웃겨라…, (재미있네) …, 근데 이제 좀
다르구나, 선생님으로 보이네요.

〈14회〉

환 _ 아, 근데요 직접적으로 지금 피부로 느껴지니까요. 그 다음에 다른 사람 하나도 지금은 제가 신경을 안 쓰고 있어요. 아예. 왜냐면 너무 힘이 드니까. 어느 정도냐 그러면…, 계속 화가 나요. 그 사람하고 있으면. 막 화가 나고 그 조용한데 말도 조용하고 예쁘게 하고, 뭐를 도와드릴까요, 막 이러고 그러는데도 막 화가 나면서 막 그러거든요.

치 _ 그러니까 말하자면 화나게 만든다 이거지.

환 _ 그렇죠. 그거죠,

치 _ 그게, 그 사람 문제다 어?

환 _ …그래가지고….

치 _ 화나게 만들면, 아 이 사람이 과거에 뭐 그런 화가 많이 쌓여 있다, 이걸 알아야 돼.

환 _ 아 그렇구나….

치 _ 그걸 바로 인제 해소시켜주는 게 이게 상담이다 이거야….

환 _ 그러면 선생님, 제가 이렇게 사람들하고 있으면 느껴지는 것들이 계속 있어요. (그럼) 고것이 그 사람의 것이라고 하면서 다뤄 주는 거 그거.

치 _ 그게 인제…, 그 사람이 날 그렇게 만드는데 어? 뭔가 그건 그 사람 문제다. 어? 그것은 내가 뭐 자꾸 화를 내고 이러면 또 그게 내 문제다. 어? 내 속에 그런 게 없으면, 아, 이 사람이 과거에 많이 뭘 당했구나, (알았어요) 이거를 인제 알게 되는데 에? 내가 화가 나면 그게 안 보인다 이거야 어?

환 _ 지난 번에 제가 선생님한테 선생님은 가만히 있는데 왜 안 해주냐고 막 그것이 거꾸로 된 거군요.

치 _ 그렇지. 그때 내가 화를 내면 아무 것도 안 되지. (네) 어? 뭐 자기 도와주는데 말이야 배은망덕하다…, (웃음) …이렇게 되면 아무 것도 안 되는 거야.

환 _ (웃음) 아이고, 우스워…, 맞아요. 아, 근데 이제는 조금 피부로 그거를 어떻게 다루는가, 지금 조금….

치 _ 그렇지 거기에서 이제 갈라지는 거야.

환 _ 예….

치 _ 나한테 몇 십년 배워도 어? 인제 그 점이 나보다 부족하다 이거야.

응?

환 _ 아…, 네.

치 _ 말하자면 그 뭐 화낼 일도 아닌데, 화내니 이상하다 거기서 끝난단 말이야. 어? 그럴 적에 나는 어떻게 느끼느냐 하면 '아…, 그 이전에 이 사람이 많이 고생을 했구나.' 어? 근데 어제도 이제 어떤 교수, 내가 지도, 개인지도 하는데 공감이 안 된다, 어? 어? 어? 이렇게 거기서 끝나거든. 그렇게 되면, 나는 그게 아니라. 어? 어…, 지금 그렇게 화날 것도 아닌데 또는 울 것도 아닌데 운다, 그거는 그 이전에 어? 울고 싶은 울어야 할 경험이 많다, 이렇게 나는 공감을 한다. 응? 나한테 지도 받는 교수는 공감이 안 된다 이거지. 현재 상황하고 맞지 않으니까. 어? 말하자면 현재 상황하고 딱 맞아떨어질 것 같으면 상담이 필요 없는 거야. 어? (예, 그렇죠) 맞지 않는 걸 느끼니까 그게 마음 속에 정화할 필요가 있는 거지. 항상 거기에서 차이가 나. 어느 정도 깊이까지 공감하느냐….

환 _ 그러면 선생님 이거 만약에….

치 _ 화를 많이 내면 과거에 뭐 화낼 일이 많이 쌓였다 이걸 알아야지. 이 거 이 뭐 밤낮 화내고 말이야, 이렇게 하면 그건 피상담자는 없어지는 거야. 내 문제가 돼. 어?

제 11 장

저항

프로이트는 전이와 저항을 다루는 정신치료는 정신분석치료라고 했다. 저항이라는 것은 환자가 하고 싶은 말을 하고 싶은데도 못하는 현상을 말하는 것이다. 저항이라는 말은 치료자 중심의 개념으로 오해되기 쉽다. 마치 치료자의 말하라는 요청에 저항한다는 뜻으로 생각하기 쉽다. 환자는 말하고 싶지만 말을 했다가는 그 결과를 받아들이기가 두려워서 말을 못하는 것이다. 환자의 이런 마음을 공감하고 환자가 말 못하는 마음을 이해하고 말을 해도 안전하다는 느낌을 전달하여 환자가 말하고 싶어 하는 것을 물어줌으로써 저항이 없어진다. 이러한 물음을 공감적인 물음이라고 한다.

∽∾ 질의 응답 ∽∾

1) 저항을 일으키는 불안 배후에 핵심감정이 있다.

S _ 프롬-라이히만[1]은 불안이 환자로 하여금 문제의 자료를 해리시키고 억압시키게 하며, 이 불안이 저항의 주된 이유가 되며, 저항을 해석하면 원래 병을 일으켰던 문제의 자료를 환자가 다시 직면하게 되니까 환자는 이

---

[1] 제2장 주3)과 같은 책, pp.109~118.

로 인한 두려움 때문에 저항을 하게 된다고 했습니다. 결국 불안 밑에 핵심 감정이 있는 것 같습니다.

이동식 _ 감정이 올라오는데 직면을 못하니까 불안해진다고. 말하자면 직면을 하면 자꾸 들먹거리는 불안도 없고 아무 문제가 없는 거야. 저항하는 게 직면을 못하니까 저항하는 거야. 쉽게 말해서, 직면하려니까 창피하다든지 여러 가지 감정이 생겨서 말 못하는 거지. 말했다가 혼나지 않나, 손해를 보지 않나 하는 게 올라오니까 말이야.

2) 저항에 대한 치료자의 올바른 태도는?

KO _ 디월드Dewald²⁾는 저항에 대해 과거에는 저항을 치료에 방해가 되는 부정적인 것으로 봤는데, 자아심리학이 출현하고 나서는 저항을 통해 환자, 치료자 모두 자기 이해를 넓히게 되고 자신의 정신이 어떻게 작용하는지를 인식하는 중요한 길잡이가 된다고 보고 있습니다.

이동식 _ 그렇지. 말하자면 '저항 한다' 이렇게 치료자가 받아들이면 '치료자 자기한테 저항한다' 이렇게 치료자가 느끼는 거란 말이야. 그러나 환자 입장에서 보면 '환자가 직면하기가 두렵구나! 괴롭구나!' 이거란 말이야. 치료자는 이런 환자 마음의 현실을 공감해야 된다 그 말이야. 힘들어하는 것을 치료자가 공감하면 힘들어하는 게 약해져서 환자가 힘들어하던 것을 스스로 드러내게 된다고. 요즈음 서양 정신치료가 치료자의 인격, 태도를 중요시하고 또 그쪽으로 자꾸 집중이 되어 가고 있다고. '상호주체성 intersubjectivity'도 결국 결론이 치료자의 태도로 돌아가거든. 태도 그 속에 치료자의 인격, 도와주려는 마음desire to help, 자비심, 사랑이 있단 말이야. 저항에 대한 치료자의 태도가 치료를 결정한다 이거야. '환자가 몹시

---

2) 제1장 주6)과 같은 책, p.206.

괴롭구나!' 이렇게 보는 것하고 '저항을 한다!' 이게 전혀 다르단 말이야.

C _ 치료 시작 전부터 환자가 오지도 않는 등 저항을 보이는 사람의 경우라도 친지들에게 환자에 대한 인상을 얻어가지고 치료 가능성 여부를 평가해 볼 수 있다고 하면서, 소올 자신은 환자를 찾아가 4시간 반 동안 설득해서 다른 분석가에게 치료를 받게 한 적이 있다고 합니다.[3]

이동식 _ 그러니까 소올이 서양 사람들 중에서는 제일 좀 낫더라고. 현실에 가깝고 도道에 가깝고 말이야. 왜냐하면 성숙된 분석가는 자기, 가족뿐만 아니라 전 인류에 대한 관심을 가져야 된다는 그런 소리 하는 사람은 소올밖에 없더라고. 또 있는지 몰라도. 그러니까 보살정신이 있다 이거야. 환자 집에 가서 4시간 반 동안 설득한 것이 보살정신이란 말이야.

3) 저항의 밑바닥엔 핵심감정이 있다.

C _ 소올은 '제시되는 중심적인 문제central presenting issue'에 대해 초점을 맞추는 해석적 원칙을 지키고 있을 때 저항이 '대화의 중심center of the arena'에 들어오면 그것을 다루게 되기 때문에 치료자가 환자의 저항 때문에 자기가 원하는 자료의 흐름을 얻지 못한다고 좌절감을 느낄 필요가 없다고 합니다.

이동식 _ 그렇지. '중심문제' 배후에 내가 말하는 핵심감정이 있단 말이야. 그러니까 '중심문제'를 딱 쥐고 있으면 된다고. 핵심감정이 거기에 나오니까 말이야. 그러니까 일거수일투족에 핵심감정이 나오는 거니까 쉽다 지금 그런 이야기야. 핵심감정을 딱 잡고 있으면 되는 거야. 그러니까 모든 것에 핵심감정이 나온다 이거야.

---

3) 제4장 주1)과 같은 책, p.125.

4) 저항의 참뜻은?

H_ 면담할 때 '치료자가 인내를 많이 해야겠다.' 이런 생각이 듭니다.

이동식_ 정신치료는 치료자의 인내심이 제일 중요해. 인내심! 얼마나 견디나. 타라쵸우Tarachow 책에도 나오잖아. 치료자가 견디는 만큼 환자가 치료가 돼!

KO_ 선생님 말씀대로 치료자가 그런 분위기나 자세로 환자를 보면 환자가 자기를 더 열고 더 본다 하는 것이 새롭습니다.

이동식_ 나는 '저항'이라는 말이 안 좋다고 생각해. 장차 오래 가면 그런 말이 정신치료에서 없어질 때가 오지 않나싶어. 그게 치료자 중심의 옳지 않은 개념이라고. '환자가 자기를 드러내기 힘들어한다!' 이게 옳은 거지. 환자 중심적으로 이해를 해야 길이 열리지. '저항한다!' 하니 이상하다고. 환자는 뭐 힘들어서 죽겠는데(웃음), '저항한다'고 하면 이게 어떻게 되는 거야? 그 치료자 마음 자체가 문제 아니야?

L_ 환자가 말하기 힘들어할 때는 '뭔가 말을 잘 안 하는구나!' 하는 것은 느껴도, 그 이면에 '왜 잘 못할까?' 하는 것은 느껴지는 사람도 있고 안 느껴지는 사람도 있고 그렇습니다.

이동식_ 그러니까 문제는 우리가 다 부처가 아니고, 그런 병기가 많고 적음의 차이지 병기가 없는 사람이 없단 말이야. 누가 나한테 화를 내면 '아! 저 사람이 화가 나는구나!' 그 감정을 봐야 한다고. 그게 엄연한 현실이니까 말이야. 그래야 뭐가 되지 '나한테 어쩐다!' 하면 말이야 이게 내 문제에 덜커덕 걸릴 수 있는 거야. 그러니까 환자들이 자기가 괴롭기 때문에 타인을 괴롭히는 거란 말이야. 그러면 '환자 본인이 얼마나 괴로운가!' 이것을 아는 것이 현실을 바로 이해하는 거란 말이야. 그 전에 줬지? 일본에 30대 초 정신분열병 환자에 대한 것. 환자가 막 흥분해 가지고 막 때려 부수고 하는데 어머니가 "네가 얼마나 괴롭나!" 그 한마디에 건강하게 돌아섰다고.

그거야! 그러니까 "남이 나를 아무리 괴롭혀도 괴롭히는 사람은 나보다 더 괴롭기 때문에 나를 괴롭힌다!" 이게 현실이라. 끄덕끄덕 해 쌓는데 어느 정도 이해하는지? (웃음) 그런데 그렇게 되기가 쉽지 않다고. 그 사람의 괴롭히는 마음을 알아주면 그 사람이 괴로워하는 것을 내가 아니까 그 사람이 나를 괴롭히지 않게 되는 거야. 하여튼 무조건 그렇게 생각하라고. '남을 괴롭히는 사람은 그 사람이 그만큼 괴롭다!' '더 이상 못 견디니까 남을 괴롭히는 거다!'

O _ 그렇게 되려면 자기 생각이 없어져야, 힘이 있어야 되지 않습니까?

이동식 _ 그렇지 '일념불생一念不生'이라야 되는 거지(웃음).

KO _ 얼마 전에 환자가 잘 안 낫는다고 저한테 화를 많이 내기에, 그 순간에 환자가 '왜 화났나?' 하는 것은 이해하겠는데, '얼마나 괴로운지 알겠다!' 이런 정도까지 못 들어간 것 같습니다.

이동식 _ 아, 그러니까 안 나아서 화를 낸다 하면 내가 볼 때는 그게 빨리 고칠 수 있는 좋은 찬스다 이거야. 환자가 '왜 안 낫나?' 그러면 "의사가 할 일이 뭐고, 환자가 할 일이 뭐고, 어떻게 하면 나을 수 있다. 어떻게 하면 안 낫는다." 이런 걸 분명하게 할 수 있는 좋은 기회라 이거야. "네가 진짜 고치고 싶나? 고치고 싶은 마음이 있어야 낫는데 그러면 어떻게 해야 된다." 이렇게 해야 되는 거야. 왜냐하면 그 말이 안 나오면 내가 그런 말을 해 줄 수가 없을 뿐더러 해 줘 봤자 효과가 없단 말이야. 본인이 그런 의문을 가졌을 때 탁 넣어 주어야 보통 잘 들어가니까 오히려 좋은 기회다 이거지. 응? 환자가 "안 낫는다." 하면 그때 "네가 그 병 고치고 싶나?" 그럴려면 "네가 낫게 행동하고 있나?" 이렇게 들어가면 빨리 된단 말이야. 그것을 "치료자에 대한 공격이다." 하면 환자는 없어지고 치료자 문제에 빠져 들어가는 거야. 기회를 놓치게 된다고.

사례 G : "치료받기가 싫어요"

이 사례는 20대 중반의 여자 환자를 개원의 ○○ 선생이 이동식 선생에게 소개하여 치료한 경우이다. 환자는 개원의 ○○ 선생에게 정신치료를 받아 어느 정도 호전을 보여 혼자서 지내보겠다며 치료를 중단하고 지내던 중 상태가 악화되어 부모가 ○○ 선생과 의논하여 평소에 책을 통해 알던 이 동식 선생을 소개받게 되었다. 전체 39회의 정신치료 중 1~6회의 면담에서 일부분을 발췌하였다.

〈 제1회 〉

(전략)

모 _ 그래서 기형을 낳았는데 큰애가 첫정이라서 뱃속에 있을 때도 좋아했고 낳고 나서도 이뻐하고 사랑했어요. 동생 낳고 나서는 남동생이 귀 관계가 그래서 이 애 탓으로, 부부가 이 애 탓도 아닌데 이 애 탓으로 했어요…. **남동생에게 젖 먹이려고 하면 젖만 보면 울고 동생 때문에 젖을 뺏겼다고, 그러면 남동생을 괴롭히면 화가 나서 얘만 때렸어요.** 지금 선생님 책을 한 10번 정도 읽었는데 읽어보면 그것이 원인이었구나….

치 _ 그러니까 **그런 것이 안 풀리면 병이 돼요.**

모 _ 예.

치 _ 풀어주면 병이 안 되는데.

모 _ 그런데 풀어줄 수 있는 게. 그때부터 애가 이상한 게 모자라서 야단쳤어요.

치 _ 뭐가 모자라?

모 _ 애가 모자라더라구요, 보니까….

치 _ 애가?

모 _ 모자란 행동을 하고….

치 _ 어떤?

모 _ 잘 어울리질 안 하고 그랬어요.

치 _ 그것도 그것 때문에….

모 _ 그것 때문에 그래 된 걸 몰랐지요. 우리들은 그걸 몰랐어요.

치 _ 모자라면 대학 가나?

(중략)

환 _ …

치 _ 본래 어릴 때 성격은 어땠나? 삼촌하고 당하기 전에.

환 _ 그 때도 엄마한테 많이 맞았어요. 엄마가 저를 때리면요…, 동생과 관계된 일이 있으면 저를 때렸어요.

치 _ 동생을 때렸단 말이야?

환 _ 저를 때렸다고요. 화풀이할 데가 없으면 제가 많이 맞았어요.

치 _ 아─아!

환 _ 어릴 때부터….

치 _ 몇 살부터?

환 _ 제가 기억나는 것은 어릴 때 항상 맞았고요, 매일매일 맞았어요. 어린아이로서 당연한 행동을 한 건데도 매를 들었어요.

치 _ 응?

환 _ 어린아이로서 당연한 행동인데도 매를 들었어요. 어렸을 때부터 조숙했어요. 그래야 안 맞으니까. 어렸을 때부터 항상 사는 게 싫었고요, 한 번도 어릴 때 기쁘다는 느낌을 못 느꼈고, 몸은 어린데 마음은 그랬어요. 많은 것을 겪은 것처럼.

치 _ 그러니까 자랄 수가 없지, 마음이 자랄 수가….

(후략)

〈 제2회 〉

치 _ 그 전보다 얼굴이 좀 낫네…. 마음이 좀 나아졌어?

환 _ 좀 편안해요.

치 _ 응? 오기 전보다?

환 _ 네.

치 _ 얼굴, 혈색도 좋아졌네. 마음을 정리하면 낫는 거지, 찌꺼기를…, 자기 마음속으로 들여다 봐도 마음이 편안하면 다 나아져. 응? 안 편한 게 있으면 그렇게 되는 거야. 음….

(중략)

환 _ 그런데 저는요, 어떤 말씀을 해 줬으면 좋겠어요.

치 _ 내가?

환 _ 이래라 저래라 좀 지시적으로.

치 _ 아! 지시. 그거 별 효과 없어. 필요할 때 내가 하지만 자기, 자기를 깨닫게 해서, 자기가 이렇게 하게 도와주는 거야 응? 지시해서 한다면 간단하지. 텔레비전에 나와서 뭐 이렇게 하라…. 그게 안 되거든.

환 _ 지시가 아니라 충고 같은 거….

치 _ 충고가 지시지. 그러니까 내가 지금 지시했잖아? 다음에 대학 4학년 말이야 그때부터 하자 그게 그거지, 응? 뭐 해 주는 거로 생각하면 그게 안 되는 거야. 그러면 나도 쉽지. 그런데 본인이 그게 안 된단 말이야. 이렇게 하라 해서 안 되는 원인을 제거하는 거야, 응?

〈 제3회 〉

치 _ 그래, 지난 번은, 뭐 치료비가? 비싸다고? 응? 그래서 안 왔어? 사실대로 얘기해야지. 자기….

환 _ 아니, 오기가 싫었어요.

치 _ 그래? 응, 왜?

환 _ 그냥…, **치료받기가 싫어요.**

치 _ 그래?

환 _ 저는 아무 것도 아무 증세가 없거든요, 부모님이 강요해서.

치 _ 아, 부모님이 강요해? 자기가 그런 게 아니고. 응? 그 전엔, 처음 올 땐 그렇게 말 안 했는데….

환 _ 아녜요, 저 안 오려고 그랬는데 엄마가….

치 _ 아 그래? 엄마는 왜 자꾸 가라 그래?

환 _ 엄마가 보기에는 증세가 있다는 거죠.

치 _ 어떤 증세?

환 _ 밖에 안 나가는 증세.

치 _ 또.

환 _ 모르겠어요 엄마는….

치 _ 자기 볼 때는, 밖에 나가나?

환 _ 밖에 안 나가는데요, 갈 데가 없어서 안 나가는 거예요. 직장도 없지,

배우지도 않지, 하니까 갈 데가 없어서 안 나가는 거예요.

치 _ 그러니깐 그게 직장이 있다가 없어진 거 아냐? 왜 없어졌어?

환 _ 해고당했는데요.

치 _ 왜? 그러니까 그리로 자꾸 거슬러 올라가잖아. 왜 해고당했나….

환 _ 제가 세 번 해고를 당했거든요.

치 _ 세 번? 그러니까 뭐 공통된 이유가 뭐야?

환 _ 안 맞다는 거죠.

치 _ 응? 어떤.

환 _ 직장에 안 맞다는 거죠.

치 _ 그러니까 그게 어떤 점이 안 맞나 자기가 알아야 되거든. 자기가, 응? 거 하려면 고친다든지, 뭘 고쳐야 되나. 응? 그러니까 다른 사람하고 뭐가 다른데? 직장 생활하는데.

환 _ 처음 한두 번 처음에는 특수교육을 했었거든요. 처음하고 두 번째는 제 적성에 안 맞는 것이 첫 번째 결정적이었고요. 세 번째는 학원강사로 있었는데 저는…. 몰랐는데 중 3 애들이, 제가 중학생 가르쳤거든요. 제가 실력이 없다고 쫓으라 그랬대요. 〈침묵 5초〉

치 _ 그러니까 다 그게 안 맞는다 이거지?

환 _ 네, 그러니까 직장 생활 자신이 없어요. 계속 쫓겨나니까.

치 _ 그러니까 그게 이제 병 뿌리가 남아 있다 이거야.

치 _ 남아 있는 게 뭐야?

환 _ 없어요, 남아있는 거.

치 _ 응? 〈침묵 10초〉

환 _ 불안해요, 결혼 못할 것 같기도 해서 불안해요. 아침마다 불안해서 눈이 떠져요.

치 _ 몇 시에?

환 _ 한 7시쯤 되면 눈이 떠지거든요…. 결혼과 관계된 생각…. 결혼 못할까봐 두려워요…. 열등감이… 너무 많아요.

치 _ 어떤 열등감?

환 _ 얼굴도 안 예쁘고 직장도 없고 몸매도… 하기 때문에.

치 _ 얼굴도 그만하면 괜찮은데, 몸매도 뭐, 응?

(중략)

치 _ 첫 기억이 뭐라고 그랬지? 5살 때.

환 _ 5살 때요. 사진…. 엄마한테 맞아서 울었던 것…. 〈침묵 10초〉

치 _ 그런 걸 다 털어놓고 청소를 해야 돼. 다 그 뿌리가 거기 있으니까 쉽게 안 되는 거야. 응? 현재로부터 출발해서 과거로 다 돌아가서 건강한 자기로 돌아가서 다시 자라야 돼. 그래야 완치가 되는 거야. 거… 속에 그런 열등감, 불안한 느낌, 이런 게 있으니까 모든 게 장애가 온다 이거야. 그런 게 없으면 뭐 아무 데나 가서 말이야 잘 적응하지. 지금, 지금 어때? 지금 이 순간에.

환 _ 그냥 아무런 느낌도 없어요.

치 _ 그럼 뭐, 그럼 아주 자포자기야?

환 _ 네.

치 _ 그러면서 결혼 뭐 어쩌고. 포기 안 한 것 아니야 응? 사실은 다 포기하면 낫는 거야, 응? 교회 나가나?

환 _ 아니오, 나가기는 나가는데 신앙심은… 거의 없어요.

치 _ 불교에서 도 닦는데, 응? 근본이 포기하라 놔라, 쉬어라, 응? 참선, 참선이라는 것 알지? 하는 핵심이 그거야. 가만히 있으면 너처럼 뭐 결혼 못하면 어떻게 하나, 뭐 자꾸 그런 생각한다 이거지. 그런 것을 다 놔 버려라, 응? 마음을 비워라, 응? 다 그런 것 포기하면 건강해져서 결혼도 할 수 있고 직장 생활도 잘 되고, 이렇게… 그러니까 속에 늘 가지고 있는 그거를 다 풀어내야 돼. 그래야 낫는다…. 여기에 와서 하는 게 그거야…. 그러니까 자기 느낌 생각을 풀어놓으란 말이야. 응? 이 순간에.

환 _ 저는 치료 효과가 과연 있을까라는….

치 _ 응?

환 _ **저는 치료 효과가 있을까 하는 생각이 든다구요.**

치 _ 치료 효과? 응. 언제부터.

환 _ 언제부터요? K 선생님한테 다닐 때부터….

치 _ 응? 몇 번, 처음부터?

환 _ 처음부터는 아닌데요….

치 _ 언제부터?

환 _ 중간서부터.

치 _ 응?

환 _ 중간서부터.

치 _ 중간, 거기 얘기해 봐. 치료라는 것이, 인생이 치료도 그렇고 등산하고 마찬가지야. 가다가 말이야 탁 막히잖아. 응? 그러면 자꾸 시도를 해도 거기가 탁 막힌다 이거야, 나으려면 이렇게 주위를 돌아보고 쉽게 갈 수 있는 길을 찾아서 쑥 올라가면 넘어간다 그게 이제 치료되는 거야. 그런데 노이로제가 돼 놓으면 자꾸 안 되는 그 길로만 가려고 하거든? 그럼 안 되는 거야. 그러니까 거기서 어떻게 막혔나, 중반에 거기서부터 출발해야지. 처음에는 어땠는데 중반에 가서 어떻게 됐어?

환 _ 아니요, 그런 게 아니고 처음에는 되게 불안했거든요. 약 같은 것 먹고 치료가 됐는데요. 그래 갖고 제가 원하는 치료는 몸에 부기 내리는 거거든요. (응) 아무래도 안 되니까 회의가 드는 거예요.

치 _ 회의가? 그러니까 너는 그… 뭐… 이제 부기 내리는 게 제일 소원이야?

환 _ 네, 불안하지 않는 거하고. 〈침묵 10초〉

치 _ 그럼 부기 내리는 것을 다시 또 검토해 봐. 부기, 언제 붓기 시작했어?

환 _ 대학교, 대학교 4학년 때.

치 _ 몇 월 달에?

환 _ 한 4월 달에.

치 _ 응, 무슨, 그때 무슨 변화가 있었나?

환 _ 예, 대학교 4학년이니까 미래가 되게 불확실하잖아요. 그런 것도 불안했거든요. 이제 학생 처지도 아니고 직장 생활을 해야 하겠는데 직장 생활할 자신이 없으니까. 그 당시에는 별로 몰랐는데요. 지금 생각해 보니까 그래요. 그래 가지고 몸이 막 붓기 시작하더라고요.

치 _ 몸이?

환 _ 예, 그리고….

치 _ 병원에 안 갔어?

환 _ 병원에 갔다가, 그래서 내과 문제인지 알고요, 내과 검진을 받았거든요. 그런데 아무 증상이 없다고 정신과로 가보라고 들었거든요. 그래서 정신과로 간 거거든요.

치 _ 그러니까.

환 _ 예.

치 _ 부었다 하는 건 인정했어? 난 부었다 하는 것을 모르겠는데. 내과 의사가 몸이 부었다 하는 것을 인정하느냐고?

환 _ 아니오, 그런 거 없대요.

치 _ 없지?

환 _ 네.

치 _ 응? 안 부었다 그거지? 응?

(중략)

치 _ 근데 뭐 불안한 게 뭐, 옛날부터 있었지 싶은데. 어릴 때도.

환 _ 네, 어릴 때도 있었어요. 집안이 대체적으로… 어릴 때부터….

치 _ 응?

환 _ 네.

치 _ 그러니까 그럼 거꾸로 소급해서 자꾸 해 보라고.

환 _ 엄마한테 많이 맞고 하니까 정서적으로 불안했고요.

치 _ 응?

환 _ 엄마한테 많이 맞고 하니까 정서적으로 불안하고, 언제 엄마 내가…. 항상 불안했고요. 그리고 항상 어릴 때 끊임없이 엄마가 잔소리를 해 댔고요, 그것도 항상 마음이 안 편해서 불안했어요…. 항상 정서가 불안하고 그랬으니까. 예를 들어서, 마음이 편하지 못한 거예요, 항상. 예를 들어서 한 3시간 정도 여유가 있으면 낮잠을 자고, 자기 볼일도 하고 그럴 수 있잖아요. 동생들은 그렇게 하거든요. 근데도 저는 항상, 저는 불안해서 잠을 못 자는 거예요…. 못 깨어날까 봐. 지하철 같은 데서 졸 수도 있는데 못 깨어날까 봐…. 못 자고….

치 _ 불안해서?

환 _ 불안해서….〈침묵 10초〉

치 _ 그러니까…, 뿌리가 깊다 이거야. 그러니까 빨리 안 낫지. 그러니까 자꾸, 응? 혼자 말이야…. 보면 내 책에도…. 내 책 읽었어?

환 _ 예.

치 _ 많이 읽어. 몇 번씩 읽으라고.

환 _ 예.

치 _ 응? 자기 마음 청소해야 돼, 청소, 응?

환 _ 예.

치 _ 그 뿌리가….

(중략)

환 _ 요새는 결혼에 대해서 되게 불안해요.

치 _ 아니, 글쎄, 인제 그러니깐.

환 _ 하하… (웃음).

치 _ 그러니깐, 거기에, 원인이 자기 마음속에 있다 이거야, 응? 겉으로 보면, 뭐, 인물이나 뭐, 몸매나 뭐, 모든 게…. 응? 뭐, 신체 건강하고…. 얼마든지 결혼할 수 있는데, 응? 어? 자기는 못할까 불안하다 그거… 응? 응? 그거 원인이 뭔지 모르잖아. 그지?

환 _ 알죠….

치 _ 응? 원인이 뭐야?

환 _ 전 저에 대한 자신감…. 열등감이 되게 심해요.

치 _ 아, 글쎄…. 열등감… 카는 게 자기 혼자 생각하는 거지, 남들은 아무도 그렇게 생각을 안 한다 그 말이야 응? 왜 그런 생각을 하나. 그건 자기 마음속에 있는 거지, 밖에 있는 게 아니라 그 말이야, 응? 그럼 자기 마음을 해결해야지 해결이 되지. 아무리 좋은 사람을 갖다 붙여 줘도 소용없잖아, 이거는. 응? 사랑해 줘도 말이야. 그게 해결이 안 된다 이거야. 응, 자기 마음을 고쳐야지…. 그러니까 불안의 뿌리, 원인, 그거를 캐야 돼.

(중략)

〈침묵 40초〉

치 _ 이제 알겠어? 문제 해결은 불안의 원인을 제거한다. 깨달아서. 응?

환 _ 제거할 수 있을까요?

치 _ 그렇게 하도록 해야지. 그거를 이제 범위를 자꾸 좁혀서, 응? 들어간다 이거야. 응? 그럴려면 꿈도 적고 말이지, 내 책도 읽고, 여기 와서 자꾸 모든 것 숨김없이 털어내. 응? 말 안 하고 이러면 안 된다 이거야. 말 안 하는 속에 원인이 또 들어 있다고. 그래 요전에 뭐 얘기하고 나서 반응이 어떻데, 여기.

환 _ 어떤 거 말씀하시는 거예요, 제가 어땠냐고요?

치 _ 어어, 지난 시간 마치고 가서?

환 _ 별다른 게 없었어요.

치 _ 그래? 그러니까 그때도 감정이 잘 안 올라오던데.

환 _ 네, 감정이, 감정이 별로, 힘이 없고요. 그냥.

치 _ 감정이 올라와야 치료가 된다. 알겠어?

환 _ 슬프거나 그런 거 말씀하시는 거예요?

치 _ 슬프거나 분노, 뭐 여러 가지, 섭섭하다든지, 불안 카는 게 말이야, 그런 게 올라오려 카면, 그게 감당을 못하니까 막는다 이거야. 그러면 불안해진다고, 응? 불안하다 하는 거는 밑에, 진짜가 들쑥들쑥하고 있다 그 말이야, 응? 진짜가 나와야 해결되는데, 응? 〈침묵 3초〉 끄덕거리기는 하는데 진짜 진심으로 끄덕거리나?

환 _ 알기는 아는데요, 이성으로 알아요. 마음으로 잘 안 되고.

치 _ 그래 마음으로 안 되니까 빨리 안 낫는다 이거야. 응? 거한 사람 막 뭐 얘기하면 막 눈물 뚝뚝 흘리고 엉엉 울고 말이야, 이런 사람 빨리 빨리 낫는단 말이야.

환 _ 저는 무덤덤하고요….

치 _ 그래, 무덤덤한 게…. 응? 응?

환 _ 오래 됐어요. 어릴 때부터 오래 됐어요.

치 _ 그래 그게 첫째 고쳐져야 돼. 말하자면 그게 이제 벽으로 딱 쌓아 났다 이거야, 병의 원인을 응? 거기 원인이 들썩들썩 나올라 카면 불안해진단 말이야. 불안하다는 건 그게 못 나오게 막아주는 역할을 한다 이거야. 응? 그러니까 불안이 있는 동안 그건 안 낫는다 이거야. 정체를 모르니까 응? 정체가 드러나야지. 불안카는 게 어떤 거냐 하면 말이야, 전쟁 때 적, 적 쪽에서 가령 총 쏘는 소리가 나고 말이야, 응? 총알이 날아오고 말이야, 이, 이게 불안하거든. 응? 그런데 어디서 뭐가 날아오나 이런 걸 확실히 알면 거기를 공격하면 없어지잖아. 그치?

환 _ 그렇죠.

치 _ 응? 불안이 없어지잖아, 이거는 어디서 오는지 모르니까는 불안하다 이거야. 너도 마찬가지 아냐? 왜 불안한지 모르잖아. 응? 자기가 모른다….

환 _ 저 알아요.

치 _ 뭐야?

환 _ 미래에 대해서 자신이 없으니까….

치 _ 어 그러니까 왜 자신이 없나 하는 건 모르잖아. 응?

환 _ 앞으로 엄마가 돼서 자식을 키울 자신이 없고요, 남편 밥해 줄 자신
　　도 없어요…. 사람이 무서워요.

치 _ 사람?

환 _ 그리고 불편해요.

치 _ 음, 뭐 화내거나 울어본 적은 없나?

환 _ 왜 없어요? 있죠. 엄마한테는 화 되게 많이 내요. 엄마가 되게….

치 _ 요새도.

환 _ 엄마가 잔소리를 많이 하니까, 마음에 상처 줄 말을….

치 _ 어떻게 말해? 어떤 말을?

환 _ 예를 들어 오늘도 생긴 게 아줌마 같다고.

(후략)

〈 제4회 〉

치 _ 아직 자기 병을 잘 모르는가 보지?

모 _ 예. 얘가 자기 병이 없대요.(음) 자꾸 사회생활을 못하고 (근데) 직장
　　만 가면 쫓겨 나오는 거예요.

치 _ 근데 ○ 선생한테는 뭐 가서 병… 몇 번 다녔는데?

모 _ 한 60회 정도 한 것 같아요.

치 _ 60회 그래 병도 없는데 다녔나?

모 _ 직장에서….

치 _ 응, 아니, 아니, 병이 없다 카면 병원에 안 갔을 텐데 거기 다닐 때는
　　병이 있다고 생각했나?

모 _ 병이 있었지요.

치 _ 응? 그땐 뭐가 병이었는데?

환 _ 불안하고요…. (뭐)

모 _ 불안하고 몸이 부었대요. 근데 지금은 그런 증세가 없어서 자꾸 병이
　　없대요.

치 _ 아, 그래도 뭐 있다고 그랬잖아.

환 _ 아니 없어요… 〈말끝을 흐림〉 (응)

모 _ 그런데 또 학원 강사를 했는데 한 달 반 만에 또 쫓겨 나왔어요. 집에서 밖에를 안 나가요. 밖에를 안 나가고 집에만 있고 자기는 자꾸 병이 없다는데 제가 볼 때는 얼굴도 어둡고 그냥 병이 있는데 (환 : 나는) 치료를 받아야 된다는데 안 받고 그냥… 열심히 다녀야지 우리나라에서 제일 잘 하는 선생님인데.

치 _ 근데 병이… 허, (웃음) 그러면 말이야 왜 쫓겨나나 그걸 파고들면 병이 나온다고.

모 _ 친한 친구들도 한 명 없어요. (치 : 알겠어?) 예.

치 _ 왜 쫓겨나오나 그게 인제 문제지 그러니까. 그런데 ○ 선생은 뭐라 그래? 이거, 이거 원인이 뭐라 그래?

환 _ 없어요. (응?) 정확히 없어요.

치 _ 그런 말 안 해 줬어 엄마한테?

모 _ 하- 조금. ○ 선생님은요. (응) 자기가 보기에 50%, 60% 나았다 그랬어요. 그리고….

치 _ 아 근데 원인이, 원인이 뭐래?

모 _ 원인이 정신병이라고 그랬어요.

치 _ 아니, 정신병의 원인이 뭐래?

모 _ 정신병의 원인은 엄마하고 관계가 안 좋고, 삼촌한테 어렸을 때 성폭행 당한 거, 불안 그런 거….

환 _ 아니야, 아니야.

모 _ 의사선생님이 나한테 이야기했어. 의사선생님이 나한테 이야기해 줬어.

환 _ 난 아니라고.

모 _ 그렇게 이야기하더라고요. 〈침묵 2초〉 얘 동생을 귀가 없는 기형으로 낳았으니까요, 제가 화가 나서 얘를 막 때렸어요. 얘가 확실히 아우를 타더라고요. 얘 어릴 때, 근데 제가 상식이 없고 모르니까 그때 약간 이상해진 거를 자랄 때까지 계속 혼만 내 줬어요. 그러자 뭐 대학….

치 _ 그거가 그거, 그게 원인이야.

모 _ 예.

치 _ 말하자면 혼내 준 거. 응? 응?

모 _ 예. 글쎄요. 저는 그건 줄 몰랐지요.

치 _ 응 자꾸 때려 주고, 그게 원인이야. 그런데 거기에 대한 자기 감정이 말이야, 느껴지고. 응? 얘기하고 말이야, 그게 이제 없어져야지 직장생활도 잘하고….

모 _ 예, 결혼도 할 거고…예.

치 _ 응, 그렇지. 근데 본인이 아직 그걸 모르나 보지?

환 _ 상관없어요. (응?) 상관없어요.

모 _ 그럼 직장생활 못하지. 친구 없지, 가야 할 데도 잘 모르고 하루 종일 가만히 집에만 있는 거예요, 가만히.

환 _ 갈 데가 없으니까 그렇지.

모 _ 갈 데가 있어서 갔는데 뛰쳐나오는 거는 뭐니? 직장생활 못하는 거는? … 건강하면은 결혼도 하고 직장생활도 당연히 해내야 할 나이에 또 최고학부까지 나와 가지고 집에 있는 그게 뭐냐고? 그게 병 아니가? 그러면 안 되지.

환 _ 나는 안 돼요, 그래.

모 _ 못 깨달으면 그게 문제 아니가 결국.

환 _ 그건 상관없어요.

모 _ 그렇게 부정하면 어떻게 저도 때리고 지금도 막 때려요, 화나면.

치 _ 아, 때려요? (예) 거꾸로 때리는구먼? 응? 응? 엄마는 왜 때리는가?

모 _ 엄마가 미우니까….

치 _ 응, 왜 밉나?

환 _ 엄마가 맨날 제 성질을 건드려요, 말 가지고…, (응?) 말 가지고 제 성질을 건드린다구요.

치 _ 성질? 어떤 식으로?

환 _ 모르겠어요….

모 _ 제가 말만 하면 열 받는데요. 얘가요.

(중략)

치 _ 그래 자기 속 잘 털어놓고, 자꾸 그게, 자기가 말이야 이제 뭐 부모님이 다 나았다 병원에 가지 말라케도, 응? 나는 가야 된다 이래야 되는 거야.

모 _ 그래야 빨리 낫지.

치 _ 응 보통 그렇게 된다고.

환 _ 병이 없는데 뭘 병원을 가요?

모 _ 병이 없는 게 밖에를 안 나갈라 하나?

치 _ 그러니까 병이 없다 카는, 그러니까 이제 병이 있는데 없다 카니 그게 인제.

모 _ 그러면 직장생활이 잘 돼야 되는데 너는 와….

환 _ 그럼 엄마가 직장을 구해 줘 그러면.

모 _ 내가 왜 직장을 구하니? 니가 구해야지, 내가, 주부가 무슨 직장을 구하니? 니가 구해야지.

치 _ 어머니, 밖에 좀 계세요.

모 _ 어허 그 참… 그것 참…. 그 이상한 사람이네. 〈침묵〉

치 _ 얘기해 봐.

환 _ 무슨 얘기요?

치 _ 아니 뭐 떠오르는 대로, 얘기….

환 _ …떠오르는 거 없어요.

치 _ 뭐 〈침묵 30초〉

치 _ 그전에 뭐 어머니한테 마, 맞았다든지 그런 얘기.

환 _ 예?

치 _ 어머니한테 어떻게 맞았나, 이런 얘기.

환 _ 엄마한테 많이 맞았죠, 뭐.

치 _ 몇 살부터?

환 _ 아주 어렸을 때부터 기억나는 것은 맞은 기억밖에 없어요.

치 _ 맞고 어떻게 했어?

환 _ 울었죠, 뭐.

치 _ 엄마 때리진 않았어?

환 _ 어린데 어떻게 때려요?

치 _ 왜? 왜? 엄마는, 애들은 엄마, 막 엄마 때리고 하잖아.

환 _ 모르겠어요.

치 _ 맞고만 있었어? 그래, 그러면, 반항은 요새 하는 거야? 그전에는 반항한 적 없어?

환 _ 반항 많이 했죠. (언제? 언제부터?) 초등학교 6학년 때부터 반항했어요.

치 _ 6학년 때 뭘 어떻게 반항했어?

환 _ 그냥 엄마가 말하면 말대답했죠.

치 _ 응, 그래, 어째 그런 용기가 났어?

환 _ 엄마가 싫으니까. (응?) 엄마가 싫으니까요.

치 _ 왜 싫어?

환 _ 엄마 욕심이 너무 많아요….

치 _ 6학년부터 욕심을 부렸나?

환 _ 중학교 올라갈 때… 모르겠어요, 그 전에도 그런 거 같아요.

치 _ 그 전엔 뭐했고? 반항은 안 했어?

환 _ 모르겠어요. 〈침묵 40초〉

치 _ 지금 뭐 내가 볼 때는 말이야, 아까 이해하듯이 엄마한테 응? 응? 맞아 가지고 말이야, 화난 것을 표현 못해서 이제 병이 돼서…. 그러니까 속에 말이야, 엄마 미워하는 감정을 다 털어놓고 말이야, 청소해야 결혼할 수 있다…, 밤낮 화가 나있는데 말이야 나가고 싶은 마음이 안 생기잖아, 나가서 뭐 화 안 나는 예쁜 사람이 있으면 뛰어 나가겠지만.

환 _ 갈 데가 없는 거죠.

치 _ 글쎄 그러니까 말이야 갈 데가 없다는 게 기분이… 나쁜 응? 만나서 기분 좋은 사람이 있으면 갈 것 아니야. 그런 사람 없어?

환 _ 나는 친구가 없어요.

치 _ 그러니까.

환 _ 친구들도 다 직장생활하고.

치 _ 그러니까 직장생활이 안 되는 이유가 말이야, 응? 자신한테 원인이 있다 이거는 아냐? 응? 몰라? (알아요) 저쪽에서 부적당하니까 응 뭐 나오지 말라 이거 아냐? 〈침묵 20초〉 직장생활도 하고 결혼도 하고 뭐 이러고 싶다 이거지?

환 _ 직장생활도 하고 싶지 않아요.

치 _ 그럼 결혼은 하고 싶다?

환 _ 결혼도 하지 않는 게 편할 거 같아요. (왜?) 글쎄요, 부모님 신세를 안지는 거니까요.

(중략)

치 _ [치료시간 녹음 한 것] 들어봐야지. 그래야지 네가 여기 와서 어떻게 하나? 이걸 하는 걸. 치료하는 게 뭐야? 자기를 객관적으로 보는 거. 응? 남은 다 이상하다 하는데 자기는 이상하지 않다. 첫째 내가 병이 있다. 뭐가 병이냐? 원인이 뭐다. 그 다음에 어떻게 하면 고칠 수 있나? 고친다면 내가 해야 할 것이 뭐냐?

환 _ 저는 병이 없다고 생각해요.

치 _ 글쎄 그게 아직 출발도 안 되어 있는 거야. 치료가 응? 병이 있다고 고쳐 달라고 해도 고치는 게 어려운데, 응? 병이 없다 하면 그것부터, 응? 병이 있다 하고 출발을 해야 돼. 응? 자기가 이상하다 하는 것부터 알아야 돼.

환 _ 제가 뭐가 이상해요? (응?) 제가 뭐가 이상하냐고요?

치 _ 그거, 뭐, 어머니가 그러잖아 직장도 쫓겨나고 (환 : 그거는…) 방안에 들어앉아 있고 말이야 목욕도 잘 안 하고….

환 _ 목욕을 잘 안 하는 건 게을러서 그러는 거구요, 직장에선 제가 운이 안 좋았어요.

치 _ 그러고 네가 말이지, 응? 병도 없는데, 응? 응? 병이 있다고 치료한다 그렇게 되면 어떻게 돼? 그건 있을 수 없는 일 아니야? 내가 뭐 환자가 없어 가지고 돈벌이하기 위해서, 응? 병 없는 사람 있다 하고 치료할 필요 없다 이런 게 안 들어온다 이거야. 그러고 병이 있다고 말이야, 잘 고쳐 달라 이러는 환자 치료하는 거하고, 응? 난 병 없는데 왜 치료하느냐 어느 쪽이 수월할 것 같아? 생각하기엔?

환 _ 수월하긴…. 다 똑같은 거 같아요.

치 _ 의사 애먹이는 환자 자꾸 치료하려고… 그 의사도, 의사…. 그러니까 병 없다 하고 말하는 이유를 말해 봐.

환 _ 없으니까 없다고 그러죠.

치 _ 아 근데 어머니랑 의사랑 병이 있다고 하는데 자기만 없다고 왜 하냐 말이야? 고민 안 해 봤어?

환 _ 해 봤는데요, 그냥 우울증이 심하다고….

치 _ 그럼 거기에 대해서….

환 _ 그때는 되게 증세가 심했거든요, 병원 가기 전에는. 요새 그런 증상은 없어졌지만 안 나가고, 그런.

치 _ 그건 표면적인 거여서 없어져도 알맹이는 남아 있는 거야. 알맹이를 치료해야지.

환 _ 볼 일 있으면 나가요. 슈퍼 갈 일 있으면 슈퍼 가고, 비디오 빌리려면 비디오 가게 가고, 친구 만나러 가기도 하고. 전혀 안 나가는 게 아니거든요. 갈 데가 없어서 안 가는 거고, 어떤 여자들은 백화점 돌아다니는 거 좋아하지만 저는 안 좋아하거든요.

치 _ 집에 있으면 독서만 하나?

환 _ 예. 책 보고요, 음악도 듣고.

치 _ 내 책은 안 읽어? (선생님 책도 읽죠.) 읽어서 깨닫는 바가 없어? (잘 모르겠어요.) 잘 몰라? 모두 읽으면 뭐, 아주 마음이 편안하다고 그러는데, 넌 안 편해지데? 감정이 어떻게 돼 있나? 응? 응? 희로애락을 별로 못 느끼나?

환 _ 아니오, 느끼죠.

치 _ 근데 딴 사람들은 내 책을 읽으면 시원하다 그러고 마음이 편안해진다고 그러는데…. 너는 아무…, 무감각이야?

환 _ 그냥 재미있다는 것밖에 모르겠어요.

치 _ 그러니까 벽이 상당히 두껍다. 자신의 마음하고 말이야, 응? 자기 마음을 자기 자신이, 자신이… 거울에 한번 비춰 봐야, 벽을 허물어야돼, 벽을. 자기 생각에 벽이 언제부터 어떻게 생겼다고 생각해?

환 _ 무슨 벽이요?

치 _ 자기하고 자기 감정 사이 벽.

환 _ 아주 어릴 때부터 그랬죠. 아주 조그만 했을 때부터.

치 _ 그래 그게 벽을 허물어야 돼. 벽이 두껍다 이거야.

환 _ 그건 성격 아니에요?

치 _ 어, 성격, 그게 인제 병이야, 성격. 그러니까 간단히 말하자면 응? 응? 뭐 환자라도, 응? 어릴 때 뭐 시키면 말이야, 막 우는 사람도 있고 말이야, 눈물부터 흘리는 사람들, 이런 사람도 많거든. 같은 환자라도, 응? 응? 너는 **감정에 대해서 문을 딱 닫아 놓고 말이야.**

환 _ 그게 아니고요, 다만 저는 더 이상 그게 상처가 안 돼요. (뭐?) 그런데 더 이상 상처가 전혀 안 돼요. 밖으로 덮어두고 옛날에는 정신과 의사 앞에서 많이 말을 했거든요, 어릴 때 얘기를. 지금은 더 이상 그게 상처가 안 돼요.

치 _ 그러니까 그게 감정을 덮어 둔 거야.

환 _ 아니죠. 이제 아무런 영향을 안 끼치는 거죠. 저도 어릴 땐 많이 울고 엄마한테 맞은 적도 있어요.

치 _ 언제?

환 _ 고등학교 정도까지. 그리고 ○○○ 선생님한테도 삼촌한테 폭행당하는 것, 그런 거 얘기하면서 울고 그랬거든요.

치 _ 울었어?

환 _ 그랬는데 이제는요 그런 게 상처가 안 돼요. 왜냐하면, 그것보다 세상에 어려운 일이 많다는 걸 아니까. 직장에서도 쫓겨나고 여러 가지 26년 간 살아오면서 그런 일을 당해 보니까 그런 건 별로 어려운 일이 아니더라고요. 저한텐… 제 마음속에 찌꺼기가 안 남아 있다는 거죠. …마지막으로….

치 _ 그렇게 **네가 인제 덮어둔 거야.**

환 _ 아니에요, 덮어둔 게 아니라 상처가 아문… 덮어두고 있다고도 할 수 있죠. 근데.

치 _ 보통 사람들은 그래 이제 조금 감당하기 어려울 때도 울기도 하고 하다가 어느 정도 조금 견딜 만하면 다 해결했다 하고, 어? 그러면 딴 증세가 나타난다 이거야.

(중략)

치 _ 말하자면 건강한 사람에게 정신병이 되게끔 자꾸 하면 그 사람이 건강한 사람이 정신병이 된다.

환 _ 맨날 넌 가서 결혼생활도 못 할 거라며….

치 _ 그러니까 그런 게 결혼생활 못 할 거다. 이런 게 안 좋은 거거든. 본인이 못할 거라 해도 네가 이래서 밤낮 엄마한테 얻어맞고 말이야, 이걸 풀지 못하고 응? 응? 이런 것이 쌓여 가지고 지금 이렇게 됐으니까, 응? 확실히 해서 병을 고치자, 얼마든지 병만 고치면 넌 잘 살수 있다.

모 _ 그렇지요. 병만 고치면 그렇지요.

치 _ 하하하.

모 _ 제가 그 말은 해요, 인생은 80이니까 병만 고치면 잘 살 수 있다.

치 _ 그런데 그 말은 안 듣고 나쁜 말만 듣는가 보지?

모 _ 인생이 80인데 내 팔자가 왜 이렇게 됐노 이러면은…. 인생이 80인데….

환 _ 하여튼 맨날 그렇게 얘기하니까 그렇게 느끼는 거 같아요.

치 _ 그러니까, 그…, 그… 얘긴 빼지, 앞으로….

모 _ 예, 알겠습니다.

치 _ 응? 정신병자, 응?

모 _ 다른 건 생활하는 게 정상인데 밖에 안 나가요.

치 _ 그러니깐 정신병 자체가 말이야 부당하게 엄마한테 두들겨 맞아서 이 멀쩡한 애가 그렇게 병이 됐다. 이걸 알아야 해.

모 _ 예, 알겠습니다.

치 _ 그러니까 멀쩡한 애로, 똑똑한 애로 다시 돌아가서 다시 자라면 완치가 된다. 다시 자라려면 엄마에 대한 그런 분한 여러 가지 자꾸 여기 와서 털고, 엄마하고 이렇게 해서, 이래야지 결혼생활하고 할 수 있다. 말하자면 그것만 하면 나을 수 있다. 알겠어요?

모 _ 예, 그건 내가 고칠게요. 고치겠습니다.

치 _ 본인도 그렇게 하고 어머니도 하고 그렇게 하면 완치도 될 수 있고 시집갈 수 있다 이거야. (그렇지요) 알겠어요?

모 _ 예, 고칠게요. 긍정적으로 좋은 말만 자꾸만 해 줘야 하는 거.

치 _ 아니 좋은 말도 너무 자꾸 할 필요 없어요. 엄마 맘이 그렇게 되면 말 안 해도 애한테 전달이 된다고 엄마가 나를… (환 : 갈 데가 없어 안 가는데 뭐가 병이라고 해?) 긍정적으로 보고 있다….

치 _ 남들은 정신병자라고 하지만 우리 엄마는 안 그렇다. 에? 에? 날 믿고 있다. 뭐 이렇게 되어야 해.

모 _ 조금만 더하면 정상 같은데.

환 _ 난 아무렇지도 않아. 내가 뭐가 병이 있다고 해?

치 _ 아니, 그런 소리도 안 좋다고.

모 _ 예.

치 _ 말하자면 병만 빼놓으면 정상이다.

모 _ 그렇죠.

치 _ 예?

모 _ 그렇죠.

치 _ 예

환 _ **병원 안 다닐 거예요.**

치 _ 안 다녀?

환 _ 선생님 다 필요 없어….

치 _ 안 다니면 병이 안 낫지.

모 _ 돈 다 들이놨는데(=들여 놓았는데)….

치 _ 애(한숨)

환 _ 돈 들인 만큼만.

〈 제5회 〉

치 _ 그래 엄마 좀 때렸어?

환 _ 때리고….

치 _ 응?

환 _ 이제는 때리고 싶다는 감정도 안 들어요.

치 _ 감정 그게 올라와서 빠져 나가야지 된다 이거야 응, 인제 초점이 거기에 있는 거, 그거 빼놓으면 이상이 없다 이거야, 그걸 뽑아 버리면 행복하게 살 수 있다. 응?

환 _ 예, **슬프거나 괴롭다는 감정이 안 올라와요.**

치 _ **너무 눌러 놔서 그래,** 응?

환 _ …

치 _ 그게 안 그러면, 다, 그런 게 아니야. 얼굴에, 억압된 게 얼굴에 나타나거든. 응? 벽이 말이야, 벽을 허물어야 돼. 그러면, 생각나는 것… 부터 하면 되는 거야. 지금 생각 안 나는 걸 생각해 내려고…. 어? 생각나는 것 하면 자꾸 양파 표면에 있는 걸 벗긴다. 그러면 아무것도 없잖아, 그치? 그러면 낫는 거야. 생각나는 것부터 자꾸 하면 돼.

환 _ 그런 생각들이 들더라고요. 결혼해서 시어머니하고 관계 원만하게 지낼 수 있을까. 시어머니하고 시댁 식구들이 되게 두렵더라고요.

치 _ 그럼. 그래, 그러니까 시어머니뿐 아니라 모두 대인관계가 말이야, 사람 만나면 엄마에 대한 화가 올라오는 거야. 자기도 모르게 딴 사람도 다 그래. 그러니까 어머니하고 뭐 대화가 뭐, 관계 좋다는 게 제일 중요한 거라고. 〈침묵 5초〉 그래, 뭐, 두려워서 그 다음에 생각이 어떻게 돼?

환 _ 그래서 결혼생활을 해 낼 수 있을까 생각해요.

치 _ 그럼 그런데 있어도 말이야, 시집가서도 시어머니나 남편이나 자기한테 감정이 있나? 이렇게… 알겠어? (환 : 웃음) 〈침묵〉

(중략)

치 _ 무슨 생각?

환 _ 약에 대한 생각을 하고 있었어요. 과연 약 효과가 있을까….

치 _ 약은 인제 감정 조금 근본 치료… 약이다. 대화할 수 있는 정도 말이야. 내 책을 읽을 때도 감정이 안 올라오데?

환 _ 예.

치 _ 응? 감정이 올라와야지. 〈침묵 40초〉 지금은?

환 _ 그냥 치료받기 싫다는 생각이요.

치 _ 왜?

환 _ 도대체 내가 왜 미쳤어요?

치 _ 치료받기 싫으면 그 속에 병의 원인이 있다고, 그걸 치료하면 한 단계 올라서는 거야.

환 _ 이렇게 왔다 갔다 하는 게 귀찮아요 (웃음).

치 _ 아무것도 안 한다는 게 뭐가 왔다 갔다 하는 게 귀찮아, 응? 또 다른 이유 없어?

환 _ 다른 이유 없어요.

치 _ 그렇지만 뭐 결혼생활해서 잘 살라면 응? (예) 결혼해서 잘 살라면 문제를 해결해야지. 그래야 잘 산다. 아까 봤지? 안 봤나? 식구들, 다 온 거 못 봤어? 가족 다 온 거 못 봤나?

(후략)

〈 제6회 〉

치02 _ [저자의 책] 100번 이상 읽어. (환 : 예) 내 얘기했지? 100번을… 내 책 4권을 100번 이상 읽고 아이들 문제를 해결한.

환02 _ 네.

치03 _ 그럼 말이야… 너도 열심히 하면 나을 수 있어. 근데, 어릴 때 그래도 좀 사랑을 좀 받은 거 같은데….

환03 _ 네. 엄마가 사랑 많이 해 주셨어요.

치04 _ 그래?

환04 _ 어릴 때는 그래도…, 커서 이제 좀….

치05 _ 어릴 때, 아버지는?

환05 _ 아버지는.

치06 _ 했어. 그 힘이 있으니까 다 나을 수가 있다고. 그 사랑 받은 그게 너무 없으면 굉장히 힘들어 응? 응? 여기 와선 생각나는 대로 해. 〈침묵 30초〉 요샌 뭐 엄마 안 때려?

환06 _ 네, 때리는데요.

치07 _ 아주 시간 내 놓고 때리지 왜. (웃음) 행사로. (웃음) 내가 때리라카니 그 후로 많이 틀려?

환07 _ 그럴 일이 없지요. 아무래도 부딪치질 않으니까.

치08 _ 어, 요전에는 왜 엄마가 너를 자꾸 때린다고 그랬잖아.

환08 _ 그 전엔 그랬지요. 원망을 했으니까요.

치09 _ 뭐? 엄마가 어떻게?

환09 _ 엄마 원망을 많이 했으니까요.

치10 _ 요새는 왜 안 하나?

환10 _ 별로 원망스럽지도 않아요.

치11 _ 그래? 왜? 엄마를 이해했나?

환11 _ 그런 거 아니에요….

치12 _ 그러니까는 화풀이하는 그게 안 좋다 이거야. 응? 엉뚱한 사람이 피해를 입어.

(중략)

환90 _ 네. 옛날에는…, 우울했거든요. (치 : 응? 뭘?) 요새는 편안해요.

치91 _ 평온해?

환91 _ 예, 평온해요. 주위에 어떤, 어떤 상황이든. 예를 들면, 옛날에 엄마가 화를 내면, 화도 나고 그랬는데, 마음이 평안하구요, 평안한 상태도요, 뭐 날씨가 흐리거나 좋거나 뭐 친구가 뭐 잘됐거나 못됐거나, 동생이 날 무시하거나 어땠거나 그 상황에서 굉장히 마음이 평안해요. 하긴 오늘 같은 경우는 동생한테 마음이 약간 상했지만….

(후략)

제 12 장

역전이

　치료자가 환자에게 느끼는 전이를 역전이라고 한다. 역전이가 일어나면 치료자 마음은 자신의 역전이에 빠져서 환자는 마음에서 사라지고 없다. 치료자 자신의 역전이를 스스로 깨달아서 벗어나든지 아니면 자기를 지도하는 치료자나 자기를 치료해주는 치료자의 치료를 받아야 한다.

☙ 질의 응답 ❧

1) 역전이 감정이 정신분석 치료에 있어서 중요한 어려움 중의 하나

PS _ 선생님의 『노이로제의 이해와 치료』에서 치료자의 역전이 문제가 심각하게 대두되고 있다고 했습니다.[1]

이동식 _ 옛날 미국정신분석학회 잡지Journal of the American Psychoanalytic Association에 게재됐던 연구인데, 환자가 잘 안 나아서 정신분석을 그만 두고 딴 것 하는 분석가가 생긴단 말이야. 그래서 왜 그런가 조사해 보니까 수련분석가Training Analyst에게 적개심을 표현 못 하는 게 문제였다고 해. 왜냐하면 장차 자기가 수련을 마치고 분석가가 되면 사회에서는 수

---

1) 제1장 주1)과 같은 책, p.212.

련분석가가 정신분석계의 선배가 되니까 모르는 수련분석가한테 분석을 받아도 자기 분석가에 대한 적개심을 표현 못했다 이거야. 자기 적개심이 해결이 안 돼 놓으니까 환자에게 자기 적개심이 자꾸 나온다 이거지. 그래서 제대로 분석을 할 수 없으니까 분석가들이 분석하는 걸 포기한다는 것이 그 잡지에 나왔다고. 나도 제자 몇몇은 막 나한테 적개심이 너무 올라와서 치료를 중단한 경우가 있다고.

L _ 소올²⁾은 치료자와 환자가 서로 친해도 '존중할 수 있는 거리 respectable distance'를 유지하고 '보류reserve'를 잘해야 된다고 했습니다.

이동식 _ '적절한 거리를 유지해야 한다', '친해도 보류한다' 그 이야기야. 지나치게 환자한테 친한 척 안 하고 말이야. 기분 나빠도 치료자 자기 감정을 잘 보류하라는 거지.

L _ 분석가는 환자에게 따뜻해야 하고 관심을 가져야 하지만 언제든지 쉽게 돌아올 여지를 줘야 한다고 합니다.³⁾

이동식 _ 그렇지. 판사나 검사가 평소 사람을 대할 때 상대방이 자기가 판결해야 할 원고나 피고가 될 수도 있다는 그런 생각을 하고 살아야 되는 것처럼 말이야. 왜냐하면 친한 사람을 제대로 수사하고 재판하기 어렵잖아? 정신치료자도 사람을 대할 때 검사, 판사 같은 태도를 가지고 대하는 게 좋다 이거지. 그러니까 너무 친해지면 그 사람이 도움 받을 필요가 있을 적에 나한테 도움을 못 받게 되잖아. 오히려 안 친한 게 낫다 이거야. 소올이 언급하는 '훌륭한 보류fine reserve'가 이런 거야.

L _ 분석가와 환자 사이의 관계 즉 전이와 역전이 관계를 심리적인 무균상태로 유지해야 된다고 합니다.⁴⁾

2) 제4장 주1)과 같은 책, pp.256~259.
3) 주2) 참조.
4) 주2) 참조.

이동식 _ 그것은 결국 사심私心이 없어야 된다 그 말이지. '도, 수도'라 하는 게 사심私心을 없애는 게 목표란 말이야.

2) 역전이를 오히려 치료적으로 이용하려면? : 역전이를 없애는 것이 정신분석이나 수도修道의 공통목표다. / 현실은 치료자도 환자, 환자도 환자?

O _ 역전이를 치료적으로 이용한다는 말이 있지 않습니까?

이동식 _ 아, 그렇지. 가령 어떤 환자에 대한 치료자의 느낌이 '기분이 안 좋다'하면 그 느낌을 통해 환자의 어떤 특징을 알 수 있는 거지. 또는 어떤 환자에게 '호감을 받는다 하면 환자가 나한테 어떤 작용을 하고 있구나'이런 걸 알 수 있단 말이야. 물론 치료자 자신의 문제까지 잘 알아야지. '환자가 나한테 어떻게 접근하고 있다' 그러면 그 환자의 인격을 이해할 수 있다 이거지. 정신치료란 환자하고 나하고의 상호작용이니까 내가 느끼는 것을 가지고 환자를 이해하는 데 사용할 수 있는 거지. 물론 치료자 자신의 문제하고도 관계가 있지. 그러니까 그게 역전이란 말이야. 그런 의문이 생길 적에 자꾸 반복해서 책을 읽어보고 검토하라고.

정신분석이나 수도나 전부 역전이를 없애는 게 목표다 이렇게 생각하면 돼. '역전이'라고 하는 게 '걸리는 것'이란 말이야. 걸리는 걸 없애는 작업이 정신분석이나 수도라고. 동양의 유불선儒佛仙은 처음부터 끝까지 역전이를 없애는 게 목표라고. 유불선은 다른 사람을 치료하는 방법보다 자기 자신을 치료하는 그것밖에 없다고. 남을 어떻게 한다는 것에 대한 건 없잖아. '치료한다' 하는 그 자체가 노이로제야. 왜냐하면 자기도 덜 되어가지고 남을 치료한다 하는 그게 벌써 잘못된 거 아냐? 그걸 확실하게 알아야 돼!

스트럽Hans Strupp의 정신치료 연구가 유명한데[5], 아마 그 당시 연구비

제5장 주12) 참조.

가 500만 달러도 더 들었을 거야. 정신치료가 효과가 있으면 보험 혜택을 주려고 '정신치료가 효과가 있나, 없나?'를 연구했다고. 연구 결과는 "무슨 학파다, 무슨 이론이다, 어떤 기관에서, 어떤 수련 받았나, 이런 게 정신치료 효과에 소용이 없다." 이거야. "누가 하는 정신치료가 효과가 있나?" 이래야 정답이 나온다 이거지. 뒤집어서 말하면 치료자에 따라서 병이 더 나빠지는 사람도 있다는 거지. 정인正人, 바른 사람이 하는 정신치료가 효과가 있다 이거지. 사인邪人이 하면 정법正法이 모두 사법邪法으로 돌아간다.[6] 즉, 사람이 문제다 이거야. 치료자가 바른 사람이 되는 것이 정신치료를 잘할 수 있는 비결이라는 거지.

그러니까 동양에서는 자기가 바른 사람 되는 게 전부야. 다른 사람을 치료한다 이런 얘기는 없잖아. 자기가 바로 안 되면 다른 사람 치료해 준다 하는 게 전부 자기 노이로제적 욕구 충족하는 거지. 자기가 바로 되어 있으면 가만히 있어도 남을 돕는 거고, 말해도 돕는 거고, 모든 게 남을 도와주는 결과가 된다 그 말이야. 『대승기신론大乘起信論』에서도 나오잖아. 보살이 중생상衆生相을 내도 안 되고 용상用相을 내도 안 된다. 중생상, '자기는 보살이고 상대방은 중생이다, 환자다' 이런 생각을 내도 안 되는 거고, 용상, 즉 '자기가 치료한다' 이런 생각을 내도 안 된다는 말이야. 왜냐하면 실제 현실이 치료자도 환자고 환자도 환자다 말이야. 상대방은 환자고 나는 환자가 아니다 이게 현실이 아니란 말이야.

3) "치료자도 환자고 환자도 환자다."라고요?

ㄴ _ "치료자도 환자고 환자도 환자다."라고요?

이동식 _ 아니 자네들이 먼저 그런 소리를 했지만, 내 환자 인터뷰 들으면서

---

6) 제1장 주26) 참조.

자네들이 "아! 그 환자 나보다 낫다." 그런 소리 하잖아. 실제가 그렇거든. 치료해 보면 어떤 환자는 자네들보다 싹싹 치료가 잘 된단 말이야. 그게 현실이란 말이야. 치료를 잘 하려면 치료자가 성숙이 되어야 된다고. 뭐 지극히 간단한 거야.

보스Medard Boss도 인도 가서 도사가 누워보라 해서 누우니까, 그 도사가 하는 말이 "너 자신도 극복 못한 게 무슨 다른 사람을 치료하느냐?" 했다고 그래.[7] 동양에서는 아주 출발이 딱 그렇게 되어 있다고. "자기가 돼야 남을 도울 수 있다!"[8] 내가 환자다 하는 것을 받아들일 수 있어야 된다 그 말이야. 자기가 건강하다 하는 것은 '자기 힘이 닿는 대로 돕는다'는 거야. '안 되는 거는 안 된다' 하는 것을 인정하는 게 건강한 거야. 그리고 환자가 나를 하나님이라고 한다고 거기 말려 들어가면 안 된다고.

옛날에 크레치머Ernst Kretschmer의 책에 "치료자의 치료 기술을 향상한다는 것은 치료자의 인격을 향상시키는 것이다."[9] 자기 인격이 성숙이 되면 남이 치료가 된다 그 말이야. 집에 건강한 사람이 하나 있으면 다른 가족이 전부 치료가 되잖아. 자네들도 경험 많이 하지? 그거야! 그게 치료를 해서 그렇게 되는 게 아니라, 같이 사니까 딴 사람이 저절로 치료가 되는 거지. 치료적인 반응이 일어난단 말이야. 건강하면 누가 화를 내도 뭐 '기분 나쁜 일이 있나?' 이런 식으로, 말려들지 않고 이해해 주면 분위기가 좋아지는 거 아냐?

---

7) 제2장 주7)과 같은 책, p.190.
8) 자각자自覺者라야 각타覺他할 수 있다.
9) Ernst Kretschmer(1948) : 『Psychotherapeutische Studien』, Georg Thieme Verlag, Stuttgart.

4) 현재 서양 정신분석에서 역전이에 대한 관심의 방향이 도道를 향하고 있다.

PS _ 타이슨Tyson[10]은 분석가는 자기의 역전이 해결을 위해 끊임없는 자기 조사Self-Scrutiny와 자기 분석Self-Analysis을 해야 한다고 강조합니다.

이동식 _ 그것이 도 닦는 거야. 수도와 마찬가지지. 관觀! 관! 수도의 근본이 관이야! 수도하는 자는 24시간 자기 관을 해야 한다고.

PS _ 제이콥스Jacobs[11]는 20세기의 마지막 10년을 돌아보면서 미래의 정신분석 역사학자들은 이 시기를 '역전이 시대'라고 가리킬지 모른다고 하면서 현재 미국의 분석가들이 역전이, 상호주체성intersubjectivity과 연관된 문제, 재연再演enactments, 자기 분석, 중립성에 대한 의문 등에 관심이 많다고 했습니다.

이동식 _ 그것이 다 수도, 도를 향하고 있는 거야. 대혜 선사가 말한 애응지물, 거기에서 역전이가 생기는 거지. 역전이를 해결하려면 치료자가 자기 핵심감정을 청소해야 된다고.

PS _ 가바드Gabbard[12]도 역전이를 해결하는 방법으로 담고 있는 과정containment process 동안 치료자가 자기 분석Self-Analysis과 자기 검토Self-Examination를 해야 한다고 강조하고 있습니다. 그런데 'containment process'라는 의미가 잘 안 들어옵니다.

이동식 _ 'containment'는 받아 가지고 보관하고 있는 것, 딴 데 못 나가게 가지고 있는 것이라고. 환자가 치료자한테 섹스하자고 했는데 치료자가 겁

---

10) Tyson R(1986) : 「Countertransference evolution in theory and practice」, J Amer Psychoanal Assn, 34: pp.251~274.

11) Jacobs TJ(1999) : 「Countertransference Past and Present : A Review of the Concept」, Int J Psychoanal, 80 : pp.575~594.

12) Gabbard GO(1999) : 「An Overview of Countertransference : Theory and Technique」 In 『Review of Psychiatry, Vol 18』 Ed by Gabbbard GO, Washington DC, American Psychiatric Press, pp.1~25.

을 먹고 환자를 거절한다든지, 딴 치료자에게 보내는 경우에 아무 남자하고 섹스하는 환자도 있다고. 그러니까 'contain하는 것은 행동화acting out를 못하게 감정을 피뢰침처럼 받아 가지고 무효화시키는 것'이야.

지족 선사知足禪師와 서화담徐花潭 이야기 알지? 황진이黃眞伊[13]가 테스트하느라고 옷을 벗으니 도가 높다는 지족 선사는 돌아앉고 서화담은 황진이를 껴안고 발기가 되었으나 성교는 하지 않았다 그래. 치료자가 환자를 여자로서 받아주고 사랑도 전하지만 행동화는 안 한다 이런 셈이지. 남자는 자꾸 섹스를 해야 하지만 여자는 반드시 섹스가 목적이 아니거든. 여자는 오히려 남자가 섹스를 하려고 하니까 남자를 위해서 해 주는 경우가 많다고. 그러니까 여자는 섹스보단 사랑받는 것이 더 중요한 셈이지. 지족 선사의 돌아선 행동은 뭔가 거부한 것이고, "서화담의 발기도 하고 껴안고 있으면서 사랑은 하는데 섹스는 안 한다." 이것이 여자를 더 사랑한다는 메시지가 전달되잖아. 자기 하고 싶은 욕구를 참을 정도로 사랑한다, 알겠어?

⸙ 실례 ⸙

사례 H : 역전이 지도 자문 면담

(자문 면담자는 '치', 의뢰한 의사는 '의', 환자는 '환'으로 표시, 요약된 부분은 〈 〉로 표시.)

---

13) 황진이가 당시 10년 동안 수도에 정진하여 생불生佛이라 불리던 천마산天馬山 지족암知足庵 지족 선사知足禪師를 유혹하여 파계시켰고, 당대의 대학자 화담花潭 서경덕徐敬德을 유혹하려 하였으나 실패한 뒤, 사제관계師弟關係를 맺었다.

〈 의뢰한 의사와의 면담내용 〉

의1 _ 제가 94년부터 치료한 그 정신분열증이구요…. 〈27세 남자 환자라는 내용〉

치7 _ 그래, 오늘 뭐 왜… 이때까지 치료를 한 거는 무슨 치료를 한 거야?

의7 _ 정신치료, 약물치료 같이요. 그… 이 면담하게 된 계기가, 이제 한 달 전쯤에 치료시간에… 〈TV나 책을 통해 알려진 정신과 의사들에 대해 환자가 이런 저런 얘기를 묻다가, '이동식 선생님은 어떤 분인지'를 물어보면서, '한번 만나보고 싶다'고 했다.〉

치15 _ 내 이름은 어떻게 알고?

의15 _ 선생님 책을 뭐 여러 권 읽었습니다. 거의 외우다시피 할 겁니다.

의19 _ 〈자문 면담에 대해 설명해 주고, 자문 면담을 하고 싶어 하는 이유를 물어보니, 자기가 치료자에게 불만이 있는데, 이동식 선생과의 면담을 통해 뭔가 돌파구나, 새로운 변화가 오지 않을까 하는 기대하고, 이동식 선생이 어떤 사람인지 한번 보고 싶다는 것인데, 두 가지 다 실은 같은 이유입니다.〉

치27 _ 불만이 있다?

의27 _ 〈아무리 오래 치료하고 어쩌고 해도 진짜 부모가 돼 줄 수는 없는 거 아니냐, 결국은 의사 대 환자, 돈 내고 치료를 받는 사무적인, 그런 벽이 있는 거 아니냐. 그런 불만이 항상 있었고, 최근 한 달 사이에 좀 변화가 있어 가지고, 지금은 그런 마음이 약해지기는 했는데, 그래도 선생님이 어떤 분인지 알고 싶고, 그 다음에, 서양과 동양에 관한 선생님 책 읽고 하면서, 간혹 의문이 드는 게 있었는데, 그런 걸 좀 물어보고 싶다고.〉

치33 _ 지금은 뭐 하는데?

의33 _ 〈현재는 대학 졸업, 대학 1년 때 입원하면서 2년을 휴학〉

치36 _ 그때 뭐 증세가 뭐?

의36 _ 피해망상하고 환청하고.

의37 _ 입원한 직접적인 계기는 이제 '어머니를 죽이겠다'.

의38 _ 위협을 해 가지고.

치40 _ 약은 지금 뭐 얼마나?

의40 _ 〈haloperidol 3mg〉

치41 _ 현재는 그래 뭐 어떤 증세가 있나?

의41 _ 현재는 피해사고.

의42 _ 피해 받는 느낌.

치45 _ 그 동안 정신 치료를 몇 번이나 했는데?

의45 _ 주 1회씩 8년, 약 400회.

치47 _ 아… 그래가지고 그 뭐, 성과가 뭐?

의47 _ … 아버지, 어머니에 대해서 적개심이 많이 녹았습니다.

의48 _ 특히 계기가 됐던 게 작년, 재작년부터 아버지 어머니도 치료를 조금씩 받아가지고요, 〈의뢰자에게 부모가 각각 17회, 30 여회 정신치료를 받았고 때로는 가족치료를 했던 게 도움이 되었다.〉

치58 _ 음. 그래 치료자에 대한 불만은? 뭐 '사무적이다' 거기에 대해 어떻게 반응했어?

의61 _ 저도 뭐 상당히 마음이 어렵고.

치62 _ 응, 응?

의62 _ 뭐 어떻게 해야 할지 잘 모르겠고 그런 느낌이 많이 있었고요.

치63 _ 응?

의63 _ 그렇다고 뭐, 그냥 무턱대고 잘해 줄 수도 없는 거고. 그 결국은 뭐 점점, 이제 시간이 지나고 그러면서, 결국 환자가 요구하는 건 공감이다. 이제 이거는 뭐 어렴풋이 들어오는데, 뭐 아주 그렇게 선명하지는 않고요.

〈 자문 면담 〉

치89 _ 그래 뭐 오늘 여기 온 목적이….

환27 _ 책을 보고 선생님한테 관심도 가고. A선생님하고 면담할 때 불만스러운 것들, 그것에 대해서 좀 더 권위자는 어떻게 얘기, 평가할까. 또 선생님이 책에 쓴 얘기들… 한국 국민들 수준이라든가 이런 것들 외국과 비교했을 때, 요즘 추세나 흐름, 이런 것도 궁금하고 물어보고 싶구요.

치94 _ 또?

환30 _ 또 선생님은 또 얼마큼 과연 도에 가까운지.

치96 _ 도인이 어떤 건데?

환32 _ 사실 뭐 어떤 거라고 뭐 말하기는 어렵죠. 저도 모르겠어요. 지금까지….

치97 _ 도인이 뭔지 알아야지. 가까운가 먼가 그거를 알지.

환35 _ 그… 뭐랄까 어떠한 문제든지, 어떤 인생사의 어떤 문제든지 별 어려움 없이 이렇게 잘 해결하고 사람들의 문제점들도 잘 짚어주고, 뭐 자기 자신이 아무 문제없이 자유로워 갖고 인제 걱정, 근심 이렇게 안 하고 자유롭게 이렇게 사는 거. 뭐 그런 거라든가 남의 문제에 휘둘리지도 않고. 자기 스스로 남이 어떤 이렇든 저렇든 간에 자기 문제와 상관없이 자유로울 수 있는 거 뭐 그런 거라고 봐요. 제 말이 얼마큼 맞습니까?

치101 _ A선생한테 치료 받을 때 어땠고, 현재는 어떤가?

환37 _ 처음에는 처음 만난 게 이제 ○○에서 만났거든요.

환41 _ 좀 고지식해 보이고, 말을 해도 내 문제나 내 걱정거리를 얘기해도.

환42 _ 들어주지 않을 거 같고.

치107 _ 응. 인상이 그랬단 말이지?

환43 _ 예. 인상이 그랬어요. 그런 느낌이었죠. 처음에. **A 선생님하고 친해지는 것도 꽤 오래 걸렸어요.**

치108 _ 얼마나 걸렸는데?

환46 _ 거의 5년 가까이 걸렸죠.

치111 _ 그, 그래도 뭐 싫지는 않았나?

환48 _ 싫었다기보단 좀 약간 부담은 갔지만, 그래도….

치113 _ 어떤 부담?

환50 _ 낯설다는 느낌요.

치115 _ 음… 좀… 멀게 느껴졌나?

환51 _ 그렇죠, 예. 멀게 느껴지고 낯설다. **의사와 환자라면 좀 도와주고 그래야 할 거 같은데.**

환52 _ 좀, 좀 'care' 해주고 이런 게 있어야 할 거 같은데 일단은 따뜻함 같은 게 없는 거 같다. 엄마 같은. 엄마나 아빠 같은 따뜻함이 없는 거 같다 이런 느낌밖에 없죠.

치117 _ 요새는 좀 생겼어?

환53 _ 요새는 그런 느낌보다는 인제 어느 정도 서로 얘기를 좀 자유롭게 할 수 있는 그런 단계인 거 같아요.

치118 _ 응. 그러니까 요새 불만은 어떤 거야?

환54 _ 인제 전에 불만, 요사이 전보다 조금 전에 불만 있었던 게 인제….

치119 _ 뭐 조금 나아졌어?

환55 _ …지금 제가 올라있는 단계보다 좀 낮았을 때요.

환56 _ 그때가 좀 불만이 인제, 내가 인제 자라는 것보다 좀 빠르게 이게 좀 올라간다. 대하는 게 빠르다.

치121 _ 아… 내 보조에 안 맞는다.

환57 _ 예. 맞지가 않고 약간 빠르다는 느낌이 좀 들었어요.

치122 _ 어, 어떤 거 구체적으로 말하면 어떤 것이 있어?

환58 _ 그러니까 내가 어떤 얘기를 하고 옛날 같으면 이제 살면서 겪었던 일을 얘기하면은 아, 그랬는가, 아 그 좀 그랬겠네, 이렇게 이런 식으로 이제 이렇겠네, 저렇겠네, 힘들었겠네, 이런 식으로 맞장구도 쳐 주고 때론 칭찬도 해 주고 잘한다.

환59 _ 아이고 잘했다 그러고.

환60 _ 내가 막 꿈 얘길 하거나 그러면은 인제 그런 얘기 들으면서 때론 아 놀랍, 놀라기도 하고….

환61 _ 감탄도 하고 이런 게 상당히 좋았다는 거죠.

치126 _ 아… 그렇게 해 줘서.

환62 _ 예. 그렇게 해 줬는데 갈수록 점점 조금씩 그렇게 좀 덜, 덜하더라고요. 그런 게 좀… 조금 서운하기도 하고. 물론 나도 알고 있죠. 이런 게 이제 좀 성숙시키기 위해서 하는 거다. 내가 그런 수준이 되었기 때문에 이렇게 하는 것일 것이다. 이런 생각이 들었음에도 불구하고 좀 서운한… 그리고 약간 좀 해줬으면 하는 게 있었긴 있었죠.

치127 _ 아, 그런 얘길 했어?

환63 _ 예. 했죠.

치128 _ 하니까 뭐, 뭐, 뭐, 답이 어떻게 나왔어?

환64 _ 답은 잘 기억은 안 나는데 대충 그런 얘기였던 거 같아요. 제가 했던 말과 비슷한 말이었던 거 같아요. 잘 알지 않느냐 이런 식의….

환90 _ 그게 인제 옛날처럼 화가 나거나 휩쓸리지는 않죠. 한편으로는 뒤에서 내가 걸어, 내가 걸어가는데 뒤에서 어떤 여자들이 쑥덕 수근거린다 그러면은 혹시 나보고 그런 거 아니냐, 이런 생각이 들기도 하는데 다음 순간에 아니겠지, 저 사람은 나를 알지도 못하는데 왜 저런 말을 할까 아닐 것이다 이런 식으로 생각을 해요. 그런 생각이 들긴 하죠.

환92 _ (그런 생각이) 현재도 좀 있어요.

치157 _ 있는데 한쪽으로 좀 그 병이다 이런 생각을 하나?

환93 _ 병이란 느낌보다는 내 생각이 맞을 거란 생각이 많이 들어요.

치159 _ 그러면 치료를 받아서 그 원인이 뭐다 하는 건 깨달았어?

환95 _ 머리로는 많이 알아요.

치160 _ 아… 머리가 아니라 가슴으로는?

환96 _ 깨닫는 걸 말씀하시는 거죠? 아직 거기까지는 모르겠어요.

치161 _ 아직 안 돼?

환97 _ 예. 그건 안 된 거 같고….

치162 _ 그럼 그… 머리로는 어떻게 알았어?

환98 _ 그러니까 엄마가, 엄마와의 관계가 좋지 못하였기 때문에.

환99 _ 미움 같은 거 적개심이 다른 여자한테 간다, 모든 여자한테 간다, 투사된다, 이런 건 알겠는데. 그걸 인제 참, 머리로 깨달아지기는 하죠.

환189 _ 선생님은 말할 때 이렇게 "응?" 이렇게 하는 게 습관인가요?

치254 _ 그렇지 습관이지.

환190 _ 왜 그러신가요?

치255 _ 그게 내 말을 말이야.

환191 _ 예.

치256 _ 남이 잘 못 알아듣거든.

환192 _ 어려워… 이해가….

치257 _ (끼어들며) 어려서부터.

환193 _ 예.

치258 _ 나는 진실을 보는데.

환194 _ 예.

치259 _ 사람들은 진실보다도, 이해관계, 응?

환195 _ 예.

치260 _ 자기 감정, 여기에 좌우된단 말이야.

환196 _ 그래서 그렇게 자꾸 확인한다는 건가요?

치261 _ 그렇지. 요새, 요새는 조금 덜해졌는데, 전에는 더했어. 요새는 인 제 세상 돌아가는 게 응? 내가 옛날부터 생각하는 (같이 웃음) 그 게 옳다 하는 게 증명이 됐으니까…. (같이 웃음) 뭔지 알겠어?

환197 _ 네. 선생님도 병이 있군요. 그런 병이.

치262 _ 응?

환198 _ 선생님도 그런 병이 있네요.

치263 _ 글쎄… 그거를….

환199 _ 병이라고 하기에.

치264 _ 병이라고 하기에는 뭣하지.

환200 _ (동시에) 어쨌든 그런….

치265 _ (동시에) 딴 사람들이.

환201 _ 예.

치266 _ 병이 있는데.

환202 _ (끼어들며) 어쨌든 대화가 안 되는 면이 있었군요. 대화가 안 되 는 게….

치267 _ 그렇지. 나, 나는 남을 이해를 잘 하는데, 딴 사람은 내 말을, 자 기 이해관계라든지 응? 감정에 좌우되니까, 일치가 잘 안 되는 거지.

환203 _ 저는 현재 선생님 말을 대부분 이해하고 있거든요?

치268 _ 응.

환204 _ 그러니까, 응? 응? 이렇게 안 하셔도 될 거 같은데….

치269 _ 그렇지, 그렇지.

환205 _ (웃으며) 그렇게 안 해도 될 거 같아요.

치270 _ 그건 국제학회에서도 (내담자 웃음) 모두 막, 내가 토론하는데, 마 이크를 가지고 막, 세계정신의학회 할 적에도, 그래 모두 와 웃더 라고 (같이 웃음) 사람들은 다 이게, 그 이해관계, 감정, 대세 응? 뭐 여기에 따라간단 말이야. 응?

환206 _ A 선생님도 그런 습관이 있거든요.

치271 _ 응?

환207 _ 선생님하고 비슷해요. 말하는 투나, 지금 응? 이렇게 확인하는 것 도 비슷하고요.

치272 _ 모르지, 나한테. (웃음)

환208 _ 상당히 비슷해요.

치273 _ 또 여기 나오다가 닮았는지도 모르지.

환209 _ 예. 상당히 제가 볼 때는 비슷해요.

치274 _ (웃음) 그래.

환210 _ 근데 또… 선생님은 그 이제.

치275 _ 응, 아까 내가 물은 게 중요하다고.

환211 _ 중요해요?

치276 _ 응? 말하자면 언제까지.

환212 _ 예.

치277 _ 건강하고, 뭐 때문에.

환213 _ 예.

치278 _ 그렇게 됐나. 응? 그게 중요하단 말이야. 자네를 보니까 응?

환214 _ 예.

치279 _ 그… 처음에는 응? 뭐 사랑을 받은 거 같은 느낌이 있다 이거야.

환215 _ 예.

치280 _ 응? 알겠어? 응?

환216 _ 지금 그렇게 말하니까 그런지, 그런가 보다 생각하는….

치281 _ 응?

환217 _ 그렇게 말씀하시니까 그런가 보다 하죠.

치282 _ 응? 그래서 분노를 안 느낄 것도.

환218 _ 예.

치283 _ 과도하게 느끼지 않았나. 응?

환219 _ 예.

치284 _ 말하자면 뭐 천대 받다가 뭐 조금만 잘해 줘도 막 감지덕지하고 이렇게 되는데….

환220 _ (작은 소리로) 맘대로 안 해줘서….

치285 _ 너무 뭐… 대우를 잘 받다가 응?

환221 _ 예.

치286 _ 마음대로 하다가 뭐 이게 안 들어준다, 응? 쯧 (한숨) 그래 그건 나한테 또 뭐 물어 볼 거 뭐 있어? 아, 그리고 뭐 ○선생에 대한 응? 그 관계라든지….

환222 _ 예.

치287 _ 또 물어볼 거 물어봐. (헛기침)

환223 _ 인제 선생님한테도 지금 느끼고 있는… 처음 느낀 인상이기도 하고.

치288 _ 응?

환224 _ 선생님한테도 느낀 점, 인상이기도 한데요, 제가 얘기하려는 것이.

치289 _ 얘기하려는 게 뭐?

환225 _ 인제….

치290 _ 나한테 대한 느낌?

환226 _ 그러니까 A 선생님한테 느낌이, 첫 인상 같은 게….

치291 _ 응.

환227 _ 선생님과도 비슷해요. 사실은….

치292 _ 응.

환228 _ 그러니까 무뚝뚝할 거 같고….

치293 _ 응

환229 _ 내가 뭐라고 말을 좀 잘못하면, 금방 큰소리로 '뭐야, 뭐야' 이렇게 '뭐야' 이렇게 나올 거 같고….

치294 _ 그건 그래, 오래 치료를 받으면.

환230 _ 예.

치295 _ 그 의사한테 적응을 한단 말이야. 응? 옛날에 그 딴 데서 2년 받았던 사람이 말이야, 뭐 자꾸 뭐 하는 게 뭐, 뭐 잘 안 되더라고. 응? 내가 뭐 말하면 그대로 받아들이는 게 아니라.

환231 _ 예.

치296 _ 뭐 자꾸 무슨 뜻인가 자꾸 생각을 하더라고. 응?

환232 _ 선생님은 다르다 이거죠? A 선생님하고….

치297 _ 그러니까 아… 그러니까 그 의사 평소에 에… 그걸 내가 떠올려 보니까 응? 그 사람이 그런다 이거야. 말하자면 솔직하게 말하는 게 아니라 응? 그… 저 사람이 무슨 뜻인가 이렇게 생각하게 만든다 이거야.

환233 _ 아….

치298 _ 응? 그러니까 거기에 적응하다 보니까 환자가 응? 나도 그렇지 않나 응? 이렇게 된다고. 누구나 먼저 치료자한테 적응이 돼 가지고 뭐… 같은 그걸 말이야 먼저 치료자가 하는 그런 의미로 자꾸 받아들이게 된다 그 말이야.

환234 _ 저는 근데 솔직히 지금 선생님이 무서워요.

치299 _ 응?

환235 _ 선생님이 무서워요.

치300 _ 무서워?

환236 _ 예.

치301 _ 왜 무서운데?

환237 _ 그러니까… 호랑이 선생님 같아요.

치302 _ 응?

환238 _ 호랑이 선생님 같아요.

치303 _ 호랑이?

환239 _ 호랑이 선생님 같아요.

치304 _ (동시에) 호랑이.

환240 _ (동시에) 호랑이 …할아버지요.

치305 _ 응.

환241 _ 아까도 제가 말한 것처럼 뭐 응? 응? 이거 하는 거 이것도 좀 들을 때마다 가슴이 벌렁벌렁 뛸 거 같고 말이죠. 사실, 그렇게 그렇진 않지만.

치306 _ 나보고 사자라고 하는데.

환242 _ 예. (치료자 웃음) 선생님이 쓴 책에 그 사진도 그런 인상을 받았어요. (치료자 웃음) 그 사진 보고… 많이 사나워 보인다, 그런 인상을 받았어요.

치307 _ 그래 뭐 왜, 왜 그런데? 나보고 뭐 응? 날 접촉하기 전에는, 멀리서 보면, 정신과 의사들이, 무, 무서운데, 가까이 보면 전혀 안 그렇다 그러는데.

환243 _ 대화가 안 통할 거 같죠.

치308 _ 응?

환244 _ 처음 딱 인상을 보면은, 대화가 안 될 거 같아요. 말이 안 통할거 같고.

치309 _ 응?

환245 _ 내가 뭐라고 말 조금만 실수하면은 바로 막 치고 나와서 막 뭐 어쩌고저쩌고 이렇게 할 거 같고.

치310 _ 또? 근데 뭐 실제 그래?

환246 _ 처음… 얘기할 때 이제 나이가 몇이고 뭐, 뭘 하고 있고 이런 거 물을 땐 그랬어요.

치311 _ 지금은?

환247 _ 지금은 그렇게 그렇지 않고요.

치312 _ 또, 또 뭐? 그래 A선생한테는 불만이 뭐야?

환248 _ 그런 거죠.

치313 _ 현재 불만.

환249 _ 현재 불만요?

치314 _ 응

환250 _ 현재에는 불만 없어요.

치315 _ 아, 없어?

환251 _ 현재는 잘 지내고 있어요. 예전에 서먹서먹했던 것도 다 없어지고, 현재는 제가 가서, 어쩔 때는, 아 내가 이렇게 말할 수도 있구나 싶을 정도로, 자연스러워지고 있어요.

치316 _ 그 동안 응? 치료해서 뭐, 깨달은 거, 뭐 좋아진 거, 있으면 얘기해 봐.

환252 _ 인제 제가 이제.

치317 _ 남아 있는 게 뭐다.

환253 _ 남아 있는 건 분노거든요. 분노.

치318 _ 뭐가 남아?

환254 _ 엄마에 대한 분노.

치319 _ 응?

환255 _ 엄마에 대한 분노.

치320 _ 응. 아버지에 대해서는?

환256 _ 아버지는… 어느 정도 체념했고, 말도 안 통하는 인간이다 체념하기도 했고, 그 다음에 이해가 되는 면도 있고.

치321 _ 엄마에 대해서는 뭐, 뭐…?

환257 _ 엄마는 인제 음… 어저께도 엄마하고 싸웠거든요?

치322 _ 응.

환258 _ 제 생일, 생일이다 해 가지고 피자를 사 줬는데, 피자 한 판 가지고 세 명이, 아버지, 어머니, 나랑 셋이 먹기 부족하죠. 먹고 나서는 부족하니까 라면 끓여 달라 그랬더니, 엄마가 아빠를 보고 "당신이 끓여줘요." 그러더라고요. (치료자 웃음) 아버지가 "왜 나보고 끓여달라고 그러느냐." 하면서 나한테 하는 말이 "니가 끓여 먹어라." 그러더라고요. 그게 막 화가 나더라고요. 내가 스트레스 받았다, 그걸 느끼게 되니까.

치323 _ 응?

환259 _ 찬밥 신세, 찬밥 신세 당한다는 느낌이 드니까 그러니까… 집에 부모가 있어도, 있는데도 부모 같지 않다 이거죠. 부모가 있어도 없는 거 같다. 똑같다 이거죠. 그런 느낌을 받았던 거예요. 그러니까 그게 화가 나는 거죠. 그 전에도 그것 때문에 싸운 일이 있었고….

치324 _ 그, 그게 제일 큰 화가?

환260 _ 예. 그렇죠.

치325 _ 응?

환261 _ 현재로서는. 그래서 그것 때문에 울기도 했어요. 서러워서.

치326 _ 응?

환262 _ 서러워서 울기도 하고 그래서 A 선생님 앞에서도 한번 울었거든요? 그래서, 울어서 인제, 그 이후로 많이 좋아졌어요. 어저께도 그러고 나서도 엄마랑 싸웠죠. 내가 엄마한테 원하는 거는 뭐 인제 밥을 잘해 주고, 뭐 맛있는 거 사주고, 뭐 빨래해 주고 이런 거를 해 주고 뭐 이런 게 아니다, 돈, 용돈 잘 주고 이런 게 아니다. 내가 엄마한테 바라는 거는 진짜 사랑한다는 그런 표현을 받, 받고 싶다.

치327 _ 응?

환263 _ 그런데 엄마는 그런 게 없었다. 근데, 그 말하는 순간에 울음이 나오는 거예요. 울음이 나와 가지고.

치328 _ 응?

환264 _ 울면서, 봐라 이런 거다.

치329 _ 그러면 사랑받은 거 같은 그런 기억은 없나?

환265 _ 인제 어, 어렸을 때는 5살쯤에 인제 그 강가로 놀러 갔다가 여름에, 피서하러 갔다가, 엄마하고 붙어 있으려고, 엄마한테 자꾸 붙어 있으려고, 붙어 있으려고 그랬는데….

치330 _ 응?

환266 _ 엄마가 조금 귀찮아하는 거 같았어요. 나는 계속 엄마 옆에 붙어 있으려고 했죠.

치331 _ 그게 이제 그게 아까도 내가 물어 봤지만은….

환267 _ 예.

치332 _ 처음부터 그런 건지, 응?

환268 _ 예.

치333 _ 처음에는 잘 붙어 있을 수 있고.

환269 _ (끼어들며) 그거 말할게요.

치334 _ 응? 응?

환270 _ 그거 있거든요.

치335 _ 이랬는데 (내담자 웃음) 바뀌어서 그렇게 된 게 아닌가, 뭐?

환271 _ 그거 말할 게 있는 데요.

치336 _ 응?

환272 _ 기억난 게 있는데 어, 어렸을 때 제가 갓난아기일 때, 엄마가, 제가 울면은 젖을 줘야 되는데, 일하다가, 사정이 어려웠거든요, 집안 사정. 일하다가, 젖을 줘야 되면은 한참 울 때까지 그냥 뒀대요. 젖을 바로 안 주고.

치337 _ 응. 아….

환273 _ 그러니까 한참 울고는 내가 지쳐서 관둘 때 되면은 젖을 주러 갔대요. 엄마 생각은 뭐였냐면은, '이것만 하고 가서 젖 줘야지', '이것만 하고 가서 젖 줘야지' 이랬다가 시간을 지체했다는 얘기죠.

치338 _ 응.

환274 _ 그래서 한참 뒤에, 한참, 제가 한 몇 번을 그렇게, 막 막 성질내고 울다가, 씩씩거리고 울다가, 나중에는, 한참 지나니까, 그런 게 몇 번 반복되다 보니까, 안 울더래요.

치339 _ 아… 그러니까 그 뭐 젖 먹을 때부터 생긴 분노라 그 말이지?

환275 _ 예.

치340 _ 응?

환276 _ 예, 그렇게 생각이 돼요.

치341 _ 응? 응, 평생 그걸 갈구했다.

환277 _ 예.

치342 _ 응?

환278 _ 사랑, 사랑해 달라, 표현해 달라고 한 거죠.

치343 _ 응.

환279 _ 엄마는 엄마대로 불우하게 자랐기 때문에 그런 걸 몰랐던 거죠.

치344 _ 요, 요샌 뭐 많이 달라졌나?

환280 _ 어제께 엄마하고 싸우고서 울면서 말하고 난 다음에.

치345 _ 응, 좋아졌어?

환281 _ 엄마가 서비스는 좀 해 주는 거 같긴 한데….

치346 _ 응?

환282 _ 엄마가 서비스를 좀 해 주는 거 같긴 한데.

치347 _ 음 흡족하지가 않아….

환283 _ 흡족하지가 않죠. 네. 흡족하지가 않아요. 뭐 하나 빠진 거 같고 그렇죠…. 엄마한테 화가 많아요, 아버지보다도.

치348 _ 그래 뭐… A 선생이나 치료에 대해서 더 물어 볼 거 없어?

환284 _ 쓥~~ 뭐 지금은 없는데요. 그것에 대해선 그 정도면 될 거 같아요.

치349 _ 그래 또 뭐 나한테 대해서 물어 볼 게 있다며?

환285 _ 예. 그거.

치350 _ 그건 뭐야?

환286 _ 그건 우리 민족의 뭐 그런… 질이라고 그럴까.

치351 _ 질?

환287 _ 질. 선생님이 많이 얘기했던 그 얘기들 있죠.

치352 _ 응

환288 _ 그걸 보면은….

치353 _ 질이, 질이 바탕이 뭐….

환289 _ (동시에) 바탕이 우수하다 이거죠.

치354 _ (동시에) 세계, 세계 최고지.

환290 _ 정이, 정이 있고.

치355 _ 인, 인.

환291 _ 예.

치356 _ 어질 仁자.

환292 _ 예.

치357 _ 그 옛날에 응?

환293 _ 예.

치358 _ 내 책에도 그런 거 인용했지만은, 중국 역사책에 말이야 응? 동방예의지국 말이야, 그 독일, 에크, 에크하르트란 독일 저기, 옛날 한국일보에 한 페이지 났는데, 동북아시아에서 가장 오래된 최고 귀족 민족이다. 응? 전국, 중국 역사책엔 천손 족, 응? 원래 사람 '인人' 자가 동방 족 응? 거기 다 있어. 중국사람 책에….

환294 _ 인.

치359 _ (동시에, 크게) 사람 인자, 어질 仁자.

환295 _ 예, 예.

치360 _ 동이라는 '이夷'자 세 개가 다, 응? 같다. 그러니까 원래 동방족, 우리 조상을 칭한 게 '인人, 인人'. 고유명사였는데 그게 인류 전체를 말하는….

환296 _ 사람 '인人'자.

치361 _ 보통 명사가 됐다. 응?

환297 _ 사람 인人자가요?

치362 _ 응. A 선생한테 뭐 내가 모두 복사해서.

환298 _ 그거…를 보, 그 선생님 책을 읽고.

치363 _ 그러니까 뭐 수천 년 중국 역사책에, 죽 계속 내려온다고. 공자도 응? 군자지국이다 말이야. 응?

환299 _ 예.

치364 _ 계속 내려오는 게, 현대 한국 사람을 관찰해도 응? 서양 사람이나 일본, 중국 사람 응? 어느 나라 사람보다 어질다. 그게 월드컵 그 응원에서 나타난 그, 전 세계에서 인정했단 말이야. 다른 나라에선 그런 일이 있을 수 없다. 응? 현재 여러 가지 뭐 병이 들어서 나쁜 게 많지.

환351 _ 선생님 왜 저한테 존댓말을 첨에 안 쓰세요?

치416 _ 응?

환352 _ 처음에 존댓말을 왜 안 쓰세요? 처음부터 왜 반말 하세요?

치417 _ 아… 그게 그 전에 학회에서 그런 말을 하는데, 우리나라 그 문화가 응? 젊은 사람 아주… 뭐 자네하고 나하고 말이야, 연령 차가,

우리나라 말은 응? 그 관계에 따라서, 일곱가지 말, 똑같은 말도 표현이 다르다 그 말이야. 응? 그러면 젊은 사람한테 응? 존댓말을 쓰면 응? 치료가 안 된다 그 말이야. 그래서 내가 미국 가서 미국 교포 정신과 의사한테, 한국에서 그런 얘기가 있었다. 응? 그랬더니, 그 후에 만났더니. 그 한국 학생들 … 반말 쓰니 치료가 잘 되더라. 응? 우리가 존댓말을 쓰는 건, 거리를 두고 싶을 때….

환353 _ 그렇죠.

치418 _ 존댓말을 써. 존댓말을 쓰면 응? 거리를 두게 된다 이 말이야. 응? 어른이 말이야 뭐 이렇게 반말이나 뭐 이렇게 하면 응? 자기… 가까이 하는 느낌이 든다 이거지. 응?

제 13 장

해 석

　서양의 정신분석은 주로 치유인자를 "의사의 인격으로 환자와의 관계를 형성하고 해석을 통해 환자가 자기의 무의식을 깨닫게 해서 낫게 한다."고 말하여 오다가 경험이 쌓임에 따라 점차로 공감과 공감적 응답인 진정한 대화를 중시하는 쪽으로 바뀌어 가고 있다.

　정통정신분석에도 분석자가 환자의 무의식을 이해하고, 환자는 의식하지 못하는 내용을 말해 주는 것은 치료적 효과가 없거나 있어도 일시적이고, 지속적인 효과를 가져오는 해석은 환자가 알고 있으면서 보고하지 않는 것을 지적하는 것이라고 굳어져 가고 있다. 즉 직지인심直指人心만이 효과가 있으며 변화를 가져오는 해석이다. 그러므로 앞으로 '저항'이나 '해석'이라는 말을 사용하지 않거나 말의 뜻이 변경될 것이 예상된다.

❧❧ 질의 응답 ❧❧

1) 현재 살아있는 과거 감정을 다룬다

O _ "과거에는 해석의 정확성의 문제가 있었으나 최근에는 해석의 내용에서 '발생적 원인'과 '지금, 여기' 중 어느 쪽에 초점을 두느냐 하는 전략적

문제가 논란이 되고 있다. 그러나 이것은 현재 살아있고 문제가 되는 과거를 다루는 것이지 별도로 다른 과거가 있는 것이 아니기 때문에 큰 문제가 되지 않는다고 본다."[1] 고 했습니다.

이동식 _ 그렇지. 그게 서양 사람도 요새는 그런 걸 인식하기 시작했지. 예전에는 '현재를 다룬다. 과거는 안 다룬다.' 이렇게 했는데 그게 잘못된 거야. '항상 현재를 다루는 거다' 이거야, 'here & now'. 현재는 그런 게 없는데 과거의 감정이 현재 살아 있는 게 정신 불건강이란 말이야. 그 전에는 과거 이야기를 하면 '그거는 과거다. 현재가 아니다.'라고 치료자가 생각해서 '과거는 필요 없다' 뭐 이런 식으로 논란이 있었잖아.

2) '해석'은 지적知的 작업, 우리 전통으로 보면 망상妄想

C _ '환자가 자기 문제에 대해 통찰을 가지면 그 통찰이 환자 속에서 계속 작용할 수 있게 될 것이라는 점에서 해석이 의미가 있을 수 있지 않겠나?' 이런 생각을 해 봤습니다.

이동식 _ 그런데 '나는 정신치료가 잘 발달이 된다면 해석이라는 말도 슬슬 없어지지 않겠나?' 그렇게 생각한다고. 왜냐하면 '해석'이라는 게 상당히 지적인 것이 있단 말이야. 지적인 것은 우리 전통 같으면 망상이란 말이야. 내가 늘 그러잖아. "노이로제, 정신병이란 느낌의 장애고, 느낌이 전달이 되어서 치료가 된다." 말이야. '해석'이다 하면 지적인 뭔가를 풍기는 거 아냐? 그런데 실지 자꾸 현실을 캐보니까 "생각, 말뿐만 아니라 비언어적인 여러 가지까지 다 해석이다." 요새 이제 그런 말이 나온다 이거야. 무슨 말인지 알겠어? 하하하.

---

1) Michels R(1983) : 「Contemporary Psychoanalytic Views of Interpretation」In 『Psychiatry Update, Vol 2』, ed. by Grinspoon L, Amer. Psychiatric Press Inc., Washington, pp.61~70.

3) 정신장애는 느낌의 장애, 공감적 응답으로 치료

이동식 _ 그러니까 내가 볼 적에는 정신장애는 '느낌의 장애', 'emotional disorder'다 이거지. 환자는 동토에서 떨고 있는 거고, 거기에 자비심, 봄을, 인仁[2]을 가져다 주면 저절로 낫는 거지. 뭐 간단한 거라! 그리고 환자는 다른 각도로 말하면 화를 못 내서 억압이 되어가지고 증세가 나온단 말이야. 치료는 이제 환자의 화를 받아주고 마음 놓고 자기 속에 있는 것을 털어 놓을 수 있게 해 주는 거지. 그게 이제 봄을 갖다 주는 거라. 그게 공감적 응답으로서 치료가 된다 이 말이야. 공감적 응답이라 하는 건 환자에 따라서 무궁무진한 게 있을 수가 있는 거고.

4) 공감적 응답의 생활 속 강화방법 / 치료자가 정인正人이 되어야

C _ 치료시간 안에서 받은 공감적 응답이 치료시간 밖인 일상생활 속에서 지속되게 하려면 어떻게 해야 됩니까?

이동식 _ (웃음) 환자들이 과거에 받은 그게 입력이 되어서 계속 되는 거지. 요전에 A 선생이 의뢰했던 환자가 인터뷰하고 나서 나중에 A 선생한테 그랬다데. "이동식 선생님이 존재한다는 그 자체가 계속 내 치료에 실마리가 될 것 같다."[3]고. 어떤 사람이 외국 가서 테스트 받는데 "위급할 때 의지할 수 있는 것이 뭐냐?"고 묻더래. "엘리베이터가 잠겨서 나갈 수가 없다면 그때 떠오르는 게 뭐냐?" 그때 내가 떠오르더라 이거야. (웃음) 기독교 신

---

2) 자애로움·친근함·인정人情 등으로 다양하게 해석된다.

3) 제12장 사례 H를 참조. 약 한 달 뒤 환자가 면담비디오를 보고 "내가 착각의 늪 속에 있더라. 어떻게든 관심을 받아보려고 계속 반항하고 시비 걸고 있더라. 당시엔 이동식 선생님이 내게 따지듯 말한다고 생각해서 화나서 그랬던 건데, 비디오로 보니 따진 건 나고 선생님은 따뜻하게 나를 이해하고 있더라."고 A 회원에게 보고하였다고 한다. 역전이 워크샵에 교육자료로 발표되었다.

자가 하나님이 가는 곳마다 계신다고 그러잖아. 그렇게 입력이 되면 그런 게 그럴 때 딱 떠오른다고(웃음). 가끔 그런 거 있잖아. 한번 딱 만났는데 평생 못 잊고 뭐 어쩐다 하는 것, 응? 딴 사람이 답변 좀 해 줘.

KO _ 제가 선생님한테 받는 개인적인 느낌은 무슨 해석 이런 건 생각이 안 나지만 선생님의 태도라든지 분위기라든지 느낌 같은 이런 게 지속적인 힘을 나타내는 것이 아닌가? 그런 태도가 제 몸에 배어서 잘 유지될 때 환자에게 전달이 되고 치료가 잘 되는 것 같습니다.

이동식 _ 아, 좀 전에 말한 그 사례를 역전이 워크숍[4] 때 보여줬는데 그거 안 봤어? 여기서 내가 인터뷰한 것. 그때 참석 못했나?

C _ 역전이 때 제가 참석 못했습니다.

이동식 _ 아, 그러니…(웃음). 나중에 보라고. 뭐든지 질문하고 자꾸 토론을 해야지. 자기 것이 될 때까지…. 응?

S _ 넓은 의미의 해석으로 들어가면 해석이 별 의미가 없고 치료자가 보인 응답 이런 데서 강화되는 게 아닌가 싶은데요.

이동식 _ 그것도 이제 자기 것이 되어야지. '나한테 한마디 듣고 안다' 이래가지고는 안 되지(웃음). 응?

O _ 보통 '해석한다' 하면 치료자의 의도가 자꾸 들어가잖아요. '치료한다' 이런 것 때문에 말입니다.

이동식 _ 그렇지. '치료한다' 그게 없어야지. 그리고 치료하려고 해도 안 된다고. 음. 뭐 진공묘유眞空妙有[5]로 들어간 사람이 한마디 하지.

전체 _ (웃음)

---

4) 한국정신치료학회 제5회 정신치료 워크샵. 역전이의 이론과 실제. 2003년 2월 22일, 서울대학병원 본관 B강당.

5) 천지만물의 실상實相은 참으로 공空하니 진공眞空이고 현상現象은 미묘微妙한 인연因緣을 따라 일어나니 묘유妙有라 한다. 진공眞空을 깨달으면 묘유妙有를 체득할 수 있다고 한다.

이동식 _ 그래야 도정신치료가 더 발전되지(웃음).

Y _ 프롬-라이히만[6]이 치료자를 신뢰하기 때문에 침묵하는 환자의 경우는 건설적인 침묵이기 때문에 해석하지 않고 허용해야 한다면서 "방해하지 않는 사람이 있는 앞에서 감히 숨 쉬고 자라고 오직 존재하는 행복"이라고 한 어떤 환자의 논평을 인용했는데요. 선생님의 환자 치료 사례를 보면 '나라고 하는 나', '이동식이라고 하는 나' 그것이 없기 때문에 환자가 선생님하고 일치가 될 수가 있는 게 아닌가 하는 생각이 듭니다.

이동식 _ 그렇지 이제 힘이 생기지, 힘이! 그러니까 자기를 방해하지 않고 받아주니까 세상에 무서운 것도 없고, 안전하고 말이야, 이런 마음이 된다 그 말이야. 그래야 환자는 자기, 자기를 온전하게 느끼게 되는 거지.

5) 직지인심直指人心이 전부 : 판단은 망상 / 잘못된 해석은 치료를 망친다

L _ '해석'이라는 게 '환자의 일거수일투족을 지배하는 핵심감정을 깨달을 수 있게 도와주는 치료자의 모든 활동'이라고 볼 수 있습니까?

이동식 _ 그렇지. 참선할 때 직지인심! 그게 전부다 이거야. 자기를 깨닫게, 자기 마음을 깨닫게 도와주는 거지.

KY _ 해석하려면 치료자가 판단해야 되지 않습니까?

이동식 _ 판단은 망상이라고.

KY _ 자기가 다 비워져 공空 상태에 들어가면, 환자가 있는 그대로 다가오고 환자와 거의 완전한 교감이 일어나지 않을까 싶은데요.[7]

이동식 _ 그런 경험이 있어?

KY _ 여태까지 공부해 오면서 그런 걸 막연하게 느끼고 있습니다. 공空, 선

---

6) 제2장 주3)과 같은 책, p.138.

7) 아상我相을 여읜 무아無我의 상태가 되면 현실이 있는 그대로 보인다는 것을 말하려고 하는 것으로 보인다.

禪, 도道.

이동식 _ 그렇지. 마음이 비면 다 된 거지. 허심합도虛心合道.[8]

H _ 잘못된 해석은 치료를 막는 것이 되고 오히려 치료를 망치는 것도 된다는 생각이 듭니다.

이동식 _ 뭐든지 잘못하면 망치는 거지!

❧❧ 실례 ❧❧

사례 I : "햇병아리에게 도움 많이 받았네"

군을 제대하고 모 대학에 복학한 26세의 강박증 남자 환자로, 3형제 중 장남이고, 복학 후 자신이 제일 열등한 것 같고, 모든 것이 경쟁적으로 생각되고, 길을 갈 때나 공부할 때 여자 성기가 강박적으로 자꾸 떠올라 극도의 불안으로 인하여, 식사도 제대로 할 수 없는 상태에서 대학교 보건소를 통해 정신과를 방문하였다.

68시간의 정신치료 후 여자 성기에 대한 강박적 사고나 불안상태 등에는 상당한 호전이 있었으나, 대인관계에서의 열등감과 위축 등은 여전히 반복된다고 호소하였으며, '더 빨리 좋아지지 않는 것이 치료자가 능력이 없는 때문인 것이 아닌가' 하는 불평을 계속하여 치료의 진전에 장애가 생겨 자문 의뢰받아 면담을 한 사례이다.

〈전략〉

> **치55 _** 1년 동안 치료해 가지고, (예) 어떤 점이 좋아졌나?
>
> **환56 _** 어떤 점이요? (응) 대인관계에서도 별로 인제 장애 같은 게 (장애가 없어?) 못 느끼는데. 오늘같이 선생님하고 하여튼 그런 게 밑뿌리에 아직도….

---

8) 마음이 비면 도道에 합치한다는 뜻. 『동의보감東醫寶鑑』 「내경內景」 편 권1 신형身形

치57 _ 그렇지 인제 그게 병의 근본 그거라. 모든 사람들의 고통. (예) 응. 인생고통의 뿌리가 그거야. 그런 게 밑뿌리에 있을수록 병이 되는 거지. 그게 자꾸 줄어들수록 건강해지는 거야. 응. 거 뭐 **많이 뭐 도움을 받았네? 햇병아리한테** (흐) 응? (흐) 응? (그 흐) 응? 또 뭐 대인관계 좋아지고 뭐 뭐가 또 좋아졌어?

환58 _ 대인관계라든지. (응) 생활하는데도 (응) 좀 규칙적으로 좀 할 수 있고, 나름대로는, 제 의지대로 할 수도 있고예. 좋아진 거는 하여튼 그렇게 인제.

치59 _ 공부도?

환60 _ 공부하는 데도 낫고예.

치61 _ 혈색은 좋으네? (예?) 혈색은 좋으네. 혈색.

환62 _ 예, 좀 붉어진. 오늘 좀. 흐….

〈중략〉

치103 _ 그러고 또, (예?) 또 뭐. 응? 뭐든지 마음 놓고 얘기해… 응….
(긴 침묵. 환자는 무척 상기된 얼굴)
뭐, 불만이 있거든 얘기하고, 지금 생각하고 있는 것은? 응?

환104 _ 지금예? …그런데 제가, 이 자리에서 얘기해 봤자 소용도 없는 거 같아서.

치105 _ 아아, 소용이 없는 거라도 생각한 대로 얘기해. 그래야 또, 오늘 만난 효과가….

환106 _ 선생님에 대해서도 제가 기대를 무척 했었는데….

치107 _ 뭐, 실망했어? (실망이) 응? (흐흐 예) 뭐 뭐 **무슨 기대가 충족이 안 돼서 그래?**

환108 _ 그래 인제, 처음 와서는, 뭔가, 하여튼 처음에는 그런 생각 했어예. 만나도, 해봤자 큰 건 없을 거야 생각 했었는데. 아까는 그런 생각했는데.

치109 _ 뭐가, (예) 충족이 안 되나? (뭐가요?) 응… (제가 인제,) 뭘 바랐는데 그게 충족이 안 되나?

환110 _ 제가 선생님에게 바란 것은, 선생님과 얘기하며, 금방, 뭐 뭔가 잡히는 게 있다든지 뭐 이런 건데 (응) 그런 건 없습니다.

치111 _ 안 잡혀?

환112 _ 마찬가지로 뭐, 맨날 K 선생님과 했던 얘기 똑같은 얘기 반복했는데, (음) 중요한 건, 그 뭐야, 감정 같은 거 잘 안 내놓고 이러는 편인데 지금도 마찬가지입니다.

치113 _ 아, 자네가 감정을 잘 안 내놓는다?

환114 _ 아까처럼 선생님이 저보고 뭐, 할 얘기 있으면 해 봐라든지, (응?) 할 얘기 있으면, 나한테 뭐, 바라고 싶은 거 있으면 해 보라든지 한 번. 그러면 (응?) 얘기 못 하지예.

치115 _ 그래. 왜 못 하는데?

환116 _ 충족될 수 없는 것. 뭐 그런 것들이기 때문에. (응?) 충족 될 수 없는 그런 것들이….

치117 _ 글쎄 그 충족될 수 없는 것이 뭐냐 이거야. 노이로제라는 게, (예) 충족될 수 없는 걸 자꾸 바라니까, (예) 충족이 안 되니까 (예) 안 낫는다 그 말이야. (예) 그러니까 뭐, 뭐 뭐를, 충족될 수 없는 무얼 바라나 그걸 알아야지. 그게 뭐야?

환118 _ 선생님이 인제 그렇게 저를 뭐야, 해주기를 바라는 (뭘 해?) 예 인제, 저한테 해 가지고 (응) 나름대로 뭐 이렇거나, 그런 걸 바라고. 선생님이 인제 저를 확 고쳐주기를 바라거든요. 저는.

치119 _ 그래 인제 그게, 그게 인제 말하자면 병을 만드는 원인이다 이거지 응? 말하자면 최고로 대우해 주기를 바란다든지. 응? (예) 그걸 자기가 해야지, 자기가 해야 되는 건데, 남한테 바라니까 병이 된다 이거야. 자네 마음의 문제 아니야? 자네가 깨달았으면 그 확 털어 버리면 금방 끝나는 건데, 그걸 남이 해주기를 바란다 이거야. 응, 그러면 그게 노이로제가 되는 거야 응? 깨달았으면 '아 그럼 뭐 내가 열심히 공부하고 뭐' 자네가 동생보다 일을 잘 못한다 하는 것도 응? 또 그게 근본 그거하고 관계가 있거든, 응? 동생이 나서 인제 아무래도 뭐 어린애니까 큰애보다 뭐 돌봐줘야 되고, 자넨 불만이 그 때 생겨 가지고, 응, 비협조적으로 나왔다 말이야. 집안 그것에서, 응, 응, 그러니까 자네는 뭐 잘 못 시키게 된다 이거지. 시켜봤자 뭐 하지도 않고 말이야 응? 그것도 인제 원인은 또 거기로 돌아간다 이거지. 응, 응? 동생. 받고 싶고 뭐, 난 잘 안 주고 말이야.

환120 _ 그런 저도, (응?) 그런 것들은 저도 이렇게 생각해 보면 충분히 그렇게 추론할 수 있고 끼워 맞춰 볼 수 있거든요.

치121 _ 아니 추론 가지고는 안 돼. 그 감정이 지금같이 나한테, (예) 뭐 그런 큰 충족될 수 없는 기대를 건다카는 거. (예) 그게 모든 사람에게 그러니까 인제 자기가 외톨이 같은 느낌을 받는다 그 말이야 응? (예) 안 되는 걸 바라니까. 내가 인제 안 되는 걸 바란다, 응, 하는 걸 자각하고 다른 보통 사람들처럼, 응, 그 저 보통 기대 수준에서 그걸 해야지. 안 되는 걸 바라니까 대인관계가 안 된다 그 말이야. 안 되는 걸 바라면 그 사람이 뭐 나를 응, 따돌린다, 무관심하다 이렇게 내가 느끼게 되거든? 기대가 크면, 충족이 안 되면 말이야. 응? (예…) 그것을 깨달아서 그런 기대가 쓸데없는 짓이다, 응, 오히려 그게 내 앞길을 막는다 하는 걸 깨달아서 인제 그런 마음이 자꾸 줄어들어야 낫는다 그 말이야.

환122 _ 그러니까 그런 마음은 알고 있는데도 자꾸 끝없이 올라오는데.

치123 _ 끝없이 올라오는 게 그게 그만큼 뿌리가 깊다 그 말이야. 말하자면 뭐, 뭐, 할머니처럼 모든 사람이 대해주길 바라는데, 응, 아버지 어머니도 뭐 아무도 세상사람 말이야, 그렇게 해주는 사람이 없다 그 말이야. 응, 그러니까 그런 거를 바라는 것이 잘못이다 카는 걸 깨달아야 된다 말이야. 응, 그러니까 안 바라게 돼야지 낫는다 그 말이야. 그런데 자네는 끝없이 그게 올라온다 그 말이야. 끝없이 올라온다는 걸 깨닫고, 응, '올라오는구나 아직 덜 됐다' 뭐 해서 자기, 자꾸 해야 된다. 자기가. 응, 남에게 바라지 말고 자기가 자꾸 하는 게 늘어나면 바라는 게 자꾸 줄어든다 그 말이야. 응? '내가 하는 게 더 좋다.' 이렇게 되면 바라는 마음이 자꾸 없어질 거 아냐? 응? 뭐, 뭐, 앉아 가지고 말이야 밥 차려다 주는 걸, 응, 아무리 기다려도 안 오는데 이거, 얼마나 고통스러워. 밥 달라고 하든지, 해서 먹든지 응, 이렇게 하는 게 편하지 말야. 안 그래? (예) 응? 지금 불만카는 게 그게 병의 원인이야. 응? 또, 나한테 할 말 없어? 응? 응? 응?

환124 _ 저기 K 선생님 대신, (뭐?) K 선생님한테 바라는 대신에 또, 선생님한테 이래 (적개심이) 적개심이….

치125 _ 그러니까 그게 인제 모든 대인관계에서 생긴 트라블trouble의 원인이다 이거지. 응? 그건 알겠어? (예) 그게 해결 돼야 된다.

환126 _ 그런데 저는, 이제, (응?) 자꾸 나름대로 알고 있는데도 끊임없이 그런 마음이 생기고….

치127 _ 글쎄. 그건 **자기 마음에서 생기는 거니까** (예) **자기가 거 해야지.**

남이 어떻게 해 줄 수 없는 거다 말이야 안 그래? 괜히 자기 마음 속에서 말야, 응, (예) 뭐 그런 거 일어나는 건데, 남이 어떻게 해 줄 수가 없잖아? 응? (예) 남이 뭐 어떻게 해 주나 마나 일어나는 거란 말이야. 잘해줘도 일어난다고 응? (예) 잘해주면 또 더 올라와. 오늘 뭐 좀 도움이 되나? (예) 그걸 치료해야지 그게, 응, 근본이야. 응? (예) 그래. 그리고 그 동안 많이 뭐 도움을 받은 거 아니야? (예) 치료한다고 뭐 꼭 낫는 게 아니고 치료해도 악화되는 수도 많다고.

사례 J : "아버지에게 제일 사랑받은 것 아닌가?"

28세 된 신체화 증상을 가진 남자 환자로서 미혼이고, 학력은 고졸이며 머리가 아프고 안절부절 못하게 불안하고 팔, 다리가 저릿저릿하고 눈앞에 어질어질하다는 증상을 주소로 개인 신경정신과 의원에서 수개 월 투약하여 증상이 다소 좋아졌으나 간염으로 내과에 입원 후 상기 증상이 다시 심해져서 정신과로 의뢰되어 외래에서 계속 'follow up' 하던 환자이다.

담당의사가 권하여 『현대인과 노이로제』 책을 읽은 후 이해할 것 같다며 환자 스스로가 정신치료를 받아야겠다고 하여 현재까지 5회 면담한 상태였다. 앞으로 치료 시 환자 본인이 무엇을 중점적으로 생각해야 할지 알고 싶다는 의문을 제시하였고, 치료자도 앞으로의 치료방향과 환자의 핵심에 관한 이해와 치료에 대한 교육에 관하여 도움을 얻고자 자문의뢰되어 면담을 하였다.

〈전략〉

치148 _ 오늘 뭐 얘기 자네가 한 거, 응, (예) 생각하면 뭐, 그 어때? 나한테 얘기한 거.

환149 _ 나는….

치150 _ 그 속에 뭐 다 있는 것 아니야? 잘 모르겠어?

환151 _ 예. 난 그 참. 계속 제가 여기 와 가지고 제 담당 선생님한테도 말하는 것도 반복되는 말을 계속하고 있는데….

치152 _ 무슨 말?

환153 _ 뭐, 집에, 가정에 대해서예. (음) 계속 인제 일주일에 한 시간씩 이래, 면담을 하고 있는데, 가정에 아버지가 싫다던가, 그런, 자꾸 과거 얘기를 들추어내고 이야기하는데, 지금은 뭐 더 이상 과거에 대해서 나올 얘기도 없심더. 그 뭐 불행….

치154 _ 아니, 얘기는 같은데, (예) 감정이 그게 청산되어야 된단 말이야. 알겠어?

환155 _ 예. 그런데 제 생각에는….

치156 _ 감정이 아직 많이 남아 있기 때문에, 그게 인제 병 증세를 일으킨다 이거야. 그러니까 뭐 아버지에 대한, 응, 미운 감정 그런 것도 있고, 어머니에 대한 말야 응, 다 있다고. 그러니까 앞으로 그걸 다 털어놓고 말이야. (예) 감정이 없어져야 돼. 감정! 그러니까 감정을 자꾸 표현해서 그걸 깨달아야 없어진다 이거야.

환157 _ 제가 밖으로 표현을….

치158 _ 그렇지, 그렇지. 의사한테 와서. 그리고 인제, 가능하면 가족 대화, 가족 치료, 아버지 어머니하고, 자네, 또 필요하면 동생, 누나, 응, 전부 말이야. 그걸 하면 부모도, 모든 식구들이 다 맘이 편해지고 말이야. 응? (예) 자네도 빨리 그걸 벗어난단 말이야. 응? (예) 그러니까 동생이나 누나도 자네하고 같은 느낌을 가지고 있을 거다. 이거지?

환159 _ 예. 그렇습니다.

치160 _ 응, 그런데 자네가 특별히 더 많이 가지나?

환161 _ 뭐, 제 생각에는 제 성질이 좀 그래서 그렇지 싶어예.

치162 _ 성질이 어때?

환163 _ 어릴 때부터 그래 커서 그런지 굉장히 내성적입니다.

치164 _ 아, 딴 형제들보다?

환165 _ 예. 딴 형제들보다 굉장히 내성적입니다.

치166 _ 딴 형제들은 좀 뭐 표현하나?

환167 _ 딴 형제들은….

치168 _ 또는 상대를 안 하나? 말하자면 아버지가 그래도, 상대를 안 하면 별 피해를 안 본다 이거지.

환169 _ 예. 딴 형제들은 아버지가 그래도….

치170 _ 그런 데 대해서 태도가 어때?

환171 _ 그래도 지금은 아버지니까 이래 뭐 친하게 지낸다고….

치172 _ 그 전에?

환173 _ 그 전에는 그냥 뭐 저처럼 무서워했지예. 무서워했는데. 저는 지금도 그 생각이 계속 남아있고….

치174 _ 어떤 차이가 있나 말이지. (내 하고의 차이는) 자네하고 딴 형제들하고.

환175 _ 나는 아직까지 아버지 보면 말도 하기 싫어하는데, 다른 형제들은 아버지하고 지금은 말은 합니다.

치176 _ 아 그래? 그러면 자네는 꽁하고 이게 다르다 말이야? 응? (예) 그래 왜 꽁하나?

환177 _ 모르겠심더. 그냥.

치178 _ 뭐, 뭐, 장남이라고 해서 자기가 무슨, 그런 김일성 상대로 말야, 온 식구들을 보호를 하기, 뭐 사명감이 있어서 그런가 왜 그런가?

환179 _ 그거는 모르겠는데예.

치180 _ 아니 다른 형제들하고 왜 그게 마음가짐이 다르냐 이거지. 아버지 그런 데 대해서, 그 이유가 뭐냐 이거야.

환181 _ 그거는 제 성질이 인제 말을 잘. 먼저 상대방이 말을 붙여 오기 전에는 말을 잘 안 하고 그런 성격이기 때문에….

치182 _ 아, 왜 그런 성격이 되었어. 그래?

환183 _ 그건 조그만할 때부터 그랬습니다. 상대방 먼저 친구하자고 하기 전까지는 내가 손을 먼저 안 내밀었고….

치184 _ 그건 왜 그래?

환185 _ 모르겠심더. 그건 뭐. 어릴 때부터 그랬심더.

치186 _ 다른 형제들은 아버지가 그래도 그때 지나면 낮에는 또 뭐 아버지에게 말 걸고 그랬다 그 말이야? 자네는 말 안 걸었나, 어릴 때?

환187 _ 예. 말 안 했심더.

치188 _ 그 딴 형제들은 걸었다 그 말이야? (예) 그게 다르다 그 말이지. (예) 그리고 그 장남이라고 무슨 사명감 그런 건 없었어?

환189 _ 없었심더. 그런 거.

치190 _ 없었어? (예) 그러면 그 인제 말 안 걸은 거 그게 왜 그런가 하는 게 밝혀져야 돼. 응, 그때 뭐 말 걸고 뭐 좀 했으면 이렇게까지 안 되었을 거 아니야. 그러니까 말하자면 응? **자네가 다른 형제보다, 아버지나 어머니의 사랑을 더 많이 받은 건 아닌가** 이거야.

환191 _ 더 많이 받았다고 할 수가 있심더.

치192 _ 더 많이 받으면 그건 그렇게 되거든. 다른 형제들은 아쉬우니까, (예) 사랑이. (예) 아버지가 안 그럴 적에는 좀 받으려고 말이야,

(예) 접근하지만, 자네는 일종의 뭐 황태자처럼 말이야. 응, (예) 내가 뭐 그렇게 아쉽지 않다. 뭐 이런 식으로 말이야, 응, 아버지 쪽에서 굴복하기 전에는 내가 응, 숙여 들어가지 않는다. 뭐 이런 거 아니야? …그러니까 아버지가 말하자면 동생이나 누나보다 (예) 자네를 더 사랑한 게 아니냐 이거야.

환193 _ …내를 더 좋아해 줬고 그거는 맞심더. 내가 매를 한참 덜 맞아도 덜 맞고.

치194 _ 글쎄. 그러니까 믿는 데가 있으니까 인자 배짱을 튕긴다 이거야. 응?

환195 _ 선생님 말씀 듣고 보니 좀 맞는 거….

치196 _ 응? 알아듣겠어? (예) 응, 그러니까 아버지가 또 더 믿다 이거야. 다른 형제보다, (예) 응? (예) 응 (지금도…)

치197 _ 나한테 잘해줘야 된다카는. 자네는 그게 있다 이거야. 응?

환198 _ 지금도….

치199 _ 동생이나 누나는 뭐 아버지가 뭐 (예) 자기들한테 꼭 그게 없다 이거야, 별로, 응? 그러니까 자네는 더 믿다 이거야. 나한테 잘해 줘야 되는데, 왜 날 괴롭히나 말이야, 그래 지금은 뭐?

환200 _ 지금도 그런 마음은 있심더.

치201 _ (허허… 웃음) 허, 그래?

환202 _ '내가 장남인데 아버지 진짜 늙고 진짜 수족 잘 못 쓰고 이럴 때 보자.' 이런 식으로. (그렇지, 인제.) '그때 어떻게 할 건지 한번 보자.' 이런 식으로.

치203 _ 글쎄, 잘 치료받아서 아버지에 대한 그게 해결이 돼야 빨리 건강 해지고 자기 하고 싶은 거 하고 말이야. 응. 알겠지? (예) 뭐 나한 테 물어볼 말은 없나? 가족 치료 가능하면 하고, 그러면 온 식구 들이 다 말이야, 잘 지낼 수 있고.

환204 _ 내가 뭐 박사님한테 물어볼 거는예, 저 그때 히로뽕 그거 했을 때 그때 ○○○ 선생님 말씀으로는 그때 그게 모였던 게 그게 계 기로, 쉽게 말하면 계기로 그게 터졌다카나, 그래 약 때문에 터졌 을 수는 있지만, 약은 별로 아니다 하는 그 말이 맞는지?

치205 _ 그렇지. 말하자면 그런 경우가 많은데 (예) 히로뽕 그 해서 그런 증세가 있다 하면, 그 증세가 없어져야 되는데, (예) 그걸 붙들고 늘어진다 이거지. 가령 응, 마음이 불만이 많을 적에 (예) 내가 실지로 감기가 걸렸다 이거야. (네) 그런데, 감기가 나았는데 감기 증세가 계속된다 그 말이야. 그런 사람이 많아, 신체적으로는 나았는데 정신적으로 그 증세를 붙들고, 딴 거 붙들 게 없으니까, (예) 자네가 인제, 독서실에 아버지를 피해간 것처럼 (예) 그런 증세로 피해간다 이거지. 아버지에 대한 적개심, 뭐 이런 것을 이래 직면을, (예) 안 하려고 말이야. 응? (예) 그러니까 아버지, 부모에 대한 감정이 해결되면 그런 거는 다 저절로 없어지는 거야.

환206 _ 제 마음 속에서는 근본적으로 감정을 인제 없애야 되겠네요.

치207 _ 그렇지, 그렇지, 그게 있기 때문에 그런 증세가 있다 그 말이야.

환208 _ (고개를 끄덕이고 미소를 지으며) 그러면 천상에 대화를 해야 되겠네예.

치209 _ 그렇지, 대화를 지금 내가 오늘 하는 것처럼, 아버지는 그때 왜 그랬나 말이야 응, 날 사랑해 주는 같은데, 그것 때문에 내가 말이야, 고통을 받아서 내가 이렇게 되었는데 (책상 치는 소리) 아버지는 왜 그랬나 말이야. 뭐 이런 식으로.

환210 _ 알겠심더.

치211 _ 응. 혼자 그게 잘 안 되면 인제 병원에 와서 의사 앞에서 같이, 속을 털어놓고 말이야, 그러면 그게 빨리 해결된다 말이야. 안 그래? 아버지도 자네를 사랑한다카면 자네가 원하는 건 자기가 가능하면 해 줄 거 아니야. 응? 또 뭐 다른 거는 물어 볼 거 없어?

환212 _ 한 번씩 인제, 아버지 얼굴예, 아버지 얼굴 술 취하셨을 때 (응) 인상 팍 이래되는 그런 얼굴 있거든예, 계속 그것은 어릴 때부터 계속 내 뇌리에 지금까지도 술 취하면 한 번씩 그런 얼굴이 되는데요.

치213 _ 그것도 뭐 가족 치료할 적에 아버지한테 얘기하지. 아버지 얼굴이 그렇다 하는 거 응? 자주 대화를 해야 돼. 대화를 안 해서 노이로제 정신병이 생기는 거야. 응?

환214 _ 예. 바깥에 제 친구를 만나고 할 적에는 말도 잘하고 그랬심더. 집에만 가면….

치215 _ 그렇지. 밖에서는 명랑하다 하는데, 집에 와서는 뭐 뽀로통하고 뭐 이런 사람 많지. 응. 또 다른 거 물어볼 말은?

사례 K : "효도하려고 하지 마라"

정신분열증으로 대학병원 정신과 병동에 입원한 21세의 남자이다. 한 번의 지도면담 후에 주치의와 함께 면담한 내용이다.

〈전략〉

치1 _ 또 뭐 궁금한 거 없어?

전공의2 _ 부모님 이외에는, 지금까지 성장해 오면서 인제 가깝게 지낸 분, 이해를 해 줬다고 할까 그런 사람이 누가 있는지?

환3 _ 최근에 와서요. 대학교 친구 한 명 사귀었어요. 제가 너무, 제가 너무 자로 잰 듯이 생활하다보니까, 자로 잰 듯이 생활하다보니까…, 최근에서야 제가 대화가 없으니까 북한처럼 대화가 없으니까 대화가 단절되었으니까, 뭐든지 낙후됐던 그런 심정입니다. 다른 사람과 교류를 했어야지 제가 좀 더 인격적으로 성숙되었을 건데. 혼자 꽁 하니 있다 보니 그런….

치4 _ 열등감이 심해지면 자네 말처럼, 과대망상이 생긴다고. 그걸 보상하기 위해서, 응? 열등감이 없어지면 그런 망상도 안 한다고. 응, (예) 그리고 그런 부모에 대한 뭐 적개심, 응, 그런 걸 응, 그런 걸 앞으로 잘. 아버지 어머니 같이, 가족 치료 좀 지금부터 해야 될 거야. 응. 같이 해서 아버지 어머니를 서로 말이지 이해를 하고 이래야 빨리 낫는다. 지금부터라도 하지. (전공의 : …어떻게 간섭하는지 알아요?) 간섭 말라고 말이지. 응 응, 응, 응, 흐흐 또 뭐 …한 거 없어?

전공의5 _ 퇴원하면 뭐 부모님한테 꼭 효도를 해야 된다면서요?

환6 _ 예.

치7 _ 지금은 아직, **자네가 병이 낫는 게 효도다. 응, (예) 응, 지금 효도하려 하면 병이 안 낫는다고.** 자꾸 적개심을 억압하니까. (예) 알겠지. (예) 응? (예) 옛날에 다 우리나라에 그런 말이 있어. 어릴 적에 효자는 커서 불효자가 되고 말야. 응, (예) 어릴 때 불효자는 커서 효자가 된다. (예) 응, 그건 왜 그러냐, 어릴 때 불만이 있어도 꾹꾹 참고 말야 말 듣고 그러면 정신병이 돼가지고 평생 부모 골탕 먹이고. 어릴 적에 불만 있으면 막 대들고 그런 놈은 말야 커서 이제 진짜 효도를 한다 이거야. 응, (예) 자네는 불만 그걸 토로해야지 효자가 되는 거야 응?

환8 _ 예.

전공의9 _ 어릴 때 효자는. (응?) 어릴 때 효자는….

치10 _ 효자? 효자란 말 들었나? (예? 아, 선생님 지금 하시는….) 아, 그러니까 욕하고 말 안 듣고 자기 건강을 좀. 응, 도모하려다가 친구한테 걸려 가지고, 좌절이 돼 버린 거야. 응… 적개심을 …하려다가 말야. 코가 내려앉고 이래가 마, 혼이 나가지고 그때 울화만 채인다. 응, 그건 이해가 돼? (이해가 됩니다) 이해가 되면 빨리 나을 수가 있어. 응.

전공의11 _ 오늘 뭐 오늘, 이야기하고, 인제 느낀 점이? 속은 좀 시원하다든지?

환12 _ 제 심중에 있는 말을 토로하고 하니까, 보일 건 다 보였으니까… 인제 제가 기분이, 그러니까 마음이 별로 안 복잡해졌어요.

치13 _ 그래, 앞으로 인제 그걸 하면 잘 낫는다. 응, 핵심이 그거다. 자네도 잘 알고 있는 거야. 그래 가 봐 그럼.

※ 면담 후 반응

당시 전공의 소감 : 본 면담 과정에서 환자가 "퇴원 후 아버지께 효도해야겠다."는 언급에 대하여 "너무 효도하려 하지 마라, 아버지에 대한 적개심이 억압된다. 그렇게 되면 병이 악화된다. 아버지에 대한 감정이 대화를 통하여 풀려야 된다. 자기가 잘 되어야 진짜 효도다."를 지적하자 환자는 무척 표정이 밝아지고 목소리에 힘이 생겼으며 의기양양해짐이 면담을 통하여 목격되었다.

본 면담 후 바로 다음 주, 병실에서의 환자 생활에 큰 변화가 있었으며 '나를 다른 환자들이 변태성욕자라고 비난한다'는 망상이 있어서 위축되어 있던 환자가 태도가 돌변해서 물품 구입 시간 껌을 2통 주문하여 전 병실 환자들에게 선물했고, 바로 그 주에 있었던 병실 회장 선거에서 회장으로 당선되었다.

또한 병실 간호사들은 환자의 표정이 갑자기 밝아지고, 태도가 변하고 망상이 없어진 이유가 궁금하여 전공의에게 어떻게 해서 그렇게 된 것인지 설명해 달라는 요청이 있었다.

사례 L : 18회로 끝난 강박증 단기치료 – "네가 엄마를 독차지하고 있으니까 아버지가 자위행위 한 것 아닌가?"

강박신경증, 8회 면담

〈전략〉

환91 _ 그런데 제가 너무나 (응?) 많이 억압을 많이 해 놓은 거 같아요. 가끔 생각을 할 때요.

치91 _ 뭘 억압을 하나 ?

환92 _ 그 때 그 감정들을….

치92 _ 그래, 억압을 하면 그 대신에 나오는 게 증세야, 알겠어? (예) 자기 감정이 올라오면 모든 증세가 싹 없어진다 말야. (예) 그게 다 가짜니까. 진짜가 나오면 가짜가 사라져. '증세' 카는 게 전부 가짜야. 응? (웃음)

환93 _ 그런데 제가 가끔.

치93 _ 불교에는 환幻이라고 그러지. (예) 그런 말 들었어 ? 환.

환94 _ 네. 너무나도 많이 억압을 한 것.

치94 _ 글쎄 뭘 억압했는가, 그걸 전부 재생을 해야 돼, 다시 살려야 돼.

환95 _ 그런데.

치95 _ 응? 뭘 했나 ?

환96 _ 어떤 때에는 재생하고 싶지도 않을 때도 있거든요. 흐흐.

치96 _ 응? 괴로워서?

환97 _ 그땐 너무나 괴롭고, 지금 와서 해 봤자 뭐 하겠느냐 생각도 들고…. 아버님에 대한 그런 것도 말이죠. 하나 예를 들어서, 쯧 이 정도로 뭐 아버님도 이해하고 인제 뭐 이랬으면 괜찮겠는가, 흐흐 이런 생각도 있어요. 흐.

치97 _ 그래도 인제, 그때 (예) 괜찮게 돼도 인제 그때 감정이 남아있다 이거야, 응 ? (예) 그걸 청소해야 돼. (그런데 억지로 감정을 낸다는 것도) 아, 억지로 내는 게 아니라, 그때 내가 어떻게 느꼈냐. (아) 응? (예) 그걸 말하라 이거야, 그 때. '지금 뭐 화를 내라' 이게 아니라 그 때 내 감정을 살려야 돼. 그 당시에 내가 어떤 감정인데 억압을 했다. 뭐 (예) 어떤 감정이었어?

환98 _ 우선은 뭐랄까. 아버님에 대한 건, 그때 어렸을 때….

치98 _ 언제부터. 아버지에 대한 감정은 어땠어?

환99 _ 중학교 때요. 초등학교 때는 잘 몰랐어요. 그런데 중학교 때는, 공부 방 하나 참, 제대로 마련해 주지 못하는 아버지의 어떤 무능력. 그것에 대한 불만감이 있었고요. 그렇지만 또 열심히 하시는데 그일이 잘 안 돼 가지고. (응?) 아버님 말씀대로, 아버님 열심히 하는데 그 일이 잘 안 돼 가지고 공부방 못 해 주는 것에 대해서는 어느 정도 이해를 했어요. 그런데 아버님이 어렸을 때요. 지금 생각하니까 그게 자위행위였던 것 같아요. (응?) 자위 (응, 자위) 그런데 지금 생각하면 아버님이 너무나 뭐랄까 좀 속이 없었던 것 같아요. 왜냐하면 자식들 다 보는데도요. 새벽 아침에 딱 일어나면요. 막 이불 속에서요. 막 그런 자위행위를, 그땐 몰랐지요.

치99 _ 자위? (예) 왜, 마누라 있는데 왜 자위?

환100 _ 있다 해도 제가 책 보니까 뭐.

치100 _ 몇 살 땐데 그게? 중학교 때?

환101 _ 예. 그때 예.

치101 _ 아버지하고 같이 잤단 말이지?

환102 _ 우리는 그때 방이 없어 가지고 다 같이 잤어요. 다섯 명이서. 흐흐.

치102 _ 그래? (예) 그래, 어머니는 어디에 자고? 어머니도 같이 자고?

환103 _ 제가 어머님을 좋아했어요. 흐흐흐. (응?) 제가 어머니 품에서 많이 잤어요. 큰, 큰, 중학교 때까지.

치103 _ **자네가 품고 있으니까네, 아버지가 자위행위 해야 되나?** (웃음) 응? 응? 응? 그래서? 그땐 뭔지 몰랐어? 그래?

환104 _ 저는 몰랐지요. 그때 막 해 가지고 종이에다 인제 자위행위 해 가지고. 휙 던지고 그랬어요. 종이를. 그래서 제가 딱 그 종이가 뭔가 해가지고 이렇게 딱 보니까 코 같은 게 있는데요. 그래서 이상하다, 흐흐 (허허) 냄새도 맡아보고 그랬어요. 그런데 지금 생각하니까 그게 그거더라구요. 그러니까 지금 생각하니까 와 참. 야, 어떻게 자식을 참. 앞으로 어떤, 자식의 장래를 생각하고 한다면 어떻게 그렇게 했을까 하는 생각을, 아주 그 무식했다 할까 그런 생각을 가졌어요.

⟨후략⟩

제 14 장

통찰과 훈습

통찰은 앞서 말한 바와 같이 일거수일투족, 24시간 환자를 지배하고 있고 반복되고 있는 원동력이 핵심감정임을 알아 차리는 것이고, 이것을 항상 깨닫고 이 감정으로부터 벗어날 수 있게 하는 것이 훈습이다.

∽∾ 질의 응답 ∾∽

1) 통찰과 훈습이 수행이다

Y_ 훈습熏習이 무엇입니까?

이동식 _ "습기習氣를 진여眞如, 깨달음으로써 쪼인다." 말하자면 불고기 많이 먹으면 몸에 불고기 냄새가 배잖아. 그렇듯이 깨달음으로 자꾸 쪼이면 그 깨달음이 자꾸 몸에 밴다 이거야. 마이어Adolf Meyer[1]도 정신장애는 잘못된 습관이라고 했는데 그걸 불교에서는 습기라고 하거든, 잘못된 버릇! 소올Saul[2]의 "잘못된 소아기 패턴을 바른 깨달음으로써 대치시킨다." 또 프로이트의 "깨달아서 현실을 바로 보게 한다. 그래서 현실을 받아들이

---

1) Kolb LC(1977) : 『Modern Clinical Psychiatry』, W. B. Saunders Company, p.16.
2) 제4장 주26) 참조.

게 한다." 하는 것하고 비슷한 거야.

KY_ 잘못된 습관을 깨달아도 자기 것으로 만들기 위해선 철저한 수행을 해야 한다는 말입니까?

이동식_ 그렇지. 수행이 훈습熏習하는 작업이다 이거지. 그리고 감정이 바뀌어야 되지. 감정, 마음이! 마음이 바뀌면 행동이 바뀐다. 지적인 통찰은 마음이 하나도 안 바뀐 것이고 아무 소용이 없는 거야!

S_ 십우도에서 제3도 견우見牛가 한 번 깨달은 건데 어떻게 보십니까?

이동식_ 견우는 아직 지적 통찰intellectual insight에 가까운 거리에 있지.

L_ 쉥옌Sheng-Yen[3]은 캄캄한 밤에 번갯불이 번쩍 칠 때 산의 모습이 보이잖습니까? 그것을 견우라고 비유를 했습니다.

이동식_ 그 다음 단계인 제4도 득우得牛는 통찰을 해서 안 놓치는 거지. 그 다음 제5도는 목우牧牛인데, 통제control해서 긍정적인 감정을 자꾸 살리고 부정적 감정이 줄어들게 반복하는 거고. 즉 통제하는 것이 들어가는 거지.

L_ 환자를 보니까 자기를 잊지 않고 보는 게 중요한 것 같습니다.

이동식_ 자기를 보는 그게 정신건강의 척도라고. 자꾸 사람이 투사를 하고 자기를 못 보거든. 단박 자기를 볼 수 있으면 그게 건강이지. 예를 들어, 뭐가 잘못 된다하면 내 자신부터 검토를 항상 한단 말이지. 석가모니가 깨달은 핵심이 그거야. 불취외상不取外相 자심반조自心返照. 그걸 알아야지. 후설도 판단중지라 했지. 판단하면 투사하게 되니까 말이야.

L_ 핵심감정에 대해서 통찰을 가졌다 하더라도 자꾸 잊어먹는 것이 문제입니다.

이동식_ 그걸 안 잊어먹으면 근기根機[4]가 대근기大根機지. 빨리 끝난다고.

---

3) 제5장 주1)과 같은 책.
4) 중생이 교법을 듣고 이를 얻을 만한 능력. 정신치료에서는 치료받는 환자의 자아의 힘ego strength을 의미.

L _ 안 잊어버릴 수 있는 수단과 방법은 없는 지요?

이동식 _ '물망勿忘', '물조장勿助長'[5] 이란 말이 있거든? 그렇게 하는 것이 제일 빠르다고. 안 잊어버리고, 빨리 안 하려고 하는 것이 제일 빠른 길이지. 노이로제는 안 보려고 하고 오히려 보는 것을 배척하기 때문에 병이 생기는 거니까 말이야.

2) 내부의 마음을 보라 – 득의망언 도이친 得意忘言 道易親![6]

C _ 저는 머리로, 말로 하니까 그렇겠지만 제가 환자들한테 '이런 게 핵심문제' 라고 얘기해 주면, 환자가 '이걸 어떻게 하면 낫느냐?'고 묻는데, '깨달은 걸 잊어버리지 않고 순간순간 알아차리고 있으면 자꾸 좋아 진다' 이렇게 이야기를 해 주게 되는 데 이게 맞습니까?

이동식 _ 그건 지식이지. 환자가 그걸 깨닫도록 도와줘야지. 그것은 설명이야. 물론 설명도 도움이 되지만 그것 가지고는 안 된단 말이야. 실지 경험을 해야지. 응? 말하자면 지금, 여기 here & now에서 '이것이 핵심감정이다' 하는 걸 경험을 하게 해 줘야지. 그 불면증 환자(사례 P)처럼 말이야. 환자하고 나하고 완전히 합일, 일치가 그렇게 돼야지.

C _ 그러고 나면 환자가 "그래서 나은 사람이 있습디까?" 하고 저한테 반문하기도 합니다. (웃음)

이동식 _ 그러니까 반문하는 그 내부의 마음이 뭔가 그걸 다뤄야 된다 이거야. 왜 그런 반문을 하느냐 그걸 다뤄야지. 정신치료는 항상 귀로 듣고 마음으로 들어가지고는 안 된다 이거야.[7] 자꾸 말 가지고 하는 게 아니라니까. 그게 지금 모든 치료에 있어서 해당되는 거야. 지금 C 선생은 득의망언

---

5) 『맹자孟子』에 나옴.

6) 제5장 주11) 참조.

7) 제3장 주1) 참조.

이면 도이친(得意忘言 道易親)! 환자가 말하면 그 뜻이 뭔가 그것을 모른다 이거야. 환자가 묻는 뜻이 뭔지를 모르고 있는거야. 자꾸 말에 머물러 있다 이거야.

3) 깨달음으로 닦는다 - 통찰과 훈습

L _ '깨달음으로써 닦는다.'는 말은 무슨 뜻입니까?

이동식 _ 깨달음은 정신치료로 말하면 통찰이라. Insight. 자기 마음을 깨닫는 거지. '왜 그런 망상을 하나?' 환자가 물으면 '왜 그런 질문을 하나?' 환자 마음을 보게 한단 말이야.(『보조법어』를 찾아와서 보여줌) 훈습熏習. '깨달음으로써 닦는다'. 진여훈습眞如熏習.[8] 이게 무슨 소린지 알아? '진여로써 훈습한다.' 말하자면 핵심감정을 깨닫고 그것이 매사에 일거수일투족에 나타나니까 그때마다 '이게 내 핵심감정이 발동한다'는 깨달음을 반복하는 것, 응? 이렇게 해서 자꾸 벗어나게 된단 말이야. 깨달음은 '각覺'이 근본이라, '각覺'이!『대승기신론』에 본각本覺, 시각始覺, 상사각相似覺, 수분각隨分覺, 구경각究竟覺이 나온다고.[9] 깨달음에 여러 가지 단계가 있다는 거야.

십우도 같으면 '소 발자국이 보인다, 소가 보인다' 그게 감정을 자각하는 거란 말이야. 그 전에는 자각이 없다 이거야. 우리나라 불교에서는 전통적으로 처음에 보는 소는 검은 소다 그렇게 말하거든. 검은 소는 적개심이란 말이야. 그리고 긍정적인 사랑의 감정이 생겨 자꾸 퍼지면 검은 색 즉, 적개심이 줄어들어 흰 소가 된다. 흰 소라는 것은 그런 적개심이 없어진 상태를 얘기하는 거야. 깨달아 안 하려고 해도 자꾸 되풀이 되잖아.

---

8) 『대승기신론大乘起信論』권4, pp.20~24.
9) 『대승기신론大乘起信論』권2, pp.12~27, 권3, pp.1~14.

'아이고 이거 또 그랬구나!' 깨닫는 것도 처음에는 한참 있어도 못 깨달으면 치료 받아서 깨닫고 말이야. 계속 노력하면 자꾸자꾸 깨닫는 시간이 단축이 된단 말이야. 하루 만에 깨닫다가 뭐, 반나절 만에 깨닫기도 하고, 한 시간 만에 깨닫다가 자꾸자꾸 시간이 단축되면 나중엔 아예 속에서 올라오는데 깨닫는다. 그러면 밖에 안 나타나거든. 응, 그러니까 구경각究竟覺, 즉 궁극적인 깨달음은 아예 그런 마음이 안 일어나는 거거든. 심무초상心無初相. '초상이 없다, 처음 모습이 없다' 그게 완전한 깨달음이야. 그런 감정 자체가 안 일어나는 게 궁극적인 깨달음이라. 알겠어? 핵심감정, 애응지물이 없으면 각이다 하는 걸 조금 아는 것 같애? (L_ 예. 조금 오는 것 같습니다.) (웃음) 깨달음도 여러 가지 단계가 있단 말이야. 1970년에 내가 「한국인 정신치료에 관한 연구」에서 불교에서는 51위位 내지 52위位가 있다고 했다고.[10]

사람들이 핵심감정의 지배를 받고 있다는 것을 모르고 있단 말이야. 정신치료를 하면서도 보통 제대로 잘 모르지. 정신치료적으로 깨달음의 단계를 얘기한다면 핵심감정이 있다 하는 것을 아는 것도 깨달은 거고, 지배를 받고 있다는 것을 일거수일투족에서 자꾸 깨닫는 것도 깨달은 거고, 핵심감정을 되풀이 해 놓고 금방 깨닫는다는 건 자꾸자꾸 좋아지는 거야. 빨리빨리 깨닫고, 자꾸 올라오는데 그때마다 자꾸 깨달아서 밖으로 안 나타난다. 나중에는 아예 올라오지를 않는다. 그게 궁극적인 깨달음이야. 그러면 완전히 걸리는 게 없게 되지.

다시 말해 처음에는 '마음이 그렇다' 하다가, 다음에는 '통제가 조금 됐다 말았다.' 하다가, 그 다음엔 '완전히 통제가 된다.' 마지막엔 '그런 마음자체가 안 일어난다.' 아무것도 안 일어나는 이게 궁극적인 깨달음이야.

---

10) 제1장 주1)과 같은 책, p.278.

도道 닦는 게 다 그렇거든. '욕심이 일어난다' 하는 것을 깨닫는 것도 그 과정이 처음에는 깨닫기는 하지만 아직 욕심을 갖고 행동을 한단 말이야. 그러면 그걸 또 깨닫고 말이야. 그렇게 깨달아가면서 욕심이 줄어드는데, 남아있는 욕심은 계속 통제하고, 나중에는 통제해야 할 '욕심'이 안 일어난다. 이것을 공자는 나이 70에 '종심소욕불유구從心所欲不踰矩'[11]라고 한 거지. '마음대로 해도 걸리는 게 없다!' 이게 구경각이야!

4) '수행이 끝났다' 하는 건 있을 수 없다

KH _ '돈오돈수頓悟頓修'하고 '돈오점수頓悟漸修'의 논쟁이 어떻게 되는 겁니까?

이동식 _ 대혜 선사大慧禪師의 『서장書狀』에 "깨달아서 기특지상奇特之想을 내면 안 된다."[12]는 말이 있다고. 부처는 보통 사람들이 보면 부처인 줄 몰라야 된다고. 말하자면 도둑놈 속에 들어가면 도둑놈으로 보여야 된다 이 말이야. 보통 사람이 몰라봐야 된다는 거지. 즉, 자연스러워야 도道를 제대로 닦은 거지. 『능엄경楞嚴經』에 따르면 죽을 때까지 닦아야 한다고 나와. '끝났다' 하는 건 있을 수 없다 이거야. 어느 정도 된 뒤에 '다 됐다!' 하면 『능엄경』에서 말하는 '약작성해즉수군사若作聖解卽受群邪'[13]에 빠지는 거야. 끝까지 반복해야 한다 이 말이야!

C _ 십우도에서 제7도 '망우존인忘牛存人'이 되었을 때 아상我相은 남아있고 다른 것은 없는 상태고, 핵심감정이라는 문제도 없다고 보면 되는 겁니까?

이동식 _ 아니! 자네는 밤낮 생각하는 게 문제야, 허허허. 그러니까 우주는 하나다 이거야. 근데 '어디가 경계선이냐?' 하면 사실은 현실에는 경계선

---

11) 『논어』「위정爲政」편.

12) 『서장』의 「이참정에게 답하는 편지」에 나옴.

13) 만일 성증聖證이라는 견해見解를 지으면 곧 군사群邪를 받으리라. 『능엄경』제9권.

이 없다 이거지. 너하고 나 이게 완전히 경계선이 없는 것이 아니고 대강 경계선이 있는 관계란 말이야. 경계선으로 완전히 단절이 되면 다 죽는 거지. 안 그래? 관계되어 있기도 하고 떨어져 있기도 하고 이런 거란 말이야. 너하고 나와의 관계라는 것은 많이 떨어져 있나 적게 떨어져 있나 이거지. 그러니까 '망우존인', '무아'라는 게 뭐냐? 이것을 제대로 알려면 말하는 사람이 뭘 말하나? 그걸 봐야 된다 이거야. 응? 동양은 말이나 개념, 의도는 현실을 가리키는 수단이다 이거지. "손가락을 통해서 달을 봤으면 손가락은 잊어버려라!" 그런데 자네는 손가락 가지고 자꾸 따지는 거란 말이야. 그것은 어떻게 보면 상대적인 구별이라고도 볼 수 있는 거야. '핵심감정이 완전하게 청소가 됐다.' 그러면 또 '아我도 없다' 이렇게 볼 수 있는 거 아냐? (웃음)

5) 동, 서양의 차이 : 아상我相을 중심으로

L _ 우리가 몸을 가지고 있으니까 아상我相이 남는 건 아닙니까?

이동식 _ 십우도의 아홉 번째 '반본환원返本還源'은 완전히 투사가 없는 거거든. 마음이 고민하고 동요하는 건 아직 생사지심生死之心이 남아 있다고 볼 수 있다고. 근데 실제 보면 서양 사람들이 최고로 정신분석을 받더라도 동양보다는 아상이 남아있다 말이야, 아상이! 서양 사람 전체가 대부분 다 아상이 없는 그 영역을 잘 모른다고. 서양 사람들이 열등한데도 우리보다 낫다 이런 사고를 다 갖고 있다고. P 선생 미국 가보니 어때?

P_ 한국에서는 지지세력이 많았는데 거기서는 그런 사람이 없어 혼자 버티려니까 좀 외롭다 하는 것을 느꼈습니다.

이동식 _ 미국문화가 그렇다고. 1986년 PRCP[14]를 동경에서 할 때 매닝거

---

14) Pacific Rim College of Psychiatry.

Roy Menninger가 '미국의 지지체계supportive system'에 대하여 강연을 했는데, 사회를 보던 가토Kato가 나보고 논평을 하라 해서 내가 "동양에는 사회 내 지지체계가 많지만 미국에는 사회 내 지지체계가 없어서 국가가 조직적으로 지지체계를 만들 수밖에 없다."고 했거든. 그러니까 동양 사람들은 뭔지도 모르고 서양 것은 좋다고 착각하고 말이야. 우린 지지가 많거든. 미국은 없다고. 그 왜 'lonely crowd'라고 있잖아. 군중 속에 있는데 자기는 혼자다. '군중 속의 고독.'

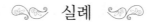

실례

※ 제2부 도정신치료의 사례 P를 참조

제 15 장

치료의 중단과 종결

치료의 종결은 환자가 일반적으로 전이감정이나 치료자의 실수로, 또는 현실적인 사정, 즉 이사를 간다거나 시간과 치료비의 문제로 합의 하에 종결될 수도 있다. 전이감정을 다루기가 힘들어서 중단을 합의해 종결되는 일도 있다. 종결이나 중지나 도중탈락시 환자와 치료자의 마음을 정확하고 분명하게 알고 있는 것이 중요하다. 정신치료는 수도와 같이 끝이 없는 것이다. 자기 핵심감정을 깨닫고 잊어버리지 않고 죽을 때까지 훈습을 해야 한다. 환자 혼자 힘으로 할 수 있으면 시험 종결 내지 합의해서 종결하는 것이다.

∽∾ 질의 응답 ∽∾

1) 성숙 성장이란 큰 목표와 정체된 곳을 뚫는 당면 목표

C _ 치료 목표를 치료 초기에 명시적으로 규정하지 않을 때, 치료 종결의 기준도 명시적이 되기 어려워지는 것 아닌가요?

이동식 _ 프롬-라이히만[1]의 말처럼 궁극적 목표는 푯말signpost 같은 것이

---

1) 제2장 주3)과 같은 책, pp.188~194.

지. 현실적 목표aim를 달성하면 궁극적 목표goal로 가는 길이 열린다고. 치료의 큰 목표가 성장 성숙의 성취라고 하면, 치료의 현실적 목표는 성장을 향한 흐름이 정체된 곳을 뚫어서 흐름이 재개되게 하는 것이야. 정체된 곳을 뚫는 작업은 끝이 있으나 흐름 자체에는 끝이 없다는 얘기지.

2) 욕심을 내지 말 것

C_ 소올[2]은 "시험적 종결trial ending이 일단 제시되면 너무 많이 분석하려는 유혹을 물리치고 효과적인 최소의 치료쪽으로 가는 것이 좋다."고 하였습니다.

이동식_ 그렇지. 욕심을 안 내는 것이 좋다고. 최대 효과maximum effect 이런 건 치료자의 욕심이야. 조금이라도 좋아졌으면 좋아진 거지. 치료자나 환자가 자꾸 욕심내면 치료가 안 된다고. 오히려 망치기도 한다고. 치료뿐 아니라 만사가 그렇잖아. 치료자나 환자가 욕심 안 내면 저절로 되는 경우가 많다고. 최대로 치료하려고 하지 말고 조금이라도 치료되는 것을 바라는 게 오히려 치료가 빠르게 진행된다고. 요즘 우리나라 어머니들을 보면 욕심내서 애들 다 버리는 것 같애. 조금이라도 잘하면 알아주고 그러면 애들은 신이 나서 스스로 잘한다고. 물론 칭찬도 너무 하면 독이 되지만 말이야. 맹자에 조장助長이라고, 빨리 자라라고 뿌리 뽑는 얘기가 나온다고. 조금이라도 그대로 자라는 것이 중요한 거야. 거목도 처음엔 떡잎 2개로 시작하잖아. 빨리 안 자란다고 자꾸 흔들고 그러면 오히려 죽는다고. 그게 자연의 이치야. 치료나 자녀교육도 자연스럽게 해야 된다고.

---

2) 제1장 주3)과 같은 책, pp.400~408.

3) 전이 파악과 처리는 신속하게 해야…

K _ 8개월 정도 정신치료를 하던 주부 환자가 관계가 상당히 퇴행되어 있는 상태에서 이사를 가 가지고 제가 에로틱한 망상의 대상이 된 경우가 있습니다. 제가 전화를 안 했는데 환자는 제가 자꾸 전화를 한다고 하고, 그래서 그 이웃에 있는 목사가 사실인 줄 알고, "K 선생 왜 자꾸 전화하게 됐냐?"고 문의 전화도 온 적이 있습니다. '곧 이사를 갈 환자는 치료를 안 해야겠구나, 약이나 주고 그냥 간단하게 보는 게 낫지.' 싶었습니다. 인터뷰해서 관계rapport가 좀 되다가 퇴행되는 상태에서 떠나버리니까, 어릴 때 엄마한테 배척당한 느낌이 재현된 게 느껴졌거든요. 종결을 하고나서 망상까지 생기는 것을 보니까, 제가 너무 턱없이 환자를 퇴행된 상태로 보냈는가? 그런 느낌을 받았습니다. 그때 환자가 한 2시간 상담하고 가서, 강보에 싸인 환자를 제가 안고 있는 꿈을 보고했었습니다.

이동식 _ 그래서 소올이 정신분석 수련을 마치고 분석가가 되면 T&R 글자를 새긴 반지를 만들어서 환자를 보면서 밤낮 들여다보라고 했다고. 전이, 저항이 너무 깊어지기 전에 빨리 알아차려서 그것이 심화 되지 않게 해야 되는 거야. 그러니까 환자가 그렇게 되고 있다 하는 것을 빨리 알아서 그렇게 안 되도록 하라 그 말이야.

K _ 아주 드러나게 정신병적인 수준은 아니고, 상당히 의존하는 관계였습니다. 중간에 저도 그런 느낌을 좀 받았는데, 의약분업 파업할 때 의사 편에 서서 막 글도 써 올리고 그랬어요.

이동식 _ 자기 집안에 의사도 없는데 그러면 그게 전이다 하는 것을 빨리 알아야지. 그땐 몰랐어?

K _ 너무 강하다 이런 느낌은 받았습니다.

이동식 _ 그런 걸 빨리 파악해야 되는 거야.

4) 후임 치료자를 소개해 주는 문제

K _ 정신치료 하던 환자에게 다음 치료자를 전 치료자가 안내를 해 주는 경우도 가끔 있지만, 자기가 선택하도록 하는 열려 있는 경우들이 더 자유롭다고 들었습니다. 제가 보던 환자를요, 타지에 가면 치료자가 여러 사람 있지 않습니까, 그러면 환자가 선택하도록 맡기는 것하고, 제가 누구에게 가거라 하는 것하고 어떻습니까?

이동식 _ 그거는 환자하고 의논을 해야지. 환자는 정보를 모르니까 어디로 가야 될지 모르잖아. 여러 가지 사정과 원하는 것을 들어보고 그 범위 내에서 후보를 몇 명 소개하고, 가봐서 좋은 쪽으로 선택하라 하면 된다고. 최종적으로는 환자가 선택하는 거지.

5) 마무리 면담의 필요성과 그 효과

H _ 제가 치료하던 환자가, 약속된 치료시간 한 시간 전에, "이제 안 가려고 한다."고 부인이 전화를 했습니다. 그래서 "좋다."고, "이번 시간에 매듭을 짓자."고 환자를 오게 했거든요. "왜 안 오려고 하느냐?"니까, "이삼일 전에 친지하고 크게 싸우고 난 다음에 그 감정이 치료자한테도 오는 것도 있고, 그리고 약을 안 먹어야 된다." 이런 생각으로 안 오겠다 그랬습니다. "그것이 안 그렇다. 이렇고 이렇다." 하니까 "아, 몰랐다. 이제 오겠다." 이렇게 되었습니다.

이동식 _ 그렇지. 보통 안 오려고 하면, 최소한 한두 번은 와서 상담하면 또 되지. 치료가 한 단계 올라가지.

6) 치료 중단의 준비도 환자 스스로 하도록 해야…

KD _ 20~30년 치료해온 정신분열증 환자들을 치료자가 명을 다해 죽게 되면 어디로 보내야 되는데 걱정입니다. 선생님은 오래 치료한 환자들을 어떻게 하시려 합니까?

이동식 _ 어떤 환자가 자기는 "죽을 때까지 치료받아야 되는데, 선생님은 아무래도 나보다 먼저 돌아가실 것 같으니 다른 젊은 치료자에게 가야겠다."고 해서 ○○대 가서 해 보다가 도로 와서는 오히려 치료비를 더 내더라고. (웃음) 나 죽은 뒤의 준비를 하는 사람, 나 죽기 전에 나아야겠다는 사람 등 여러 경우가 있다고. 남이 대신 걱정해 주면 당사자는 자기가 자기 걱정 안 하게 돼서 결국 해가 된다고. 부모 자식 간에도 자기가 답답해서 해 달라 해야지. 곤경에 빠져 있으면 구해 주지만 그게 아니면 자기 스스로 해야 된다고. 자기가 깨닫고 스스로 하도록 도와주는 거지, 해 주는 게 아니라고. 그게 무위無爲야!

⋙ 실례 ⋘

사례 L : 18회로 끝난 강박증 단기치료

20대의 젊은 남자로서, 몸을 의탁하고 있는 곳에서 치료비를 대주는 등의 배려를 해 주어서 치료를 받게 되었으며, 치료자로부터도 치료비를 할인 받고 있는 상황이다.

〈 제17회 끝 부분 〉

치188 _ 내주도 그러면 목요일 11시 할까? 시간이 어떻게 되나? 응? 〈침묵〉

환189 _ 당분간 좀 쉴 생각인데요.

치189 _ 쉬어? 쉬어보든지 그럼.

환190 _ 예 그분한테 인제 너무 신세.

치190 _ 당분간 쉬려면 딱 마무리해 가지고 쉬어야 돼. 응?

환191 _ 예? 어떤 마무리요. 다음 주 한 번 더 하기로 할까요?

치191 _ 응. 매듭을 지어야 돼.

환192 _ 예.

치192 _ 여태까지 뭐를 했고 말이야, 남아있는 문제가 뭐다, 딱 해 놓아야
지 응? 안 그러면 이게 도로아미타불이 많이 된다 이거야, 응?

환193 _ 예.

치193 _ 한 번만 더 하지. 응?

환194 _ 예. 그리고 제가 선생님한테도 미안하고요.

치195 _ 그래그래.

환195 _ 그리고 그분한테도.

치196 _ 그럼 그래 알았어. 그럼 내주 목요일 11시 할까? (예)

〈 제18회 : 최종회 〉

치5 _ 오늘 인제 마지막이야? 요전에 어디까지 했나?

치7 _ 오늘 일단 인제 마무리를 지어야지.

환8 _ 예.

치8 _ 이때까지 한 거 성과를 인제 매듭을 지어야지.

환9 _ 증상이 완전히 사라지지는 않았거든요. … 치료하면서 사고방식이
조금 달라졌어요.

치9 _ 어떻게?

환10 _ 전에는 코가 보인다든가 하는 증상이 나타나면, 안 보여야 되겠다,
그 증상을 갖고 매달리고, 없애려는 그런 태도였는데, 이제는 코가
보이는 원인의 배후에는 내 마음의 갈등이 있어서 이렇게 증상이
나타난다 하는 것을 깨달았다 하는 소득을 얻었어요.

치10 _ 자꾸 인제 혼자라도 배후를 캐면 자꾸 좋아진다고. 응. 가끔 녹음
도 듣고 말이야.

환11 _ 예 스스로 배후의 갈등을 알려고 노력하는….

치11 _ 그걸 피하는 거니까, 증상은. 코를 신경 쓰는 것은 자기 진짜 문제
를 회피하는 하나의 방편이다 이거야. 응? 그러면 뭐를 내가 회피
하고 있나, 그걸 탁 깨달으면 증상이 없어진다 이거야. 응, 뭐 수

십 년 참선해도 말이야, 억누르면 나중에 터진다고. 지금 이걸 잘 해 놓으면 앞으로 공부하는 데 아주 좋다고, 응? 대혜 서장 배웠지?

치12 _ 거기 다 있어. 애응지물碍膺之物을 없애면 각覺이다. 애응지물을 회피하면 증세가 나타난단 말이야. … 애응지물이 뭐야? 그걸 명확하게 알고 있어야 된단 말이야. … 가슴에 거리끼는 물건, 항상 마음에 걸리는 것.

환13 _ 그 인생관이라든가 세계관, 가치관 이런 것은 빨리 설정할수록 자기 인생….

치14 _ 입지立志라고 하지. 입지가 첫째이고 방향이. 안 그러면 왔다갔다… 이게 뭐 성과가 없다 이거야.

환14 _ 목표가 확실히 서야 흔들림이 없을 것 같은데 아직 뚜렷하게 서 있지 못하기 때문에요.

치15 _ 그렇지. 그것은 아직까지 애응지물碍膺之物에 매달려 있으니까 그런 게 나타나지 않는다 이거야. 응, 거기에 정신이 다 팔려 있으니까.

환15 _ 이제는 그게 좀 시급하다는….

치16 _ 증세는 그렇고 인제 원인에 대해서 한번 얘기를 해 보라고. 이때까지 치료 받아서. 자기 문제가 뭐냐 이거야, 응?

환16 _ 예. 처음에는 아버지에 대한 원망이 굉장히 컸었죠.

환18 _ 하면 할수록 원인은 분명히 거기에 있다라고 생각했고, 또 동생에 대한 죄책감이 조금 작용했을 거고. 그 두 가지가 원인인상 싶은데, 아버지에 대한 원망은 완전히 사라졌다고 할 수 없겠지만요. 아버지에 대해서 이해를 했다고 하는 거. 내 자신이 이해하려고 노력했고 마음의 정리를 어느 정도 했다고 생각해요.

환19 _ 제 성격에 원인이 있다, 그런 점에 대해서 인제 제 자신이 눈을 돌리고, 그러한 치료 과정에서 마음의 변화는 그런 상태로 해 나갔던 것 같았습니다.

치20 _ 그러니까 앞으로 뭐 어떻게 해야 되겠다 하는 것은?

치21 _ 앞으로 고친다든지 해결해야 될 남은 문제가 뭐냐 이거야.

환21 _ 그러니까 인제 딴 데다 원인을 돌리지 않고요, 제 자신을 조금 인격적으로 완성해 나가는, 성격을 고치려고 노력을 하려고 합니다.
〈침묵〉 …책을 읽고, 경험을 쌓고, 흔들림이 없게끔 중심을 잡아야
되겠다는 생각을 했어요. 하나의 큰 목표를 두었을 때 그때는 사소
한 문제는 사소하다고 느껴질 수도 있을 것 같고, 그래서 목표를
향한 활기찬 생활이 될 거라고 생각했어요.
〈침묵〉 그리고 어떤 일을 하는 데 있어서 동기, 이유가 순수해야만
걸림이 없을 것 같아요.

치22 _ 그렇지.

〈하략〉

사례 M : 6회로 끝난 과민성 대장염 단기치료

미혼 여성으로, 직장 상사가 치료비를 대주어 치료받게 되었다. 한편, 그
상사의 성격과 업무로부터의 스트레스도 받고 있다. 장기 치료로 갈 수 없
다는 것을 치료자와 환자 모두 알고 있다.

〈 제4회 〉

환2 _ 많이 좋아진 것 같아요.

치4 _ 다행이다. 그래, 뭐 깨달은 걸 적어놔야 돼. 그걸 안 잊어먹으면 빨
리 좋아지는 거고, 잊어버리면 또 다시 깨달아야 되고. 그 깨달은
것 그대로 키워 나가면 빨리 좋아진다. 음. 어떻게 좋아졌어?

〈중략〉

환77 _ 제가 조금 마음 편치 않은 게요, 여기를 상사가 가 봐라 그랬거든
요.

치79 _ 뭐가 불편해? 뭐든지 얘기해.

환80 _ 아신다는 것도 불편하고….

환81 _ 못할 말을 하는 거 아닌가….

치82 _ 아, 뭐 욕을 하라니까, 〈같이 웃음〉 욕을 마음 놓고 하라고.

환85 _ 치료비를 주시기로 했거든요….

환90 _ 그게 전 부담스러워요.

치90 _ 부담스럽다고 이야기하라고. …그런 걸 이야기하면 돼.

〈 제5회 〉

환1 _ 요 다음 주부터는 치료를 좀 어떻게….

환2 _ 요번까지만 하구요.

치3 _ 다시 또 뭐, 하다가 또 하고 그런 방법이 있지. 깨달은 것 가지고 자력으로 해 보고 또 부족한 게 있으면….

환4 _ 다시 연락을 드릴게요.

치5 _ 치료라는 게 인제 과거에 자라다가 못 자란 부분을, 장애물을 제거해서 다시 자라는 거거든. 응? (**환_** 예) 그러니까 해 보고 또, 거 하면 하고 그런 게 오히려 낫지. 인제 뭐 알기는 알았으니까….

치6 _ 여태까지 해서 깨달은 걸 정리해야지.

치7 _ 잘 간직하고 있어야 자꾸자꾸 좋아진다. 잊어버리면 또 도로아미타불이라. … 깨달은 것을 간직하고 있어야 매사에 종전하고 다르게 말이야.

환9 _ …어렸을 때부터 책임감 면에서 좀 지나쳤던 것 같아요. … 원인을 따지자면 〈가족에게 무책임한〉 아버지에 대한 그게 …책임감 없는 사람은 되지 말아야겠다….

환47 _ 지나쳐서 자신을 너무 몰아붙여서 한계상황까지 끌려가는 것을 조심해야겠다는 생각이 들어요….

치54 _ 음, 그러니까 그게 뭐 어릴 때부터 형성된 거네?

치59 _ 떠안고 일해서 칭찬받으니까 남이 또 시기한다.

치70 _ 그래, 여기서 오늘 얘기한 거라든지, 여태까지 얘기한 거 다 메모해 놓고 매일 들여다보라고. 그러면 치료 안 받아도 좋아지지.

〈 제5회 치료 이후, 같은 달에 보낸 성탄 카드 〉

〈전략〉, 제 앞에 놓인 마지막 산이 될 것 같은 허무의 산을 오르기로 하였습니다. 너무 오래 주저앉아 있어서 걸음을 잃어버릴 정도였습니다. 박사님 도움이 컸습니다.

〈중략〉, 신은 인간의 운명을 가지고 바둑을 두나 봅니다. … 도망치다가 맞기보다 …당당하게 웃으며 맞이하는 것.
〈중략〉, 어쨌든 저는 다시 배낭을 꾸리고 제 길을 떠나기로 했습니다.〈하략〉

〈 제6회 : 최종회, 5회로부터 2개월 뒤 〉

환4 _ 여쭤볼 게 있었어요. 제가 지금 잘 가고 있는지….

환9 _ 근본적인 게 우울증하고, 사는 것에 대한 부정적인 생각이라고 생각되는데요. 방향전환을 하는 게 잘 안 되거든요.

치10 _ 그래, 물론이지. 처음에는 뭐 그런데 자꾸 반복해지.

환19 _ 긍정적인 생각으로 돌아선 것 같은 느낌이 들어요.

환21 _ 그런데 책 읽는 방향이 키에르케고르, 니체, 쇼펜하우어….

환22 _ 이쪽으로 가면 안 된다고 생각하면서도 자꾸 그런 쪽으로 파고들다 보니까 길을 잘못 들고 있는 게 아닌가….

환23 _ 딱 자르고 막아야 되는 건지?
〈중략〉

환85 _ 원인을 다 알아서 치료를 하더라도 원인은 지나가고 증상만 남아있기 때문에….

치86 _ 원인이 속에 숨어있으니까 증상이 나타난다. 원인하고 대결하고 있으면 증상은 없다.

치92 _ 핵이 없으면 만성 우울도 없다. 표면에서부터 하나씩 벗겨나가면 된다.

치105 _ 언제부터 우울증이 생겼나?

환106 _ 초등 6학년쯤, 이사하면서부터 이제 깊이 생각하면서 많았던 같아요.

치106 _ 그때 무슨 환경 변화가?

환107 _ 고향 살다가 서울 이사 온 것. 내부적으로 죽고 사는 문제 뭐 이런 것 생각을 많이 했던 것.

치107 _ 외부 그게 뭐 잘 안 되니까 그런 생각을 하는 거거든. 다 외부적 그게 자극을 받은 것 아니야? 왜 우리 아버지는….

환109 _ 지금까지 철학적인 것에 자꾸 흥미 갖는 게 그 연장선인 것 같아요.

치109 _ 그렇지. 그러니까 요새 그런 게 아니다. 그만큼 뿌리가 깊다. 철학적 사고의 발단이….

치110 _ 뭔가 잘 못 될 적에 생기는 거다….

치114 _ 그러니까 뭐가 잘 안 돌아간다고 느꼈나, 그게 인제 뿌리다. 〈침묵 40초〉

환115 _ 제가 방향이 틀렸나 본데요?

환118 _ 전보다 나아진 게 없잖아요.

치119 _ 뿌리는 그대로 있지. 효과를 보기는 봐도. 4시간밖에 못 잔다, 자꾸 철학 책을 읽으려고 한다, 그게 뿌리가 있다고 하는 증거라, 알겠어?

환121 _ 견디기가 좀 나아졌어요.

환124 _ 좋아지고 나서 자꾸 이쪽으로만 생각이 돌아가는 걸 보니까….

환125 _ 방향을 다시 잡아야겠다는 생각이 들기 시작했어요. 그래서 그게 맞나 지금 확인하러 온 거예요.

치125 _ 그래 잘 왔어. 엉뚱한 데로 가면 안 된다고. 그러니까 치료라는 게 확인하러 온다 이렇게 생각하면 돼.

〈 제6회 종결 후 약 6년 뒤, 전화로 확인 〉

그 사이 증세는 낫고, 사업하는 사람과 결혼해서 아이 낳고 잘 지내고 있다. 6회 종결 때까지 철학에 대한 집착이 남아있었으나 이제는 그런 비현실적인 생각은 다 없어졌다.

도정신치료의 사례

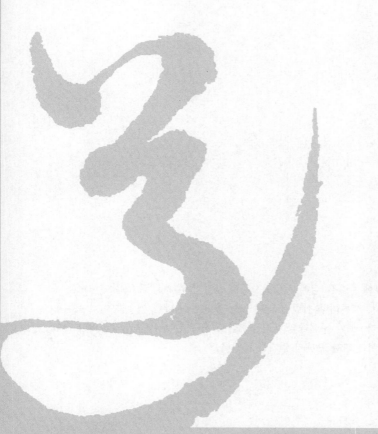

● 본서의 제1, 2부에 수록된 실례들은 현장감을 살리기 위해 모두 녹음 그대로를 풀어쓴 녹취록이다. 사투리나 어법에 맞지 않는 부분이 있다면 이 때문이니 독자들의 이해를 구한다. 또한 사례들의 신상보호를 위해 관련 부분을 변경하거나 나타내지 않았으니 이에 관한 오해가 없기를 바란다.

"엄마가 미워요"

밖에 나가면 동네 사람들이 욕할 것 같아 종일 방안에서 나오지 않고, 심지어 어머니도 방안에 들어오지 못하게 하는 등의 이상한 행동과 잠도 안자고, 공상만 하고, 학생인데 공부도 하지 않는 등의 문제가 있어, 휴학하기 위해 진단서를 발급받고, 치료를 위해 부친이 입원시킨 여대생 환자다. "환자의 문제를 어떻게 이해하고, 개입, 접근해야 하는가?" 하는 주치의의 자문에 응하여 주치의와 전공의들에게 일방거울을 통해 보여준, 24분간의 단 1회 면담으로 끝나는 제한된 상황에서의 자문 면담이다.

치1 _ 몇 살이지?
환1 _ 음. 스물한 살입니다.
치2 _ 스물하나?
환2 _ 예.
치3 _ 응. 어때 그래. 병원에 온 지 얼마나 돼?
환3 _ 병원에 온 지 한 일주일 됩니다.
치4 _ 일주일. 그래. 뭐, 왜, 왜 왔어?
환4 _ 그냥 불안하고요. 쫓기는 것 같아….
치5 _ 응. 또?
환5 _ 그리고 또. 엄마가…, 밉고….
치6 _ 언제부터?
환6 _ 어릴 때부터예….
치7 _ 응. 그래. 요새 더 미워져?
환7 _ (청취 곤란) …그리고.

치8 _ 뭐, 엄마가 왜 미워져?

환8 _ 엄마가 아플 때 제가 피곤할 때라든가, 이래…, 아프고 이럴 때 이해를…. 피곤해서 잔다고 하면 그걸 이해를 못하고….

치9 _ 음.

환9 _ 자식에 대해서 사랑을 많이 안 주고, 자기가 전신에…, 너무…, 자기 것만…, 부모가 또…, 엄마가 일을 시키고 그런 식으로…, 그래가지고….

치10 _ 어떤 일을 시켜?

환10 _ 제가 일곱 살 때니까, 어릴 때 동생이 많고 동생이 네 명 있거든요. 아기를 보라고…, 일도 시키고.

치11 _ 음.

환11 _ 마음은, 마음은 이래, 놀러도 가고 싶고…, 친구들하고….

치12 _ 음.

환12 _ …애기를 안고, 팔다리가 저려오고….

치13 _ 음.

환13 _ ….

치14 _ 음. 그게 몇 살 때야?

환14 _ 7살 때.

치15 _ 응?

환15 _ 7살 때.

치16 _ 음, 그 전의 기억은 없나?

환16 _ … 뭐 어릴 땐데 인제, 제가 아~주 어릴 때 뭐를 빨고 있을 땐데 확 뺏어가예.

치17 _ 누가? 엄마가?

환17 _ 예. 어릴 때 나쁜 거라고… 아이스크림, 아이스깨끼 빠는데….

치18 _ 그때 몇 살?

환18 _ 그때 한 세 살, 세 살 때쯤.

치19 _ 응?

환19 _ 세 살 때.

치20 _ 세 살?

환20 _ 예.

치21 _ 응. 그게, 그 이전의 기억은 없고?

환21 _ 그 이전의….

치22 _ 응. 그 다음 기억은 어땠나?

환22 _ 그 다음 기억은 그래서 제가….

치23 _ 응?

환23 _ 그래서 제가 막 반항했고.

치24 _ 응?

환24 _ 그래서 제가 어 엄마 말하는 걸 안 들었거든요.

치25 _ 세 살 때부터?

환25 _ 예.

치26 _ 응.

환26 _ 그래서 말을 안 들었기, 말을 안 들었기 때문에, 반항하고.

치27 _ 응?

환27 _ 그래서 자꾸 반항하고 싶고예.

치28 _ 응~. 그래, 어떻게 반항했어?

환28 _ 그래서 반항하면…, 엄마는, 인제 집안이 가난하거든예…, 장 보고, 그러니까…, 보라는 듯이, 막 이고오고…, 참 도움받기 싫어했어요. 도와주고 싶지만, 엄마가 진정으로 그런…, 하여튼…, 보란 듯이 그렇게 하곤 하니깐 정말 싫었어요.

치29 _ 응, 미웠단 말이지. 응?

환29 _ 예.

치30 _ 내가 이렇게 어? 응? 고생한다, 응?

환30 _ 예…. (청취 곤란)

치31 _ 아버지는 뭘 하시는데?

환31 _ 아버지는 ○○○에 다니십니다.

치32 _ 그   전부터?

환32 _ 예.

치33 _ 본래 어디서 태어났어?

환33 _ ○○에서 태어났어요.

치34 _ ○○ 응?

환34 _ 예.

치35 _ 몇 살까지 거기서 살았어?

환35 _ 다섯 살까지. 다섯 살까지요.

치36 _ 그 후에는?

환36 _ 그 후에는….

치37 _ 응?

환37 _ ….

치38 _ 응, 그때도 아버지가 ○○○인가?

환38 _ ….

치39 _ 그래 일로 전근 오셨나? 응?

환39 _ 예.

치40 _ 응?

환40 _ 예.

치41 _ 그래가지고 쭉 이곳에서 산다 말이지 응?

환41 _ 예.

치42 _ 아버지, 어머니 고향은 어디야?

환42 _ 아버지, 어머니 고향은 ○○.

치43 _ ○○?

환43 _ 예.

치44 _ 둘 다?

환44 _ 예.

치45 _ 응. 그래 아버지, 어머니 성격은?

환45 _ …(청취 곤란)… 틀려요.

치46 _ 응?

환46 _ (청취 곤란)… 틀려요.

치47 _ 아버지는 어떻고, 어머니는 어떻고?

환47 _ 아버지는 인제 직업에 충실하시고, 잔소리가 많고 잔소리가 참 많으시고, 개를 좋아하고, 인제 꽃 가꾸는 거 좋아하시고, 잔정이 많으시고 직업에 충실하시고요. 엄마는 잔정이란 하나도 없고, 무조건 일하고, 일하고 밥 먹고.

치48 _ 음. 아버지, 어머니 성격은? 아니, 저… 관계, 관계 사이는?

환48 _ 사이가 안 좋아요.

치49 _ 안 좋아? 왜, 왜 안 좋아?

환49 _ 아직까지는.

치50 _ 왜 안 좋아?

환50 _ 엄마가 아버지는 항상, 인제 …그카면 받아들이는데… 엄마가….

치51 _ 대화가 안 돼?

환51 _ 대화가 안 돼요.

치52 _ 남의 의견 안 받아들여?

환52 _ 예. 안 받아들입니다.

치53 _ 음. 음. 연령 차는?

환53 _ 연령 차는 다섯 살 차.

치54 _ 응?

환54 _ 다섯 살 차.

치55 _ 아버지가 더 많아?

환55 _ 예.

치56 _ 음~. 그럼 둘이 뭐 연애결혼 했나? 중매?

환56 _ 중매결혼…, 했는데…, 제가 인제 알은 건데, 엄마가 인제 처녀 때 아프셨어요. 아프셨는데, 외할머니가 굿을 해도 안 낫고 해가 엄마가 헛소리하고 해서.

치57 _ 돌았어?

환57 _ 예.

치58 _ 엄마가?

환58 _ 예.

치59 _ 음.

환59 _ 그래가 시집보냈다 그래요.

치60 _ 아, 그래서 빨리 시집보냈구나. 몇 살 때 시집?

환60 _ 엄마가 스물일곱 살 때.

치61 _ 그럼 뭐 빠르지도 않네. 응? 그때 왜 그렇게 그때까지 시집을 안 보냈노?

환61 _ 외갓집에서 엄마한테 일만 시켰대요.

치62 _ 응?

환62 _ 외갓집에서 엄마한테 일만 시켰대요.

치63 _ 아! 아! 그러니까 인제 너한테 자꾸 일 또 시키는, 사람, 자기 당한 대로 말이야.

환63 _ 예.

치64 _ 응?

환64 _ 예.

치65 _ 응?

환65 _ 사랑받고 싶은데, 어리광도 부리고 싶고, 엄마 품에 안기고도 싶은데….

치66 _ 안겨 본 적이 없어?

환66 _ 예.

치67 _ 음…, 그러면 동생들은, 순서대로 얘기해 보지. 바로 밑에가 남동생인가?

환67 _ 바로 밑에가 여동생이구요.

치68 _ 몇 살 차이?

환68 _ 두 살 차이.

치69 _ 두 살.

환69 _ 두 살 차인데 오줌을 많이 쌌거든요.

치70 _ 응?

환70 _ 오줌을 많이 쌌거든요.

치71 _ 응~

환71 _ 그래가 엄마는 깨끗한 걸 좋아하는데, 항상 일을 하니까 깨끗한 걸 좋아하니까, 이불 빨래 해놓으면…, 오줌 싸니까, 엄마가 화가 나가지고, 화가 나니까 항상 때려요…. 때려도 너무 많이 때리고 인제, 반항적으로 인제…, 손버릇이 나빠지고.

치72 _ 응, 요새도 그래?

환72 _ 엄마가…, 아니요. 요새는 안 그런데, 원래 나쁜 애는 아닌데.

치73 _ 응?

환73 _ 엄마가 미워하니까, 용돈도 잘 안 주고.

치74 _ 애!

환74 _ 학교 보내주면 다고, 정 같은 건 없거든요.

치75 _ 그래 그 다음 동생은?

환75 _ 그 다음.

치76 _ 바로 밑에는 여동생이란 말이지.

환76 _ 예.

치77 _ 그 다음?

환77 _ 여동생.

치78 _ 여동생은, 고건 몇 살?

환78 _ 중학교 2학년, 15살.

치79 _ 그 위에 아이하고, 그 다음 동생은? 고등학교?

환79 _ 고등학교 3학년.

치80 _ 음, 그럼 뭐, 몇 살 차이지?

환80 _ 그러니까, 네 살 차이.

치81 _ 네 살?

환81 _ 예.

치82 _ 남자? 그 다음에는?

환82 _ 여자 동생.

치83 _ 응?

환83 _ 딸 네 명에, 예 막내가 아들.

치84 _ 아, 밑으로 딸 둘이란 말이야?

환84 _ 예.

치85 _ 남동생 밑으로.

환85 _ … 저하고.

치86 _ 너하고 바로 밑에 여자 아나? 남동생?

환86 _ 아니요, 여동생.

치87 _ 여동생, 여동생.

환87 _ 예. 막내가 남동생.

치88 _ 아, 남동생이 둘이야?

환88 _ 아니요. 막내가 남동생.

치89 _ 아, 그러니까 그 위에 전부 여자란 말이지?

환89 _ 예.

치90 _ 응? 그러니까, 넷째 딸하고 남동생하고 연령 차이가 얼마야?

환90 _ 세 살 차이. 5학년이고 4학년이니까 두 살 차이.

치91 _ 음. 그러니까 아버지는 거 뭐 월급이 많지 않다 이거지.

환91 _ 예.

치92 _ 응?

환92 _ 예.

치93 _ 그럼 뭐 엄마가 뭐 무슨 계나 뭐 다른 돈벌이 했나?

환93 _ 돈벌이는 아버지가 돈 벌려고 하는데 능력이 없거든예. 그래서 항상….

치94 _ 그래 엄마가 뭐 번 돈은 없어?

환94 _ 엄마가 번 돈은 계 넣어 놓았고.

치95 _ 음. 거, 집에 뭐 딴 식구는 없어?

환95 _ 딴 식구 없어요.

치96 _ 가정부라든지?

환96 _ 가정부 없어요.

치97 _ 그라 뭐, 동생들 니가 다 키웠나?

환97 _ 업어주고,

치98 _ 응?

환98 _ 업어주고, 어렸을 땐.

치99 _ 아니 그러니까 뭐, 동생이 많으니까 응? 뭐 업어주라느니, 똥 닦아
주라느니 뭐, 뭐 어떤 일 시켰어?

환99 _ 아침에 일어나서 기저귀 빨아라.

치100 _ 응.

환100 _ 초등학교 때, 기저귀 빨아라, 빨아라…. 아침에 일어나면 기저귀
빨고… 학교 갔다 와서 숙제하고 동생하고 밖에 나갔다가… 저녁
먹고 일하고, 또 일하고.

치101 _ 초등학교 일학년부터?

환101 _ 학교 다닐 때부터요.

치102 _ 학교 다니기 전에는 동생을 안 업어줬나?

환102 _ 학교 다니기 전에는 동생 안 업어줘…, 엄마가.

치103 _ 그래 몇 살 때까지… 언제까지 그걸 했어?

환103 _ …초등학교 6학년 때까지 엄마가 해주고.

치104 _ 그 후에는 우옛어? 중학교는?

환104 _ 그 후에는 하기 싫었어요.

치105 _ 그래서 안 들었어, 응?

환105 _ 예.

치106 _ 일도 안 해주고 동생도 안 업어주고 아무 것도 안했어?

환106 _ 예.

치107 _ 응?

환107 _ 예. 안했어요.

치108 _ 응?

환108 _ 예.

치109 _ 그래. 고 밑에 동생한테는 안 시키데?

환109 _ 엄마가 그 밑의 동생한테 시켰어요.

치110 _ 그 후부터는?

환110 _ 예.

치111 _ 그래. 고분고분 말 잘 듣나?

환111 _ 반항하면서도, 마음속으로는 막 반항하면서도 일은 다 해요.

치112 _ 음… 동생이?

환112 _ 예.

치113 _ 그래 뭐 어느 동생하고 가깝나? 식구 중에 누가 제일 가깝나?

환113 _ 제가요.

치114 _ 응?

환114 _ 동생들하고….

치115 _ 응?

환115 _ 동생들하고 잘 안 가까워요.

치116 _ 안 가까워?

환116 _ 예.

치117 _ 친한 사람이 누가 있어?

환117 _ 한 사람, 친구.

치118 _ 친구?

환118 _ 예….

치119 _ 학교 선생이라든지, 친척이라든지, 아버지하고도 안 친해?

환119 _ 아버지는 안 친해요. 출근하실 때는 인사하고…. 어릴 때부터 어
리광부리고 이러고 싶었는데….

치120 _ 못 그랬다.

환120 _ 예. 항상 못 그랬어요.

치121 _ 아버지한테도 어리광 못 부렸어?

환121 _ 예.

치122 _ 응?

환122 _ 예.

치123 _ 왜?

환123 _ 그건 어릴 때부터 못 부렸어요. 어릴 때.

치124 _ 음~. 그래 중, 고등학교 때는 어땠어?

환124 _ 중, 고등학교 때는 상당히 어렵게 상당히 어렵게 보냈어요. 정든 사람도 없고.

치125 _ 응.

환125 _ 집에 들어가도 살 맛도 안 나고 이러니까, 그냥 쓸쓸하게 보냈어요.

치126 _ 대학은?

환126 _ 대학 와서, 대학 와서 인제 제멋대로 하고 싶었거든요.

치127 _ 응?

환127 _ 제멋대로 고고장에도 가보고요….

치128 _ 음.

환128 _ 고고장에도 가보고…, 수업 끝나면 집에도 가기 싫고예.

치129 _ 음.

환129 _ 그리고 아~무 생각 없이 막 친구들하고 떠들고…, 괴롭히고 싶고….

치130 _ 음.

환130 _ 친구들 잘 돼가는 것 보면 별로….

치131 _ 음. 그래 정든 사람이 없어?

환131 _ 정든 사람이 없어요.

치132 _ 남자는?

환132 _ …남자는… 남자하고 같이 있으면 이상한 느낌이….

치133 _ 어떤 느낌?

환133 _ 남들이 보면 욕하지 않을까.

치134 _ 왜?

환134 _ 엄마가 좀 이상하게 보는 것 같고.

치135 _ 응? 엄마가?

환135 _ 예.

치136 _ 어떻게?

환136 _ 부끄럽게 여기는.

치137 _ 응?

환137 _ 엄마가 부끄럽게, 남자하고 같이 있는 걸 부끄럽게 여기는 것 같아요.

치138 _ 왜? 부끄럽게?

환138 _ ….

치139 _ …지금 이래 나하고 있으면 어때?

환139 _ …이상한….

치140 _ 이상해?

환140 _ 예.

치141 _ 어떻게 이상한지 얘길 해봐?

환141 _ …선생님하고… 주치의와 관계가 있잖아요….

치142 _ 그래서.

환142 _ 저는 자라오면서 시종일관 사람을 의식… (청취 곤란)

치143 _ 열등감을 느낀다 이거야?

환143 _ 예.

치144 _ 응? 다른 느낌은? 뭐든지 얘기해.

환144 _ 그러니까 선생님이 직업, 직업의식으로 저를 좋아하시는 것 같고,
귀여워하시는 것 같고….

치145 _ 또?

환145 _ 〈침묵 20초〉 …살 의욕이 없고…. 죽고 싶다는…. (청취 곤란)

치146 _ 아니, 남자를 뭐, 대하면 이상하다카는데 감정이 어떤 게 있어 이
상해?

환146 _ 그냥 괜히 잘 보이고 싶고.

치147 _ 그래?

환147 _ 예.

치148 _ 다른 건 느낌은 없고?

환148 _ 잘 보이고 싶고…. 〈침묵 14초〉

치149 _ 그런데, 남자하고 뭐, 그러니까 남자한테 잘 보이고 싶은데…, 남
자 만나기는 만나? 만나나?

환149 _ 만나야 이야기할 게 없어요.

치150 _ 이야기할 게 없어? 응?

환150 _ 예. 모르는 게 많아서요.

치151 _ …꿈은, 어떤 꿈?

환151 _ 꿈은, 악몽에 시달려요.

치152 _ 어떤 악몽?

환152 _ …요새는 꿈도 잘 모르겠어요. 그러니까 음, 잠을 깊이, 깊이 못 자고.

치153 _ 그래 뭐 기분이 좋았을 때는 언제가 뭐 제일 기분이 좋았어?

환153 _ 기분이 좋을 때요?

치154 _ 응. 〈침묵 14초〉

환154 _ …친구들과 밤새, 밤새도록 이야기 계속 할 때…

치155 _ 아니, 저 지나는 동안에 어 어 어떤 시기가 제일 좋았다고 느껴지 느냐 이거야?

환155 _ 초등학교 4학년 때.

치156 _ 응.

환156 _ 초등학교 때.

치157 _ 그때…, 그때 무슨 일이 있었어?

환157 _ 초등학교 때요. 제가, 제가 부회장 할 때….

치158 _ 부회장? 어.

환158 _ 부회장을 하면서 부회장 하면서요…, 제가 화를 낼 수 있다는 그 점하고… 소극적이고, 항상 소극적이고, 제 자신이 싫다는…, 그 런 게 싫다는 사람이 있어도… 그리고… 얌전하면서요, 얌전하 면서도 더하지 않을까.

치159 _ 음.

환159 _ …적극적인 활동을 하다가.

치160 _ 음.

환160 _ 남학생들이 따라오고, 그럴 때, 그때 그때가 좋았어요.

치161 _ 그, 그때가 좋았어?

환161 _ …〈침묵 20초〉…

치162 _ 그래 입원하기 전에?

환162 _ 예.

치163 _ 불안하고…, 뭐 어땠어? 쫓기는 거하고, 잠은 어땠어?

환163 _ 잠은?

치164 _ 잠이라든지 식사?

환164 _ 식사도 잘 못하고.

치165 _ 잠 잘 잤나?

환165 _ 아니요, 잘 못 잤어요.

치166 _ 몇 시간 잤어?

환166 _ 누워 있기는 많이 누워 있었어요…. 자는데, 자는데… 자포자기 해가지고 모든 게 피로하고 그랬거든요. 정신이 흐릿하고….

치167 _ 응?

환167 _ …마음이 안정이 잘 안 되고 축 처지는 것 같고 집중력이 없고.

치168 _ 본래 성격이 어땠어?

환168 _ 본래 성격은 밝은 면도 있고, 어두운 면도 있고.

치169 _ 아니 뭐, 내성적이라고 그러나? 보통?

환169 _ 내성, 내 내 내성.

치170 _ 남들이 뭐라고 그래?

환170 _ 남들이 내성적이라고 해요. 저는 잘 모르겠어요. 제 성격을.

치171 _ 취미는 없어?

환171 _ 취미 같은 것은 없어요.

치172 _ 그러니까, 인제, 이 엄마에 대한 감정 때문에 응?

환172 _ 예.

치173 _ 세상이 귀찮고 뭐 응! 결국 성격도 그리 되고 말이야. 응?

환173 _ 예.

치174 _ 점점 뭐 응? 아무것도 뭐 하기 싫고, 그렇게 됐다, 이거야?

환174 _ 예.

치175 _ 응?

환175 _ 예.

치176 _ 그럼 엄마에 대한 감정만 해결하면 되겠네. 그렇지?

환176 _ 예.

치177 _ 응?

환177 _ 예.

치178 _ 그래 엄마한테 대항을 못 못했나?

환178 _ 엄마요?

치179 _ 응?

환179 _ 예.

치180 _ 그러니 진 셈이다.

환180 _ 예?

치181 _ 졌는 셈이라? 엄마한테, 응? 응?

환181 _ 예.

치182 _ 그러니까 앞으로 의사 선생한테 그 말 다 얘기하고 말이야. 또 필요하면, 가능하면 어머니하고 응? 응? 그래 가지고.

환182 _ 어머니가 제가 얘기하는 것보다는, 어머니가 좋아져야 되는데….

치183 _ 응? 그 또 어머니도 치료하고 말이야. 응? 그래서 그런 감정으로부터 벗어나야지 성격도 명랑해지고 말이야, 사는 것이 재미가 있고 응? 나을 수 있어. 응? 꿈 같은 것도 말이야 적고, 응? 꿈에 병 원인이 나타난단 말이야. 사람마다 다, 응?

환183 _ 칼을 들고 죽인다 하는 꿈이, 죽인다… 너를 죽이겠다. 죽이겠다. 칼을 들고 죽인다…, 죽인다…, 이러니까 막, 당황해서….

치184 _ 누가?

환184 _ 동생이….

치185 _ 음.

환185 _ …그런 꿈 한번 꾸었어요.

치186 _ 언제?

환186 _ 병원 들어오기 전에.

치187 _ 동생에 대해서는 어떤 감정이?

환187 _ 동생에 대해서는…, 초등학생인데도예…, 내가 어떻게.

치188 _ 응?

환188 _ 어떻게 해가 잘 살 수 있을까? 이런, 이런…, 엄마는 또…, 안 해주시고…, 또 항상 공부, 공부, 공부하고 성적표 결과만 보고 결과만….

치189 _ 그래 뭐, 나한테 물어볼 말 없나? 응? 응? 응?

환189 _ …용기, 용기도 없고 자신감도 없거든요.

치190 _ 그게 엄마한테 대한, 응? 그게 해결이 안 돼서… 응? 엄마한테 깔려가지고 말이야 온 병이니까 세상이 귀찮고 말이야, 용기도 없고, 자신도 없다 이거야, 응? 자기 마음속에 있는 엄마를, 응? 이기면, 응? 용기, 자신감이 제대로 생겨. 응? 자기 마음먹은 대로 대학 와서 해보려고 했잖아? 그게 인제 응? 자기를 소생시키고자 했는데, 응? 혼자 그게 잘 안 되니까 말이야, 응? 의사 선생님한테 치료를 받아가지고, 응? 자기가 살아나면 낫는다…. 응? 알겠어? 응?

환190 _ 예.

치191 _ 그럴듯하나? 응?

환191 _ 어려워서.

치192 _ 응?

환192 _ 어려워서, 잘….

치193 _ 응? 뭐가 어려워. 엄마에 대한 감정이 안 풀리기 때문에 그렇다, 이 말이야. 응?

환193 _ 예.

치194 _ 응?

환194 _ 예.

치195 _ 풀려면 자꾸 의사선생님한테 엄마에 대해서, 과거에 느낀 것, 현재 느낀 것 말이야 자꾸 털어 내놓고 응? 정리를 하면 응? 낫는다 이거야. 응? 어떤 때는 어머니한테도 정당한, 그건 자기 주장을 관철시키고 말이야, 안 지고 말이야. 응?

환195 _ 예.

치196 _ 그래~, 그럼 잘 치료받아.

환196 _ 예. 감사합니다.

치197 _ 음.

"하고 싶은 걸 하면 엄마가 죽을 것만 같아요"

　　미혼여성으로 11세와 20세 때 아버지와 어머니가 차례로 중풍으로 돌아
가시고 난 이후, 종교인의 보살핌을 받았다. 가까이 지내는 친척이나 다른
형제는 없다.

　　처음 발병은 고등학교 2학년 때 어머니가 돌아가시는 꿈을 꾸고 난 직후
이다. 이때 병원에 4개월간 입원하였으며, 8년 후에도 병원에 2개월간 입
원했었다. 발병 이후부터 현재까지 15년 이상 정신과 약을 복용하고 있으
며, 2002년부터 다른 상담자에게 상담을 받고 있다.

　　환자의 증상은 심한 불안과 집착, 울분과 수치심이 뒤범벅이 되어 있으
며, 망상이 심하다. 사람들이 자기를 이상하게 생각하고 늘 비난하고 있으
며, 미워하고 싫어한다고 생각한다. 특히 자신이 원하는 것을 하려고 하면
예수님이 피 흘리고 고통당하는 장면이 떠오르면서 아무 것도 할 수가 없
으며, 자기 때문에 예수님이 돌아가셨다고 생각한다.

　　환자의 울분이 강하게 올라올 때 동시에 수치심과 죄책감이 심해서 감정
을 다루는 데 어려움을 겪어서 의뢰 받고 자문 면담한 사례다.

〈의뢰자와의 대화〉

치2 _ 어. 그래 지금 뭐 뭘 이, 이유는 뭐야?

의2 _ 네? 예. 제가 인제 지금 4월에 처음 만나서 12번 만났는데요. 어,
　　　상담을 꾸준히 오지를 않고 이제 조금 괜찮은 듯싶으면 안 오고 또
　　　인제 조금 힘들면 수시로 전화를 해요. 그래서 어떨 때는 밤에도 제
　　　게 전화하고, 또 어떨 때는 문자도 보내고 그러면서 선생님 화나셨

어요? 죄송해요. 미안해요. 늘 그러고. 그래서 제가 상담에 오세요 그러면.

치3 _ 그러면 요 다음에 어떻게 해야겠다라는 마음을 가져야 되는데 (네) 듣기만 하면 안 고쳐져. 응? 그러니까 말이야 자꾸 하루 종일 이런 문제 가지고.

의3 _ 고단하지 그러니까.

치4 _ 환자뿐만 아니라 (예) 자기 할 일을 안 하는 거, 내가 짐 실을 거 아니잖아. (웃음)

의4 _ 이 내담자 있잖아요. 제가 도와주고 싶고 좀 홀딩을 잘해 주고 싶은 데 가끔 제가 화가 나요. 화가 나서 아이고 그러려면 다른 데 가. 와서 자꾸만 상담에 나타나지도 않고 전화만 하면 제가 안 된 마음이 있고 안타까운 마음이 있으면서도 한 번씩 이렇게 뭐랄까 제가 지지하는 게 잘 안 될 때가 있어요. 그리고 제가 인제 이 내담자가 약도 좀 먹고 누군가의 도움을 절실하게 필요로 하기는 하는데 근데 잘할 수 있을까 염려도 되고요.

치5 _ 그런데 인제 그게 근심한다 하면 (네) 자기 맘대로 뭐 이렇게 해야 되는데 그건 지금 말이야, (네) 인제 하기가 어려우니까 (네) 그럴 때는 뭐 약 먹고 (네) 그 그런 관계를 유지하는 걸 해야 돼. (예) 관계를….

의5 _ 근데 제가 너무 힘들 때….

치6 _ 너무 깊이 (예) 들어가면 처리를 할 수 없는 (예) 응? (예) 관계를 유지를 하면 환자가 (예) 대화상대가 (예) 있으니까 대화상대가 깨지면 정신병이 되거든.

의6 _ 예. 근데 처음에 왔을 때보다는 조금 안정감이 들긴 하는 편이에요. 처음에는 울기만 하고 그랬었는데….

치7 _ 인제 그건 뭐 공감적인 반응. 응? 응답. 응? (예) 하고 그러고….

의7 _ 그래서 제가 선생님 얘기를 했더니 (응?) 꼬옥 한번 뵙고 싶다고 그래서….

치8 _ 뭐라고 얘기했는데?

의8 _ 인제 제가 나와서 상담을 하지만 제 선배님이 한 분 계시는데 오랫동안 경험도 있으시고 잘 보신다 그랬더니 어느 분이시냐고, 그분과 한번 할아버지 선생님을 뵙고 싶다고, 예. 그랬어요. 제가 오늘

같이 왔거든요.

〈환자와의 면담〉

치1 _ 응. 그래 앉아. 그래 뭐 오늘 어떻게?.

환1 _ 아. 제가 선생님께 말씀을 드리고 (어?) 선생님께 말씀을 듣고 왔어요.

치2 _ 어. 뭐라고?

환2 _ 예. (웃음) 아니 제가 선생님 먼저 뵙게 해달라고 말씀 청했거든요?

치3 _ 그래? (예) 아 K선생이 만나보라 한 게 아니고?

환3 _ 네. 제가 먼저. (어?) 제가 먼저….

치4 _ 어. 나를 어떻게 알고?.

환4 _ 아. 아뇨. 선생님이 그렇게 하시는 분이 있다고. (응) 말씀하셔서.

치5 _ 어. 언제?

환5 _ 예. 한 한 달 전에.

치6 _ 응. 무슨 말부터 먼저…?

환6 _ 아. 처음에 음 잘 기억이 안 나는데 에. 그렇게 하시는 선생님 계신다고 말씀 들었어요.

치7 _ 그래. 자기 뭐 괴로움이 뭐야? (어) 그걸 잘 알아야 돼. 뭐가 문제지?

환7 _ 아. 제가 심은하. (어?) 탤런트요. (웃음)

치8 _ 탤런트? (예) 탤런트하고 뭐?

환8 _ 탤런트. 탤런트 심은하라고 아시는지 모르겠는데.

치9 _ 잘 몰라.

환9 _ 여자 연예인 있거든요?

치10 _ 어. 남자야?

환10 _ 예. 여자예요.

치11 _ 심, 심은하?

환11 _ 심 은 하. 심인데요.

치12 _ 심은하.

환12 _ 예. 은.

치13 _ 은하. (예) 여자. 그래.

환13 _ 그 사람이 얼굴이 너무 예뻐요. (어) 그래서 제가 많이 부러워서 하느님께 원망을 했거든요.

치14 _ 어. 언젠데?

환14 _ 어, 예?

치15 _ 그게 심은하를 이쁘다고 (예) 생각한 게 언제냐고?

환15 _ 10년 전이요. (웃음)

치16 _ 아. 그래. 그때부터 하느님 원망했어?

환16 _ 아니. (웃음) (어?) 그때는 별로였는데….

치17 _ 그래. 그럼 언제부터 원망했어?

환17 _ 최근에요.

치18 _ 최근 언제?

환18 _ 한 여섯 달 전부터요.

치19 _ 그 그래. 뭐 뭣 때문에?

환19 _ 제가 그 얼굴을 갖고 싶었는데,

치20 _ 어. 근데 왜 그 전에는 안 그러고 요새?

환20 _ 아니 그 전에도 예쁘다고는 생각했었는데요, (어) 요즘 들어서 더 심해진 것 같아요.

치21 _ 음음. 자꾸 심해. (예) 왜 심해?

환21 _ 그 사람이 얼굴이 예쁜 것 같아서. (응?) 더 예쁜 것 같아요.

치22 _ 자기보다. (예) 어?

환22 _ 예. 그 사람 정말 예쁜 거….

치23 _ 그 사람이 더 예뻐진 게 아니고 (네?) 그 사람이 그 전보다 더 예뻐진 게 아니라 (예) 어? (예) 내가 그렇게 더 예쁘다고 느낀단 말이야? 요새 와서?

환23 _ 아니요. 그 사람이 (응) 그 사람이 전에도 예쁘다고 생각은 했는데 (응) 이렇게까지 제가 심하지는 않았거든요?

치24 _ 글쎄 왜 심해졌냐고.

환24 _ 어. 그거 잘 모르겠는데요. (응?) 잘 모르겠어요.

치25 _ 모르겠어? (예. 웃음) 자기 마음에 무슨 변화가 있었어?

환25 _ 마음에요? (응) 잘 생각이 안 나는데….

치26 _ 그 전. 그 전하고 (네) 심해지고 나서하고 응? (네) 심해질 때 (네) 무슨 어떤 마음의 변화가 있었나. 계기가 있을 거 아니야.

환26 _ 아니요. 그전 그전에는 그 사람 얼굴이 그냥 그런가 했거든요. (응)

그런데 어느 순간에 보니까 너무 예뻐 보이는 거예요.

치27 _ 아무 이유 없이?

환27 _ 예…. 이유는 잘 생각이 안 나는데, 그냥 그 사람 얼굴이….

치28 _ 예쁘게 보일 때, 그때 자기가 어땠나? 자기 마음이?

환28 _ 속상했어요. 제가 갖고 싶었던 얼굴이었거든요. (웃음) (음) 제가
갖고 싶었던 얼굴이었는데 그 사람이 그 얼굴 갖고 태어나서….

치29 _ 갖고 싶은 뭐 얼굴 하는 건 몇 살부터?

환29 _ 어 한 십 년. 십 년…, (어?) 전에는요, 별로 그런 생각은 안 했던
것 같아요. (음) 그냥 참 예쁘다 이런 생각을 했는데 (응) 제 얼굴
을 갖고 제 얼굴, 그 전에도 그런 생각을 했거든요? 근데 그러다
말았는데 요즘에 최근 들어서는 하느님이 막 미워지면서 너무너무
하느님이 싫어지는 거예요. (음) 제가 이렇게 마음으로 굉장히 그
사람을 부러워하면서 고통, 고통이 오니까 그 가질 수 없는 거를
제가 생각을 하게 되니까 힘이 들어서요.

치30 _ 그래. 왜 왜 그게?

환30 _ 아니 예뻐지고 싶은 게 아니고요. 그 사람 얼굴 좋다고요. 제가 바
라는 얼굴이라고요.

치31 _ 자기 얼굴은 싫고?

환31 _ 예. 아니 (응?) 그 사람 얼굴이 좋아서.

치32 _ 응. 자기 얼굴이 좋을 때는 없어?

환32 _ 저요? 아 제가 지금 (응?) 아, 제가 지금 얼굴이 좀 삐뚤어져서 더
그런 거 같아요.

치33 _ 얼굴이 어떻게 됐어?

환33 _ 밑에가 조금 삐뚤어졌거든요?

치34 _ 뭐 어떻게?

환34 _ 어. 치과적인 문제로.

치35 _ 치과 무슨?

환35 _ 아. 여기. 치아가 배열이 잘못 됐다고 해서요.

치36 _ 교정하고 있어?

환36 _ 아니 아직 아니 시작 안 했어요.

치37 _ 음 아…, (6초 침묵) 그래 지금 뭐 환경이 어때?

환37 _ 저요?

치38 _ 응. 사는 환경.

환38 _ 음. 사는 환경이….

치39 _ 누구하고 살아?

환39 _ 저 저를 도와주는 분이 계시거든요? 그래서 그 분 어머니하고 함께 살 살고 있어요.

치40 _ 도와주는 분이 누군데?

환40 _ 예. 종교인이에요….

치41 _ 종교인? (네) 어. 종교인의….

환41 _ 어머니.

치42 _ 어머니. 연세가 어떻게….

환42 _ 80, 84세요.

치43 _ 음. 건강하시나?

환43 _ 예. 건강하세요.

치44 _ 음. 그럼 단 둘이 사는 거야? (예) 부모형제는?

환44 _ 부모님도 안 계시고, (응) 형제도 없고요.

치45 _ 음. 언제부터 몇 살부터?

환45 _ 음. 94년도.

치46 _ 어 무슨 사고였나? 무슨. (3초 침묵) 형제가 있었어?

환46 _ 아. 저요. 저 형제 없는데요.

치47 _ 원래 없단 말이지? (예) 그럼 아버지 어머니는 뭐 어떻게? (14초 침묵) 뭐 교통사고….

환47 _ 선생님 조금 울어도 돼요?

치48 _ 그럼 그럼…, 뭐 실컷 울어.

환48 _ (14초 침묵, 울음) 아, 뇌졸중으로 돌아가셨어요.

치49 _ 아? 뇌졸중? (네) 두 분이 다? 어? (네) 아니 한꺼번에는 아니겠지.

환49 _ 어머니랑 아버지가 연세, 나이 차이가 9살 차이가 나시는데 (음) 아버지가 먼저 돌아가시구요.

치50 _ 음. 아버지가 몇 세 때?

환50 _ 아버지가 61세에 돌아가셨어요.

치51 _ 뇌졸중? (예) 어머니는?

환51 _ 어머니도 9년 있다가 61세에.

치52 _ 아. 같은 나이에.

환52 _ 똑같은 나이에. 예.

치53 _ 또 뇌졸중이야? (네) 음 그래. 오래 뭐 앓진 않고?

환53 _ 한 3개월 병원에서 입원하시다가 (음) 누워계시다가 돌아가셨어요.

치54 _ 누가 아버지가? 어머니가?

환54 _ 아버지, 어머니 똑같이.

치55 _ 음 (6초 침묵) 그래 뭐 (4초 침묵) 아버지는 본래 뭐 하셨는데?

환55 _ 아버지는 회사 다니시다가 (응) 나이가 많이 들어 힘드셔서 회사 그만두시고 가게를 하셨거든요?

치56 _ 응. (4초 침묵) 아 정년이 돼서 그만 뒀나? (예) 아버지 어머니는 뭐 사이는 좋았어?

환56 _ 예. 그렇게 나쁘지는 않았어요.

치57 _ 음. 아버지 어머니 고향은 어디셔?

환57 _ 아버지가 OO이시구요.

치58 _ OO 어디?

환58 _ OO군이요.

치59 _ OO. (예. OO군) 그 직전? (예예) 어머니는?

환59 _ 엄마는 잘 모르겠어요.

치60 _ 음. 그래. 그때 뭐 그래 아버지하고 어머니하고 (예) 관계는, 자기 하고 관계는?

환60 _ 아버지요? (응) 아버지가 말씀을 전혀 안 하시는 분이어서.

치61 _ 응. 그래. 대화를 못했어? (네) 응? (네) 그래 뭐 어떻게 잘 해 사나?

환61 _ 아버지가 할아버지 같은 분이셔서.

치62 _ 응. 그래? 어. 그게 무슨 뜻?

환62 _ 아. 나이가 너무 많으셔서 (아…) 주위에서 할아버지냐고 그랬거든요.

치63 _ 그래? 아버지 몇 살 때 낳았는데? 자기가. 자기 나이가….

환63 _ 40대 후반에 낳으신 것 같아요.

치64 _ 어. 그 전에는 왜 결혼은?

환64 _ 아. 그거는 잘 못 들었어요. 저는. 아버지도 어머니에 대해서 잘 아는 게 없어서.

치65 _ 어. 아버지가 재혼했나?

환65 _ 아버지는 늦게 하신 거구요. (어. 엄마는) 어머니가 나중에 딴 분을 통해서 들었는데 재혼을 하신 거라고.

치66 _ 아버지하고?

환66 _ 예. 그게 사실인지 아닌지는 잘 모르지만. 그냥 옆에서 들은 소리 예요.

치67 _ 음. (7초 침묵) 그래. 그 아버지 돌아가실 때 어땠어?

환67 _ 잘 생각은 안 나는데요. (음) 그냥 멍했던 것 같아요.

치68 _ 음. 어머니 돌아가셨을 땐?

환68 _ 어머니 돌아가실 때도 멍했고요.

치69 _ 그래 뭐. 유산은 없었나? (네) 어? (네) 음. 그럼 바로 그렇게. 어머니 돌아가실 때 몇 살이었지?

환69 _ 어머니 돌아가실 때…. (6초 침묵)

치70 _ 자기 나이.

환70 _ 94년도인데요. (음) (3초 침묵) 4년도니까.

치71 _ 지금 어. 어?

환71 _ 스물 (어?) 스물 두 살인 거 같아요.

치72 _ 저런 어?

환72 _ 스물두 살.

치73 _ 그때 뭘 하고 있었어?

환73 _ 고등학교 졸업하고 지금 저 맡아주신 그분이 (응) 절 데리고 같이 있었거든요?

치74 _ 아. 어머니 돌아가시기 전부터? 응?

환74 _ 네네. 어머니 돌아가시기 전에 그분이 이렇게 오셨어요. 오셨는데…, 그때 인제 그분을 알게 됐고, 그때 제가 이렇게 병이 이렇게, 발병이 되면서 병원에 가는 치료 중….

치75 _ 언제 언제 몇 살 때 갔는데?

환75 _ 음. 고등학교 2학년 때.

치76 _ 어. 무슨 증세?

환76 _ 행동을 못하는 거.

치77 _ 행동?

환77 _ 네. 행동을 하면은 엄마가 돌아가실 것 같아서.

치78 _ 음 (4초 침묵) 그러고 나서 얼마 후에 돌아가셨지?

환78 _ 한….

치79 _ 발병하고.

환79 _ 3년 있다가.

치80 _ 그럼 어머니 돌아가시고 뭐. 어땠어?

환80 _ 어머니 돌아가시고 그냥 편안했어요.

치81 _ 편안했어? (네) 왜?

환81 _ 어머니가 그렇게 좋지 않았던 것 같아요.

치82 _ 좋지 않다.

환82 _ 제가 어머니를 좋아하지 않았었다고요.

치83 _ 어. 왜?

환83 _ (3초 침묵) 아니. 어머니 앞에 있으면 그 생각을 하고 싶지 않아서.
(어?) 생각하고 싶지 않아서.

치84 _ 그거 언제부터?

환84 _ 아주 어려서부터.

치85 _ 음. 몇 살, 그 첫 기억이 몇 살이야?

환85 _ 어렸을 때요.

치86 _ 음. 뭐 두 살 세 살 네 살 아주 어릴 때 기억이란 말이야.

환86 _ 여섯 살. (응?) 여섯 살 때.

치87 _ 그 전 기억은 없어?

환87 _ 네 살 때도 있었고요.

치88 _ 네 살 때는?

환88 _ 네 살 때는 (5초 침묵) 좀 성격이 있으셔서 (6초 침묵) 신경질을
좀 내시는 것 같았어요. 잘 내시는 것 같아….

치89 _ 음 그래. (4초 침묵) 그래 어떤 장면이 기억이 나?

환89 _ 제가 좀 매를 맞았거든요.

치90 _ 그때? 왜?

환90 _ 아. 초등학교 입학식 때….

치91 _ 어. 입학식 때 매를 맞았어?

환91 _ 예, **입학식 끝나고 학교에서 돌아가서 집에 가서 매를 맞았어요.**

치92 _ 왜?

환92 _ 병신 같다고. (어?) 병신 같다고.

치93 _ 병신? 왜 그래 뭐를 어떻게 했는데?

환93 _ 아, 초등학교 때 입학식 때 마당에서 학교 마당에서 아이들이 다 이렇게 모여 가는 시간이었는데 (응) 저 그때 울분이 많았거든요, 제 안요. (아…) 그때 이미 제 안에 울분이 많았는데 (4초 침묵) 운동장에서 저만 울고 서있고 다른 아이들은 다 모여 가는데 저는 아무것도 못하고 그냥 가만히 서 있었거든요. 1시간을. 근데 엄마가 그걸 보시고 집에 가서 옷을 막 벗기면서 막대기로 막 가져갖고 맨살에다 막 때리면서 방으로 들어가 가지고 막 뺨도 때리시고요. 머리 막 잡아당기면서 소리를 지르시는 거예요. 니가 병신이냐고….

치94 _ 그래서 어떡했어?

환94 _ 그래서 맞아서 막 울었어요.

치95 _ 그래 뭐. 이 일이 있은 거 아버지는 몰랐나?

환95 _ 아버지는 모르셨어요 그때. 회사 가셨거든요.

치96 _ 아. 그 후에도?

환96 _ 네. 모르셨어요. (응?) 네.

치97 _ 그러니까 아무도 모르는 거야? 그때밖에.

환97 _ 두 분이 아셨는지 모르셨는지 그거 잘 모르겠어요. 내가 말을 안 했으니까….

치98 _ 음. (5초 침묵) 그래 뭐 그 전에는 없어?

환98 _ 그 전에는 작은아버지한테….

치99 _ 몇 살 먹었을 때.

환99 _ 네 살 때요. **작은아버지한테 병신 같다고.**

치100 _ 그때도? (예) 음. (8초 침묵) 그러니까 아주 어릴 때부터 기가 죽었구먼. (네) 기가 살아있을 때는 없었어?

환100 _ 제가 바보 같다는 생각이 좀 들었어요.

치101 _ 언제?

환101 _ 작은아버지한테 그러고 나서 저녁….

치102 _ 아. (6초 침묵) 그럼 뭐 그리 보호해주고 위해주는 사람은 없었나? 편들어 주고 말이야.

환102 _ 네. 없었어요. (어?) 예. 그리고 제가 그렇게 고통스러운 사람이 아니라고 생각했어요.

치103 _ 왜? 왜?

환103 _ 이 정도는 아무것도 아니지 이렇게. (어) 별거 아니라고 생각을 했던 것 같아요.

치104 _ 어. (4초 침묵) 그때 그 그러니 평생 그런다니까.

환104 _ 평생이요? (어) 지금도 조금 그런 게 많은데.

치105 _ 지금, 지금 그분하고 어머니 이외에는 자른다고. 자기랑 접촉할 사람을….

환105 _ 네. 많이 힘들었어요. (응?) 많이 힘들었어요.

치106 _ 아이 그런 사람이 없으면 친구나 뭐, (네) 친척이나?

환106 _ 예. 친척도 없었고….

치107 _ 작은아버지 있다는데?

환107 _ 아, 아니 친척이 있는데 제가 별로 좋아하지 않아서.

치108 _ 좋아하는 사람이 아무도 없어?

환108 _ 아…. (5초 침묵)

치109 _ 없어? 자기가.

환109 _ 잘 생각이 안 나요.

치110 _ 자기가 좋아하는 사람이…, 탤런트. 탤런트를 좋아하나? 그 뭐.

환110 _ 그 사람 외모를 좋아하는 거예요.

치111 _ 음. 사람 좋아하는 게 아니라.

환111 _ (웃음) 네.

치112 _ 외 외모는 왜?

환112 _ 너무 예뻐서요.

치113 _ (4초 침묵) 예뻐서 뭐. 뭐가 좋아?

환113 _ 그냥 얼굴이 부럽다고요.

치114 _ 그래. 왜 부러운데?

환114 _ 네? 저도 그런 얼굴 갖고 싶으니까.

치115 _ 그래. 예뻐가지고 어떻게 하고 싶은데?

환115 _ 아니요. 그냥 기쁠 것 같아요. (어?) 그게 자기라는 게 기쁠 것 같아요.

치116 _ (4초 침묵) 지금도 뭐 괜찮게 생겼는데.

환116 _ (웃음) (어?) 아니요. 선생님.

치117 _ 어, 그래? 남들이 뭐래?

환117 _ 남들이요? (응) 남들이 하는 건 잘 못 들었어요.

치118 _ 그럼 누가? 자기 용모에 대해서 (네) 칭찬을 한 번도 못 들었어?

환118 _ (웃음) 아니 그냥. 예쁘장하다는 말은 못 들었구. (음) 잘 모르겠어
요. 저도. 근데 심은하가 너무 예쁜 것 같아요. (응?) 화장 할 때
그 사람 얼굴이 참 많이 부러웠어요.

치119 _ 요새 뭐 성형을 해서 다 이쁘게…. (웃음)

환119 _ 아이. 성형을 해서가 아니고 그 사람 정말 예쁜 것 같아요.

치120 _ 그래? 심 머지?

환120 _ (웃음) 심은하.

치121 _ 요새 요새 뭐 텔레비전에 나오나?

환121 _ 제가 핸드폰에 있는데 보여드려도 돼요?

치122 _ 그래.

환122 _ (25초 침묵) 이 사람인데요.

치123 _ 음 (15초 침묵) 누굴 닮았나? (예?) 이 얼굴이 누굴 닮은 거야?

환123 _ 아뇨. 그냥 이 사람인데요.

치124 _ (3초 침묵) 뭐 그렇게 뭐 (웃음) 대단히 이쁘지도 않은데….

환124 _ 네? (웃음) 아니 전 이쁘다고 생각하는데.

치125 _ (웃음) 흐음. 그러니까 왜 이쁘다고 생각하나? 누구 (예) 좋아하는
사람 얼굴 비슷하다든지.

환125 _ 아니, 좋아하는 사람 비슷한 게 아니고, 그냥. 그냥 마음에 와 닿
아서요.

치126 _ 음, 어떤 점이?

환126 _ 되게 여성적인 것 같아요.

치127 _ 아, 그런 점이 좋다 이거지?

환127 _ 예. 이것도 그 사람이 한 건데 봐주세요.

치128 _ 어. 같은 사람이야?

환128 _ 이 사람 얼굴이 여러 가지라서….

치129 _ 음. (4초 침묵) 여기선 또 그 얼굴하고 인상이 다르네.

환129 _ 네. 그 사람이 (어?) 천의 얼굴을 가졌대요.

치130 _ 오. 얼굴이 표정이 다양한가 봐. (예) 어?

환130 _ 예. 영화배우예요. (3초 침묵) 제가 정상이 아닌 것 같아요. 선생
님. (어?) 정상이 아닌 것 같죠?

치131 _ 뭐가. 어떤 점이 좀 그래?

환131 _ 아니 탤런트를. (응?) 탤런트 얼굴을 가지고 제가 이런다는 게. 비정상적이라고 생각하지 않으세요?

치132 _ (5초 침묵) 아 다른 뭐 이 봤는데 (예) 왜 남 얼굴 가지고 심려를 하느냐? 응? (예) 그 다음은 확인하기도 하는데 응? (환자 웃음. 예) 그 사람 이쁘다. 왜 그래?

환132 _ 제가 이해가 안 되세요? (응?) 이해가 안 되세요?

치133 _ 아 그러니까 왜 인제 그 탤런트, 얼굴에 집착을 하느냐? 난 이속에 뭔가.

환133 _ 그게 잘 생각이 안 나서. (응?) 잘 모르겠어서요.

치134 _ 응, 사랑받고 싶어서. 뭐… 혹은 누굴 닮아서. 응? 좋아하는 사람과 닮았다든지. 이유가 있어. (3초 침묵) 아까 뭐 여성적이라서. 응? (예) 좋다. 응?

환134 _ 잘 생각이 안 나요.

치135 _ (5초 침묵) 그래. 고등학교 1학년 때 뭐 어떻게 시작했는데.

환135 _ 아. 행동을 못하는 거요.

치136 _ 행동을 못한다니. 가만히 방안에 들어앉아 있는 거야? (예) 응, (네) 생각 그런 거 느낌은?

환136 _ 누굴 자꾸 죽이는 생각이….

치137 _ 아…. 그런 생각을….

환137 _ **찔러 죽이는 생각이 떠오르는** (응?) 누구를 막 칼로 찔러 죽이는 생각이 떠오르고요.

치138 _ 또.

환138 _ 엄마를 이렇게 죽이는 생각도 떠오르고, (음) 그리고 엄마를 갖다 막 칼로 막 이렇게….

치139 _ 칼로?

환139 _ 예. 칼로. (3초 침묵) 뭐지 음식 썰듯이 엄마 몸을 그렇게 하는 생각도 떠오르고.

치140 _ (3초 침묵) 그게 몇 살이야? 고 1 때부터?

환140 _ 아니 그때. 병원 가기 전에. (고1) 예. 그때.

치141 _ 그 전에는 어때?

환141 _ 그 전에는 그런 거 없었거든요?

치142 _ 없었어. (예) 음. 고 1 때는 뭐 어쩌다가 그리 시작했어?

환142 _ 엄마가, 잠을 자는데요. 고등학교 때 잠을 자는데 꿈에 엄마가 날개를 달고 하늘로 올라간다고 나 이제 간다고 그러면서 잘 있으라고 그러는데 돌아가시는 것 같았어요. 꿈이요. (어) 그래서 제가 자다가 깜짝 놀랐거든요. 자다가 경기가 날 정도로 놀랐어요. (어) 그 다음날 일어나서 막 이제 머리가 약간 이렇게 이상해지는 느낌이 들었는데 그 다음날부터 행동을 못 하겠더라고요. (응) 뭐 제가 이렇게 (음) 하고 싶은 걸 하면은 엄마가 죽을 것만 같은 거예요. 그래서.

치143 _ 음. 그러니까는 할 수가 없다.

환143 _ 예. 그래서 이걸 내가 다 참아야 되나 보다 이런 생각이 들었는데. (음) 그렇게 하다 보니까 인제 행동이 아예 안 되고….

치144 _ 음. 행동하면 엄마가 죽는다.

환144 _ 제가 하고 싶은 걸 하면 (응? 응.) 제가 하고 싶은 대로 하면 안 될 것만 같은.

치145 _ 그러니까 이제. 지금 생각해 보면 (네) 왜 병이 났나 모르겠어?

환145 _ 잘 모르겠는데요. (응?) 병원에서는 애정결핍이라고 (음) 애정결핍이 원인이라고 그러셨는데 그냥….

치146 _ 그러니까 (예) 하고 싶은 걸 못하면 살기 어렵다. (네) 응? 응? 그러니까 **하고 싶은 걸 하면 엄마가 죽는다.** 응? (예) 응? (3초 침묵) 그러니까 **자기가 하고 싶은 것은 응? (네) 엄마를 죽이는 거다 이거지.** 그렇지?

환146 _ 아…. 네. (응? 응?) 네.

치147 _ 하고 싶은 건 엄마를 죽이고 싶다 이거야.

환147 _ (3초 침묵) 아니 하면 (응?) 제가 하고 싶은 걸 하면 안 될 것 같았어요.

치148 _ 글쎄 자기가 하고 싶은 거는 (네) 엄마를 죽이는 거다 이거야.

환148 _ (3초 침묵) 모르겠어요. 그냥 제가….

치149 _ 아 그저 뭐 아까 뭐 있으면 뭐 엄마를 칼로 뭐하고 뭐. 그런 얘기 있잖아 처음에. (예) 중간에. 응? (네) 응? (예) 응. 그게 자기가 하고 싶은 건데, 응?

환149 _ 제가 하고 싶은 거예요?

치150 _ 내가 하고 싶은 대로 하면 엄마가 죽는다 그 말이야. 그렇다고 그랬지.

환150 _ (웃음) 네. (응?) 네.

치151 _ 그러니까 하고 싶은 거는 엄마를 죽이는 거다 이거야.

환151 _ 예. 비슷한 거 같아요. (응?) 비슷한 거….

치152 _ 비슷한 게 아니라 바로 그거. (아니, 환자 웃음) 엄마를 죽이고 싶
게 미운데 응? (예) 그게 내가 하고 싶은 거란 말이야. 응? (예)
죽이는 게 내가 하고 싶은 거라.

환152 _ 그럼 전 못된 사람이죠. (어?) 전 못된 사람이에요.

치153 _ 아니지. 그만큼 내가 밉다 이거지. 나한테 엄마가 괴로움을 줬다
이거야. 내가 괴로움을 받아서 못 견디겠으니까 응? 엄마를 죽이
고 싶다. 죽이는 게 아니라. 감정이. 응? 내 감정대로 하면 엄마를
죽여야 되잖아. 응? 응? 내 하고 싶은 거는 엄마를 죽이는 건데
응? 응? 하고 싶은 대로 하면, 응? 엄마를 죽이니까 내가 아무것
도 못하겠다. 응?

환153 _ 네. **엄마가 싫었어요.**

치154 _ 아 글쎄. 인제 그러니까. 응? 그게 주원인이야. 응?

환154 _ 그리고 또 하나….

치155 _ 상담 받으려면 죽이고 싶은 감정을 다 털어놓고 말이야. 응? 그
게 없어지면 낫는다.

환155 _ 제가 약을 먹고….

치156 _ 그게 있는 한 안 낫는다. 뭐?

환156 _ 제가….

치157 _ 약도 먹어야 돼. 하지만 약만 가지고 안 된다. 그 마음에 있는 말
이야. 엄마에 대한 미운 감정. 응? 응? 그걸 해소해야 그, 그 완치
가 된다.

환157 _ 또 한 가지가 있는데요.

치158 _ 또 한 가지 뭐?

환158 _ 제가 하고 싶은 걸 하면 안 되는 또 한 가지는 예수님이 돌아가
신 거예요.

치159 _ 응. 예수님이 아.

환159 _ 예수님이 십자가에 돌아가신 거. (아) 제가 예수님을 죽였다는 생
각이 들어서. (음) 그리고 제가 하고 싶은 걸 하면 예수님을 또 제

가 죽이는 것 같아서. (음) 그냥 제가 행동을 못하겠어요. 예수님이 자꾸 그 피 흘리시는 장면이 떠올라서. (음) 그리고 십자가에 못박히실 때 (음) 이렇게 아프다고 하시면서 괴로워하시는 장면이 제가 뭘 하고 싶은 걸 할 때 그러니까 전 행복하면 안 될 것 같아요. (음) 근데 제가 기억 속에 생각해 볼 때 마음이 편안하지가 않고, 항상 이렇게 예수님 돌아가시는 생각이 떠오르고 했었거든요?

치160 _ 그럼 예수님 생각은 언제부터야?

환160 _ 어렸을 때요.

치161 _ 어. 몇 살 때?

환161 _ 그때 비슷한 거 같아요. 고등학교 때.

치162 _ 아. 아. 그거하고 동시에 일어났단 말이야? (음 예) 그때 인제 예수님에 대한 느낌은 어떤 것인가?

환162 _ 고통 받으시는 거….

치163 _ 아 그러니까 예수님에 대해서 인제 감정적으로 어떻게 말하면 잘 모르잖아? 언제부터 그런 감정이 생겼느냔 말이야.

환163 _ 고등학교 때요.

치164 _ 그 금방하고 동시에?

환164 _ 예. 비슷했어요.

치165 _ 음. 그래. 나한테 뭐 물어볼 거 없나?

환165 _ 선생님께요? (음) 저 제가 마음 안에 이렇게 의문이 많은데 (음) 그게 잘 안 없어지는 것 같아요.

치166 _ 글쎄 그 울분을 없애면 낫는다. 응?

환166 _ 울분을 어떻게…?

치167 _ 울분을 없애려면, 응? 선생님한테 자꾸 털어놓고 말이야. (예) 응? (예) 자기가 울분을 적어보기도 하고.

환167 _ 생각이 안 나요. 적으려고 하면. 적으려고 하면 생각이 안 나서.

치168 _ 음. (4초 침묵) 그러니까 그게 울분이 올라와서 빠져나와야지 (예) 낫는단 말이야. 응?

환168 _ 저 약은 죽을 때까지 먹어야 돼요?

치169 _ 그러니까 뭐 안 나으면 먹어야지.

환169 _ 나을 수 있다고 해 주세요.

치170 _ 나을 수 있는 길은 그, 그 울분을 털어놓고 (둘 다 웃음) (아니요) 그러면 낫는다.

환170 _ 아니 그 약을 안 먹어도 될 수…, 가능성이 있다고 생각해요. (응?) 약을 안 먹어도….

치171 _ 아 글쎄 인제 이런 정신치료를 해서 (네) 울분이 해소가 되면 약의 필요성이 자꾸 줄어든단 말이야.

환171 _ 그러면 제 병은 낫는, 낫는 거예요?

치172 _ 그런데 그게 쉽지 않다고.

환172 _ 왜요?

치173 _ 지금도 자꾸 안 올라온다고 그러잖아.

환173 _ 안 올라온다고요?

치174 _ 감정이. 울분이. (네) 그게 올라와서 자꾸 빠져나가야지 약이 필요 없이 된단 말이야. 울분이 있는 동안에는 응? 약을 먹어야 된다 이거야.

환174 _ 선생님 제가 정신분열증이 맞아요?

치175 _ 정신분열증이…, 그게 문제가 아니라 응? (네) 무슨 뭐 원인이 뭔 가? (네) 그게 해결돼야 하는 게 문제란 말이야.

환175 _ 제 원인이 뭔데요?

치176 _ 원인이 다 얘기했잖아.

환176 _ 다시 한 번 말씀해 주세요.

치177 _ 자기 입으로 다 했어.

환177 _ 다시 말씀해 주세요.

치178 _ 어머니가 (네) 나한테 고통을 줘서 응? (네) 참으니까 못 견뎌서 병이 낫다 이거야. 응? 그리고 응? 알겠어? (네) 응? (네) 울분이 해결되면 낫는다고. 응? (네) 해결되려면 자꾸 풀어놓고 말이야. 꿈, 꿈도 적고. 응? 그 꿈에 나오는 울분 이런 걸 자꾸 상담을 해 서 응? (네) 그것도 하고 자기. 일도 하지?

환178 _ 네. 하는데요. 제가 잠깐 (응) 좋아하는 사람이 있는데요. (어) 그 어 여섯 살 때 여섯 살 때 엄마한테 매 맞은 그 집이 그 집이거든 요? (응) 제가 좋아하는 오빠가 있었어요. (응) 저랑 네 살 차이가 나는데 (응) 그 오빠도 저를 그때 같이 저를 좋아했대요. (응) 나중 에 알게 됐는데 (응) 그 오빠는 지금 결혼해서 아이가 있거든요?

(응) 그리고 사이비 종교에 (응?) 사이비 종교.

치179 _ 그래. (안 들림)이야?

환179 _ 예. 부인도 사이비 종교에서 만났대요.

치180 _ 응. 무슨 종곤데?

환180 _ ○○○.

치181 _ 그 사이비 그거 많네. 그 종교가.

환181 _ 왜요? 선생님.

치182 _ 아니 그게 많아, 많아서 말이야.

환182 _ 아니 제가 거기 교주가 할아버지가 있는데 그 할아버지가 성령이
라고 받았거든요. 예수님의 아들이라고 가리키면서 자기네 성서
말씀이 그 말씀이라는 거예요. 그러면서 그 말씀을 안 믿으면 다
지옥 간다고 하느님이 지옥 가게 하신다고 성서에, 성서에 나와
있다고 하는 거예요. 근데 제가 그런데 그 오빠가 거기 빠져있거
든요? 근데 자기 부인도 거기서 만났고 거기 교회법이 그 교회법
이 자기네 같은 교회 안에서만 결혼을 할 수 있게끔 되어있다 그
랬거든요? 그런데 인제 그 오빠가 그 여자하고 결혼했는데….

치183 _ (3초 침묵) 그런데 그 사람하고 결혼하고 싶어? (음) 응? (네) 근
데 유부남인데….

환183 _ 아니 그 여자가….

치184 _ 그러고 지금 병이 나아야지 말이야, 응?

환184 _ 제가요?

치185 _ 결혼생활도 하고.

환185 _ 그럼 나아야지요?

치186 _ 물론 뭐 병이 있으면서 결혼생활을 하는 사람도 많지만은. 저 힘
들다고.

환186 _ 선생님. 저 여쭤보고 싶은데….

치187 _ 어. 물어볼 거 뭐 물어봐.

환187 _ 그 사람이요. (응) 그러니까 하느님께서 짝지어주신 사람들은 하
느님 교회에서 만나게 돼 있는 거죠? 사이비교회에서 만나는 법
이 없는 거죠? 정말 인연은요.

치188 _ 그건 종교적인 그런 거라, 내가 그건 잘….(웃음)

환188 _ 제가 울분만 나오면 다 낫는 거예요? (응?) 울분만 나오면….

치189 _ 그러게 울분만 나오면 생각이 달라진다 그 말이야.

환189 _ 어떻게요? (응?) 어떻게.

치190 _ 뭐 어떻게 뭐, 뭐 쓸데없는 생각은 안 하겠지.

환190 _ (7초 침묵) 저에 대해서 (어?) 말씀해주시고 싶은 거 (뭐?) 저에 대해서 말씀해 주시고 싶은 거….

치191 _ 뭐 아까 거 다 얘기했잖아. 응? 다 잊어버렸나?

환191 _ 혹시 다른 게 있나 해서….

치192 _ 잊어버렸어?

환192 _ 다른 게 있나 해서요. 감정이 잘 안 일어나기 때문에 어떻게 하면 감정이 올라오죠?

치193 _ 글쎄 내가 뭐 어린애 우는 소리에, 응? (네) 녹음한 게 있는데 (네) 그거 한번 K선생한테 들어보라고.

환193 _ 네?

치194 _ 어린애가 와아 우는 (아아) 소리 녹음한 게 있다고. 응? (네) 들으면 감정이 안 올라오는 사람이 올라 올라온다. 응? (네) 해 볼래? (예) 어 그래 (5초 침묵) 또, 또 물어볼 거 없어? (예) 응? (예) 울분. 엄마에 대한 울분. 응? 그게 계속 내면 낫는다. 응?

환194 _ 예수님에 대한 것은요?

치195 _ 그것도 다 마찬가지겠지. 하느님이나 응? (네) 어머니가 어릴 때는 다 하느님이야. 하느님. (환자 웃음) 성모마리아. 응? 응? 좋은 어머니는 하느님이고 안 좋은 어머니는 마귀다 이거야. 마귀. 응? 그러니까는 어머니가 마귀가 이렇게 그러면 그 어머니가 또 왜 그렇게 됐나 그 어머니가 또 마귀겠지. 응? 응? (네. 환자 웃음) (4초 침묵) 거 거기서 그런 상태에서 결혼을 하면 마귀어머니가 된다고. 그래.

환196 _ 선생님. 감사합니다.

치196 _ 그럼 K 선생한테 잘 지도받으라고.

환197 _ 감사합니다.

20년 불면증

이 사례의 치료는 총 35회의 면담으로 진행되었다. 환자는 35회의 면담을 종료한 후 외국으로 연수를 떠났다. 1회는 부분 생략, 2~35회는 요약하였다.

〈 제1회 〉

치1 _ 아~ 〈침묵 14초〉 보자. 그래 뭐, 뭐 때문에… 문제가?

환1 _ …잠자는 것 때문에요.

치2 _ 어, 잠이 어떤데?

환2 _ 잠을 좀 제대로 못 자 갖고요.

치3 _ 어, 어떻게 못 자?

환3 _ 스… 잠 인덕션.

치4 _ 응?

환4 _ 잠드는 것을 제대로 못하구요. 들었다고 하더라도 좀 잘…. 깊은 잠을 잘 못자구요. (음) 못자다 보면 또 피곤해 갖고.

치5 _ 또, 있는 대로 다 이야기해 봐요.

환5 _ 벌써 한 5, 6년 되는가요? 한번 그 ○○대 병원 수면 클리닉.

치6 _ 응?

환6 _ ○○대학 병원에 수면 클리닉이라는 데 가서요.

치7 _ 아, 수면.

환7 _ 그 수면 다원검사를 포함해서 하여튼.

치8 _ 수면 무슨 검사?

환8 _ 수면 다원 검산가요? 하루 밤 자면서 검사하는 거 있지 않습니까?

치9 _ 어. 입원해서?

환9 _ 예 예. 그것뿐만 아니라 뭐 MRI 해 갖고 뭐.

치10 _ 그것까지 했어?

환10 _ 예. 뭐 오만 검사 다 했습니다.

치11 _ (웃음)

환11 _ 그때 음. 결과 말씀 주실 때 다른 문제는 없으니깐 정신과 컨설트를 좀 받으라고.

치12 _ 아. 아니, 수면 클리닉이 정신과에서 하는 거 아냐?

환12 _ 예. (응?) 예. (음) 그 때 처음으로.

치13 _ 정신치료 받으라고 그랬나? 거기 정신과인데.

환13 _ 정신과 치료를 받으라고. 상담 치료를 정기적으로 받으라는 권유를 그때 처음 받았고요.

치14 _ 5년 전. 5, 6년 전에?

환14 _ 예. 벌써 한 그 정도 된 것 같습니다.

치15 _ 음. 그래서 어떻게 됐어?

환15 _ 그래서 그 당시에 처음 소개받은 데가 그, 음. ○○ 신경정신과인가요?

치16 _ ○○?

환16 _ 예.

치17 _ 의사가 누군데?

환17 _ 거기에 계신 젊은 선생님이셨어요. L○○ 선생님인가, K○○ 선생님인가.

치18 _ 응? K○○.

환18 _ 예

치19 _ 음. 그때.

환19 _ 거기 처음 찾아뵈었더니 그 선생님은 따로 상담은 안 하시고. (음) 약만 주시더라고요.

치20 _ 음. 그래서?

환20 _ 그렇게 해서 약을 한 몇 년 먹었고요.

치21 _ 아하. 계속 치료를 했구먼.

환21 _ 예. 약만요. 그 주 몇 달에 한 번씩 얼굴을 뵙고 인사를 드렸지만, 따로… 그 후에 정신과를 한 두 군데 정도 옮겨서 상담을 받아봤습

438

니다.

생략 (치료자 22 ～ 환자 43)

치44 _ 그러니까 인제 그 원인을 알아야 돼, 원인을. 치료가 되려면 말이야. (예) 원인을 알고 그걸 원인을 제거할 수 있나. 어떤 방법으로 하느냐 말이야. 응?

환44 _ 예.

치45 _ 원인이 뭐야? 여태까지 발견된. 왜 잠을 못 잤는데?

환45 _ 표현이 적절한지는 모르겠습니다만.

치46 _ 어?

환46 _ 표현이 적절한지 모르겠습니다만.

치47 _ 어.

환47 _ 막연한 불안이죠.

치48 _ 글쎄. 막연한 불안의 원인이 발견되었나 말이야. 응?

환48 _ …〈15초〉 저도 제가 그때 불안해하는 거는 아는데요 선생님.

치49 _ 어, 불안해 하는 거는 아는데, 원인은? 응?

환49 _ 하지만 그거를 어떻게 제어를.

치50 _ 아직 몰라? 원인을 모르느냐 말이야, 아직?

환50 _ 왜 불안한 지에 대해서요?

치51 _ 응.

환51 _ 예. 그건 잘 모르죠.

치52 _ 응?

환52 _ 그건 잘 모르겠습니다.

치53 _ 어. 잘 모르겠어? 어. 그러면 병 시작할 때 말이야, 어떻게 시작했나 잠이 안 오기 시작할 때. 그게 언제야?

환53 _ …〈10초〉 거의 뭐 한 뭐 20년 되지 싶습니다.

치54 _ 그래?

환54 _ 학교 다닐 때요.

치55 _ 어느 학교 다닐 때?

환55 _ ○○대 ○○대학

치56 _ ○○대 ○대?

환56 _ 예.

치57 _ 음. 몇 학년 때?

환57 _ 음.

치58 _ 부인도 ○○대 동창인가?

환58 _ 예.

치59 _ 음. 동기?

환59 _ 졸업은 같이 안 했습니다.

치60 _ 입학은. 휴학했어?

환60 _ 제가 2년을 늦게 졸업했고요.

치61 _ 왜?

환61 _ 학교 다닐 때 방황하느라고.

치62 _ 아, 그때는 치료 안 받았나?

환62 _ 그때는 뭐 저 막연하게나마 누구에게나.

치63 _ 응?

환63 _ 젊은 나이에 있는 방황.

치64 _ 어. 병으로 생각 안 했다?

환64 _ 예. 방황이라고 생각했었죠. (음) 그리고. 저한, 돌이켜 생각해 봐도 저한테는 그게 좀 심하고 길었다는 기억은 나고요.

치65 _ 심. 그래 얼마나 길었어? 흠.

환65 _ …〈7초〉 그 당시에는, 옳게 기억하는지 모르겠습니다만 뭐 한, 밤낮을 바꿔서 생활하기가 한 일 년 넘게도 그렇게 해 본 적 있던 것 같고요.

치66 _ 몇 학년 때?

환66 _ 대학 갓 들어간 직후 아마 고 한, 두 해 그 무렵이지 싶습니다.

치67 _ 응? 한 두 해?

환67 _ 예. 그때 무렵이지 싶습니다.

치68 _ 그래 뭐 그럼 3학년 때부터는 괜찮았어? 좀, 좀 좋아졌나?

환68 _ 그때부터 밤에 예를 들어서 뭐 맥주 한 병 빨리 이렇게. 원래 술을 잘 못하니까요.

치69 _ 응?

환69 _ 원래 술을 잘 못하는데….

치70 _ 원래 술을 잘 못하는데.

440

환70 _ 예. 술 마시고 자고?

치71 _ 그때부터네? 응?

환71 _ 예. 그때부터 그러는 게 있었던 것 같아요.

치72 _ 음. 20년 되었네

환72 _ 예.

치73 _ 그게 인제 5, 6년 전부터 심해진 거야? 우이 된 거야? 마찬가지야? 심해지지는 않고?

환73 _ 뭐, 비슷했었지 싶어요.

치74 _ 아, 심해지지는 않았다.

환74 _ 예.

치75 _ 인제, 그 치료카는 거는 어떻게 생각하게 된 거야? 그 전에는 치료를 안 하다가, (예) 생각?

환75 _ 지금 같이 살고 있는 와이프는 재혼한 와이프입니다.

치76 _ 응?

환76 _ 지금 같이 살고 있는 와이프는 재혼한 와이프입니다.

치77 _ 재혼. 아, 첫째는 이혼했어?

환77 _ 예.

치78 _ 언제?

환78 _ 만 한, (음) 만 4년쯤 됐을 것 같은데요.

치79 _ 응? 4년 전.

환79 _ 예.

치80 _ 그래, 그 첫째 부인은 어떻게 된 거야?

환80 _ 첫째 부인이 그 ○○○ ○○였구요.

치81 _ 아. 음.

환81 _ 그 사람이.

치82 _ 그 연애를 했나? 뭐.

환82 _ 예?

치83 _ 중매, 중맨가?

환83 _ 예. 중매로 했습니다. (음) 그 사람. 그 사람이 그 제가 처음 그 수면 클리닉 가는 거라든지.

치84 _ 아, 주선을 했나?

환84 _ 예. 예. (음?)

치85 _ 음. 결혼은 언제 했었는데?

환85 _ …〈9초〉… 결혼은 86년도인가 했던 것 같아요.

치86 _ 어. 14년 전이네. 결혼생활은 얼마나 했어. 그래.

환86 _ …〈9초〉 10년 조금 안 됐던가요?

치87 _ 응?

환87 _ 10년 조금 안 됐나요? 9년인가? 9년 만에 이혼했나.

치88 _ 응? 그러니까, 애기는 없었어?

환88 _ 애기 하나 있었습니다.

치89 _ 몇 살?

환89 _ 지금 초등학교 3학년입니다.

치90 _ 그 누가 길러?

환90 _ 그, 걔 어미가 기르고 있습니다.

치91 _ 재혼 안하고?

환91 _ 예. (응?)

치92 _ 아들이야?

환92 _ 딸입니다.

치93 _ 음…〈6초〉. 그래, 이혼은 왜 하게 되었나?

환93 _ …〈11초〉 제 쪽에서의 이유라면 아마도.

치94 _ 응?

환94 _ 제 쪽에서 이유라면.

치95 _ 누가, 누가 이혼을 제의했는데?

환95 _ …

치96 _ 응? 누가 먼저 이혼하자고 그랬어?

환96 _ 허, 누가 먼저라고 이야기하기가 참 애매합니다, 선생님.

치97 _ 애매해?

환97 _ 예.

치98 _ 어떻게 된 거야, 얘기해 봐

환98 _ 결혼하고 한 몇 년 지나고 나서부터는요. (응) 별다르게 어. 마음에 있는 이야기들을 못했던 것 같아요.

치99 _ 왜?

환99 _ 저는 저대로 막연하게, 뭐. 피해의식 비슷하게 있어 갖고 얘기를 안 하고.

치100 _ 피해?

환100 _ 예.

치101 _ 어. 어떤 피해?

환101 _ 마음의 상처 같은 거 이런저런 것 받다보니까 그렇겠죠.

치102 _ 아, 부인한테서?

환102 _ 예.

치103 _ 어떤 상처인데? 음.

환103 _ …⟨18초⟩

치104 _ 그러니까 그 상처 그런 게 많이 쌓여서 쉽게 말해서 잠이 안 온다 이거지. 응, 응, 그러니까 그런 거 어떤 상처를 받았나, 응, 어떤 괴로움을 느꼈나 그걸 다 파헤쳐 가지고 말이야. 원인을 깨닫고. 응, (예) 그리고 감정이 없어지면 현실로 돌아온단 말이지. 노이로제라 하는 게 인제 현재 문제라기보다 과거에 그 해결 못한 감정이 인제 현재 자꾸 발동하니까, 그렇게 된다 이거지. 응, (예) 현재 문제 같으면 치료는 필요가 없다 이거야. 현재 문제만 해결하면 됐지. (예) 응?

환104 _ 예.

치105 _ 응. 과거 감정이기 때문에 이거 안 된다. 치료 안 받으면 안 된다 이거야. 응, (예) 응, (예) 그러니까 여태까지 살면서 쌓인 마음의 상처. 응, (예) 응, (예) 처리 못한 감정 그런 걸 다 드러내서. 응, (예) 인자 그 청소. 응? (예) 그게 인자 근본 치료다 이거지. 응, 그걸 다 털어놓고 깨닫고 과거. 그게 다 현재가 아니다 말이야. 응? 현재로 돌아오면 낫는 거야. 그러니까 과거에 쌓인 거 그걸 다 청소해야 된단 말이야. 그러니까 그게 뭐 다 장가가기 전에 이미 다 있던 거란 말이야. 응, (예) 응?

환105 _ 예.

치106 _ 음… 그래 뭐 왜 이혼은 뭐 어떻게 된 거야? 뭐가 힘들어서. 어떻게 됐어?

환106 _ 그…⟨8초⟩

치107 _ 지금 부인한테도 애기가 있나?

환107 _ 예. 있습니다.

치108 _ 몇이?

환108 _ 지금 만 2년 6개월 됐습니다.

치109 _ 만 2년? 아들?

환109 _ 예.

치110 _ 음. 그래 얘기해 봐. 그 뭐든지 인제 털어놔야 돼. 혼자 안 되니까 치료자가 필요한데, 해결은 본인이 해야 된다 이거야. 응? (예) 혼자 안 되니까 내가 도와주는데 해결하기는 자기가 해결. 자기 마음의 문제니까. (예) 응? 내가 뭐 이래라 한다고 되는 게 아니고 자기 마음이 그렇게 되어야지.

환110 _ 예. (음)…〈10초〉

치111 _ 그 뭐 말하기 힘들어?

환111 _ 하도 막막해서 어디서부터 어떻게 말씀드려야 될지.

치112 _ 어, 그래 뭐 생각나는 대로 해. 생각나는 대로. 응, **생각나는 대로 하면 다 감정으로 연결이 된다고.** 응, (예) 지금 생각, 뭐 몇 년 전 생각. 뭐라도 하면 한 곳으로 간다고. 응, 생각나는 대로.

환112 _ 어.

치113 _ 뭐. 이 취사선택하지 말고, 떠오르는 대로 해. 그게 제일 빠른 길이야.

환113 _ 음…〈11초〉 지금 와이프도 재혼이구요.

치114 _ 아. 그래?

환114 _ 예.

치115 _ 거기도 이혼하고?

환115 _ 예.

치116 _ 어, 그 먼저 애기는 없나?

환116 _ 예. 그 동네는 애기는 없었고요.

치117 _ 어, 오래 결혼을 안 했던 모양인가? 불임인가?

환117 _ 그 동네도 이혼을 좀 일찍. 결혼도 일찍 하고 이혼도 일찍 하고. (음) 와이프 경우에.

치118 _ 아, 독신으로 좀 오래 있었구먼. 그래.

환118 _ 예. 좀 있다가. (음?) 예.

치119 _ 음. 그래.

환119 _ 어쨌든 지금은 잘 지내고 있습니다.

치120 _ 잘 지내?

환120 _ 예. 부부관계에 있어서는 잘 지내구요. (음) 그런데, 저나 집사람이나… 어…〈10초〉… 뭔가가 뭔가 꼬이는 게 있으면, 마음에서요.

치121 _ 그래?

환121 _ 있으면.

치122 _ 음.

환122 _ 특히 저는 더 불안한 것 같습니다.

치123 _ 응?

환123 _ 더 불안해지는 것 같습니다.

치124 _ 아. 꼬이는 게 있으면?

환124 _ 예.

치125 _ 음. 글쎄. 그러니까 인제, 본래 꼬이는 게 있으니까 불안한 거란 말이야. (예) 응, 자기가 그걸 모른다 이거지. 응, (예) 요새는 인제 꼬이는 게 있으면 더 불안해진다. 응,

환125 _ 예. 그…

치126 _ 어떤 것에 꼬이나?

환126 _ 순간적으로 이렇게 감정에 휩싸이면요.

치127 _ 음. 어떤 감정?

환127 _ 그때그때야 뭐 예를 들어서 화를 낸다든지 그런 이유는 매번 다르죠. (응) 근데… 저도 그렇게 감정에 휩싸일 때면 머리로는 알지요.

치128 _ 응?

환128 _ 머리로는 제 자신이 이게 정상이 아니라는 것을 아는데도 스스로가 제어가 안 돼요. …〈15초〉.

치129 _ 음. 그런데 뭐 화. 화가 난단 말이지?

환129 _ 예. (응?) 터무니없이 화가 나는 거.

치130 _ 응?

환130 _ 터무니없이 화가 나는 거죠.

치131 _ 그래 뭐 그래 뭐. 어떤 일에 화가 나는데?

환131 _ …〈27초〉

치132 _ 응?

환132 _ …〈12초〉

치133 _ 뭐, 예를 들어서. 예를 들어.

환133 _ …〈13초〉 뭐. 아주 소소한 것들이죠 뭐.

치134 _ 응?

환134 _ 소소한 것들이죠. 기다리다가….

치135 _ 어.

환135 _ 기다리면 누구나가 다 짜증이 좀 날 수도 있죠.

치136 _ 그렇지.

환136 _ 그런데 뭔가 마음에 뭔가 있으면….

치137 _ 뭔가 뭐?

환137 _ 뭔가 이렇게….

치138 _ 걸리는 게 있으면….

환138 _ 예. 있는 것에다 인제 아마 그런 게 겹치면 그렇게 한 번씩 (나온 다.) 그러는 것 같아요.

치139 _ 음. 근데 20년 전에 그때 뭐 어떤 고민이 있었어?

환139 _ 허, 그때는 뭐 사춘기 때 그렇듯이, 살 거냐 말 거냐 자살할 거냐 말 것이냐 뭐 그런 생각에 사로잡혀 있었죠.

치140 _ 고등학교 때는 어땠어?

환140 _ 뭐 전형적인, 내성적인, (음) 학교, 외형적으로는 학교생활 뭐 정 상적으로 했지만, 제가 듣고 싶어 하는 수업 외에는 당연히 소설 책이나 보고 있었고…. 〈7초〉 마음으로는 많이 힘들어했지만 외형 적으로는 잘 지냈죠.

치141 _ 어? 마음에 그거는 언제부터야?

환141 _ …〈7초〉 제 기억에 고등학교 때부터는 제가 일기를 썼던 것 같습 니다.

치142 _ 일기 썼어?

환142 _ 예. 일기 썼던 이유가.

치143 _ 아직 있어?

환143 _ 예?

치144 _ 아직 있나?

환144 _ 아뇨. 다 없어졌습니다.

치145 _ 왜?

환145 _ 그 뭐. 사무실 몇 번 옮기면서. 사무실. 쌓아 놨다가.

치146 _ 버렸어?

환146 _ 예.

치147 _ 음. 그거 있으면 좋을 텐데, 어떤 고민을 했나. 응.

생략 (환자 147 ~ 환150)

치151 _ 그걸 보면 무슨 고민을 하고 있나 알 텐데. …⟨14초⟩. 음. 그래 뭐 무슨 쓴 내용 기억해?

환151 _ 음. 그대로는 기억 못하겠지만요.

치152 _ 대강?

환152 _ 예를 들어서…⟨11초⟩뭐 그런 말들이죠.

치153 _ 응?

환153 _ 낮은 너무 밝든지.

치154 _ 어?

환154 _ 낮은 너무 밝고.

치155 _ 낮에는?

환155 _ 예. 낮은 너무 밝고, 밤은 너무 어둡고…⟨9초⟩

치156 _ 또.

환156 _ …⟨8초⟩ 근데 그게 단순히 제 마음. 마음. …⟨12초⟩. 문 밖에서 소리가 나서.

치157 _ 응?

환157 _ 문. 문밖에서 소리가 나갖고. 열어보면 없죠. 아무도 없죠.

치158 _ 그래서?

환158 _ 그런데 그 실제 그런 일이 벌어질 때 몇 번씩 반복하죠.

치159 _ 어, 언제부터 언제까지?

환159 _ 그러니까. 뭐 하여튼 그런 것들이었습니다, 대부분이 늘 생활. 제가 느끼는 것이요.

치160 _ 대학 때?

환160 _ 예, 대학 때나 그 일기 쓸 무렵에.

치161 _ 십수 년 동안. 십여 년 동안. 응?

환161 _ 예. 예.

치162 _ 뭐 소리가. 딴 소리는 안 들리고?

환162 _ 예. 뭐 실제로 뭐 환청이거나 그런 건 아니지만. 음.

치163 _ 그 누가 부르는 것 같은 느낌인가?

환163 _ 예. 그런, 그런 순간들이라든지요. 아니면. 음. 어쨌든 흔히 하는 말로는 생활에 적응을 잘 못했죠. 현실감이 별로 없고요.

치164 _ 중학교 때는 어땠어?

환164 _ …〈23초〉 중학교 때도 그런 게 있었던 것 같아요. 왜냐면은.

치165 _ 응?

환165 _ 중학교 때도 있었던 것 같아요. 왜냐면 저….

치166 _ 소리 나는 거?

환166 _ 소리가 아니고요. (엉) 그러니깐.

치167 _ 뭐, 뭐가 있어?

환167 _ 현실과 제가 이렇게 선을 그어놓고. (음) 제 마음이 가는 곳 따로고. 하는 것 따로고 이렇게 분리가 된 거는….

치168 _ 그건 언제부터?

환168 _ 거슬러 가면 그게 언제인지 모르겠어요.

치169 _ 초등학교 때는?

환169 _ …〈7초〉

치170 _ 초등학교 때는 어땠어?

환170 _ …〈8초〉 초등학교 때도 제가 기억하는 제 내면은 있었지만.

치171 _ 내면?

환171 _ 예. 생활에서 막 부딪히지는 않았던 것 같아요.

치172 _ 아. 내면과 외면이 분리가 되어 있는데. 응?

환172 _ 예. 제 나름대로의 내면생활은 있었지만….

치173 _ 따로 있고?

환173 _ 예. 그게 현실에서 막….

치174 _ 그러니까 뭐 학교 선생님이나 친구 관계는 어땠어? 대인관계.

환174 _ 학교생활 잘하고 뭐 모범생으로 평가받고 저도 그런 생활 잘한다고 생각했죠.

치175 _ 친구?

환175 _ 친구 관계도 넓지는 않았지만요.

치176 _ 어. 현재도 친한 친구 있단 말이지?

환176 _ 예.

치177 _ 몇 명이나?

환177 _ 글쎄요. 한 조금씩 얘기할 수 있는 범위는 다르지만 손가락으로 늘 꼽을 정도는 있었던 것 같아요.

치178 _ 음. 터놓고 얘기한단 말이지?

환178 _ 예.

치179 _ 그게 중요하지. 그런 사람이 있어야지. 그러면 입학하기 전에는 어땠어?

환179 _ 대학이요? 고등학교요?

치180 _ 아니, 초등학교. 초등학교 가기 전에. 응?

환180 _ 초등학교 때하고 비슷했던 것 같아요. 선생님.

치181 _ 첫 기억이 뭐 있어? 기억 중에 제일 어릴 때 기억. 아무거나?

환181 _ 확실치는 않은데요, 선생님.

치182 _ 응?

환182 _ 확실치는 않은데요.

치183 _ 음.

환183 _ 그게 아마 유치원 무렵이 아니었던가 싶어요. (음) 왜냐면 어. 제가 초등학교 들어가기 전 3년 반을 외국에서 살았고요.

치184 _ 3년 반?

환184 _ 예.

치185 _ 어디서 살아?

환185 _ 외국에서요.

치186 _ 아, 외국!

환186 _ 예.

치187 _ 아버지가 뭐 했는데?

환187 _ 아버지가 그 당시에 ○○이셨어요.

치188 _ ○○. ○○○?

환188 _ 예. ○○. ○○ 계시면서. ○ ○○○이라고 그러죠. ○○으로 계셨었고요. 그래서 거 외국에서 ABC 유치원을.

치189 _ 음.

환189 _ 다녔었고요. 그리고 제 첫 기억은 그 외국에서의 기억이었던 것 같아요.

치190 _ 음. 그 전에 한국 기억은 없다.

환190 _ 예. 그 전에.

치191 _ 몇 살 때 갔는데? (음)

환191 _ 가을에 외국에서 돌아왔으니까요.

치192 _ 몇 년 있다가?

환192 _ 외국에서 3년 반 살았다고 말씀을. 어머니한테.

치193 _ 아. 3년 반.

환193 _ 예. 어머니한테 얘기를 들었거든요. 60년이나 61년쯤 외국 갔다 가.

치194 _ 어, 그 전 기억은 없고? 그래 뭐 외국의 기억이 뭐가 있어?

환194 _ 몇 가지 광경들이 기억이 나요.

치195 _ 어, 그래, 어떤 거?

환195 _ 어. 그 아주 무서운 꿈을 꿨다가 깨보니까. 혼자, 혼자 멍하니 있 고….

치196 _ 아무도 없어?

환196 _ 예.

치197 _ 밤에?

환197 _ 낮이었던 것 같아요. 낮잠. 그 꿈은 지금도 잊혀 지지가 않는데요.

치198 _ 아. 그래? 뭐 어떤 꿈?

환198 _ 선생님 왜. 이. 그 어떻게 표현해야 됩니까. 인상파 그림에서 점으 로….

치199 _ 어.

환199 _ 예?

치200 _ 어.

환200 _ 윤곽이 있는 것도 아니고 이렇게 점으로 크고 작은 점들로 이렇 게 된. 흑백으로….

치201 _ 어, 흑백!

환201 _ 예. 흑백으로 된 그 번쩍번쩍하는 허공. 거기서 허우적 허우적거 리다가…〈6초〉 깼던 기억이요.

치202 _ 깨고 나니 아무도 없어?

환202 _ 예. 그래서.

치203 _ 그래서 어떻게 했어?

환203 _ 막연하게 불안에 떨던 기억이 나고요.

치204 _ 요새 느끼는 막연한 불안하고 어떻게 다른가?

450

환204 _ 그런 느낌이 비슷한 게 아닌가 싶어요.

치205 _ 어?

환205 _ 그 느낌이 비슷한 게 아닌가 싶어요.

치206 _ 그래? 어. 그 다음 기억은 어떤 게 있어?

환206 _ 그 조금 아까 말씀드린 그 기억이 먼전지 나중인지는 모르겠어요.

치207 _ 아.

환207 _ 다만 그게 다 외국. 어렸을 때 그 외국에서의 기억이었다는 거는….

치208 _ 아, 그래. 뭐. 기억나는 거 얘기해.

환208 _ …〈19초〉 고양이. **고양이 목이 돌아간 기억이요.**

치209 _ 고양이?

환209 _ 새끼 고양이 목이 돌아간 기억.

치210 _ 목이 뭐?

환210 _ 목이.

치211 _ 돌아가?

환211 _ 예.

치212 _ 아, 집에 고양이가 있었나?

환212 _ 예. 고양이가 새끼를 낳았는데 어머님이. 부모님이 그걸 보면 안 된다고 그랬죠.

치213 _ 아, 왜?

환213 _ 예?

치214 _ 왜?

환214 _ 고양이는 새끼가 너무 어릴 때는 누가 보거나 만지면 냄새로 아나 봐요.

치215 _ 음.

환215 _ 근데 사실은 제가 봤는데, 그래서 아마 제 속으로 짐작했죠. 고양이가.

치216 _ 복수하지 않나?

환216 _ 아뇨. 새끼를 물고서 다른 데로 옮기다가 떨어뜨려서 목이 돌아간 것 같아요.

치217 _ 아, 고양이 목이 돌아갔단 말이야. 불구자가 됐, 불구가 됐다.

환217 _ 예.

치218 _ 어, 그래서?

환218 _ 그걸 봤던 무서운 기억이 나고요.

치219 _ 뭘, 뭘 느꼈나?

환219 _ 제가요?

치220 _ 음. 그때. 그 순간에 뭘 느꼈나?

환220 _ 아유. 잘은 기억 안 나지만 굉장히 두려웠다는 기억이 나요. (음)

치221 _ 내가 잘못했다?

환221 _ 그런 죄책감도 있었던 것 같고요.

치222 _ 혹시 뭐 고양이가 보복하지 않나 그런 생각도 했나?

환222 _ 고양이가 보복은 아니지만 어머니 말씀을 안 들었다는 (응) 죄책감 같은 게 있었던 거 같아요.

치223 _ 어, 그 다음 또 어떤 게 있어?

환223 _ …⟨11초⟩ 비슷. 지금 말씀드리고 보니깐 다 비슷한 느낌을 가졌을 때의 기억들 같은데요.

치224 _ 어.

환224 _ 외국에서 살 때.

치225 _ 어?

환225 _ 외국에서 살 때 이사를 한번 했던가 봐요. 처음에 가서 살던 집은 아마 계단이 있던 2층 집이었고, 그 다음에 갔던 집은 단층집이 었던 거로 기억하는데요. 그때 이사한 이유가. 아버지. **어머님이 저를 안고선가? 제 여동생이. 음. 그때는 안 낳았을 땐데. 제 여 동생을 임신하셨을 땐가?** 계단에서 한번 넘어지셨는데. **아버님이 굉장히 화를 내셨죠.** 그래서 위험하다고. 그리고 넘어진 이유가. 제가 맞는지 틀린지 모르겠는데요. 그때 계단에서 넘어지신 이유 가 계단에 물이 있었고. 그 물이 사실 **제가 오줌을 누어 놨던 가, 제가 흘렸던 물이던가.**

치226 _ 음.

환226 _ …⟨7초⟩ 어쨌든 너무너무 아버님이 화를 내셨고 실제로 집을 이 사하셨고, 단층으로.

치227 _ 응?

환227 _ 단층집으로 실제로 이사를 갔, 했고요.

치228 _ 어? 그것 때문에? 응?

환228 _ 예.

치229 _ 응?

환229 _ 예. 계단엔. 그 아버님이 원래 성격적으로 좀.

치230 _ 그. 그러니까 아버지는 그건 모른단 말이지?

환230 _ 예.

치231 _ 응? 애가 뭐 물을, 오줌을 그리 했다는 걸 응?

환231 _ 예.

치232 _ 응? 미끄러졌단 그 말이지?

환232 _ 예.

치233 _ 음. 그건 확실해? 오줌인가 뭐 자기가 물을 흘렸다 하는 거.

환233 _ 왜냐면 제가 그걸 기억하니까요. 제. 제가 두려워하면서 (음) 사실은 제. 내가 한 건데. 하는 말은 못했지만….

치234 _ 아, 어…〈12초〉. 그러니까 무서운 꿈하고 그 다음에가 뭐지? 응? 지금 세 가지 말했잖아. 두 번째는 뭐지? 어, 고양이. 응?

환234 _ 예. 예. (응?) 예.

치235 _ 목. 세 번째가 이제 어머니가 넘어졌다. 응? (예)

환235 _ 예.

치236 _ 음. 그러니까 요새 그런 느낌이 뭐 세 가지하고 비슷해?

환236 _ 그런

치237 _ 막연한?

환237 _ 막연한 불안에 이렇게 젖어있는.

치238 _ 음.

환238 _ 그런 거는 아마 비슷하지 싶습니다.

치239 _ 어. 그래 오늘은 시간이. (웃음) 오래 하면 좋은데 내가 보통 건강이 그거해서 말이야. 30분하고 30분 쉬는데 첫 시간이라 지금 45분. 다음부터는 30분.

환239 _ 예.

〈 제2회 〉

환33 _ 선생님 지난 번에 그 책 보면서도…, 제가 메모했던 건데요(엉-엉) 메모했던 건데요….

치34 _ 뭘 메모했어?

환34 _ 제가 스스로 믿어지지는 않지만, 선생님 글을 보면서 가정을 해 봤어요. (응, 응) 그 아…, 하… 그…, 아…, 그, 선생님 '사고와 정신건강'이라는 글에서요. 선생님 글 중에서. (뭐 와?) 사고와 정신건강….

치35 _ 사고! 아 ~ 아! accident.

환35 _ 자동차가 사람 친 게 사실은 거슬러 올라가 봤더니, 그 oedipus complex 때문에 그랬던 게 아닌가 하는 대목이요. 거기서 문득 드는 생각이, 제가요…, 저도 그 비슷한 게 아닌가…. 왜냐하면 엄…. 늘 그 아버지… 제가 도저히 사람을 대할 때 참지 못하는….

치36 _ 응. 누굴 대할 때?

환36 _ 사람을 대할 때 참지 못하는….

치37 _ 참지 못하는…. (예) 엉.

환37 _ 그. 그거는 꼭 아버지와 연관이 있었던 것 같아요.

치38 _ 음. 어떻게…?

환38 _ 아버님 성격이. 그… 뭐라 합니까…. 좀 이렇게 전형적인 ○○… (응) ○○같이. 그. 좀. 이렇게….

치39 _ 전형적인 ○○이 어떤데?

환39 _ 화내시고 이럴 때는, 순간적으로 화내시고 그러실 때는 (아!) 불같이 내세요.

치40 _ 아. 그럼 뭐. 그때 어떻게 느꼈어?

환40 _ 엄. 어릴 적부터는 그런 거 볼 때요. 아버님 화내시는 이유가…. 적절하고 안 하고에 관계없이. 어. 저렇게 화내시는 것은 그 옆에 있는 사람들에 대한, 거 최소한의 배려가 없는 것 아닌가. 그 부모님 앞에서 그렇게 표현한 적은 없지만 늘 혼자서 그렇게 생각했지요. 어릴 때부터….

환42 _ 예. 그리고, 그리고 인제 중요한 건 그때 그런 생각을 가진 이유가. 거 **아버님이 화내실 때 제 기억이 꼭. 어…, 아버님이 화내시는 때면 제가 꼭 이 세상 끝에…, 벼랑 끝에 서있는 것 같은 그런 불안감을 꼭 겪었고요…**.

치43 _ 벼랑 끝에….

환43 _ 서있는 불안감을 겪었고. 근데 그 순간이 지나고 나면 아버님은 언제 화냈냐 식으로 평온해지시는데. 저는 그 다음 순간에 (음) 그 혼란에 빠져버리는 것 같아요. 도저히 이해가 안 되지요. 이게 한 순간 벼랑 끝이었다가, 다음 순간에 그게 아무 것도 아닌 것이 되고…. 〈침묵 15초〉 어린 마음에는 아버님이 미운, 한편으론 표현을 못해서 그렇지, 굉장히 밉기도 했던 것 같아요. (엉) 아버님이 속으로 원망스럽고 (응) 〈침묵 18초〉 그리고 언제부터인지 저의 모든, 그런…, 불안정한 상태의 원인이 아버지라 이렇게 믿게, 믿어, 믿게 되었죠….

치44 _ 언제부터…, 언제부터?

환44 _ 언제부터인가 모르겠어요.

치45 _ 아. 대강.

환45 _ 그게 아까 말씀드린 대로 국민학교 정도 때부터 그런 생각을 했던 게 아닌가 싶어요. 근데 인제…, (어) 〈침묵 24초〉 아버님이 언젠가부터는 인제 연세도 드시고 한편으로 아버님이 측은하다는 생각을 하고부터는….

치46 _ 언제. 언제 측은하다고…, 언제부터 측은하다고 생각했나?

환46 _ 대학 다닐 때나, 졸업했을 때쯤인가부터는 그런 생각을 가졌던 것 같아요. 아니. 그런 느낌을 가졌던 것 같아요.

치47 _ 그래서 어떻게 했어?

환47 _ 아니 그래서 제 나름대로는 아버님에 대한 그런 감정은 정리하지 않았나 싶은데…. (음) 정리했다고 생각했는데…. (음) 〈침묵 8초〉 요즘도 아버님 대하다보면요. 엉…. 속에서 옛날같이 그렇게 막 뭐랄까. 치밀어 오르는 감정을 가끔 느낄 때가 있어요.

치48 _ 뭐가 치밀어?

환48 _ 뭐 스스로 못 참는 거죠. 못 참는 그런 감정이죠….

치49 _ 어떤 감정. 〈침묵 25초〉 정리를, 정리를 뭐 어떻게 했는데. 아버지에 대한 감정은 나름대로 정리했다고 하는데 어떤 식으로…. 아, 그럼 다음 시간에 하고….

〈 제3회 〉

치8 _ …그래. 떠오르는 대로 이야기해. 가만있으면 말야. 뭐. 올라오거든…. 응. 거 찌꺼기가 말이야. 그 청소하는 거야. 요전에 뭐… 한번 다녀가고 많이 좋아졌다고 부인이 그러대. 혈색도 뭐. 부인이. 뭐라 그래…. 뭐가 좋아졌다. 응?

환9 _ 늘 그동안, 선생님 몇 군데 다녔다고 그랬잖습니까…. 다녔는데 갔다 오면 제가 영 시무룩했었는데 선생님 처음 뵙고 가서는 들떴죠.

치9 _ 엉. 왜?

환11 _ 정확히는 잘 모르겠어요. 선생님. 하나 분명한 거는. 여기 이렇게 앉아 있을 때 나… 굉장히 긴장되죠. (응) 굉장히 긴장되죠. (응) 또 그 이야기하라고 말씀하신 거…, 얘기하려다 보면 굉장히 힘들고요 (응…, 또….) 근데, 그 첫날 선생님 뵙고, 나가자마자 집사람한테 이제 나왔다고 (응?) 끝났다고 전화했더니.

치11 _ 아! wife한테. 음.

환12 _ wife가 어땠냐고 그러길래, 제가 생각하려고 그래서 그런 게 아니라 (엉) 어, 그냥 웃음이 나오면서 (응) **"재미있었어!"** 그랬죠.(엉. 음.) 〈침묵 8초〉 모르겠습니다. 선생님. 제가, 제가 생각, 생각하기에, 선생님. 음… 몇 말씀 안하시는데 (음) 굉장히, 굉장히 몇 말씀 안 하시는데 집중력…, **집중력 있으시다**는 점에 처음에 좀 놀랐던 것 같고요.

치12 _ 어떻게. 뭐. 뭐. 뭘로 가지고?

환13 _ 아. 선생님 저도….

치13 _ 자기 마음을 잘 깨달아야지. 응…. 말하자면, 안 좋은 마음! (예) 좋은 마음…. 좋은 마음을 늘 가지면 늘 좋을 것 아냐. (예) 응. 안 좋은 것도 왜 안 좋은가 이걸 알아야 되고, 좋은 것도 왜 좋은가, 엉. 그럼 밤낮 좋게 마음 가지면 밤낮 좋을 거 아냐, 응. 그래서 좋은 것도 알고, 안 좋은 것도 알고 이래야 된단 말이야. 안 좋은 것은 안 하고 말이야. 해결하고…. 좋은 것만 하면 밤낮 좋은 거지 엉. 그럼 왜 좋아졌나. 엉. 그걸 알면 빨리 좋아질 수가 있다. 그 말이야…. (예) 그러니까 뭘. 뭘 보고 내가 집중하다고 느꼈나. 엉?

치28 _ 응. 안 알려줘? 원인이 뭐라고?

환29 _ 예…, 도저히 더 못 다니겠다 생각했던 이유 중에 (응) 저는… 그

456

말하자면 기억하고 싶지 않은 기억들이니까요. 굉장히 힘들게 말씀을 드렸는데….

치29 _ 힘들게 말했단 말이지….

환30 _ 예. 근데. 엉…. 주무시고 계셔요.

치30 _ 아. 그래. 졸고 있어….

환31 _ 예…. 한, 두 번 그러고 나니까, 그 다음에는, 물론 저도 알지요. 제가 이야기하는 게, 요는 말하는 투도 monotonous하고 (음) 아휴. 저도 제 자신 뭐 그런 걸 느낄 때가 너무너무 답답하지요.

치31 _ 그러니까, 뭐 불평을 안 했어? 그땐 불평을 해야지. 그땐 치료가….

환32 _ 아휴, 그 앞에서야 그런 생각 들지요. 선생님, 그 앞에서야…. (엉) 얼마나 피곤하셨으면 저러실까…. 또 한편으로는 뭐 왜! 이거 정말 제가 생각해도 내 이야기가 이렇게 지겨운 일인데….

환44 _ 어느 대목에선가 제가 (엉) 어느 대목에선가 제가…. 어느 대목에선가 제가 그런, 뭐 생각하기 괴로운 대목이니까 이리 피해가는데 (피해가는데….) 예. **선생님이, 그래서 제가 딴 소리하니까, 선생님이 이내 같은 질문을 또 하시더라고요.** 그런 대목도 발견했고요. 첫날은 그런 것처럼 어느 대목인지는 잘 기억은 안 나지만 잘… (웃음)

치44 _ 그러니까 집중한다카는 게, 인제 뭐 놓치지 않는다! 그런 뜻인가?

환45 _ 그런 것 같습니다. … 예. 그런 것 같습니다.

치45 _ 뭐, 첫 시간에, 뭐. 그래 자기 원인을, 원인을 자기가 깨달았지…. 응? 못 깨달았어?

환46 _ …딱 이렇게 그거 하지는 못하지만 어릴 적부터 시작했고…. 그 막연하게나마, 막연하게나마는 아는 거죠.

치46 _ 그 전부터 응. (예. 뭐) 언제부터 아는 거야?

환47 _ …그나마 어릴 적에, 언제부터 그랬을까…. 어릴 적에 제가 창문을 내다보기 시작한 것, 그러니까 마음의 창문이겠죠. 마음의 창을 내다보기 시작한 것은…. 그 첫날, 제일 어릴 적 기억나는…. 뭐 기억하느냐 물어보셨을 때 (응) 그 기억들 속에는 하나같이…. 다 그런 양면 측면이 overlap 돼 있는 것 같아요. 그래서… 〈침묵 38초〉

치47 _ 흠. 인제 그게 인제 계속되고 있다 이거지. 어릴 적 그게 패턴이 말이야. 엉. (예) 그걸 이제 벗어나면 낫는다. 요새 잠은 어때?

〈 제4회 〉

환10 _ 거. 막연하게나마 이 꿈, 꿈 꿈 기억 못하는 것도, 제가 뭔가 피하고 싶어 하는 거하고 똑같지 않나 (그래, 그렇지) 짐작을 하고 있습니다.

치11 _ 그렇지, 그렇지. 심한 정신병 걸리면 막, 뭐 자면서 막 흥분하고 이래도 아침에 일어나면 기억이 하나도 없다고. 엉? (예) 좋아지면 인제 기억을 한다고, 좋아지면 자기가 직면할 수 있으니까 기억이 되거든, 엉?

치12 _ 그게 인제 직면하기가 어렵다 이거지, 자기 힘이, 엉? (예) 힘이 생기면 그게 인제 기억도 되고 (기억도 되고요?) 응, 정신병 같으면 많이 좋아지면 망상이 인제 꿈에 나온다 이거야. 응? 꿈에 나온다 카는 건 자기가 그거 직면할 준비가 되어있다 이거야, 검토할, 엉? 그 전에는 기억이 안 돼, 엉? 너무 힘드니까. 그래.

〈 제5회 〉

치27 _ 뭐, 무슨 생각하나?

환27 _ 〈25초 정도 침묵〉 휴, 마음에 평화가 있었으면 좋겠다 하는 그런 생각을 해 봤습니다.

치28 _ 평화가 없단 말야, 엉?

환28 _ 〈10초 정도 침묵〉 그, 늘, 늘 (응) 나이가 상당히 들어서도요 (응?) 그리고 지금도, 나이가 들어서도요 (응) 그리고 지금도 제 스스로가 다른 사람들을 만나고 그럴 때 감정적인 기복이 (응) 꼭 그 사춘기 때 (응) 사춘기 때 같아요 꼭. 아무 것도 아닌 거 갖고 너무 좋아하다 보니깐 너무 좋아할 때는 그걸 감추려고 하고 (응? 그걸 뭐?) 그러니깐 (감추려고 해?) 감추려고 하고 (감출, 좋은 걸?) 예. 좋을 때는 또. (왜?) 말도 안 되게 너무 좋아하니깐 (응?) 말도 안 되게 너무 좋아하니깐 (응) 좋을 때는 좋은 대로 감추려고 그러고 (응, 나쁠 때는) 나쁜 감정 들면 또 당연히 또 감추죠.

치29 _ 그러니까 뭐 감정을 감춘다. 엉?

환29 _ 예. 그런, 그런, 그런 스스로의 그런 거를 주체 못해 갖고…. 〈20초 정도 침묵〉

치30 _ 왜 감추려고 그래?

환30 _ 〈20초 정도 침묵〉 글쎄요. 스스로 유치하다고 생각하기 때문에 〈15초 정도 침묵〉

치31 _ 어떤 점이 유치한데?

환31 _ 〈25초 정도 침묵〉 글쎄요. 구체적인 경우를 떠올리려고 하니까 막, 〈1분 40초 정도 침묵〉 집사람 표현에 의하면 (응) 그, 지난 번에 처음 와갖고 선생님 책 사갖고 가갖고 저는 아직도 보고 있는데 집사람은 책 보는 속도가 굉장히 빨라요, (응?) 책 보는 속도가 집사람은 굉장히 빨라요. (응) 그런데 며칠 만에 세 권 책 다 보고나더니만 (응) 집사람 표현에 의하면 (응) 저는 말하자면 애기처럼 쪽쪽 빨아줘야 되는데 (응) 그렇지 못하면, 그렇지 못하면 (응) 그렇지 못하면 인제 마음 상처받고 (응) 〈10초 정도 침묵〉 어쨌든 그런 식으로 유치한 거겠죠.

치32 _ 그러니 유치한 게, 그게, 인제 병이라, 엉? 감정이 (예) 성숙이 안 됐다 이거야, 엉? (예) 철이 들면 낫는 거라. 지금 얼굴 표정도 애기 같거든? 엉? 지금 마음도 애기 같다 이거지 마음도. 허허, 엉? (예) 그러니 어떤 점이 그런가, 자기가 깨달아야지. 어떤 점이 그래?

환37 _ 꿈 하나 적었는, 거는 있는데, 오늘 말씀 못 드렸습니다.

치38 _ 허, 어떤 꿈 적었어?

환38 _ 워낙 산만해갖고 하루치를 적긴 적었는데

치39 _ 그래 적어놓고 이래 보면 맥이 나온다고 맥이 (그래서, 선생님) 그걸 빼버리면 다 낫는다. 뭐?

환39 _ 아뇨. 장면이 여러 가지 장면이 나오고 그러는데요. (응) 아까도 기다리면서 이렇게 읽어봐도 (응) 그 선생님 말씀하신 맥이 맞는지 모르겠는데요. (응응) 그러니깐 그게 구체적인 상황이 뭔가가 문제가 아니고 (응) 그럴 때 늘 깔려있던 감정 (그렇지, 그렇지) 그게 조금 아까 말씀드렸던 막연한 불안함.

치40 _ 응, 그래그래. 그러니까 그게 인제 핵심이다 이거지, 엉? 알겠어? 엉? 그러니까 막연한 불안카는 게, 첫 시간에 나온 그 어릴 때, (예) 엉? (예) 그게 뿌리라. 그 감정이 남아있다 이거야 (예) 엉? 그게 인제 병의 뿌리라, 뿌리. 엉? 그러니까 인제 그 이후에 계속 그게 여러 가지에 나타난다 이거지. 엉? 항상 내 가슴 속에 가지고 있으니까, 엉? 자기도 첫 시간에 그랬잖아. 요새 불안 느끼는 게 그 어릴 때 그 감정이다, 엉?

〈 제9회 〉

환17 _ 선생님께서 왜 폭발하냐고 그러시던가, 폭발한다는 게 뭐냐라고 물으셨던가 그게 아마 Key 아니겠느냐 하고 말씀해 주셨는데… (응)

환18 _ 근데 기억이, 자꾸 돌아가면서 계속 그 생각이 나더라고요. 그 생각을 하면 첫째 드는 생각은, 사실 폭발할 건 아무것도 없죠. 뭐가 터지는 것도 아니고 제가 그 다음 순간에 쓰러지는 것도 아니고.

치35 _ (한숨) 〈침묵 16초〉

환19 _ 그런 순간도 그 아까 선생님께서 지적한 그 제가 기억하는 그 제일 어렸을 적 기억, 그 막연한 불안한 감에 휩싸여 있을 때 느낌인지 기억은 그거랑 비슷하죠. 대동소이한 것 같아요.

환27 _ 글쎄요. 그때 왜 그랬을까… 아버님의 화, 터무니없는 화가 무서워서 그런 건지.

치43 _ 어떻게 화를 내는데? 터무니없는 화라니?

환28 _ **제 기억에 아버님이 한번, 어렸을 적 한번 고함 지르시고 화내고 그러시면, 뭐랄까요. 정말 이 세상 끝, 벼랑 끝에 서있는 것 같은 그런 불안감에 휩싸였죠.**

치44 _ 어떻게 고함을? 어떻게 화를 내는데?

환29 _ 그 화내는 장면을 떠올리란 말씀이신가요?

치45 _ 으으응 그건 감정의 장애니까, 내가 뭐 어떻게 느꼈냐, 아버지가 어떻게 했는데?

환30 _ 그렇게 어느 한 장면이라고 생각되지는 않고요. 여러 가지 기억들이 누덕누덕하게 있는 기억이지 싶은데…, 글쎄요. 정말 짐승처럼 소리 지르시고요.

치46 _ 응?

환31 _ 짐승이 울부짖듯이 소리 지르시고요. 아마 어떨 때는 뭐도 막 집어 던지시고 그랬던 기억이 나고요.

치47 _ 그건 몇 살 때지? 몇 살 때 기억이지?

환32 _ 제가 기억하는 그. … 무렵이 아니었을까?

치48 _ 아버지가 무서워서 말을 못했다 이거야?

환33 _ 그래서 그런 건지요, 아니면 이건 저 선생님 추측인데요, 추측인데. 막내로써 귀여움을 독차지하고 있던 제가 동생을 어머니가 임신하고 임신 중에 어머니 몸이 여려지고 이러니까 뭔가 또 뭔가 뭔가… 요즘 제가 문제되듯이.

치49 _ 응?

환34 _ 요즘 제가 그런, 이런 게 문제가 되듯이 마음의 상처를 받아 갖고.

치50 _ 응.

환35 _ 그 항변으로.

치51 _ 응? 항변으로?

환36 _ 어디 마음 구석에 숨어들어가서 문을 잠가버린 게 아닌가 싶기도 하고?

치52 _ 어? 문을 잠가? 응?

환37 _ 예. 그런 거… 그런 거가 아닐까 싶기도 하고요.

치53 _ 문을 잠가서 어떻게 됐는데?

환38 _ 얘기를 안 하는 거겠죠.

치54 _ 아. 마음의 문을?

환39 _ 예.

환40 _ 모르겠어요. 선생님. 왜 그랬을까 생각을 하다보면 이렇게 생각은 되는데요.

치55 _ 화가 났다 이거지. 응?

환41 _ 네. 그렇다고 제가 구체적으로 화냈던 기억은 별로 안 나는 것 같아요.

치56 _ 아 그러니까, 화가 났는데 그런 식으로 표현했다 이거지. 〈침묵5초〉

〈 제10회 〉

치66 _ 음 그래 그럼 다음 주에. 혈색은 계속 좋으네. (네 선생님 덕분에)

하하하. 이제 뭐 핵심은 알겠지? (네 선생님) 그거 드러내면 건강하게 되는 거야. 잠은 요새 어때? 영향이 아직 안 오나? 마음이 편해지면 잠이 잘 오는데.

환66 _ 그 요즘에는 옛날에 그 그전에 다니던 데서 먹던 약이요, (응) 성분은 잘 모르겠는데 제 짐작에, (응?) 성분은 잘 모르겠지만.

치67 _ 요새 약 탔어?

환67 _ 한동안은 선생님한테 오면서도 그쪽에서 약을 탔었죠. (응) 성분은 잘 모르겠지만 제 짐작에 antidepressant하고 (응) sedative하고 섞여 있는 거 같아요. 근데 한 벌써 두 달 됐나요 끊은 지.

치68 _ 안 먹었어?

환68 _ 네, 그 약 안 먹고, 멜라토닌이라고 선생님 (응?) 멜라토닌이라고.

치69 _ 〈웃음〉 호르몬? (네) 한 알 먹나?

환69 _ 아뇨, 한 다섯 알 정도.

치70 _ 어휴 그렇게 많이 먹어? 몇 미리짜리?

환70 _ 3mg짜리.

치71 _ 왜 그렇게 많이 먹어?

환71 _ 한두 알 먹어 갖고는!

치72 _ 하하하 양이 안 주나? 화가 아직 많이 있나 부다. 하하하.

환72 _ 고맙습니다! 선생님.

치73 _ 그래, 다음주.

〈 제12회 〉

환38 _ 실제로 이렇게 스스로 화를 안 내게는 못해도 나, 화가 날 때 이러면 〈웃음〉 이러면 이러면, 안 되는데 (음) 이게 아닌데 그런 생각.

치39 _ 아, 그러니까 **왜 화가 나나 그걸 깨달아야 돼.** 〈침묵 1분 24초〉

환39 _ 그….

치40 _ 뭐, 무슨 생각.

환40 _ 방금 며칠 전의 일이 잠시 떠올랐는데요.

치41 _ 며칠 전에. (예) 어? 어?

환41 _ 예. 며칠 전에 언제 그때도.

치42 _ 어? 어?

환42 _ 그때도 뭐 감정적으로 격해졌는데.

치43 _ 어.

환43 _ 집사람이 이렇게 말을 시키더라고요.

치44 _ 어?

환44 _ 집사람이 말을 시켜요.

치45 _ 누가?

환45 _ 집사람이 인제 (아) 말을 시키는데 (어) 어우, 감정에 휩싸이면 얘기하고 싶지가 않죠. (어) 근데 그 순간에도 그날 무슨 일 때문에 언제 그랬는지 잘 기억은 안 나지만 하여튼 그날 아, 그렇다고 얘길 안 하면 안 된다 그리고 얘기하고 싶지 않은 순간.

치46 _ 아함. 응? 순간 뭐?

환46 _ 얘기하고 싶어 하지 않는다는 게 곧 내가 화, 화에,

치47 _ 응? 괴로워?

환47 _ 화에 사로잡혀 있다는 걸 깨닫는 거죠.

치48 _ 응. 말하고 싶지 않으면.

환48 _ 예, 예. 선생님 말씀하시는 대로 왜 화가 나는지를 알지는, 선생님 말씀하시는 대로는 알지는 못했지만, 어유, 그렇게 화내고 있는 자신의 모습이라도 보면, 보면 언젠가는… 그런 생각을 해 봤습니다.

치49 _ 응? 자기 모습을 보면 뭐?

환49 _ 보면 언젠가는 왜 화내는지.

치50 _ 아, 알게 될 거다. 응?

환50 _ 예. 알게 되지 않겠나 그런 생각을 해 봤습니다.

치51 _ 자꾸 보면 인제 조금씩 보이지. 응? (예) 어흠.

〈 제13회 〉

환69 _ 어제는 막 하도 안 좋고 그러니깐 휴…〈한숨〉

치70 _ 그러니까 그럴 때 인제 그 뿌리를 (예) 깨달아야 돼. 그래야 빨리 벗어나지. (예) 어? 올라오는 게 그게 말하자면 치료가 되는 거다, 이거지? 안 올라오면은 치료가 안 된다 그 말이야. 어. 있는 거는, 있는 건 올라와야지, 제거할 수, 없앨 수가 있잖아?

환70 _ 예, 예, 예.

치71 _ 숨어 있으면.

환71 _ 예, 예. 무슨 말씀인지?

치72 _ 원인이 안 없어진다 이거지.

환72 _ 예. 무슨 말씀인지 알겠습니다.

치73 _ 어? 과거에는 뭐 그렇게 화나는 일이 별로 없었어? 표면화되는 게. 나한테 오기 전에는?

환73 _ 가끔 있었죠.

치74 _ 어?

환74 _ 가끔 있었죠.

치75 _ 가끔?

환75 _ 예.

치76 _ 근데, 요새, 요새 더 일어나나?

환76 _ 더 나는지 덜 나는지는 잘 모르겠고요, 선생님. 하나 분명히 다른 거는 (음) 옛날에는 감, 기분만 상하든지, 뭐, 그러면 자꾸 다른 걸 했죠.

치77 _ 어?

환77 _ 자꾸 다른 걸 했죠. (아) 술을 마시든 책을 보든.

치78 _ 피했다.

환78 _ 예. 술을 마시든 책을 보든.

치79 _ 술 마시고? 또?

환79 _ 술을 마시든 책을 보든.

치80 _ 어. 피했단 말이지.

환80 _ 예, 예.

치81 _ 근데 요새는?

환81 _ (웃으며) 요새는 적극적으로 왜 이러나.

치82 _ 어.

환82 _ 라고 생각을 하려고 하고 있죠.

치83 _ 그러니까 그 감정을 인제 포착해야지. 어? (예) 고게 인제, 십우도 라는 거 봤나? 십우도. **인제 감정은 그거를 놓치면 안 돼. 놓치면 증세가 나오는 거야.** 어? 감정을 느끼고 있으면 증세는 안 나타나 고, 그 감정을 느끼면 어? 감정을 놓치면 그 대신에 병 증세가 나 타난다 이거야. 감정을 완전히 깨닫고 있으면 병 증세가 없다 이거 야. (예) 어?

환89 _ 예, 선생님.

치90 _ 화가 콰악 나 있으면 뭐 아무 증세도 없지, 뭐 불안이고 뭐고 아무 것도 (그렇죠) 일체 증세가.

〈 제14회 〉

치1 _ 아…, 〈차트 넘기는 소리〉 아, 오늘은 얼굴이 조금 허였네….

환1 _ 아유 어제 좀.

치2 _ 무리했나? (예) 뭐, 술 먹었어?

환2 _ 예 오랜만에 술을 좀 많이….〈침묵〉

치20 _ 마음이 편안해 보여….

환20 _ 예. 저도 선생님 그 기억하고서 그 술집에 가서 제가 그렇게 옛날같이 싫어해서 술집에 가서 옛날같이 그렇게 싫어하지 않았다는 것이….

치21 _ 그렇지.

환21 _ 제가 생각해도 참 신기한 것 같아요.

치26 _ 뭐가 신기한가 말이야? 자기 느낌을 확실히 알아야 빨리 낫는 거야, 응? 느낌 상실이 정신 불건강이야. 감정, 자기 느낌을 생생하게 자각하는 것이 정신 건강이란말이야 . 신기하다는 것이 느낌이 어떤 거야?

환26 _ 가만히 생각하니까 어제 유달리 친구랑 선배 이야기에 귀를 많이 기울였고…

치27 _ 아, 그래? 전에는 안 그랬어?

환27 _ 아이 의무감에는 그랬죠. 의무감에는 그러는데요, 그렇게 지내고 나면 굉장히 피곤하죠.

치28 _ 그러니 자연스럽게 그렇게 됐단 말이지? (예) 피곤하지도 않고?

환28 _ 예. 아, 그랬구나, 그랬구나, 그런 식으로 얘기에 귀 기울였던 것 같고요.

치29 _ 그러니까 자기 속에 무슨 잡념이 없었다 이거지, 응? (가볍게) 마음이 비워져 있었다.

환29 _ **마음이 가벼웠던 것 같아요.** 그러니깐 당연히….

치30 _ 보통은 문제가 있으면 소리만 듣고 나는 나대로 딴 생각만 한다

고. 그 전에는 그랬겠지. 그러니까 빨리 집에 가고 싶고 그쪽에는
어울리지 못하니까. 인제 상대방 그게 내 속에 들어온다 이거지
응? 대화가 된다.

〈 제15회 〉

치15 _ 어, 그래 뭐, 언제까지 화내고 있었어?

환15 _ 그러니까 또 하루 이틀 가죠. (응) 하루 이틀 가죠. (고게?) 디프레
스돼 갖고….

치16 _ 그래, 인제 화났을 적에 기분이 어땠어?

환16 _ 아, 그런 거 생각 안 해봤….

치17 _ 그게 속에 있는 화가 올라온 거라 응?

환17 _ 그렇죠. 그렇죠.

환21 _ 적절한 앞뒤 관계인지 모르겠지만요, (응?) 앞뒤 관계가 적절하게
연결시키는 건지는 모르겠지만요. (응) 어려서 반복됐던 저의 두려
움 제가 두려워했던, (응) 그 상황이 **아버님이 막 고함치시고. (응)
그럴 때 제가 이 세상 끝 어디 벼랑에 서 있는 거와 같은 불안감에
떨고 있을 때.** (어) 어 그럴 때 말은 못해도 인제 어린 마음에 생각
을 하게 되죠. (응) 나의 잘못이 있냐, 없냐는데로 그리고 그럴 때
그런 상황이 반복되면서 아버지에 대해서, 그렇게 막 이유는(응?)
이유는, 이유는 주변 사람들을 전혀 배려 안 한다는(응) 이유라고
생각하면서 아버님을 굉장히 미워하게 됐던 것 같아요. 그리고
엄… 지난주 수요일 날도 와이프가 어, 그렇게까지 제가 화를 내는
게 마치 꼭 그런 상황이 재현되는 것처럼 아버지의, 아버지가, 어,
그때그때 상황에 따라서 어떻게 되셨든지 간에, 그 상황에 같이 있
는 저나 뭐 제 주변 제 가족들을 전혀 배려를 안 하시고 화내시는
게 제가 그렇게 싫었듯이….

치22 _ 흠, 와이프도 날 배려를 안 한 것같이 느꼈다 이거지? (그렇죠)
응?

환22 _ 마치 제가 꼭 무슨 피해의식에 젖은 사람처럼…. 〈침묵 30초〉 어
쨌든 그렇게, 그렇게 옛날 그림자에 (어?) 씌워 갖고 밀려다니는
게 (음) 슬프기도 하구요. (어?) 슬프기도 하구요. 〈침묵 50초〉 근

데 선생님 (응?) 근데 선생님 하나 옛날하고 달라진 점이요, (음, 음. 뭐가 달라?) 옛날엔 그런 것 가지고 화를 안 냈던 것 같아요. (어?) 옛날엔 오히려 그런 것 가지고 화를 안 냈던 것 같아요.

〈 제17회 〉

치9 _ 음. 거기 가서 잠은 잘 잤어?

환9 _ 예. 좀.

치10 _ 응? 멜라토닌 몇 개 먹고?

환10 _ 하하.

치11 _ 또 다섯, 응?

환11 _ 예.

치12 _ 그 뭐 그리 많이 먹어?

〈 제18회 〉

치13 _ 악순환이다. (예) 그래 눈치보는 것에 대해서 얘기해 봐. 응? 첫 기억도 그게 눈치보는 거 아냐?

환13 _ 예. 그렇죠. (응?) 선생님 그렇죠.

치14 _ 눈치보느라고 응? (예) 응? (예) 신경이 곤두서고 말, 말을 제대로 사실 모, 못하고 말이야. (예) 응?

환14 _ 예. 눈치보느라고 말을 고르게 되고요. (응?) 말을 고르게 되고. (말?) 예. 말도 고르게 되고. (모르게 돼?) 고르게 된다고요.

치15 _ 고, 고, 고, 고른단 말이지. (예) 선택. (예) 응? (예) 〈침묵 33초〉

환15 _ 왜 그런지 모르겠어요. (응?) 왜 그런지 모르겠는데요. 〈침묵 34초〉 그러다가 저녁 무렵이요. 퇴근할 무렵쯤에. 어제요. 퇴근할 무렵쯤에, 아 무슨 얘기 끝에 제가 그만 (응?) 무슨 얘기 끝에 제가 한순간 벌컥 화를 냈죠. (응) 〈침묵 16초〉 아유, 근데 그렇게 화내면 그 다음 순간 이제 또 (응?) 막바로 어… 미안하기도 하고. 근데 저도 깜짝 놀란 게 화내고 나니까 마음이 그렇게 편해지는 것 같아요. 굉장히. (응?) 마음이 편해지는 것 같아요. 제가요. 〈침묵 13초〉

치16 _ 그러니까 뭐 화를 못 내서 생긴 병이다 이거지. 응? 좋아지면 인제 화가 올라온다고. 응? (예) 그게 인제 왜 화나나 깨닫고 화가 없어진다. 응? (예) 그게 자꾸 반복돼서 인제 건강해지는 거야. 응? (예)

화가 억압이 돼서 응? (예) 병이 된다. 홧병.

〈 제27회 〉

치32 _ 부인 집에 있나? 어? 부인한테 걸어봐. 어? 내가 걸어? 몇 번이
야.

치39 _ 〈전화 거는 소리〉 여보세요. 여기 성북동입니다. 거 저 ○ 선생.
[부인 : 안 갔어요?] 왔는데, 그 뭐 아주 괴롭다카고, 잠을 못 잔다
카고 뭐 요새 뭐 무슨 일이 있었어요? [부인] 무슨 문제? [부인]
예. [부인] 아, 아, 언제부터 그랬는데? [부인] 아, 2, 3주. 그래서
힘드는가보다. 어? [부인] 어. 같이, 그럴 때는 같이 오시지 뭐. [부
인] 어. [부인] 네. 그럴 때는 같이 오시는 게 좋겠어. 어. [부인]
네. 너무 네. 4시에. [부인] 본래 수요일 4신데. 정해진. [부인] 그
럼 뭐 한 20분 땡겨서 하려면 할 수 있지. 3시 40분. [부인] 예.
예. 예. 예. 예. 〈침묵 1분 15초〉 뭐, 와이프가 거 했어서 힘들어?
어? 지금 얘기 들었지. 어? 허허허. 〈침묵 25초〉

〈 제28회 〉

치4 _ 하하 〈침묵 45초〉 그래 〈32초〉 오늘 얼굴이 좋으네. 하하하. 뭐 깨
달았어? 응? 응?

환5 _ 제, 제 모습이 (응?) 제 모습이 부끄럽죠. (뭐?) 제 모습이 부끄럽죠
뭐.

치6 _ 보청기 가져와야겠다. 〈침묵41초〉 언제부터 좋아졌어?

환7 _ 〈침묵 15초〉 제 기억에 (응?) 제 기억에 한 이틀 실컷 자구요 (아.
실컷 잤어? 응?) 예. 한 이틀 실컷 자구.

치8 _ 뭐, 약을 더 먹었나? (한 ○○○먹. 그리고) 언제, 주말에? 언제 실
컷 잤어?

환9 _ 지난 번 (다녀가서?) 예. 다녀가서. (아, 그날?) 수요일, 그리고 목요
일 날도 (응?) 그날 밤도 잘 자고 (아) 거의 뭐 한 열두 시간씩 잔
것 같고요. (아) 그 다음날도 그랬던 것 같아요. (응) 그리고 금요일
날, 토요일 날 무슨 강의할 게 좀 있어 갖고 금요일 날 밤에 (강의?)
예. 토요일 날 좀 그렇게 할 게 있어 갖고, 금요일 날 밤에 혼자 한
참 몰두해서 슬라이드 음, 준비하고 좀 하다보니까, 문득 문득 살

것 같다는 느낌이 들었어요. (아 그래?) 예.

치10 _ 아 금요일 날?

환11 _ 금요일 날 저녁 때 문득 그런 생각이 들었어요. (응)

치12 _ 그래 한 번 그런 뭐 격렬한 감정에 빠졌다가 인제 깨달음에 이르면
좋아진다고. 응? 응? 빠졌다가 나와야지. 응? 못 나오면 그게 병이
고. 응? 나오면 건강한 거야. 응?

〈 제34회 〉

　〈40초 침묵〉

치1 _ 왜? 〈1분 25초 침묵〉

치2 _ 왜? 아~ 〈1분 10초 침묵〉

치3 _ 왜? 무슨 생각? 생각나는 대로 얘기해 응? **뭘 빼먹고 감추고 이러
면 치료가 안 돼.** 응? 〈1분 35초 침묵〉

치4 _ 음, 뭐 말하기 뭐 뭣해? 응?

환5 _ 하아~ 입이 떼기가 어려워… (응?) 왜 이렇게 입 떼기가 어려운지
모르겠어요.

치6 _ 입 떼기가 어려워? 〈50초 침묵〉

치7 _ 뭐 마음에 있는 대로 해 봐. 뭐든. 자꾸 골르라카면 응 뭘 고르나?
응. 〈1분 침묵〉

환8 _ 그 비교적 잘 지낼 때요. 잘 지내는데 여기 오는 길에 내도록 생각,
어 (어) 한 게 그 안 좋았던 적이 한 번 있었거든요 지난…, (지난주
에?) 예. (응?) 예.

환52 _ 제 집사람을 부르니깐 (응) 집사람이 뒤도 안 돌아보고 벌컥벌컥
(응?) 벌컥 일로 와 보라 그랬던가? 여기 와서 이거 도와달랬나?

치53 _ 응 그래서?

환54 _ 그 장면이 자꾸 생각나죠.

치55 _ 어 그때 느낌이 어땠어? 그 순간? 〈25초 침묵〉

환56 _ 글쎄요. 그걸 어떻게 표현해야 될지, (응) 간이 콩알만해진다고 표
현해야 될지…. 〈2분 20초 침묵〉

치57 _ 흐음.

환58 _ 사실은 그 사람이 나한테 화를 내는 것도 아니고, 뭐 내가 애 만났

다고 화, 화를 내는 것도 더더군다나 아니고 (응? 애 만났다고?) 예 뭐 그런, 그런 것 때문에 뭐 기분 나빠서 화낸 것도 아니 아 아니라는 거는 알죠. 아는데….

치59 _ 아는데 인자 **wife 화내는 것에서 뭐가 올라오나? 내 마음속에 응?**

환60 _ 예, 그러니깐, 하아….

치61 _ 응, 내 마음에서 올라오는 걸 깨달아야 돼. (예) 뭐 뭐가 올라오나? 〈10초 침묵〉

치62 _ 아까 그 얘기했던 느낌이? (예) 어때?

환63 _ 글쎄 어디 굴러 떨어지는 기분이죠. (응?) 어디 굴러 떨어지는 기분이에요.

치64 _ 그런 연상?

환65 _ 〈5초 침묵〉 **맨 어릴 때 아버지가 갑자기 벌컥 하실 때 가슴 조이는 (응) 그런 기분이죠.**

치66 _ 그 감정이다. 응? (예)

〈 제35회 〉

치145 _ …한국 정신과 의사들, 찾아보면 있어. 약은 그런 데 가서 써.

환145 _ 예.

치146 _ 요새 의사들 뭐 약 쓰는 종류도 많다고, 외국엔 주로 뭐 정신과 의사들 약만 준다고, 우리나라도 그렇지만, 일 주일분 가져가?

환146 _ 비상약으로라도 가져가면,

치147 _ 일 주일분? 이 주일분?

환147 _ 예. 한 이 주일분.

치148 _ 〈17초〉 흠.

환148 _ 고맙습니다. 선생님.

치149 _ 어~이.

환149 _ 건강하십시오.

치150 _ 그래.

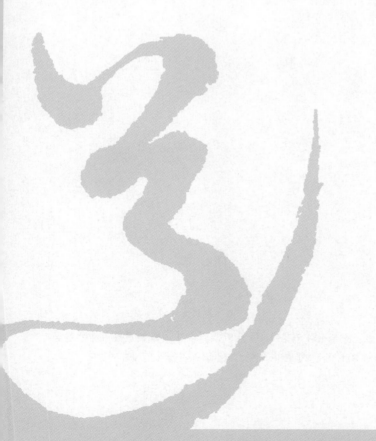

제3부

도정신치료의
역사적 조망

1

도정신치료의 역사적 장면들

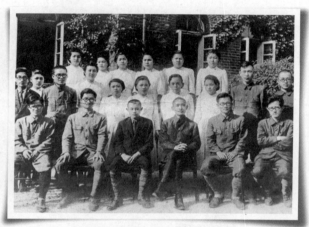

1944년 경성제국대학 의학부 신경정신과 교실 의료진 전원.

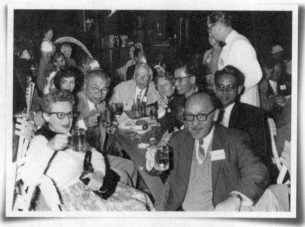

제 11차 세계정신건강연합회(WFMH)
Dr. Karl Bowman과 함께. Vienna, 1958. 8.

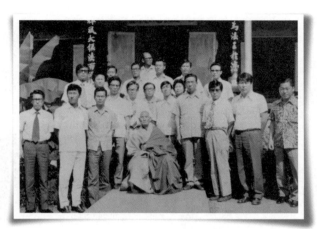

▶ 경봉 선사와 함께
양산 통도사에서.
1974. 9.

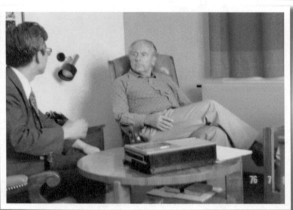

▶ 제10차 국제정신치
료학회를 마치고
메다드 보스와 함께
취리히 졸리콘 그의
자택에서.
1976. 7. 15.

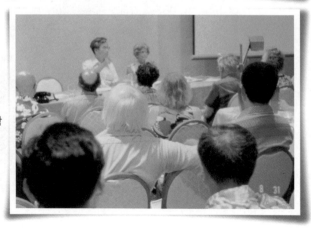

▶ 제6차 세계정신의학
회에서 "The Tao,
Psychoanalysis
and Existential
Thought" 발표.
호놀룰루.
1977. 8. 31.

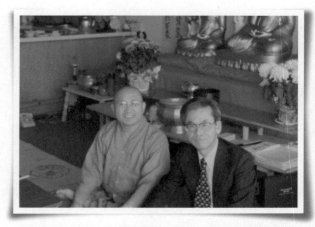

◀ 숭산 스님과 함께.
뉴욕. 1977. 9. 12.

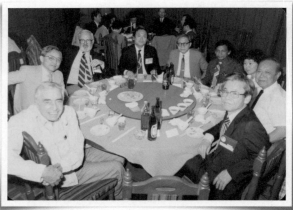

◀ 환태평양정신치료
학원 학술대회.
타이베이. 1982.

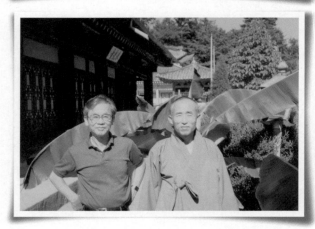

◀ 월운 스님과 함께
1980년대 초
봉선사에서.

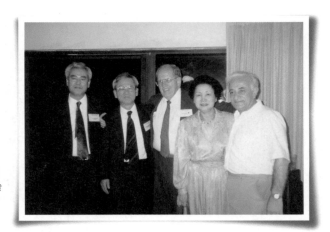

▶ 미국정신분석학회
제33차 동계 학술
대회. 플로리다.
1989.12.

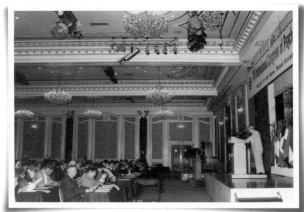

▶ 제16차 국제정신치
료학회 개회사.
서울. 1994. 8.
21~25.

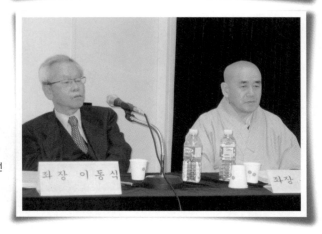

▶ 2005년 제1차 학
술연찬회(주제 ; 선
수행과 정신치료)
에서 종범 스님과
함께.

2

短期精神治療로써 治癒한 心因性 頭痛一例*

李 東 植

首都醫大精神神經科

著者는 일찍이 心因性으로 온 頭痛患者의 一例를 精神分析的 原理에 立脚한 短期精神治療로써 成功的으로 治癒시킨 經驗을 報告한다.

1. 現症 및 治療經過

患者는 25歲 某醫大 學部 2年 男學生으로, 1953年 4月 某日 甚한 頭痛으로 여러 곳을 다니다가 무슨 좋은 수가 있나 해서 著者를 찾아왔다. 約 2年 前부터 머리가 몹시 아파서 몇몇 內科醫院, 藥房을 찾아다니면서 약을 먹었으나 效果는 一時的이고, 처음에는 Aspirin이 잘 들더니 나중에는 듣지 않게 되어, 最近에는 6個月 間 某精神病院에 다니면서 물약을 먹었으나 一時的 效果뿐이었다. '精神治療 精神衛生相談'이란 色다른 看板을 보고 무슨 道理

＊) 이 사례보고는 저자가 1953년 봄에 심인성 두통 환자를 12회 정신치료 하여 치료가 된 사례로, 1959년에 한국심리학회에 발표하였고 1960년에 韓國醫藥 〔제3권 제2호 통권17호 1960년, Korean Medicine pp.100~101 (1835-1836)〕에 게재하였던 논문입니다. 이 사례는 저자가 최초로 본격적으로 정신치료를 한 사례라는 점과, 단기정신치료이며, 또한 정신신체질환을 정신치료 한 사례라는 점에서 의의가 깊습니다. 한국 최초의 성공한 정신분석적 역동정신치료 사례입니다.

가 없나 해서 찾아온 것이다. 診察室에 들어선 患者는 매우 놀라고 두려워해 보이는 不安하고 緊張된 姿勢와 表情을 보이고 구부정하고 밑으로부터 위로 쳐다보는 姿勢를 取하며 말이나 態度는 매우 공손했다. 患者의 이야기에 귀를 기울여 1時間 半이나 經過되어도 治療者는 患者의 이야기 속에서 어떻게 해서 患者가 病을 얻었는가, 그 原因을 理解할 수가 없었다.

첫 面接에서 밝혀진 것은 頭痛이 甚하고 특히 受講 中에 甚하여 授業이 始作되어 2,3分만 되면 견딜 수 없을 程度가 되어 講義室을 나와야 된다고 하며, 옆에 앉은 同級生을 찝쩍여 공부를 妨害하지 않으면 못 견딘다는 것이다.

患者는 막내아들로서 兄과 누이가 醫師였으나 事變 初에 以北으로 拉致되고, 아버지가 남에게는 매우 寬大하나 家族에게는 지나치게 嚴하다. 仲媒 結婚한 지 半年이 되며, 夫人은 시골 兩親과 同居하고 本人은 下宿을 하고 있으며, 어머니는 健康하고 아버지는 地主였다.

發病의 原因을 알 수 없었으므로 患者에게 精神科診察은 한번 診察로 診斷이 確定되는 수도 있지만 大略은 診察과 治療가 竝行하며 病을 理解하기 위해서는 患者가 숨김없이 自己 마음속에 있는 것을 무엇이든 부끄럽다거나 창피하다든지 하는 생각을 버리고 다 이야기해야한다고 說明하고 오늘은 더 繼續해도 별수 없을 것 같으니 來日이나 모래 다시 오라고 했다. 患者는 이때 묻기를 도대체 自己 病은 나을 수 있는지 나으려면 어떤 注射나 藥을 써야하는가를 물었다. 治療者는 "당신 病은 대체로 마음으로 생긴 病 같은데 藥이나 注射로는 낫지 않을 것이다. 나으려면 精神治療를 받아야 될 것 같다."고 하니 精神治療란 어떻게 治療하는 것인가를 묻는다. 普通사람이 옆에서 보면 主로 患者가 이야기하고 醫師는 듣고만 있으며 가끔 고개를 끄덕이고 質問을 하기도 하며 무슨 雜談이나 하고 있는 것 같이 보일 것이라 對答했다. 患者는 "황당무계 한데요. 어떻게 그렇게 해서 病이 나을 수

478

있을까요?" 하기에 治療者는 "그것이 우스운 것 같지만 精神治療란 精神科 治療 中에서도 가장 오랜 修鍊과 高度의 知識과 경험이 必要하고 가장 높은 水準의 治療니 將次 學校에서 배울 것이다." 하고 다시 오라고 했다. 患者는 半信半疑로 돌아가서 이튿날 다시 나타났다.

　두 번째 面接이 시작된 지 20分이 지나도 發病의 原因이 드러나지 않아 數三次 督促하기를 아무리 부끄럽고 창피한 비밀이라도 마음속에 있는 것을 다 이야기를 해야 병을 잡을 수 있다고 하며 病을 고치려면 그렇게 해야 한다는 것을 納得시켜 面接은 계속했다. 그 結果 드러난 것은 患者가 某高等 學校를 優等으로 卒業하고 醫大豫科에 入學하여 두 살 아래인 同級生 집에 下宿을 했더니 그 同級生은 공부의 能率이 매우 좋아 처음에는 흠망, 다음에는 질투, 憎惡心이 생겼다고 하기에 "그래서 어떻게 했나?" 물으니 "내가 나쁘다고 生覺하면서 참았다."고 했다. 그 집에 下宿한 지 얼마 후에 頭痛이 생겼는가하고 물었더니 3個月이라고 對答했다. 이때 治療者는 "아아! 이제는 당신이 왜 病이 났나 하는 原因을 알겠다."고 하며 "당신이 親舊를 미워하는 마음을 處理하지 못해서 생겼으며 普通사람이면 그런 경우에 親舊의 册을 덮는다든지 强制로 끌고 나간다든지 무슨 수를 써서라도 공부를 못하게 妨害함으로서 處理한다."고 말하니 "아니, 지금은 내동생과 같이 사랑한다. 미워하지 않는다."고 强辯함으로써 이 解釋을 强力히 否定하였다. 여기서 治療者는 계속해서 "勿論 그럴 것이지만 친구가 공부를 잘한다고 미워하는 것은 나쁘다고 당신의 良心이 누르는 것이 成功되어 미움의 感情이 사랑으로 變하고 同時에 病을 얻었다."고 말해주고, 이것은 가까운 原因이지만 먼 原因은 患者의 良心(超自我)이 人格構造 속에서 肥大되어 이런 일은 흔히 있고 보통 사람이면 自己를 保護하기 위해서 남에게 싫은 소리도 할 수 있어 病이 안 되는데 患者는 아버지가 남에게는 후하고 家族에게는 조금이라도 남에게 싫은 것을 못하게 길러왔기 때문에 良心이 肥大되어 있는 人格構

造는 먼 原因이라고 說明하고, 이런 症狀은 없어질 수 있지만 人格構造는 25年間 길러진 것이라 고치려면 長時間의 治療가 必要하니 우선 症狀을 없애기 위해 注力하고 費用, 時間도 問題 되니 1週日에 2回로부터 次次 횟수를 줄이자고 했다. 여기서 患者는 생각에 잠기기에 治療者는 患者가 醫學生이므로 圖書館에 가서 精神身體醫學이란 册의 頭痛偏 몇 페이지를 읽어오라고 했다. 그後 患者는 처음에는 1週 2回 나중에는 1回, 2週에 1回로 都合 10餘回로써 治療를 끝냈다. 上記 解釋을 받아들이게 되어 3~4回째부터 頭痛이 輕快하고 同級生을 찝쩍이는 버릇이 그 當時에 했어야 할 妨害를 엉뚱한 때에 엉뚱한 사람에게 하고 있는 것이라는 것을 깨닫고 漸次로 좋아졌으며, 患者는 처음에는 옛날 시골 양반집에 자란 사람이 어른에게 對할 때처럼 무릎을 꿇고 절을 하는 것을 거두게 하고, 寬大하고 許容的인 態度로 患者의 良心(超自我)을 줄이도록 힘쓰고, 患者에게는 남에게 싫은 짓도 할 줄 아는 것이 普通이고 自身의 精神衛生上 必要하며 나쁜 짓이 아니라는 것을 納得시켜 이것을 계속 練習시키기에 努力(work through)했다. 이렇게 治療를 進行하는 中 6月에 들어서 試驗도 잘 치고 對人不安도 좀 덜하고 患者가 自發的으로 夫人을 데려와서 同居해야 되겠다는 말을 끄집어내어 自己主張을 할 수 있게 되고 이것을 討論 受容 贊同하였다. 患者自身의 發意로써 治療者도 贊同하여 治療를 終結했다. 그後 患者는 治療者에게 繼續的으로 兄 或은 寬大한 아버지 같은 關係를 維持하고자 가끔 訪問하며 社交的 關係에 들어가게 되었다. 在學 中에 親近한 指導를 해준 敎授를 만나게 되어 卒業後 그 科에 남아 現在는 여러 사람 앞에서 말할 때에는 아직도 어느 程度의 不安은 없어지지 않는다고 하며, 그러나 別다른 큰 支障은 없고 恒常 寬大한 아버지나 형의 映像을 찾고 있는 것을 볼 수 있다.

2. 考 案

　患者는 남에게 후하고 家族에게는 지나치게 嚴한 아버지 밑에서 자라서 肥大한 病的 良心(超自我)이 길러졌기 때문에 늘 非社交的이고 不安하고 놀란 傾向을 나타내고 神經症的 性向이 있다가 마침 感情的 부축을 하고 있던 兄과 누이를 상실함으로써 自我가 弱化되었을 때 競爭的인 事態에 逢着하게 되어 正常的 感情處理를 못하고 暴君的 超自我에 屈服, 憎惡가 抑壓되고 사랑으로 反動形成되고 同時에 頭痛과 受講 中에 同期生을 찝쩍이는 버릇이 생겼다. 頭痛은 抑壓을 維持하려는 緊張의 表現이며 찝쩍이는 버릇은 神經症의 行動이 때를 놓친 克服(belated mastery)의 表現이라는 것을 典型的으로 보여주고 있다. 即 病이 나기 前에 찝쩍였던들 病이 나지 않았을 텐데 엉뚱한 때에 엉뚱한 사람에게 抑壓된 感情이 無意識的으로 나타나서 部分的으로 풀고 있는 것이다. (이렇게 神經症의 症狀은 누르려고 하는 部分과 눌리우는데 빠져나오는 葛藤의 表現인 두 가지가 混合되어 있다.) 따라서 治療는 患者가 어느 程度 解釋을 받아들일 準備가 되어 있다고 보아서 即刻 解釋해 주고 醫書의 權威的 解說을 읽게 하고 생각케 하며, 한편으로는 이러한 생각(事實)을 받아들이는 데서 오는 不安을 治療者의 寬容한 態度와 누구나 다 經驗하는 感情이라는 것을 알려줌으로써 緩和하며, 肥大된 良心(超自我)을 완화하기 위하여 이러한 暴君的 良心(超自我)을 길러준 아버지와 反對되는 許容的이고 寬容한 態度를 유지하며, 患者의 自己症狀形成과 人格形成의 過程을 밝혀주어 그러한 흠망, 질투, 憎惡가 正常的 現象이며 조금도 罪惡感을 느끼거나 부끄럽게 여길 必要가 없고 공부를 妨害함으로써 憎惡心을 處理하는 것이 오히려 正常이라는 것을 알려줌으로써 憎惡心을 받아들여(人格의 有機的 部分으로서) 統整시켰다. 또 患者가 그 以前의 여러 治療에 失敗하고 藥으로는 無效라는 것을 알아 精神治療를 받으려고 하는 動機가 强해서 治

療에 協力하게 되고, 患者의 溫和寬大한 아버지를 求하고 兄의 代理者의 存在의 要求를 滿足시켜 治療가 成功했다고 본다.

3. 結 論

이 1例는 著者가 처음으로 우리나라 患者에게 精神分析的 原理에 立脚한 短期 精神治療를 시행해서 成功하였으며 神經症의 原因과 症狀形成과 그의 意味를 잘 보여주고 있으며 韓國人에도 西洋의 精神分析治療가 適用有效하다는 것을 알려주고 있다. 實際的 必要로서 伸縮性을 가지고 適時에 直接的 解釋으로 短期治療가 可能하므로 一般精神科外來 또는 學校訓育補導部, 學校 保健所에 勤務하는 精神治療者가 制限된 時間 內에 治療해야 할 條件 下에 있는 境遇 이러한 短期的인 ego-oriented therapy (自我中心治療)의 適用範圍가 매우 넓다고 생각되며 많은 利用可能性이 있다고 보아 推薦하고 싶다.

권두언*

회장 이동식

　우리가 서양(西洋)의 정신치료(精神治療)의 개념(概念)을 도입(導入)한 지 40년 내외, 서양의학(西洋醫學)을 도입(導入)한 지가 그 갑절이 되는 이 해에 우리가 우리나라에서 처음으로 정신치료(精神治療)를 공부하고 정신치료를 하는 사람들의 모임을 조직화하게 된 것은 역사적(歷史的)으로 볼 때에 하나의 획기적(劃期的)인 거사(擧事)가 아닐 수 없다.

　우리는 지금 여러 가지로 대외의존성(對外依存性)을 탈피(脫皮)하는 과정(過程)에 있다. 이것은 비단 정치적(政治的) 경제적(經濟的)인 면(面)뿐만 아니라 문화적(文化的) 학술적(學術的) 영역(領域)에까지도 확대(擴大)되어가고 있고 또한 확대(擴大)되어야만 한다.

　우리가 이러한 모임을 갖게 되기까지는 수십 년의 기초 작업 위에 비로소 가능하게 되었다는 것을 명심해야 될 것으로 생각한다. 우리가 당면하고 있는 과제는 하루빨리 서양(西洋)의 정신치료(精神治療)의 진수(眞髓)를 소화(消化)하는 일이다. 여러 학파(學派)를 분담해서 소화(消化)하고 동시(同時)에 우리의 도(道)를 이어받아 정신치료(精神治療)를 서양의 그것보다 한 단계 더 높이는 작업을 해야 한다. 이러한 작업은 지금 세계(世界) 어느 곳보다 한국(韓國)에서 이루어지기가 가장 적합한 곳이고 이것이 우리 한국

---

*) 한국정신치료연구회 창립 소식지 제1호 1976년 6월

(韓國)의 정신치료자(精神治療者)에게 부과(負課)된 독특(獨特)하고도 은혜(恩惠)로운 사명(使命)이기도 하다.

이러한 사명(使命)을 달성(達成)하려면 정신치료(精神治療)를 좀 한다, 도(道)를 좀 안다는 소성(小成)에 만족(滿足)하지 말고, 모르는 사람과 비교할 것이 아니라 높은 경지에 있는 사람을 목표(目標)로 정진(精進)해야 할 것이며, 특히 지도자(指導者)에 속하는 분들의 투철한 사명감(使命感)이 절실(切實)히 요망(要望)된다.

스승이 먼저 발전(發展)해야만 제자(弟子)가 그만큼 빨리 발전(發展)이 되는 것이고, 스승이 늦으면 제자(弟子)도 걸음을 멈출 수밖에 없다. 눈은 세계무대(世界舞臺)를 주의하면서 발밑을 튼튼히 해 나가야 할 것으로 믿는다.

4

Assimilation of Western Psychotherapy in Asia*
- The Korean Case -

Dong-Shick Rhee, M.D.**

Since the introduction of Western Psychotherapy to Asia, especially that of Western psychoanalysis, the idea has been prevalent that Western psychoanalytic principle, theory and technique can not be applied to Asian patients. This has been the case in India, Japan and many other countries in Asia. The initial enthusiasm for psychoanalysis started with the American military occupation of South Korea in 1945. This enthusiasm grew during Korean War, which necessitated the cooperation of U.S. military psychiatrists and Korean Army psychiatrists. It came to a peak about 1957 when those psychiatrists who were trained by both Korean and American psychiatrists during Korean War and went to U.S. for further training after their discharge from the Army, began returning home. In the course of their psychotherapeutic practice 1956 to 1970, those American-trained psychiatrists in Korea started to complain about

---

* Read at the 2nd Pacific Congress of Psychiatry, Manilla, May 1981. 1981년 5월에 필리핀 마닐라에서 있었던 제2회 아시아태평양정신치료학회(Asia Pacific Congress of Psychotherapy)에서 발표하였고, 1998년 중국 베이징에서 개최된 제2회 범아시아태평양정신건강회의(Pan-Asia Pacific Conference on Mental Health)의 plenary lecture에서 발표하였던 논문입니다. 『정신치료』(Psychotherapy, 1권 1호, 1984년) pp.41~46에 수록되어 있습니다.

** Dongbook Neuropsychiatric Clinic, Seoul.

the difficulty or impossibility of applying Western psychoanalysis and psychotherapy to Korean patients. Korean culture and personality were blamed. In this paper I will describe the process of assimilating Western psychotherapy in Korea chronologically and thematically, so that one can see how the difficulties were overcome and solved. This will also show how the difficulties other Asian therapists encountered can be solved.

Prewar Period

Korean medicine had developed on the same lines as Chinese medicine since ancient times until the arrival of American missionary doctors and the Japanese invasion about 90 years ago. With the introduction of Western medicine by American missionary and the Japanese, traditional psychotherapeutic principles and insights were abolished because Western medicine was materialistic and elementaristic and did not have any insight into psychodynamic or psychosomatic principle which is the essence of Korean and Chinese medicine. Under the Japanese occupation in the early 1920's, the concepts of Western psychoanalysis and psychotherapy were introduced. One psychiatrist attempted "psychoanalytic treatment of a case of hysteria." Persuasion, suggestive therapy and Morita therapy were also practiced. One Korean psychiatrist had psychoanalytic training in Japan in the early 1940's. However, in general no systematic psychoanalytic or psychoanalytically oriented psychotherapy was practiced in Korea.

Postwar Period

The American occupation of South Korea in 1945 gave the Korean psychiatrists the chance to have contact with the American military psychiatrists and consultants and American psychiatric literature. This contact came to a peak when the Korean War broke out in 1950. During the Korean War, Korean Army psychiatrists and American military psychiatrists joined to train division psychiatrists in the Korean Army. In 1953 I treated a case of psychogenic headache successfully. This case was reported in a medical journal in 1960. Many of these division psychiatrists went to the United States to have full training. Around 1957 these American-trained psychiatrists began to return to Korea and started to have positions in medical schools. They taught dynamic psychiatry and psychotherapy, and practiced psychotherapy. In 1957 a Freud symposium was held for the general public and drew a big audience. In 1962 and in 1963 symposia on psychotherapy were held. The trend towards dynamic psychiatry became overwhelming after the Korean War from 1951 to 1969. Since in every symposium the participants only talked about theory and did not present their practical experiences, we had another symposium on psychotherapy titled "Symposium on Psychotherapy experienced in Korea" in 1966. Still we could not make the participants bring out their experiences gained from their actual psychotherapeutic practice. In 1964, the fact that therapist's psychodynamics were being projected unto patients was pointed out by K.S. Han at the annual meeting of the Korean Neuropsychiatric Association. In 1966 the therapist's personality as the crucial factor in psychotherapy was introduced by me as the topic of discussion. On the other hand, American counseling was introduced into Korean educational circles around 1956 on the initiative of U.S. Educational Commission in Korea. In 1962 the first Students Guidance Center with an American advisor was established at Seoul University and a one year internship program was established to train counselors. This was continued until K.S. Kim and Rhee left the Center in 1972.

Enthusiasm for dynamic psychiatry and psychoanalysis lasted until between 1966 to 1969, when many of American-trained psychiatrists started to find it difficult to practice psychotherapy in Korea. The causes of the difficulty were enumerated. The financial capacity of Korean patients, Korean culture and personality were blamed. Korean patients were too authoritarian, poor in emotional expression and less psychologically minded than American or Japanese patients. One American-trained educational counseling professor proposed to import Western counseling philosophy in 1967 at the annual meeting of the Korean Counselors' Association because he thought there was no such thing in Korean culture. One professor of psychiatry complained that Korean patients do not have transference because of the authoritarian character of Korean culture and personality.

I answered these questions in a paper "The Philosophical Ground Laying of Counseling and Psychotherapy in Korea" in 1968 and in another subsequent paper "Research on Psychotherapy of Korean Patients" in 1970. It was pointed out that Korean therapists' difficulty in treating Korean patients should be attributed to the Korean therapists themselves rather than Korean patients or culture and personality of Koreans. That is, poor, incomplete understanding and digestion of Western psychoanalysis or psychotherapy. I urged the Korean therapists to examine themselves rather than blame patients, culture and personality of Korea in general. It was also shown that Korean traditional medicine is based upon the Tao which is the ultimate form of psychotherapy and philosophy of psychotherapy. I also urged the Korean therapists to study and understand Korean culture and personality without preconception. The humanistic, natural and communicative character of Korean culture and personality was pointed out. It was also explained that the Tao actually means self examination, self understanding, self control, self discipline and purification of oneself. In other words, the Tao means liberation from neurotic conflict, maturity or mental health. It is also relationships, communication, harmony, integration. It is reality, perception and practice rather than concept, conception and theory. It is also commitment, the spirit of Bodhisattva.

At the beginning of assimilating Western psychotherapy in Korea, psychotherapy was considered as verbal exchange. But this erroneous understanding was clarified after repeated discussions, in the late 1960's. In the 1950's, the concept of the unconscious was assimilated first. Since 1964 the importance and meaning of the personality of the therapist, transference and countertransference have been brought into the focus of the discussions. The most common cause of the difficulty in treating Korean patients was inability on the part of the therapist in communicating to the patient, both verbally and nonverbally, in terms that the patient could understand in his own culture. Therapists who have learned psychotherapeutic skills and methods in one culture such as U.S.A. must learn over again how to communicate with these skills and methods in another culture such as Korea. For example, a therapist communicate one thing to a patient by using the patient's first name in the U.S.. The same therapist would communicate something completely different by using a patient's first name in Korea. The therapist must communicate with the patient in terms that the patient knows and understands.

In 1967 a movement to have organized activity for learning and studying psychotherapy was attempted but failed because of the counter pressure from some of the professors of psychiatry. This initial movement culminated in the formation of the Psychotherapy Case Study Group in 1974, which became the nucleus of the Korean Academy of Psychotherapists. Within this group, the theory and practice were firmly rooted by having monthly case conferences throughout the year without interruption, 4 symposia a year on important topics in psychotherapy and bi-weekly group supervision. Many of the members are having personal psychotherapy as well. In 1978 a new circle for the study of Jungian psychology was formed around 2 Jungian analysts trained in Zuerich. The Korean Academy of Psychotherapists joined the International Federation for Medical Psychotherapy in 1976.

In 1979 the spring meeting of the Korean Neuropsychiatric Association had as its theme "Psychiatry in Korea Today". The subtitles were: Korean Culture and Psychiatry, Culture and Mental Disorders in Korea and Psychotherapy in Korea. At this meeting in a paper "Psychotherapy in Korea", I reviewed the process of the assimilation of Western Psychotherapy in Korea and showed the common denominators between the Western way of psychotherapy and the Eastern way, the Tao. I also showed the differences between them. The point was also made that Western psychoanalysis and psychotherapy are heading towards the Tao which is the ultimate form of psychotherapy.

In 1965 a number of intellectuals and psychotherapists formed a small group for the study of Buddhism which is still active. We have been reading sutras and practicing Zen, meeting every Tuesday evening except for vacation period. We also studied Confucianism, Laotzu and Chuangtzu. The initial reaction of the Korean intellectual, psychiatric and psychological circles to the revival of traditional Tao was mostly negative. However, through repeated clarifications, by showing the elements common to the Western and the Eastern psychotherapies and also by pointing out the tendency to ignore the tradition as the mechanism of identification with the aggressor, that is, the West, this negative reaction is subsiding.

Conclusion and Prospect

In Korea we have discovered the firm ground on which Western and

Eastern psychotherapy can be based. After absorbing the essence of Western psychoanalysis and psychotherapy, we can place psychotherapy on a higher level. This conclusion leads to another conclusion that the Western therapists should practice the Tao and the Eastern therapists while understanding Western psychoanalysis and psychotherapy more thoroughly should practice the Tao and not ignoring it.

Opening Address
of the 3rd Pacific Congress of Psychiatry *

It is my great pleasure and honor to express, on behalf of the members of the Korean Neuropsychiatric Association, my hearty welcome to all the participants of this third Pacific Congress of Psychiatry. You have come from 17 countries, most of which helped in Korea's liberation from Japanese occupation and our defense against the North Korean invasion during the Korean War.

Historians are predicting that the center of the world is shifting toward the Pacific region or toward North East Asia. The fact that we are convened as the Pacific Congress seems to signify this trend.

The Pacific region is the meeting ground of the East and the West. In the past the West invaded the East. The East has been trying to learn Western science and the Western way of life ignoring its own traditions by the mechanism of identification with the aggressor.

But now this trend is also shifting, because there are signs that Western science and civilization are coming to a deadlock in solving human

---

* The 3rd Pacific Congress of Psychiatry was held on May 14~18, 1984, Seoul, Korea. 502 registrants (285 Koreans, 216 foreigners) from 17 countries participated. Four plenary sessions, thirteen symposia, four free communications, one satellite symposium, PRCP etc. were held.

problems. The West has started to look toward the East to find a break-through in the deadlock.

On the other hand the East has been absorbing Western science and technology and is beginning to compete with the West in this area. Now the East and the West are looking toward each other.

In this congress we cover every field of psychiatry with particular emphasis on biological and cross-cultural psychiatry. It is my firm conviction that the Pacific Congress should put particular emphasis on cross- or trans cultural psychiatry, not only psychological and social but also biological, such as comparative psychopharmacology.

In this way the East could learn Western psychiatry better and correctly and the West will be able to learn the Tao, which is the highest form of psychotherapy, so that the East and the West be united and mature. The East has to stand on its own feet and the West should learn the Tao and its culture from the East. In this respect this Congress is only a beginning.

The image and history of Korea has been distorted by our nearest neighbors and ignored by the West. Korea is an 'unexpolred mystery'. Besides your scientific activities, you will have the opportunity to explore this mystery through your contact with our people and culture.

I earnestly hope that you will enjoy your stay in our country. Many of our foreign participants are making their first trip to Korea. If any of you should incur any inconveniences during the Congress, please contact the Organizing Committee. Every effort will be made to serve your needs. Every Korean participant will help you.

In conclusion, I sincerely appreciate all the help that was given by so many people in organizing the Congress, especially the Ministry of the Health and Social Affairs, the Korean Medical Association, the Chairman and members of the Organizing committee, presidents of the psychiatric societies of each participating countries and all the companies who are sponsoring the Congress.

Rhee, Dong-Shick, M.D.

President

The 3rd Pacific Congress of Psychiatry

Message from Melvin Sabshin

Seoul, 18, May 1984

To Professor Dongshick Rhee
with thanks to the Korean Neuropsychiatric Association for your marvelous hospitality and for a very successful Third Pacific Congress of Psychiatry.
Also, with appreciation for the winds of change !

Melvin Sabshin, M.D.
Medical director
American Psychiatric Association

The Tao, Psychoanalysis and Existential Thought*

Dongshick Rhee

Yonsei University Medical Center, Seoul, Korea

Abstract. The purpose of this paper is to clarify some existing misunderstandings in the area of psychotherapy, existential approach and the Eastern Tao (Zen Buddhism, Confucianism, Lao-tzu, Chuang-tzu) by showing the common elements between Eastern Tao and psychoanalysis, and existential thought. The author compared the goal of Tao practice, namely, Zen Buddhism, Confucianism etc. with that of Western psychoanalysis, humanistic psychology and transpersonal psychotherapy. He concludes that these goals are the same and that the names are different. He also compared the procedures and processes of psychoanalysis and Zen practice. Sudden enlightenment and gradual training in Zen practice were compared with insight and 'working through' in psychoanalysis. Zen emphasis on relationship, ego strength and interpretation was linked with similar topics in psychoanalysis. The results of Zen practice and the central features of every psychoanalytic treatment were examined and found the same, that is, the resolution of, or transcending of, love (dependence) and hate (hostility). The description of a mature analyst and that of a Boddhisattva were compared and found the same. A trace of neurotic motivation remains but they are not influenced by it in helping others. The problem of theory and reality was discussed and strong emphasis on reality was described ; in other words, the

---

* Psychotherapy and Psychosomatics 1990 ; 53 : 21~27
* 1977년 8월 31일 제 6차 세계정신의학회(하노이 호놀룰루)에서 구연.

goal is directed at reality and theory is only a means pointing at reality. If you see the reality, you should forget the theory.

Many Western psychotherapists have increasingly become interested in Eastern Tao(mysticism) since Jung and Wilhelm [1], Jung [2], Horney, Fromm [3], Kelman [4], Buber [5] and others. However, their understanding of Eastern Tao (Zen-Buddhism, Confucianism, Lao-tzu, Chuang-tzu) has not been satisfactory. Some understood it as a derivative of magic, some as the regression in the service of the ego, some as total experience etc. Watts [6] and Fingarette [7] seem to have a fairly comprehensive understanding. The latter considers that the results and the crucial psychological processes are the same. Kelman [4] suggests that vaster and deeper possibilities are open in the direction of the Eastern master-disciple relation. Hammer [8] suggests that it is inevitable that psychotherapy will one day come to this. Boss [9] maintains that in terms of purification of the mind the best Western psychoanalytic training is only an introductory course.

On the other hand many Eastern psychiatrists or psychotherapists insist that Western psychotherapy or theory and principle of psychoanalysis are inapplicable to Eastern patients. Moreover they either have little understanding of Eastern Tao or reject it. The purpose of this paper is to clarify the confusion which exists between the Eastern way of psychotherapy and Western psychotherapy and existential thought by showing the common elements between Eastern Tao and Western psychotherapy and existential thought.

Goals of the Tao and Western Psychotherapy

In Buddhism the goal of practicing Tao is to become a Buddha by liberating oneself from attachment (bondage), reaching emptiness (nonattachment) [10]. In Confucianism one becomes a sage by liberating oneself from desire and reaching no desire (the Mean) [11~14]. In Lao-tzu's [15] teaching one becomes a true man by liberating oneself from striving and thereby reaching a state of doing nothing (wu-wei). In Chuang-tzu's [16] teaching one becomes a peak man (i.e. a perfect man) by liberating oneseif from the sufferings of birth and death, thereby reaching the state of being freed from being hung upside down. In psychoanalysis one becomes one's own real self by being freed from one's major motivation or nuclear feelings [17]. In humanistic psychology one becomes self-actualized by freeing oneself from deficiency motivation [18].

Attachments, desire, strivings, sufferings of birth and death, major motivation and deficiency motivation are names for the same thing, that is, neurosis. Emptiness, the mean, doing nothing, being freed from being hung upside down, real self, self-actualization are names for the same thing that is, peak mental health of the highest maturity [19].

Procedures and Process

The story of the encounter of Bodhidharma and the 2nd Patriarch Hui-Ke reveals the essential procedure and process of psychotherapy. Bodhidharma did not respond to Hui-Ke's asking for help until the snow came up over his knees and he cut his left arm off with his sword. Then Bodhidharma turned his head and asked Hui-Ke to bring his mind up and Hui-Ke answered he could not find his mind. Bodhidharma answered that he had pacified Hui-Ke's mind. This shows the reinforcement of motivation for therapy and the process very simply. If one understands one's suffering is an illusion, one is cured.

Psychoanalysis asks the analysand to verbalize, without censorship, everything that comes up in his mind. Tao practice demands the disciple his ownership of this. Rogers's [20] study of the process of psychotherapy reveals that the patient expresses his negative feelings first when asked to report frankly what goes on in his mind. When he begins to disclose his hidden feelings, he says his mother is the most loving and best in the whole world. Then he says 'I seem to have some bad feeling toward my mother'. When negative feeling comes to a peak, one's mother becomes the worst enemy. After he exhausts his negative feelings toward himself, others and the world, he can only feel and express positive feelings toward himself, others and the world. His mother becomes the loving one again [20].

This process can be compared with the 360° transformation in Zen practice. When one starts dhyana (Zen) practice, one starts at the zero degree point. Here one's mother is the most loving and the best. In Zen practice 'mountain is mountain and water is water'. When one starts to observe one's inner world, one feels negative feelings about oneself, others and the world which were repressed and caused neurotic symptoms. When one pours out all the negative feelings, this is the 180° point at which 'mountain is not mountain, water is not water any more'. This is the complete reversal of one's values and perception. Here one's mother becomes the worst enemy in the whole world. If one has exhausted all the negative feelings, one feels positive feelings only. When one has exhausted all the positive feelings, one returns to the original point where one started. Mother is not your enemy, mountain is mountain, water is water again. But these are not the old distorted or one-sided images, they are completely revealed true real beings. Total acceptance and understanding without your own projection. Now one has returned to the zero point but has travelled 360°. This is the state of subject-object congruence. Reality has always both positive and negative aspects at the same time ('Yin' and 'Yang' in *I-Ching*). When one starts at the zero point, one's negative feelings are repressed and at the same time one's positive feelings are also repressed. After a 360° excursion one comes to the true undistorted complete picture of oneself without projection. This we call the original face of oneself, Buddha, true man, sage or peak man. Or 'Juchaeseong' [19].

Saul [17] describes 5 main hurdles in the course of psychoanalytic treatment : (1) understanding the patient's nuclear emotional constellation, central interplay of forces in his personality, the main elements of the formula for his problem, be it simple or complex ; (2) getting the patient to understand these central dynamics ; (3) perceiving the chief emotions toward the analyst which are difficult for the patient ; (4) getting the patient to see these main transference difficulties ; (5) the patient becoming able to live through these intense emotions toward the analyst and to understand and learn to handle them. Only the working through remains[17]. These psychoanalytic processes can be compared with the 'pictures of Ten Cows' ('Hsin-niu-t'u') which depict the way to enlightenment and to become a Bodhisattva. One starts to look for the Cow. Then sees the traces of the Cow. Sees the Cow. Catches the Cow. Herds the Cow. Comes home on the Cow's back. The Cow forgotten and the Man alone. The Cow and the Man gone out of sight. Returns to the origin, back to the source. Enters the city with bliss-bestowing hands. Looking for the Cow, seeing the traces and the Cow correspond to understanding the central dynamics. The Cow is the central dynamics or nuclear emotions. At first these are negative emotions. Catching the Cow means feeling and being aware of these without repressing. Herding the Cow means holding and controlling and beginning to resolve the conflicts. Coming home on the Cow's back is the acceptance of the problem and the reality. The Cow forgotten and the Man being alone means the resolution of conflict. Cow and Man out of sight is complete nonattachment or emptiness ('sunyata'). Returning to the origin is seeing oneself and reality as it is or returning to one's original nature. Entering the city is to become a Bodhisattva (a mature therapist) to help others.

It is said that the Cow seen at first is a black Cow. Then there appears a white spot and this spot spreads further and further. And finally the Cow becomes completely white. This means purification of the mind. Ta-Hui says in his *Letters* that when one has a conflict one should think or express any kind of emotions and try to find the origins of the thoughts and emotions until one exhausts these to the bottom, then one is one's original self. He also says that one is enlightened when one has already removed 'something stuck in the chest' (conflict, complexes). He also says that when one is enlightened one's dreams and reality become congruent [21]. In Zen circles, people say you have to kill your father and your mother, even the Buddha in order to be enlightened [22]. This is similar to being freed from authority or the resolution of the Oedipal conflict. A paragraph from Lao-tzu's *Tao Te Ching* is frequently quoted in Zen literature : 'The student learns by daily increment. The Tao is gained by daily loss. Loss upon loss until it comes to 'wu-wei' (doing nothing). This means that when you study the theory or conceptual knowledge your knowledge increases every day, but when you practice Tao, you lose your neurotic motivation until you lose it completely. This is the meaning of doing nothing ('wu-wei'). 'Wu-wei' is the complete loss of any neurotic desire or motivation' [15].

The Therapist and the Bodhisattva

In psychoanalysis even a mature analyst is not completely free of neurotic motivation. Only he is aware of this motivation but he does not allow this to interfere with understanding and helping his patients [17]. In Buddhism different degrees of enlightenment are classified. In *the*

501

Awakening of Faith, 5 levels of mind are differentiated. The origin of every phenomenon is the activating mind*. Evolving mind derives from this, next comes revolving mind. Up to this stage, these are unconscious. Next comes the analytical mind and then the continuing mind. If a man is freed from the activating mind (completely purified), he is a Buddha. If a man is purged from all the derivative minds of the activating mind except the trace of the activating mind, he is a Bodhisattva [10]. A mature analyst and a Bodhisattva have the trace of neurotic motivation but they are aware of it and are not influenced by this in helping others.

To be able to analyze others one has to be analyzed successfully by another analyst. In Zen Buddhism one has to be enlightened, to be awakened to oneself, in order to be able to help others to be enlightened. There are four ways of helping others. One is giving material things or money. Next comes loving words. The third way is doing beneficial deeds ; the fourth and best way is doing things together. When a Bodhisattva helps a thief, he becomes a thief himself. This is the ultimate form of the therapist's participating in the patient's world. In the existential approach the therapist does not consider the patient as someone who is different from the therapist himself. In *the Great Awakening of Faith* it is described that a Bodhisattva does not consider the nonenlightened ('jungsaeng') as different from himself. And a Bodhisattva does not think he is helping. This means that the therapist should not think he is superior to the patient and that he is giving help from a higher place.

---

* 업식, 장식은 본 논문에서는 activating mind로 표기하였으나 그 후 storage mind로 표기하기로 바꾸었음.

Sudden or Abrupt Enlightenment and Gradual Enlightenment

There was a dispute between the Northern School of gradual enlightenment and the Southern School of sudden enlightenment in the 8th century [23]. Bojo (13th c.) emphasized that sudden enlightenment must precede gradual training [24]. This can be compared with insight and working through in psychoanalysis. Gradual training without sudden enlightenment (insight) is like superficial supportive psychotherapy. Even if one has attained the sudden enlightenment, one can not get rid of defilement (neurotic defenses) instantly. So one needs gradual training (working through). After the sudden enlightment one needs 3 years of Borim, that is, keeping up the state of enlightenment (insight).

Ego Strength and Interpretation

Confucius described three classes of man in terms of the capacity to attain wisdom : One who knows without study, one who knows by learning and one who knows by suffering [13]. In Buddhism also three classes are described, namely the highest, the middle and the lowest. Schematically speaking the man who has the highest capacity to wisdom can become a Buddha without the Buddha's sayings (scriptural teaching) simply by observing and being awakened to his own nature (mind). However, those who have the middle and lowest capacity must be awakened to their own mind by reading and studying the Buddha's scriptural teaching [24]. It is said that when Sakyamuni preached his wisdom nobody understood him. So he preached in five different ways. Those are the five scriptural teachings. Outside of these what he transmitted without words is 'dhyana' (Zen). These preachings were graded according to the capacity (ego strength) of the hearers. There is such an expression as the following : If a thief comes, watch and follow. And strike him all of a sudden! This shows the importance of the timing of interpretation.

Testing of the Results of Training and Psychotherapy

Bojo described the method of testing the results of Zen practice. When one faces the objects of love and hate of the past and does not feel love and hate, one's Tao is ripened. But if one still has the feeling of love and hate, one's Tao is not ripened. Even though one's Tao is ripened, yet one is still not free of love and hate. When one meets the objects of love and hate and is made to feel love and hate, still if one does not feel love and hate, one is completely liberated [24]. The 3rd Patriarch Seng-tsan said in his Inscribed on *the Believing Mind* (*Hsin-Hsin-ming*) : 'Only when freed from hate and love, it reveals itself fully and without disguise'. This corresponds to the fact that the central features of every psychoanalytic treatment are love (dependency) and hate (hostility) towards the analyst [17].

Theory and Practice (Reality)

In Eastern thought one distinguishes always between Tao (reality) and teaching (learning or theory). In *the Doctrine of the Mean* (*Chung Yung*) What Heaven has conferred is called The Nature ; an accordance with this Nature is called Tao : The practice of Tao (training of accordance with The Nature) is called Instruction [12]. In Buddhism the goal of practicing 'dhyana' (Zen or Tao) is to become Buddhamind. Scriptural teachings (sutras) are only the dead words of the Buddha and only the means for attaining the Buddha Mind. In Zen Buddhism, Buddha Mind or Reality is called the Moon and the scriptural teaching (theory) Finger pointing at the Moon. After you saw the Moon by the help of the pointing Finger, you should forget the Finger (theory and Instruction). 'Leave the words! And cut the thoughts! Get the meaning and forget the words. Then you

504

become friendly with the Tao. Leave the name and cut the appearance! etc.'

There are Three Profound Gates to prevent ten diseases of Zen practice which interfere with entering enlightenment ; the first gate is to understand the highest scriptural teachings (theory), the second is to forget this theoretical or conceptual understanding and to focus on 'here and now' (reality perception) through Zen dialogue ('Koan'), the third and the most profound is to cut the words which remain, by silence for a while, or by complete silence, or by striking with a stick, shouting, striking the Zen table etc. It is quite natural that the third gate is the most profound, since the essence of Sakyamuni's discovery consisted in the realization that every kind of physical torturing is of no use and that cutting of the outside appearance and the illumination of one's own mind is the only solution. The third gate forces the disciple to realize this. The best theory and technique is nothing but the description of the mind or conduct of the most mature or the most purified [22].

Differences

In the foregoing I have described some important similarities of Eastern Tao and Western psychotherapy and the existential approach. The Tao emphasizes the positive, the reality, self-training and becoming a Bodhisattva. Western psychotherapy is more theory, technique and verbally oriented. In this respect the existential approach is closer to the Eastern approach. In Western psychotherapy and existential philosophy it is said that one can remove neurotic anxiety but one cannot remove normal or existential anxiety by any means. But in Eastern Tao, one aims to remove this existential anxiety which originates from the fear of death, by facing death without anxiety. The Tao transcends the personal experience, culture and organism ; becomes congruent with ultimate reality. Western existential thinking is in this sense the gate which leads to Eastern Tao. It is the awareness of the fear of death. Tao is the solution of this [19]. Transpersonal psychotherapy tries to reach the goal [25].

Dongshick Rhee M.D.

178-23 Songbuk Dong

Songbuk Ku

Seoul 136-020 (R.O. Korea)

References

1. Jung, C.G. ; Wilhelm. R. : *Das Geheimnis der Goldenen Blüte* (Dorn, München 1929).

2. Jung, C. G. : *Psychologische Betrachtungen* (Rascher, Zürich 1945).

3. Fromm, E. : "Psychoanalysis and Zen Buddhism" ; in Suzuki, Fromm, De Martin, *Zen Buddhism and psychoanalysis* (Grove, New York 1960).

4. Kelman, H. : "Oriental psychological processes and creativity." *Am. J. Psychoanal.* 23 : 67~139 (1963).

5. Buber, M. : *Pointing the way* (translat. and ed. by M.S. Friedman) (Schocken, New York 1974).

6. Watts, A. : *Psychotherapy : East and West* (Pantheon, New York 1961).

7. Fingarette, H. : "The ego and mystic selflessness" ; in Stein, Vidich, White, *Identity and Anxiety* (The Free Press, New York 1960).

8. Hammer, M. : "Quiet mind therapy." *Voice* 52~55 (1971).

9. Boss, M. : *Indienfahrt eines Psychiaters* (Huber, Bern 1976).

10. Asvaghosha : *The awakening of faith* (transl. Yoshito S. Hakeda) (Columbia University Press, New York & London 1967).

11. Legge, J. (transl.) : The great learning ; in *The Chinese classics* ; 2nd ed.vol. 1 (London 1892).

12. Legge, J. (transl.) : The doctrine of the mean ; in *The Chinese classics* ; 2nd ed.vol. 1 (London 1892).

13. Legge, J. (transl.) : Confucian analects ; in *The Chinese classics* : 2nd ed., vol. 1 (London 1892).

14. Legge, J. (transl.) : The works of Mencius ; in *The Chinese classics* ; 2nd ed.vol. 2 (London 1894).

15. Feng, G.F. ; English, J. (transl.) : *Lao Tzu : Tao Te Ching* (Vintage Books, New York 1972).

16. Legge, J. (transl.) : *Chuang Tzu* (Ace Books, New York 1971).

17. Saul, L.J. : *Psychodynamically based psychotherapy* (Science House, New York 1972).

18. Maslow, A. : *Toward a psychology of being* ; 2nd ed. (Van Nostrand, Princeton 1968).

19. Rhee, D. : *The subjectivity (Juchaeseong) of Korean and the Tao* (IL-GI-SA, Seoul 1980).

20. Rogers, C. : "A tentative scale for the measurement of process in psychotherapy" ; in Rubinstein, *Research in psychotherapy* (American Psychological Association, Washington 1959).

21. Dae He (Tanhŏ) ; *Sŏjang* (letters) (Jochuehyun, Seoul 1963).

22. Fuller Sasaki, R. (transl.) : *Record of Linchi* (Kyoto 1975).

23. Chan, W. (transl.) : *The platform sutra* (New York 1963).

24. Bo Jo Kuk Sa : *The analectics of Bho Jo* (Academy of Whaum, Seoul 1973).

25. Boorstein, S. : *Transpersonal psychotherapy* (Science and Behavior Books, Palo Alto 1980).

8

The Tao and Empathy :
East Asian Interpretation *

Dongshick Rhee, M.D.**

The purpose of this paper is to show that the highest degree of empathy can be attained by purification of mind which is the core of East Asian tradition (Buddhism, Confucianism, Laotzu and Chuangtzu). Three veils, a 360 degrees transformation, transcending love and hate, three profound gates, and pictures of ten cows were presented to illustrate the process of purification of mind. Also the differences of the psychotherapy and cultural core of East and West were compared. It was pointed out that Western psychoanalysis, psychotherapy and philosophy are heading towards the Tao but always try to go back to 'conceptual prison', that is, theory.

Keywords : Tao, Zen, Psychoanalysis, Psychotherapy, Phenomenology

Introduction

The essence of the East Asian tradition is the Tao (Confucianism, Buddhism, Lao-tzu and Chuangtzu), in other words, purification of mind,

---

* Reproduced from *Pyschotherapy* (정신치료) Vol. 7, No. 1, December 1993, Korean Academy of Psychotherapists, Seoul, Korea.

Presented at the 36th Annual Meeting of the American Academy of psychoanalysis, May 2nd, 1992.

** Clinical Professor, Department of Psychiatry, Yonsei University Medical Center, Seoul, Korea removing complexes, pacifying the mind by accepting reality as it is, correcting cognitive distortion by removing projection.

Medard Boss (1976) maintained that in terms of the purification of the mind the best western psychoanalytic training is only an introductory course.

In Western psychoanalysis and psychotherapy the therapist's task is to make the patient express him or herself as freely as possible, make him or her face his or her real self, and to remove the distortion of the patient (transference) and that of the therapist (countertransference). If you remove all these you will have perfect empathy, no barrier between you and the other.

In this paper the author will illustrate how to achieve perfect empathy by quoting Confucian, Buddhistic, Laotzian and Chuangtzuan tenets.

How to Achieve Perfect Empathic Capaciy

The Chinese character denoting holiness is 'sheng (聖)'. This character is composed of three characters : '耳 (ear)' , '口 (mouth)' and '壬 (clear)'. This definition of 'sheng (聖)' in the dictionary is "No place not to be able to communicate." The "So-called holy man or sage (聖人) is the one who is versed in the great way, with change finds no obstacle, who can empathize with every being in the universe." This is perfect empathy.

The one who achieves this stage of human maturity is called the sage in Confucianism, Buddha in Buddhism, perfect or true man in Taoism (Lao-tzu or Chuangtzu). Among these three kinds of Tao (Confucianism, Buddhism and Taoism), in terms of the description of the purification of mind, Buddhism is most accurate and detailed. In this paper the author will illustrate the process of achieving perfect empathic capacity (purification of mind) by Buddhistic description. In Buddhism, if you want to reach subject-object congruence (perfect empathy), you have to remove three veils which exist between you and the object or reality (Fig. 1).

The first veil is the delusion by different experiences. This means the cognitive distortion which occurs by different experiences (personal emotional experiences). The second veil is the delusion by the same class. This is the cognitive distortion by the difference of culture. The last veil is the life and death mind. This means the fear of death. By removing the first two veils and by facing death without anxiety, in other words, overcoming the shackles of organism (body), one reaches complete freedom from cognitive distortion. This is reality as it is ('Bhutathata') subject-object congruence, perfect empathy without distortion (projection).

In Zen Buddhism you have to make a 360 degrees transformation to reach your true nature (reality) (Fig. 2). When you start at zero point, mountain is mountain, water is water. At 180 degrees mountain is not mountain, water is not water. When you ask your client (analysand or patient) to report whatever comes into his or her mind, he or she will report the negative feelings which were repressed in the past. At this stage both the negative and the positive feelings are partially repressed. However, if the client pours out the negative feelings he or she had to repress in the past, he or she will be aware of the hostility to the degree of

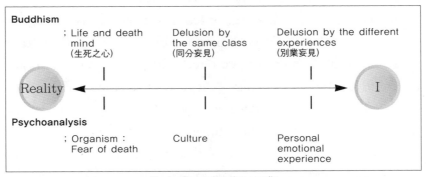

Fig 1. Removing three veils

killing his or her mother, etc. At 180 degrees, the client will say "I want to kill my mother." This is the stage of "Mountain is not mountain, water is not water." the complete reversal of value. Love turns into hate.

If you pour out all the negative feelings toward your mother and understand the reason for hate, you start to feel the love you received from your mother. If you accept the hate and love without disguise and understand the reason, there is no love and no hate. This is the complete acceptance of both negative and positive feelings. Mountain is mountain, water is water again. This is a 360 degrees transformation and reality (inner and outer) without disguise or projection (Fig.2).

Bojo who is a Zen master in 12th C. in Korea mentioned testing the results of Tao practice in the following way. The ripened Tao means the resolution of love and hate towards the past object. Complete liberation means no love and no hate towards the new object. At this stage you have only compassion without love and hate towards any particular object.

He also introduced three profound gates as the methods to cure 10 diseases of Zen practice. The first gate is to understand the highest scriptural teaching (theory) as conceptual knowledge. The second gate is to forget the theory, focusing on "here and now" through Zen dialogue.

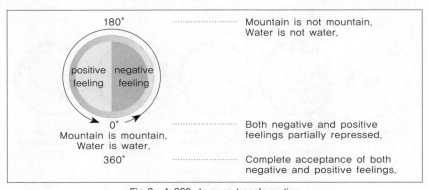

Fig 2. A 360 degrees transformation

511

This is the perception of "here and now" (outer reality). The 3rd and the most profound gate is cutting by silence for a while, complete silence, striking with a stick, shouting, pounding the table, etc. This aims at the perception of inner reality.

At this point it seems to be relevant to show the process of purification of mind by pictures of 10 cows ('Hsin-niu-t'u') (Fig.3.1-10). One starts to look for the Cow. Then sees the traces of the Cow. Sees the Cow. Catches the Cow. Herds the Cow. Comes home on the Cow's back. The Cow forgotten and the Man alone. The Cow and the Man gone out of sight. Returns to the origin, back to the source. Enters the city with bliss-bestowing hands.

Looking for the Cow, seeing the traces and the Cow correspond to understanding the central dynamics. The Cow is the central dynamics or nuclear emotions. At frist these are negative emotions. Catching the Cow means feeling and being aware of these emotions without repressing

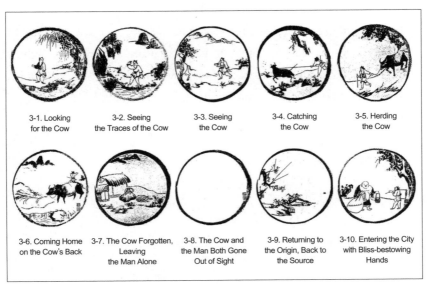

| 3-1. Looking for the Cow | 3-2. Seeing the Traces of the Cow | 3-3. Seeing the Cow | 3-4. Catching the Cow | 3-5. Herding the Cow |
| 3-6. Coming Home on the Cow's Back | 3-7. The Cow Forgotten, Leaving the Man Alone | 3-8. The Cow and the Man Both Gone Out of Sight | 3-9. Returning to the Origin, Back to the Source | 3-10. Entering the City with Bliss-bestowing Hands |

Fig 3–1~10.

them. Herding the cow means holding and controlling and beginning to resolve the conflicts, and the emerging and growing of positive feelings. Coming home on the Cow's back is the acceptance of the problem and reality. The Cow is white ; this means purification, no love and hate. The Cow forgotten and the man being alone mean the resolution of conflicts but the self is not completely transcended. This is the limit of Western psychoanalysis and psychotherapy. Cow and Man out of sight is complete non-attachment or emptiness ('sunyata'). This is complete liberation and self-transcendence. Returning to the origin is seeing oneself and reality as it is without projection or returning to one's original nature. Entering the city is to become a Bodhisattva to help others after solving your own problem.

Purification of the Unconscious

In *the Great Awakening of the Faith* (1967) the relation between the unconscious and its mechanism of projection is most clearly and succinctly shown. The activating mind (業識)* is the reservoir of past experience both positive and negative (Fig. 4).

The process and mechanism of projection of the unconscious are as

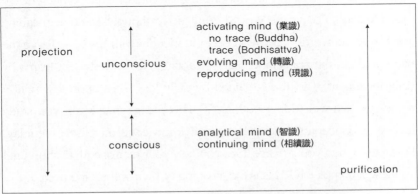

Fig 4. Projection and purification of the unconscious

follows. The activating mind (the unconscious) is turned into the evolving mind (轉識). This evolving mind is turned into the reproducing mind (現識). Up to this point all are unconscious. Next comes the analytical mind (智識) and then follows the continuing mind (相續識). These are conscious and the product of projection. These are philosophy and knowledge and their derivatives. All are considered as the projection of the unconscious, that is, delusion.

If all the evolving, reproducing, analytical and continuing minds are purified and only the trace of the activating mind remains unpurified, it is Bodhisattva, if even this trace is completely purified, it is Buddha.

Buddha means no projection, no unconscious, always awakened, no thought. The essence of the teaching of Buddhism is "Do not take the outside appearance, illumine your own mind (不取外相 自心返照). Correcting the cognitive distortion through the purification of mind.

The essence of Zen-Buddhism is described as follows : Outside teaching, transmitted separately. Not founded on words and letters. Pointing directly to the human mind. Seeing into one's nature and attaining Buddhahood. Confucius said he was only describing and not creating (述而不作). In the Tao, words, concepts and theory are only means to point at reality. In Buddhism they call it finger pointing at the moon (reality). "Leave the Words! And cut the thoughts! Get the meaning and forget the words. Then you become friendly with the Tao. Leave the name and cut the appearance, etc.!" Laotzu says "The student learns by daily increment. The Tao is gained by daily loss. Loss upon loss until it comes to 'wu-wei (doing nothing)'." This means that when you study theory or conceptual knowledge, your knowledge increases everyday. However, when you practice Tao, you lose your neurotic motivation until you lose it completely. This is the meaning of 'wu-wei (doing nothing)'.

Comparison of the Psychotherpy and
Cultural Core of East and West

In Plato's *Phaedo*, Socrates said death is the separating of soul from body. Body is sensation, pleasure and emotion which is the shackle of the body creating illusion. Knowledge is illusion. To reach the truth (wisdom, reality) you have to die. So he was glad to die because he would reach the truth by his death. But after his death, in the Western tradition since Plato, they tried to purify the mind (catharsis) by intellectual pursuit (theory building), whereas in the East they practiced the Tao. Nirvana (complete liberation) is liberation from bodily shackles (which create illusion) while alive. Socrates believed you have to die in order to be liberated. This is the crucial difference between East and West tradition. In Western psychotherapy through the experiences of many psychotherapists and psychotherapy research, it turned out that the therapist-patient relationship is the crucial factor in psychotherapy, and this therapeutic relationship is created by the personality of the therapist who can

	neurotic state	healthy state
Confucianism	desire	no desire (holy man)
Buddhism	attachment	non–attachment (buddha)
Taoism	striving	no–striving (perfect man)
	(doing)	(doing nothing)
Psychoanalysis	major motivation	real self self realization individuation
Humanistic Psychology	deficiency motivation	growth, being, becoming, self–actualizing motivation
Transpersonal Self Psychology		self–transcendence

Table 1–1. Goals

West	East
1. Doing, Having	Being
2. Negative	Positive
3. Alienation	Relationship
4. Verbal	Non-verbal
5. Conception	Perception
6. Theory	Practice or Reality
7. Technique	Personality
8. Artificiality	Spontaneity or Naturalness
9. Existential Anxiety can not be removed	No existential anxiety by facing death without anxiety
10.Contract	Trust
11.Self	Self-transcendence
12.Empathy, Love, God's grace	Jen(仁), Compassion
13.Explanation	Understanding

Table 1-2. Comparison of the East and the West

empathize with the patient. The therapist's empathic perception and response create the atmosphere in which the patient can be liberated and feel safe to resume his or her growth without anxiety or threat. Carl Rogers (1980) noted empathy is curative. Whereas Heinz Kohut (Goldberg, A., ed., 1980) recognized the importance of empathy as nutri - ent and curative, but he wanted to use empathy for data gathering, for building theory in order to be recognized by others.

In Western culture you have to coin new words, new concepts, new theories to be recognized. The need for recognition is neurotic motivation. Westerners always try to return to a 'conceptual prison' (William Barrett, 1956) as soon as they see the truth or reality.

At this point it seems to be relevant to compare the core or the emphasis of the Eastern and Western culture (Table 1-1, 1-2).

Stop Projection, Illumine Your Inner World

The final, ultimate or supreme goal of psychotherapy or Tao practice is removal of projection which creates illusion, therefore conflicts.

In Buddhism the essence of the Tao practice (meditation) is stop and seeing. Do not take the outside appearance, illumine your own mind. In Confucianism, do not seek outside, seek within yourself. In Husserl's phenomenology, this Taoistic "stop" corresponds to epoché (suspension of judgement) and phenomenological reduction. In psychoanalysis "stop" corresponds to free association by the analysand and evenly hovering attention by the analyst.

Transpersonal psychotherapy aims at the same goal as the Tao by trying to transcend the self. Existential psychotherapy and Daseinsanalysis are also approaching the Eastern way (Tao).

In conclusion, with his personality the therapist brings the spring to the patient who lives in a frozen land. The core of the supreme therapist is the spring which is named compassion (慈悲) in Buddhism, 'Jen' (仁) in Confucianism, God's grace in Christianity.

References

1) Barrett, William (ed.) (1956), *Zen Buddhism : Selected Writings of D. T. Suzuki*, Donbleday Co., Mc. Garden city, New York.

2) Tan Ho (transl.) (1973), *The Analects of Bojo*, Academy of Whaum, Seoul.

3) Boss, M. (1976), *Indienfahrt eines Psychiaters*, Huber, Bern.

4) Feng, G.F. (English J., transl.) (1972), *Lao Tzu : Tao Te Ching*, Vintage Book, New York.

5) Hakeda, Yoshito (transl.) (1967), *The Awakening of Faith*, Columbia University Press, New York & London.

6) Goldberg, A. (ed.) (1980), *In advances in self psychology*, International Universities Press, New York.

7) Legge, J. (transl.) (1971), *Chuang Tzu*, Ace Books, New York.

8) Legge, J. (transl.) (1984), Confucian Analects : in *the Chinese classics*, 2nd ed., vol. 2, London.

9) Rhee, D. (1990), "The Tao, Psychoanalysis and Existential thought", *Psychother psychosom*, 53:21-27.

10) Rogers, Carl R. (1980), *A way of Being*, Houghton Mifflin, Boston.

Opening Address*

of the 16th International Congress of Psychotherapy,
held on August 21-25, 1994, Seoul, Korea.

Distinguished guests, ladies and gentlemen!

It is my great pleasure and honor to express, on behalf of the members of the Korean Academy of Psychotherapists and the Korean Neuropsychiatric Association, my hearty welcome to all the participants of this 16th International Congress of Psychotherapy. You have come from Africa, Middle East, Western and Eastern Europe, Russia, North and South America, Australia and New Zealand, China, Hong Kong, India, Japan, Indonesia, Malaysia, Taiwan, Vietnam.

Historians are predicting that the center of the world is shifting toward the Pacific region or toward North East Asia. Late Professor Reischauer predicted that in the 21st century there will emerge a new civilization for the first time in human history in the North East Asia. Wherever the Western civilization arrives, the indigenous cultures are destroyed and the Western civilization prevailed.

But in the North EastAsia there will be a fusion of the Western Science

---

*) Reproduced from PSYCHOTHERAPY: EAST AND WEST (Proceedings of the 16th International Congress of Psychotherapy), The Revised Ed., Korean Academy of Psychotherapists. 1995.

and the essence of the North East Asian Tradition. This trend toward fusion has a long history. I will mention only a recent one. Since the Industrial Revolution and the Rise of Western imperialism, Non-Western world has been invaded and conquered by the European Powers. So European culture and science prevailed and is tacitly considered as a universal culture and science which is not true. This thought is still prevalent. Since the invasion and the conquest of the West the leaders of Non-Western world especially those who were educated in Western tradition have ignored their own history and culture and tried to learn Western culture and science. The world became Eurocentric. The European culture and science has become universal.

On the other hand, in Europe along with the rise of European science there was an awareness of the danger of this European scientific technology and culture; some examples: Spengler's *The Fall of the West* (*Der Untergang des Abendlandes*), rise of phenomenology (Husserl's *Crisis of European Science*), existential philosophy, linguistic philosophy, Daseinsanalysis, existential analysis and transpersonal psychotherapy, spiritual theology, interest and study of the Eastern Tao. Recently the origin of Freud's psychoanalysis was traced to Nietzsche and Schopenhauer who were influenced by Indian thought. The holistic trend in Western science and medicine also signifies this trend toward the Tao. The rapprochement and encounter are approaching the final fusion .

In the field of Psychoanalysis and psychotherapy in the West, by clinical experience and psychotherapy research, it was confirmed that the most important curative factors in psychotherapy are empathy, relationship and personality of the therapist. This is in complete agreement with the Eastern Tao. In other words, liberation from theories and techniques which are the inevitable product of Western tradition since Plato ('conceptual prison' by W. Barrett). This could be considered as the culmination of the effort made by C. G. Jung and Medard Boss.

This Congress is the first meeting of Psychotherapy on a world wide scope in the Non-Western World and Asia. We are in the age of integration and disintegration, in other words, the age of restructuring. Our meeting signifies this trend. The essence of the North Eastern tradition is the Tao. We are trying to accomplish this fusion of Tao and Western science by presenting and comparing various schools of Western psychotherapy and the Tao of the Non-Western world and Western spiritual theology on the basis of Western psychotherapy research. This is only a beginning. We will review the present states of psychotherapy in the Non-Western world and psychological issues caused by the disintegration of socialist regimes in the Eastern Europe and reunification of Germany.

Besides your scientific activities, you will have the opportunities to explore the Korean culture directly and correct your image and history of Korea which has been distorted by our neighbors.

I earnestly hope that you will enjoy your stay in our country. Many of our foreign participants are making their first trip to Korea. If any of you should incur any inconveniences during the Congress, please contact the Organizing Committee. Every effort will be made to serve your needs. Every Korean participant will help you.

In conclusion, I sincerely appreciate all the help that was given by so many people in organizing the Congress especially the Ministry of the

Health and Social Affairs, the World Health Organization, the Korean Medical Association, the Korean Neuropsychiatric Association, Korean Psychological Association, Korean Philosophical Association, all the companies, especially Dr. Edgar Heim, President and the Executive Members of the International Federation for Psychotherapy, Prof. David Orlinsky of Chicago University, Members of National and International Advisory Committees and Korean colleagues who are sponsoring the Congress and the members of the Organizing Committee.

RHEE Dongshick, M.D.

President

the 16th International Congress of Psychotherapy

※ ICOP(International Congress of Psychotherapy)는 IFP(International Federation for Psychotherapy)에서 후원하여 3년에 한 번씩 세계 각국을 순회하며 개최하던 국제학술 행사로, 현재는 WCP(World Congress of Psychotherapy)로 개칭하여 4년마다 개최하며 2002년도에는 노르웨이의 트론헤임에서 열렸습니다. 제16차 ICOP는 한국정신치료학회 에서 주최하여 '정신치료: 동과 서'를 표제로, '정신치료의 통합'을 주제로 하여 1994년 8월 21일부터 25일까지 서울 롯데호텔에서 열렸으며, 총 557명(35개국, 외국인 169명, 내국인 388명)이 등록하여 2회의 special lecture, 4회의 plenary session과 6회의 special symposium, 16회의 심포지엄, 2회의 워크샵 등의 프로그램을 가졌습니다.

제16차 국제정신치료학회 개회사 *

內外貴賓 여러분! 會員 여러분!

韓國精神治療學會와 大韓神經精神醫學會를 代身해서 第16次 國際精神治療學會에 參加하신 여러분에게 眞心으로 歡迎의 말씀을 드리는 것을 本人의 無限한 기쁨이고 榮光으로 생각합니다. 여러분께서는 아프리카, 中東, 東西歐, 러시아, 北南美, 오스트레일리아, 뉴질랜드, 中國, 香港, 印度, 인도네시아, 말레이시아, 日本, 대만, 越南에서 오셨습니다.

歷史家는 말하기를 世界의 中心은 東北亞로 넘어오고 있다고 합니다. 故 라이샤우어 教授는 21世紀에는 東北亞에서 人類歷史上 처음으로 새로운 文明이 誕生한다고 豫言했습니다. 西洋文明이 가는 곳마다 土着文明은 消滅되고 西洋文明이 支配해왔으나 21世紀 東北亞에서는 西洋의 科學과 東北亞의 傳統의 精髓가 融合해서 새로운 文明이 誕生한다는 것입니다.

이러한 東西融合의 歷史는 깁니다. 저는 최근의 역사만 言及하겠습니다. 産業革命과 西歐의 帝國主義의 擡頭로 非西歐 世界는 유럽의 帝國主義 列强에 의해 侵略, 征服, 植民地化가 되었습니다. 따라서 西歐의 文化와 科學이 支配하게 되고 사실은 그렇지 않음에도 불구하고 암암리에 西歐文化나 科學이 보편적인 것으로 간주되어 오고 있습니다.

西歐의 侵略과 征服의 結果 非西歐 世界의 指導者들은, 특히 西歐式 教育을 받은 指導者들은 自己國家의 歷史나 傳統은 열등시하고 西歐의 文化나 科

學을 배우려고 努力을 해 왔습니다. 世界는 西歐中心이 되고 西歐文化나 科學은 普遍的이 되었습니다.

다른 한편으로 西歐에서는 西歐科學이 擡頭 支配的이 되자 同時에 西歐의 科學技術과 西歐文化에 대한 懷疑 乃至 危機에 대한 自覺이 보이기 시작했습니다. 슈펭글러의 西洋의 沒落, 現象學(훗설의 西洋科學의 危機), 實存哲學, 言語哲學, 現存在分析, 實存分析, 無我精神治療, 道에 대한 關心과 硏究, 靈性神學의 대두, 최근에는 프로이트의 정신분석의 뿌리가 니체, 쇼펜하우어로 올라가며 쇼펜하우어는 印度思想의 영향을 받았다는 것을 밝히는 연구가 나오고 있습니다. 西歐科學이나 醫學에서의 全體論的인 경향도 道에 대한 접근이라고 볼 수 있습니다. 東西의 만남과 融合이 대단히 가까워지고 있습니다. 西歐에서의 精神分析과 精神治療에 있어서는 臨床경험과 精神治療 硏究로써 精神治療에서 가장 중요한 治療因子는 共感, 關係, 治療者의 人格이라는 것이 判明이 되어 있습니다. 이것은 東洋의 道와 完全히 一致하는 것입니다. 다시 말해서 플라톤 이후 西歐傳統인 理論과 技術(바렛트가 말한 '槪念의 監獄')로부터 解放을 의미하는 것입니다. 이러한 것은 國際精神治療聯合體(IFP) 會長이었던 융, 보스의 努力의 結實이라고도 볼 수 있습니다.

이번 學會는 非西歐圈에서는 처음 열리는 世界的 規模의 精神治療學會입니다. 우리는 지금 統合과 解體의 時代에 살고 있습니다. 다시 말해서 再構成의 시대입니다. 이번 學會가 바로 이 흐름을 反映하고 있는 것입니다. 東北亞의 傳統의 核心이 道입니다. 우리는 西歐의 여러 精神治療學派의 代表者들이 이 자리에 모여서 各 學派의 理論과 技法을 提示하고 比較 檢討해서 非西歐圈의 道와 西歐의 靈性神學을 西歐의 精神治療硏究를 기초로 해서 밝혀서 東西融合을 이룩하고자 합니다. 시작에 不過합니다.

非西歐圈에서의 精神治療의 現況을 檢討하고 社會主義社會의 崩壞와 獨逸統一로 인한 心理的 問題를 다룰 것입니다.

여러분의 學術的인 活動 外에 直接 韓國文化를 접해 보시고 誤導된 韓國에 대한 歷史나 印象을 바로잡아 주시기 바랍니다.

여러분이 우리나라에 오셔서 즐거운 시간을 보내주시기 바랍니다.

外國에서 오신 여러분은 大部分이 初行일 것입니다. 不便이 있으시면 組織委員會나 韓國人 參加者의 도움을 청하십시오. 여러분의 不便을 덜어 드리기 위해 최선을 다할 것입니다.

끝으로 이 모임을 위해서 도움을 주신 保健社會部, 世界保健機構, 大韓醫學協會, 大韓神經精神醫學會, 韓國心理學會, 韓國哲學會, 도움을 주신 企業體와 個人과 同僚들 그리고 조직위원회 여러분들에게 감사드립니다.

第16次 國際精神治療學會
大會長 李東植

※ 이 글은 제16차 ICOP의 개회사로써 당시 대회장이셨던 이동식선생님의 연설문을 최태진 회원(2004년 현재 한국정신치료학회 부회장)이 우리말로 번역한 것입니다. 한국정신치료학회에서 발간한 「제16차 국제정신치료학회 결과보고서」에서 인용하였습니다.

10

학회 창립 30주년을 맞이하여 *

이동식(명예회장, 동북신경정신과의원)

회원 여러분께 갑신년(甲申年) 새해의 인사를 올립니다.

개화당이 일본(日本)의 힘을 믿고 갑신정변(甲申政變)을 일으켜 삼일천하(三日天下)로 끝난 지 벌써 두 번째 回甲인 120년이 되는 해다. 한반도를 보는 열강의 눈이나 우리나라의 지도자나 국민의 세계인식이나 의식상태가 그 때나 지금이나 다름이 없다고 일부 식자(識者)들이나 외국의 식자(識者)들이 이 점을 우려하고 있으나 많은 국내의 지도자나 국민들은 자각이 없는 상태다. 그렇기 때문에 나라가 위태로운 상태에 있는데도 남북 갈등, 국내의 갈등으로 세월을 헛되이 보내고 있고 자기 나라의 좋은 전통을 버리고 서양이나 외국을 찬양하고 그들의 좋지 않은 문화를 모방하고 있다. 이러한 풍조는 우리 사회의 모든 부문에 만연되어 우리의 전통과 외래문화를 해설해주는 식자층이 드물고, 있다 해도 영향력이 없으며 식자층 자체가 그런 물을 이끌고 있다. 이러한 흐름은 우리나라 정신의학, 심리학도 예외가 아니며 특히 정신치료나 상담에서도 예외가 아니다.

이러한 흐름은 소위 개화사상(開化思想)의 의식 구조가 현재까지 지배하고 있기 때문이라고 보아야 한다. 즉 외부세계의 흐름과 외국의 의도를 모르고 우리 것의 가치, 우리의 역사, 주체적으로 우리가 현시점에서 해야 할

---

*) 한국정신치료학회보 2004년 1월 권두언

것이 무엇이냐를 모르는 채 외국의 눈치나 보고 외세 의존적이면서 주체적인 대응이 없거나 부족하다는 자각이 희박하다. 이러한 점은 전 서독 수상 슈밋트가 항상 안타까워하고 KBS TV에 출연하여 우리 국민과 지도층에 호소한 바다. 우리 사회는 아직도 나라를 지키지 못한 개화사상이 주류를 이루고 있다.

그동안 우리 한국정신치료학회는 서양 정신치료와 서양의 사상, 동양사상, 세계와 동양의 역사와 문화 속에서의 한국의 역사와 문화를 교육하고 공부하기를 30년을 맞이하게 되었다. 거기다가 나의 정신의(精神醫)로서의 62년 경험에다 83년의 나의 인생경험을 토대로 이룩된 것이 동서정신치료(東西精神治療)를 융합(融合)시킨 도정신치료(道精神治療)이다. 이는 서양의 정신분석이나 정신치료의 원천(源泉)이 동양사상에서 출발했다는 것을 (Schopenhauer와 Nietzsche) 명시하고, 지금 가고 있는 방향이 도(道)를 지향하고 있다는 것을 밝히고, 동양에서는 서양이 19세기에 발견했다는 무의식(無意識)과 인간의 마음을 이미 2,500년 이전에 완전히 이해하고 치료 방법까지 명시해 놓았고 마음을 다스리는 방법과 목표가 완성되어 있다는 것을 밝힌 것이다. 즉 최고의 치료자는 부처 성인 보살이고 최고 목표는 정심(淨心)이고 치료자의 정심(淨心)이 즉, 역전이(逆轉移)를 없애는 것이 최고의 치료 방법이라는 것을 보여준 것이다. 전 세계의 정신치료가 갈 방향을 분명히 보여준 것이다.

금년 8월 21, 22일에 서울에서 개최할 국제포럼은 이러한 도정신치료의 이론(理論)과 실제 치료한 사례들을 서양(유럽과 미국)의 권위 있는 동료들을 초청해서 서양 정신분석, 정신치료, 상담과 관련지어 비판하게 해서 상호 토론하여 세계 정신치료의 갈 방향을 분명히 하고, 구미(歐美)나 아시아, 아프리카가 우리를 어떻게 보고 있나를 정확하게 파악하고 특히 우리나라에서 외국이나 우리들 자신에 대한 인식을 바로잡는 계기가 될 것이며 서양에서 동양사상이나 도(道)에 대한 관심이 고조되고 있고 수도(修道)가 보급되어가고 도의 경지가 높은 사람들이 배출될 가능성이 높아지고 있는 마당에 『장자(莊子)』에 나오는 한단지보(邯鄲之步)의 전철을 밟고 있는 우리나라 동료들을 미몽(迷夢)에서 깨워주는 계기가 될 것으로 확신한다. 이 동서대화가 성공적으로 마무리가 되면 우리 회원이나 국내 전문가들에게 좋은 자극제가 되어서 국내 전문가들의 수준이 향상되어 서양인뿐만 아니라 다른 아시아 아프리카 동료까지 도움을 줄 수 있는 인재(人材)양성이 가장 시급한 문제다.

외국에서 초청이 확정된 인사는 미국정신의학회장을 지냈고 루이빌 대학의 정신의학교수이고 정신분석의(精神分析醫)이고 정신의학(精神醫學) 교과서를 내고 호평을 받고 있는 Allan Tasman, 프랑크푸르트 대학 교수를 지내고 분석의(分析醫)이며 세계정신분석계의 역사와 현황을 소개한 Peter Kutter, 나보다 10년 후에 Medard Boss를 두 번 찾아가서 만나서 대화한 것을 토대로 『Psychotherapy for freedom』을 편집, 미국심리학회에서 출판한 Erik Craig 세 사람이다. Tasman은 정신약물학회와 공동으로 약물치료와 정신치료에 대한 강연과 토론을 별도로 마련하려고 계획 중이고 Craig도 가능하면 한국심리학회 특히 상담심리학회를 위해 서양의 심리치료 상담의 실상을 계몽하는 기회로 삼을 수 있는 가능성을 협의 중이다. 가능하면 이 세 사람과 우리 학회 회원들뿐만 아니라 우리나라 여러 학파의 대표자들과 토론할 수 있는 자리를 마련할 계획이다.

이번 국제포럼의 역사적인 의의를 잘 인식해서 만반의 준비에 최선을 다하고 서로의 협력과 외부와의 협조 홍보를 충분히 하고 좋은 발상을 충분히 짜내서 활용해서 이 역사적인 만남이 성공리에 이루어지게 정성을 다해주기를 바랍니다.

11

History of the IFP 1988 ~ 1998

It is possible to consider an organisation like the IFP as if it were a living body - rushing through periods of unrestrained growth, marking time or growing in a more orderly fashion. The image of the tree might be an apposite one. Those in positions of responsibility have the job of tending this tree and nurturing it for an allotted span of time, which, in the case of my presidency, was ten years. I sometimes wonder how those ten years will eventually go down in history: perhaps as the "years of the new era" in the decade following the fall of the Berlin Wall?

Even before this new political era came into being, my predecessor, Finn Magnussen, had managed to create a certain opening towards the states behind the Iron Curtain. We succeeded in building further on these relationships and in developing them in a formal manner too. One clear practical outcome is probably to be seen in the fact that a specialist representative from the former German Democratic Republic, Prof. Michael Geyer of Leipzig, worked shoulder-to-shoulder with us for a number of years as General Secretary. Along with Artur Trenkel, who served as Treasurer for many years, the three of us formed the nucleus of the Board. Traditionally, the IF(M)P had stood for the interests of Western European countries, but what had to be done at that particular point in time was to attract new groups of entirely different countries. One of the prerequisites for that to become possible was to amend the Statutes or, to remain with the image of the tree, to prune away all unnecessary shoots and to encourage fresh growth. It astonished us when we realised that the old Statutes had remained virtually unamended since the IFP was re-created after the Second World War; at least they seemed to have remained intact since 1958. The first step was to ask the member societies to communicate their ideas and needs to us. This was followed by meticulous work on points of detail in the various official bodies of the IFP, in particular on the Executive Board, as it was called at the time (nowadays simply: "Board"), and on the Enlarged Board, which was later to become the "Council". At this stage, a draft was circulated to the members and a debate and preliminary vote took place during the General Assembly held in Hanover in September 1991. The extensive consultation of all the member societies culminated in a "write-in vote" in 1993, through which the revised Statutes were accepted with a broad measure of support.

Apart from the structures, the simplified processing of membership and a number of other matters, the IFP's goals were reformulated: "The IFP is an international inter-professional cross-cultural federation. The IFP does not pursue profession-oriented politics. The goal of the IFP is to facilitate and promote international communication among the various schools, professional groups and cultures within psychotherapy. The IFP encourages and supports development within psychotherapy corresponding to the specific requirements and necessities of the various continents, regions and cultures."

These general goals were then reformulated with greater precision in more operational language and checked as to the practical feasibility of implementing them. They, too, enjoyed broadlybased support, although individual advocates of the former structure had considerable difficulty in accepting the new emphasis on inter-professionalism. However, there

529

was no denying the fact that particularly in the countries of Eastern Europe, but also in countries on the other continents, medical practitioners had long since ceased to be the only grouping active in psychotherapy and that various other members of the health-care professions were also actively involved and, as such, were consequently members of their national societies. In tune with this, the IFP changed and simplified its name from the old form of "International Federation for Medical Psychotherapy" to the new form of "International Federation for Psychotherapy".

The actual leadership of the reshaped federation was vested in the hands of the newly defined Board, which had two new members as of 1994: Wolfgang Senf as General Secretary and Ulrich Schnyder as Treasurer. We formed a dedicated, small team that met together several times a year. It is a good testimonial of their commitment to the IFP that both my colleagues were subsequently elected President of the organisation by the Council to which we were answerable. Apart from the rather radical pruning of the "IFP tree" through the reforms of the Statutes and structures, various other activities took place, either pre-empting this new direction or implementing it:

- The contacts with the countries of Eastern Europe were intensified. It was arranged for experienced teachers of psychotherapy from various teaching institutions to be put in touch on a voluntary basis with the regional centres and to support them in organising key regional or national congresses;

- **New attempts were launched to establish closer relations with countries outside of Europe. Repeatedly, it was confirmed that this could only be done successfully if the necessary "pacesetters" were in place;**

※ 진한 글씨 부분은 1994년 서울에서 개최된 제16차 국제정신치료학회 관련 내용임.

- One example of this was when the traditionally Euro-centric federation first held out its hand to Asia, where the colleagues working in Seoul, South Korea, around Prof. Dongshick Rhee, a true doyen of the profession, organised the impressive and successful Sixteenth International IFP Congress in 1994 on the theme of "Psychotherapy: East & West (Integration of Psychotherapy)". It was a genuinely trans-cultural encounter, which had a durably enriching impact, particularly on those of us from Europe. For the region itself, it was the cradle of the regional organisation which was given due form later on and called APAP (an Asian-Pacific chapter of IFP), as if the "IFP tree" had spouted a new bough. Not long after, in 1996, APAP went on to organise its first regional conference in Bali, Indonesia;

- In the case of Africa, it was Prof. Peter Ebigbo of Enugu, Nigeria, who had trained in Europe and who was doing a really dedicated job of work in a newly-formed psychotherapy centre, who set about building up a network with colleagues in several African countries. The biggest obstacle to his endeavours to form an "African chapter of IFP" was the paucity of available financial resources. Only a few colleagues from other countries had adequate travel budgets. Despite that, his first regional conference turned out to be a success, and even the national minister of health contributed in person!

- Our long-standing Board member and Vice-President, Prof. Mauricio Knobel, set about establishing a chapter in South America and found himself confronted with similar difficulties. Nonetheless, a regional conference was staged in Belem do Para, Brazil, with the support of the IFP and organised by our Council member, Prof. Jayme Benarros;

- Finally, the "IFP tree", cultivated by our colleagues in Europe, spouted another branch, culminating in 1998 when our Polish colleagues organised the Seventeenth World Congress in Warsaw on the subject of

531

"Psychotherapy at the Turn of the Century - from Past to Future" with an impressive number of participants from Eastern Europe. With their choice of title, Prof. Maria Siwiak-Kobayashi and her colleagues set a veritable challenge to all members of our guild.

Not everything that the IFP as an organisation set out to do in those ten years turned out to be a success. The resources (both in terms of finances and personnel) were too tight, and our plans were not always practicable. We are still missing a broad representation of the Mediterranean countries within the IFP. Some of Europe's national societies had already withdrawn by that time.

Despite our efforts, we failed to find an adequate partnership in the USA. Today, many psychotherapists are not really bothered about joining a national or regional body and are much more committed to specialist societies following a particular school. Finally, especially within the European Union, the definition of the profession became more and more politicised, which led to new organisations, including some in competition with the IFP.

Despite all these critical reflections, the IFP has managed to become an element in a broad network. In today's parlance, presumably "globalisation" would be the apposite term for the breadth of its activities. That made it natural for us to try and establish partnerships with other umbrella organisations with a similar direction to ourselves. To list just the most important:

- SEPI, the Society for Exploration of Psychotherapy Integration, has the objective, reflected in its name, of integrating psychotherapy across various schools and methods;

532

- SPR, the Society for Psychotherapy Research, is the organisation which in many respects does the scientific spadework for specialist orientations to emerge later;
- WHO, the World Health Organisation, created a conference of the presidents of the astonishingly numerous umbrella organisations that are active in the field of mental health.

Today, the IFP ensures that there are regular exchanges with these organisations (and others too), and in some cases has even closer ties through individuals who serve as board members for other organisations as well. The "IFP tree" is thus not the only vegetation adorning the psycho landscape, but it is playing its part in forming a cluster whose common desire is to afford assistance to the many people whose sense of psychic wellbeing is severely buffeted in the storms - and even gales - that living within a society causes for them.

All these activities included many enriching meetings with other people. It is these that made the office-holders feel their voluntary endeavours were worthwhile, particularly when the attendant circumstances were frustrating or even hostile.

Prof. Edgar Heim, M.D.
President IFP 1988~1999

12

The IFP 1979 ~ 1994

Preliminary remark:

At present, journals seem to be adopting more and more of a negative stance towards "narratives". That does not, however, deter me from choosing the first person for my contribution to a chronicle about the IF(M)P. Apart from anything else, relating a story is almost certainly the first-choice way of saying what has to be said - and certainly the most appropriate - whenever it is a matter of the "psyche". So, I take it that when we chroniclers put our observations on the record our readers expect to share in our subjective reminiscences.

Now, reporting on happenings experienced at first hand always means focussing on a particular perspective, which also entails concentrating on a rather more limited field. It is equally inevitable that the account is going to be tinged with the personal colouring of the raconteur (which, for psychotherapists, is a self-evident part of everyday experience).

My recollections of the IFMP:

It was at the 1979 congress in Amsterdam that I was elected to the Board upon the recommendation of the retiring president, Prof. P.B. Schneider (Lausanne), where I was entrusted with the task of succeeding Dr. Heinrich Fierz (Zürich) as treasurer. It had been three years before that that I had attended my first IFMP congress, held in Paris, where there had been much debate about the "processus psychotherapeutique" throughout the whole of an unbearably hot summer week.

My primary interests remained what they had been up until then through the activities of the SAGP (the Swiss Medical Society for Psychotherapy), where I had been a board member from 1967 to 1976, namely, the fundamentals of what happens in the psychotherapeutic situation as such - irrespective of any particular school. So I was thus also very much interested in the congress theme of the "psychotherapeutic process".

It was the same interest for what primarily happens in practice that was at the centre of my attention for the subject of "research and training" (the topic of the 1979 congress). That also applied particularly to the varying cultural sensitivities and experiences, i.e. to psychic realities, that cannot all be constrained within a single canon propounded by specialists and insiders of "one size fits all".

Even during the period when I was the federation's treasurer I could not escape noticing that our members, all of whom were, after all, practicing doctors of medicine, had clearly different perceptions of psychotherapy and thus also varying views of our international federation. So, when I attended the first congress held outside of Europe, in Rio de Janeiro in 1982, which, moreover, was dedicated to the theme of "psychotherapy and culture", I emerged with these initial impressions very much reinforced.

My wife and I travelled to Brazil as members of a group organised by colleagues from France and we were to spend another two weeks in their company touring that huge country once the congress was over. It was what struck me most instantaneously about that congress right at its outset that is still most vivid in my memory, namely that out of some 2,500 participants there were only a few hundred "like us". We had never set foot on a foreign continent before and what we experienced at first hand and for the first time was the sensation of being in a minority, along with the other Europeans (as well as the North Americans and Australians) - and that at a gathering of specialists. I can also remember how embarrassing it felt when European or North American speakers had the guile to address the packed congress like schoolteachers disseminating the truth about the human psyche. I admit that I was surprised myself that I soon found it more interesting to hear about various other approaches and therapeutic techniques that were unfamiliar to us - and the successes achieved with them - and to watch the films that were shown to illustrate them.

What I experienced in Rio brought the recognition home to me that psychotherapy is surely bound to be an impossible undertaking if it tries to get by without a reference to the particular cultural background whose outlook provides the landmarks within which patient and therapist manage to understand one another. At the same time, however, there was no abatement in my interest for the fundamental occurrence in the process of meaningful communication, which has to be empirically irrefutable and free from dogma. What that also meant was that my earlier interest in the plurality of schools and methods now took a further step into the multiplicity of perspectives as experienced by various peoples and cultures. In this new guise, my old passion thus became the driving force that motivated me to my active commitment within the IFMP.

The next congress, which was held in 1985, could also be summed up as first and foremost a search for contacts in a mixed environment. This time it was not with a cultural world of which I had had little prior knowledge in the geographical sense, but with political and social otherness on the territory of Europe itself. I believe the idea first came from our President, Dr. Finn Magnussen, to hold the 1985 congress in one of the so-called people's republics of Eastern Europe, and the former Yugoslavia was an evident candidate, given that we had a number of members there. The congress theme had a very progressive bent, namely

"Health for All by the Year 2000". This was taken to mean a psycho-hygienic objective that was very much stage-managed top-down and probably also prescribed from the top - especially in the light of national scourges, such as alcoholism and the like, that the authorities had vowed to eradicate. The congress as planned bore virtually no trace of psychotherapy as we understood it, but that did not prevent many speakers from talking freely about psychotherapy from their individual viewpoints. My feeling was that the congress in Opatija was "well-intentioned" but disappointing when judged against what I expected of a genuine worldwide forum. My recollections would have been pretty bleak, had it not been for numerous contacts with outsiders in the setting of marginal events and had there not been a number of chance casual encounters and conversations.

In the meantime, the longest-lasting effects of Opatija included the initial "conspiracies" regarding the next congress scheduled for 1988. Switzerland was to be the host, and at the same time it was certainly no matter of chance that the need was voiced to return more intensively to "probing the depths" of psychotherapeutic activity. The upshot of these preliminary talks was that Lausanne was chosen as the venue and Prof. Marcel Burner and myself were entrusted with the organisation. The subject we chose was "Training in Medical Psychotherapy - Culture and Theory". We believed that comparing the various ideas on this subject from around the world would also help uncover the underlying orientation in each instance, and that could then open up a debate. By restricting the theme to training, it was also our wish to facilitate a correspondingly more authentic broadening of participants' horizons and to provide an optimum platform for comparisons with the concomitant pooling of experience and exchange of views. Finally, the limitation to medical psychotherapy was coupled with the expectation of being able to find ways of discovering the living bridges to all the rest of medicine and to the psychological dimension that is present in every doctor's surgery or hospital. Taken as a whole, our project was rather demanding - perhaps even too demanding for an international congress. My view is that we succeeded on at least one score in Lausanne, namely that of strengthening the international emphases of our gatherings once again and, through that, of directly experiencing reciprocal interest ("inter-esse") for one another in our very diversity. I think back, for instance, to the massive response that Prof. Bin Kimura (Kyoto) triggered with his lecture on the divergent "meaning of language".

"Psychotherapeutic health care", the theme chosen three years later for the 1991 congress in Hanover, represented a renewed attempt to avoid limiting this pragmatic topic solely to our European situation, but to shed light on local specificities in other parts of the globe, such as Africa.

It was in 1994, at the congress in Seoul, that I experienced the most incisive intensification and, at the same time, the greatest fulfilment of my motivation within the IFP (the constraining "M" (medical) had been eliminated by then), and this was cloaked in an explicitly polarised form with the title "Psychotherapy East and West". What had been little more than a marginal subject at early congresses (Opatija, Lausanne and Hanover), namely the search for dialogue between the Orient and the Occident, both moulded by tradition but with divergent worlds of past and present experience, became the essence of the congress. The gathering made it possible for participants from here and from there to arrive at a more differentiated perception of what, from their perspective, was the Other, especially since our hosts, our most loyal Asiatic colleagues, very much welcomed the opportunity of casting the limelight

---

※ 진한 글씨 부분은 1994년 서울에서 개최된 제16차 국제정신치료학회 관련 내용임.

on their perception and took the whole undertaking very seriously. Something that up until then had only succeeded in art and literature, and scarcely at all in religion and politics, was attempted here through the one factor that bonded us, namely our experience of the provision of psychotherapy. It even managed to produce a number of authentic echoes too, even if admittedly only a small circle was involved.

My clear personal view as I look back is that the coming together of different worlds in Korea was much more clearly profiled and thus created a much more lasting effect than the first endeavour I had witnessed in South America (Rio, 1982). If that can indeed be taken to be the case and if my perception is not too much coloured by the passing of time, then, as I look back, I think that I could truly say that I had lived through a particularly interesting epoch of international and transcultural cooperation. My reminiscences then help me realise once again how and why my motivation came to wane in subsequent years and finally vanished altogether. It was increasingly my impression that the interest for the psychically alive element in psychotherapy was disappearing under a shroud of superficial, technical and specialist necessities, and when I was even asked my opinion on an "International Psychotherapeutic Order" along the lines of the US "Guideline", I knew that the time had come to leave the Board.

The pull of different cultures is now gathering a new and rather radical impetus, and the quip that nothing ages faster than the latest news becomes part of life's - often comforting - experience as one continues to put on the years.

Arthur Trenkel, M.D.
Massagno, Switzerland
Treasurer of IFP 1979-1994

13

도정신치료와 서양정신치료 국제 포럼*

International Forum on Taopsychotherapy and Western Psychotherapy

허 찬 희(밝은신경정신과의원, 대구)

The International Forum on Taopsychotherapy and Western Psychotherapy was held on August 21 and 22, 2004 at Hotel Lotte, Seoul in commemoration of the 30th anniversary of the Korean Academy of Psychotherapists. The author described the background and significance of the meeting, in relation to the current situation within the field of psychotherapy in Korea. He also reported on the general outline of the scientific programs at the International Forum and major issues which emerged from discussions among presenters and discussants, together with the participants from the floor. In addition, the author briefly introduced the subject of Taopsychotherapy, compared with western psychotherapy.

KEY WORD : Taopsychotherapy, Western Psychotherapy

단축 제목 : 도정신치료와 서양정신치료

---

*) 신경정신의학(Journal of Korean Neuropsychiatric Association) Vol.43, No.5 September 2004, pp.506~513

Huh Chan Hee, M.D. Balgun Neuropsychiatric Clinic, Daegu, Korea

서론

2004년 8월 21일과 22일 양일간에 걸쳐 서울 롯데 호텔에서, 한국정신
치료학회 창립 30주년을 기념하여 '도정신치료와 서양정신치료 국제포럼'
이 개최되었다. 여기에 이번 국제포럼을 개최하게 된 역사적 배경과 그 목
적을 기술하고, 전체적인 국제포럼의 학술 프로그램의 개관을 설명하고,
나아가서 참석한 연자 및 토론자들의 발표 및 토론의 주된 쟁점을 간단히
보고하고자 한다. 또한 일반 참석자들의 반응 및 소감도 함께 보고한다. 아
울러 도정신치료에 대한 간단한 소개와 도정신치료의 핵심을 설명한다. 마
지막으로 서양정신치료와의 비교를 통하여 도정신치료의 이해를 돕고자
한다.

국제 포럼 개최의 배경과 목적

도정신치료(道精神治療)를 새로운 정신치료 모델로 정립하신 이동식 선
생은 오늘날 우리나라의 학문 분야에서의 현실을 종종 한단지보(邯鄲之步)
에 빗대어 주의를 환기시킨다. 『장자(莊子)』에[1] 나오는 이야기로 전국시대
에 연(燕)나라 수능(壽陵) 땅의 한 청년이 조나라 서울 한단에 가서 한단 사
람의 걸음걸이도 제대로 배우지 못하고 자기의 옛 걸음걸이마저 잊어버려
엉금엉금 기어서 고향으로 돌아갔다는 이야기가 나온다.

일제 강점기에 한국에 서양 학문이 유입되는 과정에서, 자연과 인간을
이해하는 데에 기존의 전통적인 유산은 외면당하고 소외되었다. 따라서 전
통적 토대 위에서 서양의 새로운 문물을 주체적으로 수입하고 소화, 흡수
하는 과정을 밟는 대신에, 맹목적으로 서양 문화를 추종하고 모방하는 경
향이 사회 전반에 만연했다. 대부분의 학문 분야에서도 예외가 없었으며

정신치료 분야에서도 서양의 정신분석과 정신치료 이론을 우리의 주체적인 입장에서 이해하려는 노력보다도 무비판적으로 따라가는 경향이 대부분이었다.

그러나 놀랍고 흥미롭게도, 서양에서는 19세기에 발견했다는 무의식과 인간의 마음을, 동양에서는 이미 2,500년 이전에 이를 완전히 이해하고 치료 방법까지 명시해 놓았고 마음을 다스리는 방법과 목표가 완성되어 있었다.[2] 서양 철학자인 Schopenhauer와 Nietzsche는 동양 사상의 영향을 받은 것으로 널리 알려져 있는데 Freud는 Schopenhauer의 철학에[3] 많은 영향을 받았고 또한 Nietzsche 철학의[4] 영향도 컸다는 것이 밝혀졌다.[5]

최근 미국 정신분석 아카데미(American Academy of Psychoanalysis and Dynamic Psychiatry)에서 발간되는 공식 잡지를 통해서 서양 정신분석/정신치료에서의 두 가지 주목할 만한 흐름을 감지할 수가 있다.[6] 한 가지는 정신치료에서 환자의 감정(Feelings)과 이론이 아닌 현실(Reality)을 이해하는 것이 중요하다는 사실이며, 또 다른 한 가지는 Heidegger의 영향을 받은 Medard Boss의 현존재분석(Daseinsanalysis)에 대한 관심의 증가이다. 한국에서는 이미 이동식 선생이 1976년 7월 12일과 15일 이틀에 걸쳐 스위스 Zollikon에서 Medard Boss와 대담한 내용을[7] 한국정신치료학회 학술 잡지를 통하여 이미 접해왔기 때문에 생소하지는 않지만, 그 대담 자체가 한국에서의 정신치료의 역사적 관점에서 볼 때 시사하는 바가 매우 크다. Medard Boss는, 정심(淨心)의 입장에서 보면 최선의 서양의 정신분석 수련도 입문에 지나지 않는다고 주장했다.[8] 그런데, 이처럼 오늘날 서양 정신분석학파 중에 가장 앞서나가는 학파 중 하나라고 볼 수 있는 현존재분석학파의 철학적 모태라고 볼 수 있는 Heidegger 철학의 핵심 개념 중 하나인 'Gelassenheit'는 바로 노자의 무위를 독일어로 옮긴 말임이 이번에 참석한 외국의 현존재분석학파의 분석가의 발표에서 드러났다.[9]

지난 해 9월 호주 멜버른에서 개최된 제14차 정신분열병 및 기타 정신병의 심리적 치료학회(International Symposium for the Psychological Treatment of Schizophrenia and Other Psychoses: ISPS)에서 이동식 선생 및 몇 명의 다른 회원들과 참석하여 '정신병의 도정신치료'라는 주제로 심포지엄을 조직하고 저명한 세계 정신치료자들과 함께 그들의 비평을 듣고 상호 의견 교환 및 토론을 하였다. 당시 참석자 중 시카고에서 온 Rogers 학파 정신치료자 Garry Prouty 박사가 노자사상과 로저스 정신치료(Rogerian Therapy)의 'Non-directivity'에 대하여 공동 논문을 쓰자고 제안하여, 이동식 선생의 자문 하에 본인과 함께 논문을 쓰기로 합의하여 현재 진행 중에 있다. 최근 그가 알려 주기를 Carl Rogers가 평소에 노자의 글귀를 메모한 것을 주머니에 항상 넣어 다녔다고 한다. Garry Prouty는 Rogers의 정신치료 방법이 그가 노자의 영향을 받은 후에 나온 것인지 그 전에 이미 주창하고, 나중에 노자 사상에 접하게 되었는지를 추적 조사하고 있다고 했다.

이처럼, 서양의 정신분석/정신치료 탄생 및 발전과정의 역사적 측면을 살펴볼 때, 그 뿌리가 동양 사상에 있다는 사실이 서양에서 점점 밝혀지고 있다. 그러나 동양의 지혜가 서양 문화권에 소개되었지만 서양의 전통인 개념과 이론의 틀에 또 다시 갇히게 되어 현실과 점점 멀어져간다는 자각이 생기기 시작했다. 이에 서양에서 '개념의 감옥'에서[10] 벗어나 현실을 바르게 이해하려는 움직임이 진행되어 오고 있다. 그러나 불행하게도 한국에서의 정신분석/정신치료라는 학문분야에서는 서양에서 이미 잘못된 길이라고 판단하고 그들이 이미 벗어나 보려고 발버둥치는 길을 뒤늦게 따라가려고 애를 쓰고 있는 것이 현실이다. 그것이 바로 서양 정신분석의 이론과 기술에 집착하는 것이다.

이동식 선생은 일찍 이런 점을 깨닫고 평생을, 서양정신치료 중에서 이론과 기법에 매달려 잘못된 방향으로 달려가는 서양정신치료를 분리해서 원래 동양 사상의 취지를 좇아 발전적인 쪽으로 방향을 바꾼 서양정신치료와 동양의 전통사상을 융합해서, 보다 건강하고 발전적인 정신치료 세계를 구축해왔다. 여러 사람이 그의 치료를 두고 동양의 도와 연관 지어 다양한 이름으로 불리어지던 것을 통일하여 '도정신치료'라 부르게 되었다. 따라서 이 선생은 항상 주장하기를, 이론과 기법에서 벗어나 경험이 많고 정신치료를 잘하는 서양정신치료자는 도정신치료를 쉽게 이해한다고 한다. 이런 관점에서 도정신치료와 서양 정신치료는 상호 일치한다고 볼 수 있다. 그러나 아직도 한국에서의 정신치료 분야에서의 현실은, 서양의 정신분석 이론에 목을 매어 그것이 진리인 양 금과옥조(金科玉條)로 여기고 실제 환자 치료에 있어서 잘못된 방향으로 나아가는 경향을 자주 볼 수 있다. 아직도 어떤 수련병원에서는 이동식 선생에게 정신치료 지도를 받는 것을 노골적으로 방해를 하고 있는 것이 우리의 현실이다.

이처럼 한국 내의 잘못된 분위기가 지속되지만, 이 선생은 1958년부터 국제학회에서 외국의 정신치료자들과 지속적인 교류를 통하여 그의 치료가 국제적으로 더욱 잘 알려져 있는 실정이다. 이에 그는 1974년 한국정신치료학회 창립 이후 30년 동안 서양 정신치료와 서양 사상, 동양 사상, 동서양 역사와 문화 속에 한국의 역사와 문화를 교육하고 공부를 해왔다. 그리고 그의 정신과 의사로서의 62년 경험에다 83년의 인생경험을 토대로 이룩된 것이 동양의 도와 서양의 정신치료를 융합시킨 도정신치료이다.

이번에 이동식 선생의 도정신치료를 서양의 저명한 정신치료자들을 초청하여 서양의 정신분석, 정신치료, 상담과 관련지어 비판하게 해서 상호 토론하여 세계 정신치료가 갈 방향을 분명히 하고, 서양 정신치료자들이 우리를 어떻게 보고 있는지를 정확하게 파악하여 외국이나 우리들 자신에 대한 우리의 인식을 바로잡는 계기를 삼고자 했다. 아울러, 서양에서 동양

사상이나 동양의 도에 대한 관심이 고조되고 있고 수도(修道)가 보급되어가고 있는 마당에 맹목적으로 일본이나 서양 등에 의존적인 우리 동료들에게 각성의 계기가 되고, 또한 정신치료의 올바른 이해를 통하여 환자에게 진정으로 도움을 줄 수 있는 치료자로서의 자질을 높이기 위한 목적으로 '도정신치료와 서양정신치료 국제포럼'을 개최하게 되었다.

국제 포럼 학술 내용

〈개관〉

이번 국제포럼에 초청된 외국 연자로는 프로이트 정통 정신분석가이며 독일 프랑크푸르트 괴테대학교 정신분석학 교수를 역임하고 "Psychoanalysis International" 편집인이기도 한 Peter Kutter 교수와 역시 정신분석가이며 미국 정신의학회 회장을 지내고 정신의학 교과서 『Psychiatry』의 수석 편찬자인 Allan Tasman 교수와 미국의 인간주의 심리학회 회장을 역임하고 현존재분석의 창시자인 Medard Boss에게 다년간 수학한 Erik Craig 박사가 참여함으로써 정통 정신분석, 현존재분석 그리고 도정신치료 간의 대화와 토론이 그 주된 흐름으로 그 주제가 산만하지 않고 한곳으로 모아졌으며, 심장내과 전문의이면서 미국에서 정신분석을 공부하고 참선 지도자로 활동하고 있는 강자구 박사, 인도정신의학회 회장을 역임한 Vijoy Varma 박사, 호주의 Julian Boulnois 및 싱가포르의 Sharon Summers가 참가하였다. 국내에서는 이동식 선생을 위시해서 강석헌, 이죽내, 이동수, 허찬희, 임효덕 선생 등이 참여하였다. 이번 학술 포럼을 위해서 대한신경정신의학회 회원들과 철학자, 동양학자, 수도자 및 심리학자 여러분들의 물심양면의 지원과 성원에 힘입어 참가인원 310여 명으로 성황리에 이루어졌다.

이번 학술 프로그램의 특징은 대부분의 주제를 도정신치료에 국한해서 프로그램을 조직했다. 제1부에서는 '도정신치료 소개'(허찬희 발표)와 '서양 정신치료/정신분석과 비교한 도정신치료의 정수' (이동식 발표)의 발표가 있었고, Allan Tasman과 Erik Craig의 토론이 있었다. 제2부와 4부에서는 이동식 선생의 사례를 Peter Kutter, Allan Tasman, Erik Craig, Julian Boulnois, 이동수 및 임효덕 교수들의 토론과 더불어 일반 참여자들의 열띤 자유토론 시간을 가졌다. 제3부에서는 Peter Kutter 교수의 '도와 현대 정신분석 제학파와 비교', 강석헌 교수의 '정신치료자가 되는 길과 보살이 되는 길' 그리고 Erik Craig 교수의 '도, 현존재, 그리고 심(心) : 그 이론과 치료적 의미'의 발표와 Allan Tasman과 이죽내 교수의 토론이 있었다. 마지막으로 제5부에서는 도정신치료의 창시자인 이동식 선생과 외국 동료들과의 질의응답 및 청중들과의 대화 시간을 가졌다. Satellite Meeting에서는 Allan Tasman 교수의 '약물치료 효과의 증진을 위한 치료동맹 및 정신치료적 활용'이란 특별강연과 이동식 선생의 지정토론이 있었다.

〈토론자들의 논의 및 쟁점〉

이틀간의 국제포럼 중 여기서 모두 열거할 수 없을 정도의 너무나 많은 유익한 논의가 있었으나 몇 가지만 소개하겠다.

먼저, 미국 정신의학회 회장을 역임했을 뿐만 아니라, 미국 정신과 전공의 수련협의회 회장과 미국 정신의학 교육협의회 회장까지 지낸 Allan Tasman의 최대 관심사로서의 질문은, 이동식 선생의 도정신치료에서 치료자가 환자의 핵심 감정을 공감을 해야 치유가 된다고 지적한 데 대해 "어떻게 하면 환자의 감정을 잘 공감할 수 있으며, 또한 그것을 전공의 교육에서 실제로 어떻게 가르칠 수 있는가?"라는 문제를 질문했다. 이 선생은 이에 대해 치료자의 마음이 비어 있어야(心齋) 다른 사람의 감정을 공감할 수 있다고 했으며,[11] 정신치료의 수련은 수련자가 직접 경험할 수 있도록 안내하는 것이라고 했다. 연이은 질문에 그러면 "이론이 없이 어떻게 가르칠 수가 있는가?"라는 질문이 있었는데, 본인과 경주 여행을 하면서 언급하기를, Tasman 자신은 이번 국제포럼에서 느낀 것이 "확실하지는 않지만, 막연하게나마 각 치료자 개인이 직접 경험을 해야만 한다는 사실이 중요하다고 느꼈다."고 토로했으며, 자기는 도정신치료에 관하여는 초등학교 수준에도 못 미치지만, 생각할 수 있는 많은 아이디어를 갖고 간다고 했다.

Erik Craig는 이 선생의 도정신치료 사례의 토론에서, 이 선생 자신의 치료내용을 집단에게 공개할 수 있는 용기와 확신에 대해 찬사를 보낸다고 했다. 서양 치료자 중에서는 자기 경험으로는 칼 로저스(Carl Rogers)와 최근의 경우 다반루(Habib Davanloo)가 자신의 치료 내용을 공개했다고 했다.[12] 이러한 언급은 지난해 호주 멜버른에서 개최된 도정신치료 심포지엄에서 미국 정신분석 아카데미 회장을 지낸 Ann-Louis Silver도 같은 언급을 하였다. 치료 내용에서는 이 선생이 끊임없이 환자를 이해하려는 노력과 다른 한편 부드럽게 환자를 안심시키는 점이 조화를 이룬다고 했고, 치료자의 인격과 인간애로서 치료를 하는 것 같다고 했으며, 치료의 전 과정에 걸쳐 치료자의 의식이나 의도가(self-consciousness) 전혀 나타나지 않는다는 사실이 감동적이라고 지적했다. 이 선생에게 하는 질문으로는 역시 "차세대 치료자에게 기본적인 임상적 기술을 어떻게 가르칠까"에 관한 질문과 "많은 서양의 정신치료자들도 도정신치료에서 강조하고 있는 것처럼 환자에 대한 공감을 한다고 보는데 이 선생은 어떻게 생각하는지"에 대한 질문이 있었는데, 역시 이 선생은 수련의들이 직접 느낄 수 있도록 안내하는 것과 경험 많은 서양 정신치료자들의 치료는 도정신치료와 다를 바가 없다고 했다.

또한 Erik Craig는 도정신치료만큼 타인(환자)에 대해 완벽하게 '치료자의 존재' 전체를 던지는(commitment) 치료 형태는 아직 본 적이 없다고 지적했다.[13] 학회를 마치고 일주일 중국여행을 다녀와서 강석헌 선생과 경주 여행에서 그는, "이번 포럼은 대성공이었다. 현존재분석과 도정신치료의 공통점을 뚜렷이 확인했다. 내가 '십우도의 소가 인간 실존상황을 상징하는 것이 아니냐'고 이동식 선생에게 물었더니 이 교수가 '왜 그런 생각을 하느냐'고 반문하는 뜻을 알았고, 그것이 나에게 큰 도움이 되었다. 그리고 소가 핵심감정이냐, 인간의 실존상황이냐가 중요하지 않다고 본다."고 했다. 그는 2006년도에 마드리드에서 개최되는 제15차 ISPS학회에 도정신치료 심포지엄에 꼭 참여하겠다고 했다. 그러면서 다음 포럼은 언제 하는지, 그때는 발표시간을 줄이고 토론을 많이 했으면 좋겠고, 사례는 비디오테이프가 있었으면 좋겠다는 의견을 제시했다고 했다.

Peter Kutter 교수는 그의 발표 및 토론 전반에 걸쳐 프로이트 정신분석의 이론과 기법에 집착하는 점이 많은 것 같았으며 이론을 버릴 수가 없다는 취지로 토론을 하였으나, 포럼을 마치고 그와의 통화에서 이번 포럼에서 새로운 통찰이 생겼다고 토로하였으며, 귀국 후 강석헌 선생에게 "내가 경험한 바로는 이번 포럼은 대성공이었습니다. 개인적으로는 동양적 느낌과 동양적 사고방식(way of life)에 훨씬 다가간 느낌이고, 늘 생각하고 분석하는 데 몰두해온 나의 습관에 좋은 청량제가 되었습니다. 이동식 교수와 한국 동료들이 제공한 새로운 경험으로 내 느낌에 변화가 일어나고 있음을 알았고, 이 변화를 무척 기뻐합니다."라고 편지를 보냈다.

〈참석자들의 논평〉

국제포럼에 참석한 분들의 반응은 다양했다. 월운 스님은 "새로운 교주가 탄생했구먼."이라고 하였고, 박홍 신부님은 "A 플러스"라고 간략하게 언급하였다. 중앙승가대학교 총장으로 계시는 종범 스님은 그의 참석 소감에서,[14] "이동식 선생님에 대한 느낌을 한 마디로 한다면, 늘 언행에 '힘의 기풍'이 보인다. 말과 움직임에서 활기를 느낄 수 있다. 이런 느낌은 통도사 극락암에 계시면서 도풍(道風)을 드날린 경봉(鏡峰) 스님에게서 느낀 경험과 흡사하다. 대화의 방법에도 비슷한 점이 있다. 학인(學人)의 참문(參問)과 선사의 가르침으로 이루어지는 대화를 문답(問答)이라고 하는데, 문답에서는 논리적인 질문에 항상 엄한 주의를 받는다. 말 배우는 사람(學語者)이 되지 말라는 것이다. 이 점은 이동식 선생에게도 자주 접할 수 있다. '학문은 망상이다. 논리는 진리가 아니다.' 라고 언급하며, '개념의 감옥'이란 말을 발표문에서 인용함이 그런 예이다. 한 가지 다른 점이 있다면, 경봉 스님은 질문을 접하고 '묻는 놈이 누구냐?'라는 말씀을 자주 하셨는데, 이동식 선생님은 '그 질문을 왜 하느냐?'라는 말씀을 자주 하시는 것이다. 이것은 불교의 참선 수행과 도정신치료와의 차이점이 될 수도 있을 것이다."라고 했다. 이상복 선생은, "이동식 선생님이 일생 노력하신 것이 국제적으로 평가를 받기 시작하겠구나 하는 예감을 느꼈다. Kutter 교수와 대화해 보았는데 굉장히 감명을 받은 것 같았다. 도에 대해서 느끼는 것이 각자 다를 것인데, 어느 정도 통일하고 체계화하는 것이 우리의 과제가 아닐까 생각한다."고 언급했다.

이상 이번 도정신치료와 서양정신치료 국제포럼의 개최 배경과 학술 내용 및 주요 논평들을 정리하였는데 다음으로 도정신치료에 대하여 간략히 요약하고자 한다.

도정신치료란 무엇인가?

도정신치료를 아주 간단히 말하면, 동양의 도(道)와 서양의 정신치료를 융합한 정신치료로서, 이동식 선생이 주창했다. 따라서 도정신치료를 알기 위해서는 도정신치료의 선구자인 이동식 선생의 인생과 정신치료자로서의 그의 경험을 먼저 살펴볼 필요가 있다.

〈이동식 선생의 통찰 : 정신장애의 원인은 감정장애다〉

'동서(東西) 정신치료의 통합'이란[15] 글에서 그는, 정신의학을 공부하기 전 성장기 때의 자신에 대해 술회하였다. 그는 어릴 때에, '인간의 불행이란 감정처리를 잘못하는 데서 오고, 감정처리를 잘하는 데서 행복이 온다는 것'을 깨달았다고 했다. 또한, 선생은 정신치료자로서의 그의 경험과 그가 받은 영향에 대해서도 기술하였다. 그는 당시 제2차 세계대전이 진행 중인 1942년, 현 서울대학교의 전신인 경성제국대학교에서 정신의학 공부를 시작하였다. 당시 일본은 한국의 모든 분야에서 지도적인 위치를 점령하고 있었고, 정신과도 예외는 아니었으며 대학에는 한 사람의 한국 교수도 없었다고 했다. 그리고 당시의 일본 정신의학은 Kraepelin 전통의 기질적(器質的) 독일 정신의학이었다고 하였다.

그는 주로 독일 문헌을 통해서 공부하였으나, 개인적으로는 영국, 미국, 프랑스 정신의학을 공부하였다. 초기에 그는 Eugen Bleuler, Ernst Kretschmer 그리고 Kurt Kolle의 영향을 받았으며, 나중에는 Freud와 Janet, 그리고 Charcot 등의 영향을 받았고, 또 본래 어릴 적부터 가지고 있던 개인적인 통찰을 통해서 대부분의 정신장애의 원인은 정서적인 것이라고 믿게 되었다고 했다. 그리고 그는 Ludwig Binswanger의 「내면(內面)생활사」란[16] 논문을 읽게 되었고, 정신의학을 3~4년 공부한 뒤에 환자들의 내면생활을 이해하기 시작했다고 술회했다. 의과대학생 시절에는 Hermann Hesse의 소설을 많이 읽었는데 그의 소설은 인간의 내면세계, 그리고 고독에 관한 것이 많았고, 또한 Schopenhauer, Nietzsche, Kierkegaard 그리고 Scheler의 책을 읽었다고 했다. 정신의학을 공부한 초기에는 Heidegger

의 '존재와 시간' 세미나에 참석했고, Bertrand Russell의 저서 중 『Principia Mathematica』를 제외한 많은 저서를 읽었고, William James, John Dewey의 저서를 공부했으며, 언어학, 심리학, 문화인류학을 공부했고 무당(巫堂)의 연구에 관심을 가졌다고 했다.

그는 미국 가기 전인 1953년에 12회의 면담으로 심인성 두통 환자를 성공적으로 치료하였다. 그리고 1954년에 어떤 미국 정신과 의사의 간곡한 권유로 정신분석을 공부하기 위해 뉴욕에 가게 되었다. 미국 정신의학을 공부하고 William Alanson White Institute에서 6개월간 분석을 받고 일년간 일반학생으로서 수강했다. 미국에서 만 4년간 공부한 뒤에 구라파를 방문하고 '세계 철학자 대회'를 포함해서 4개의 국제학회에 참석했다. 1958년 말에 귀국해서 그는 한국에 역동정신의학, 정신치료, 면접기술 그리고 실존정신의학을 소개했다.

1965년 이래로 동료 및 제자들과 함께 불교, 유교, 노자, 장자를 공부해오고 있다. 불교는 행원(숭산), 월운, 운허, 경봉, 탄허, 지관, 종범 스님과 이희익, 이종익, 황성기 선생 등과 교류 및 공부를 해왔으며, 유교 및 노장老莊 사상은 임창순, 류승국, 이정호, 이남영, 김충렬, 송항룡, 이강수 및 최중석 선생 등을 통해서 공부를 해왔다.

이 선생은 말하기를, "불교에 있어서 보살은 수연응기제도(隨緣應機濟度)를 한다. 환자의 근기(根機)에 맞추어서 인연을 따라 제도를 한다. 이것이 정신치료의 기본 원칙과 일치한다. 그리고 『대승기신론(大乘起信論)』에도 보살은 중생에게 필요한 어떤 대상이라도 되어야 한다.[17] 정심(淨心)을 통해서 투사(投射)를 없애고 애증(愛憎)을 벗어난다. 이것이 궁극적인 수도(修道)의 목표다. 유교에서는 욕망을 없애는 것을 주로 하고 노자에서는 무위(無爲), 장자에서는 현해(懸解)라고 한다."고 했다.

〈주요 국제 학술 활동〉

　이동식 선생의 국제적인 학술 활동은 한국정신치료학회 결성 이전에 선생 개인적으로 1958년 비인에서 개최된 제11차 세계정신건강연합체 연차 대회, 제5회 국제정신치료학회(바르셀로나), 제1회 국제정신약물학회 (로마)와 세계철학자 대회(베니스)에 참석하였다. 1976년 프랑스 파리에서 개최된 제10차 국제정신치료학회에서 '수도(修道)의 과정과 정신치료의 과정'을 발표하였고, 1977년 호놀룰루 세계정신의학회에서 '도(道), 정신분석 그리고 실존사상'을 발표하였고, 1979년 암스테르담 제11차 국제정신치료학회에서 '도와 서양정신치료'를, 1981년에 마닐라에서 개회된 태평양 정신의학회에서는 '아시아에서 서양정신치료의 섭취'를 발표하였다. 1982년 타이페이에서 개최된 환태평양 정신의학회에서 '도와 서양정신치료'를 발표하였으며, 여러 국제 학회에서 '도, 정신분석 그리고 실존사상'을 10회 이상 발표하였다.

　또한 그는 1985년과 1988년에 각각 유고슬라비아와 스위스에서 개최된 제13차 및 제14차 국제정신치료학회에서 심포지엄, '정신치료 : 동과 서'를 조직하고 메다드 보스와 공동좌장을 맡았으며, 동양의 도와 서양정신치료의 통합에 지대한 공헌을 하였다. 1988년 그는 국제정신치료학회에서 이사로 선출되었다. 1989년에는 플로리다에서 개최된 미국 정신분석 아카데미의 요청으로 '도(道)와 도적(道的)인 치료'를 발표하였다. 1991년에는 하노버에서 개최된 제15차 국제정신치료학회에서 '정신치료 : 동과 서'를 발표하였으며, 체코슬로바키아의 브루노에 있는 마자릭 대학교와 구 소련과학원에서 주관한 모스크바에서의 워크숍에서 '동양의 도와 서양정신치료의 통합'을 발표하고 좌장을 맡았다. 1998년에 베이징에서 개최된 제2차 범아시아 태평양 정신건강학회의 본회의에서 '정신치료의 아시아에서의 토대 : 도와 정신치료'와 '아시아에서 서양정신치료의 섭취 : 한국의 경우'를 발표하였다. 2002년 요코하마에서 개최된 제12차 세계정신의학회에서 '도 정신치료' 워크숍에서 좌장을 맡았고, 2003년 9월 멜버른에서 개최된 제 14차 국제 정신분열병 및 기타 정신병 정신치료학회에서 '정신병의 도정 신치료' 심포지엄을 주도했다. 그 외에, 선생은 수많은 국제 학술활동을 하 였지만 여기서 모두 열거할 수가 없다.

선생의 주된 활동은 크게 나누어 정신치료 분야뿐만 아니라 한국인의 주 체성의 문제, 동양의 도와 서양정신치료의 융합, 도의 현대적 의의, 도와 과학 그리고 한국의 전통문화와 정신치료 등 실로 심오하고 광대하다. 그 런데, 일본이나 인도 등 서양정신치료를 수입해서 그것을 모방하는데 급급 한 다른 동양 국가들과는 달리, 한국에서는 이동식 선생의 지도 하에 전통 문화, 특히 도와 서양정신치료를 융합한 도정신치료를 개척하여 정신치료 분야에 괄목할 만한 발전을 보이고 있다.

⟨ '도정신치료'의 명명(命名)⟩

1972년, 서울대학교 이상복 교수가 처음으로 이 선생의 정신치료에 대 해서 도학파(道學派)라고 불렀다. 1974년 유석진 선생은 이부영 교수와 조 두영 교수가 외국에서 정신치료 수련을 받고 귀국한 것과 비교하여, "한국 에 Freudian도 아니고 Jungian도 아닌 정체불명의 정신치료가 있다."라고 이 선생의 정신치료를 언급하였다. 이에 대해 선생은 "프로이트나 융이 언 제 정신분석을 받아서 정신분석가가 되었나?"라고 반문하였다.

한편, 1984년 당시 미국정신의학회 의학부장(medical director)이었던 멜 빈 삽신 박사가 서울에서 개최된 제3차 태평양 정신의학회에 참석하여, 이 처럼 이 선생의 영향으로 인한 한국 정신의학계의 독자적인 흐름을 목격하 고, 송별만찬에서 "한국의 정신의학은 이제 세계 정신의학계에서 확고한 위치를 점했다."고 연설하였으며, 또한 이 선생에게 "변화의 바람(winds of change)"이라는 메시지를 써서 건네주었다.

　1990년 장석주 선생은 학술잡지, 'Transcultural Research Review' 27권에 발표한 그의 논문에서, 이 선생의 정신치료를 두고 '정신치료 한국학파'라고 지칭했으며, 1996년 김광일 교수는 마드리드에서 개최된 세계정신의학회에서 선생의 정신치료를 '도적(道的) 정신치료'라고 불렀다. 1997년 김익창 선생은 산디에고에서 개최된 미국정신의학회 연차 학술대회에서 이 선생의 치료를 '도(道) 지향적 정신치료'라고 불렀다. 2001년 4월 1일 한국정신치료학회에서 '도정신치료 소개'라는 강좌를 개설한 것이 공식적으로 '도정신치료'라는 명칭을 처음으로 사용한 것이며 국제적으로는 2002년 8월 요코하마에서 개최된 세계정신의학회에서 '도정신치료'란 명칭을 처음으로 사용하였다.

　그 후 2003년 5월 싱가폴에서 개최된 제3차 아시아 태평양 정신치료학회에서 '도정신치료'라는 주제로 심포지엄과 워크숍이 있었으며, 2003년 멜버른에서 개최된 제14차 ISPS 국제학회에서 '정신병의 도정신치료'라는 주제로 심포지엄을 가졌다. 최근에는 외국의 정신분석가, Chris Buford, Brian Koehler 그리고 Garry Prouty가 추천하여 2006년에 마드리드에서 개최되는 제15차 ISPS 국제학회에서 도정신치료가 학술연제의 토픽(주제)으로 채택되었으며, 동 학회 조직위원회로부터 주요 심포지엄(Main Symposium) 중 하나로 조직해 줄 것을 요청 받았다.

도정신치료의 핵심

〈 감정을 강조 〉

　도정신치료에서 가장 중요하게 여기는 것 중의 하나가 환자의 감정을 공감하는 것이다. 이 선생은 치료자의 감정이 환자의 감정을 치료한다고 주장한다. 물론 감정(정서)에 관한 것은 똑같이 서양정신치료에서도 강조된다. 그러나 선생은 주장하기를, 서양의 치료자들은 정신 장애를 '정서 장애' 즉 감정의 장애라고 부르고는 있지만, 실제에 있어서는 환자의 주관적인 감정을 주의 깊게 다루지 않는 것 같다고 했으며, 감정을 다루는 경우에도 지적(知的)으로 감정을 다루는 경향이 많다고 지적했다.

이제까지 이 선생은 어린 시절부터 지금까지 일관되게 감정이 중요하다는 사실을 확고하게 믿어왔는데, 흥미롭게도, 서양 정신치료와 도정신치료가 감정을 중요시한다는 점에서 같은 방향으로 가고 있으며, 프로이트도 감정을 중요시했다는 사실이 밝혀지고 있다. Leon J. Saul,[18] Walter Bonime[19] 그리고 Marianne H. Eckardt[20]처럼 감정을 중요시 하는 서양정신치료자들도 도정신치료와 나아가는 방향이 같다고 볼 수 있다.

이 선생은 주장하기를, 감정을 중요시하는 도정신치료의 원리는 신경증이나 정신병이나 정신신체 질환 등 모든 종류의 정신 장애에 똑같이 적용된다고 한다. 단지 고려되어야 할 점은 인격의 발달 단계상 어느 시점에 정서적 상처를 입었는가 하는 문제이다. 따라서 이 점은 서양정신치료에서도 함께 강조되어지고 있는 '자아 강도(ego-strength)'의 정도에 따라, 거기에 맞추어 환자를 치료할 따름이다. 다시 말하면, 도정신치료에서는 모든 정신 장애 환자에게 공(共)히, 환자의 감정을 공감하는 것이 가장 중요하다. 이 선생은 항상 말하기를, 아무리 심한 정신병 환자라도 자기의 감정을 표현하고 그 감정을 자각하는 순간, 그 증상이 사라지는 것을 목격했다고 강조한다.

〈핵심감정과 중심역동〉

선생은 1970년에 발표한 논문에서[21] 환자의 일생에 걸쳐 매 순간마다 그의 마음과 행동의 일거수일투족(一擧手一投足)을 지배하고 있는 환자의 '핵심감정'을 파악하고 극복하는 것이 정신치료에서 가장 중요하다고 지적하였다. 이 선생은 말하기를 핵심감정은 대혜 선사가 말한 애응지물(碍膺之物), 즉, '마음에 거리끼는 것'과 같은 것이라고 하였으며, 애응지물의 배후에 있는 것이 핵심감정이라고 했다. 서양 정신치료에서는, 융이 말하는 '콤플렉스'나 중심역동, 핵심역동, 주동기, 소아기 정서적 패턴, 기본역동, 핵심적 정서구조, 반복 강박 등 수많은 개념을 말하고 있다. 그러나 위에 열거한 서양정신치료자들이 말하는 용어는 객관적인 관찰과 설명에 따른 개념들이다. 반면, 이 선생이 주장하는 '핵심감정'은 치료자가 주객일치 상태의 성숙한 인격을 통한 치료자의 완벽한 공감을 통하여 느낄 수 있는 환자의 주관적인 감정이다.

그래서 이 선생의 도정신치료에서는, 환자의 핵심감정을 빨리 파악하고 공감하여 정신치료가 빨리 진행된다. Charles Brenner도 선생의 정신치료에 대해 언급하기를, 환자의 핵심문제를 놀랍도록 빨리 꿰뚫는다고 지적했다. 이렇게 환자의 주관적인 핵심감정을 치료자가 공감해서 극복하는 정신치료 과정을 참선 수행 시에 깨달음의 과정을 전통적으로 묘사한 십우도(十牛圖)와 대비해서 설명하였는데, 선생은 핵심감정이 바로 참선 수행과정을 묘사한 십우도의 '소'와 같다고 주장한다.

〈도정신치료에서 자비심의 중요성〉

도정신치료에서 중요하게 다루는 또 다른 한 가지는, '정신치료자가 어떻게 하면 환자의 핵심감정을 공감할 수 있는가' 하는 문제이다. 이 이슈는 치료자가 환자의 주관적이고 내면적인 감정을 공감하는 것이 정신치료에서 가장 중요하다는 사실을 전제로 하고 있다. 이 주제는 서양정신치료에 비해 도정신치료에서 매우 강조되어지는 점이다. 사실 이 점이 특별히 중요하게 다루어진다는 사실이 서양정신치료와 도정신치료 사이에 가장 확실하게 대조가 되는 점이라고 볼 수 있다. 도정신치료에서 우리는 치료자의 인격 성숙을 특별히 강조한다. 그러나 도정신치료를 공부한다고 해서 다른 정신치료자들보다 인격이 더 성숙하다는 말은 아니다.

선생은 항상 말하기를, "치료자는 자비심으로 환자를 치료해야 한다. 즉, 치료자는 자비심이 있어야 하며 그 자비심으로 환자가 치유된다."고 한다. 그 자비심은 현존재분석에서 말하는 '존재에 대한 관심, 즉, 만나는 모든 존재에 대한 보살핌'에 해당한다.[22] 또한 그것은, 페루의 정신치료자, Seguin이 말하는 '정신치료적 에로스'와[23] 제롬 프랑크가[24] 말하는 '다른 사람을 도와주려는 진정한 마음'과 같은 맥락이다. 이들은 용어는 다르지만 같은 것을 말한다. 도정신치료에서는 치료자에게 자비심이 있어야 환자의 감정을 완벽하게 공감할 수 있다고 강조한다.

또한, 도정신치료에서 가장 중요하게 고려되어지는 점 중의 하나가 '정신치료자가 어떻게 하면 완전한 자비심의 상태에 도달할 수 있는가' 하는 문제이다. 달리 말하면, 치료자가 어떻게 하면 환자의 감정을 완전히 공감할 수 있는가 하는 문제이다. 이를 위해서는, 정신치료자는 정심(淨心)을 통하여 자신의 핵심감정을 해결해야 된다고 한다. 이 점이 다른 정신치료와 달리 도정신치료에서 강조되어지는 점이다.

도정신치료와 서양정신치료 : 유사점과 차이점

〈차이점은 단지 수준의 차이〉

이 선생은 그의 논문, "도, 정신분석 그리고 실존사상"에서[25] 동양의 도와 정신분석 그리고 실존사상의 공통점과 차이점을 설명했다. 그리고 동양의 도와 서양정신치료/정신분석의 목표를 비교했는데, 그 목표는 같으나 단지 그 수준의 차이가 있을 따름이라고 결론지었다. 또한 선생은 정신분석과 참선 수행의 과정을 비교하였는데, 어느 지점까지는 그 과정이 같다고 했다.

〈전이와 핵심감정〉

도정신치료에 대해서 서양 정신분석가들이 가장 흔히 묻는 질문 가운데 한 가지는, "정신분석에서는 환자의 전이 감정에 대한 이해와 해결이 가장 중요한데, 도정신치료에서는 어떻게 치료하는가, 다시 말하면, 전이를 어떻게 다루는가?"라는 질문이다. 이 선생은 주장하기를, 전이란 바로 핵심감정을 전이하는 것이라고 한다. 서양 정신분석과 도정신치료가 둘 다 비슷한 방향으로 나아가지만, 도정신치료에서는 그 핵심되는 감정에 보다 확실하게 초점을 둔다. 이것이 바로 도정신치료와 서양정신치료의 공통점이자 차이점이라고 할 수 있다.

〈해석과 직지인심(直指人心)〉

서양 정신분석에서 "해석은 고통스런 내용에 대한 해석과 더불어, 환자에게 공감하고 관심과 사랑을 제공하는 것이다."라고 하며,[26] '가장 이상적인 해석은, 환자의 의식 가까이에 와 있는 것을 자각하게 하는 것'이라는 견해,[27] 즉, 환자가 거의 자각하고 있지만 환자가 보고하지 않은 것을 해석해주는 것이 효과가 있다고 주장한다. 도정신치료에서도, 해석은 보고하지 않은 환자의 마음을 바로 지적해주는 것이고(直指人心), 치료자가 주객일치 상태에서의 완벽한 공감을 하는 것이라고 한다. 이러한 관점에서는 서로 비슷하다고 볼 수 있다.

강석헌은[28] 그의 논문, 「동서양 정신치료의 통합 : 이동식의 경우」에서 이 선생의 정신치료에서 해석의 특징에 대해 몇 가지 설명하였다. 그는 기술하기를, 이 선생의 해석은 살활(殺活)이 있으며 환자를 '죽였다가 살리는 방법'이라고 했다. 살활(殺活)의 방법은 선사(禪師)들이 제자들의 망상이나 분별심을 끊어 주기 위해 보통 사용되는 방식이라고 한다. 또 다른 이 선생의 해석의 특징을 지적하기를, 선생의 해석은 환자의 의존심과 적개심의 뿌리를 다루고 해결한다고 했다.

〈중립성과 저항〉

프로이트는 실제로 '중립성'이라는 단어를 쓴 적이 없으나 Strachey가 독어 'indifferenz'를 그렇게 번역했다. 사실, 프로이트는 다른 동료들이 치료자 자신의 문제를 역전이하거나, 치료자 자신의 이야기를 하는데 분석 상황을 잘못 이용하는 경향에 대한 우려를 해서 이러한 개념을 사용했다.[20] 이러한 맥락에서 도정신치료와 정신분석은 비슷하다. 프로이트에게 분석받은 사람들이나 그의 저서를 통해서 볼 때, 프로이트 자신의 인격이 분석 과정에서 매우 깊숙이 작용하고 있다는 사실을 보여 주듯이, 이 선생의 도정신치료에서도 치료자의 성숙한 인격의 적극적인 개입의 중요성을 강조한다.

정신분석에서의 '저항'이란 개념에 대해서 이 선생은 주장하기를, 그 개념은 치료자의 공감 능력이 부족하다는 것을 나타낸다고 지적하고, 치료자-중심 개념이라고 한다. 단지 환자의 주관적이고 내적인 경험만이 치료자가 고려해야 할 유일한 현실이라고 주장한다.

동양의 도와 서양정신치료의 목표는 같지만, 단지 수준의 차이가 있을 따름이다. 달리 말해서, 서양 정신분석과 참선 수행의 과정을 보면 어느 시점까지는 양쪽이 같다고 볼 수 있다. 또한 도정신치료의 철학적 배경은 현실을 있는 그대로 지각하고, 있는 그대로 받아들인다는 사실이다. 이것이 동양의 전통 사상의 기본이다. 인간을 이해하는 데 있어서, 뇌(몸)와 마음을 분리하지 않고 하나의 통일체로서의 개체로 이해하는 것도 '현실'이라는 측면에서 그 맥을 같이 한다.

REFERENCES

1) 이석호 (번역). 장자. 서울:삼성출판사;1979.pp.335~336.

2) 이동식. 학회 창립 30주년을 맞이하여. 한국정신치료학회보 2004;30(5):1-2.

3) Young C, Brook A. Schopenhauer and Freud. Int J. Psycho-Anal 1994; 75: 101.

4) Lehrer R. Nietzsche's Presence in Freud's Life and Thought. In: On the Origin of a Psychology of Dynamic Unconscious Mental Functioning. State Univ. of New York Press:1995.

5) 강석헌. 정신치료자가 되는 길과 보살이 되는 길. 도정신치료와 서양정신치료 국제포럼. 서울: 한국정신치료학회;2004.pp.119~139.

6) 허찬희. 서양 정신분석/정신치료의 최근 관심과 도정신치료. 한국정신치료학회보 2003;30(4):1~2.

7) 이동식, 보스. Dialogue between Prof. Medard Boss and Prof. Rhee. 정신치료 1992;6(1):30~43.

8) Boss M. Indienfahrt eines Psychiaters. Huber, Bern;1976.

9) Erik Craig. How is it with Tao, Dasein, and Psyche? An inquiry into theoretical and therapeutic implications. Proceedings of the International Forum on Taopsychotherapy and Western Psychotherapy; 2004 Aug 21-22; Seoul, Korea: Korean Academy of Psychotherapists; 2004.pp.140~160.

10) Barrett W. editor. Zen Buddhism: Selected Writings of D.T. Suzuki. New York, Doubleday Company;1956.

11) Rhee D. The essence of Taopsychotherapy in comparison with western psychotherapy/psychoanalysis. Proceedings of the International Forum on Taopsychotherapy and Western Psychotherapy; 2004 Aug 21-22;Seoul, Korea: Korean Academy of Psychotherapists;2004.pp.19~28.

12) Erik Craig. Response to Taopsychotherapy case 3 and 4. Proceedings of the International Forum on Taopsychotherapy and Western Psychotherapy (Supplement); 2004 Aug 21-22;Seoul, Korea: Korean Academy of Psychotherapists;2004.pp.56~61.

13) Erik Craig. Response to Presenters, Huh Chan Hee and Rhee Dongshick. Proceedings of the International Forum on Taopsychotherapy and Western Psychotherapy

(Supplement); 2004 Aug 21-22;Seoul, Korea: Korean Academy of Psychotherapists;2004.pp.13~19.

14) 서종범. 도정신치료와 서양정신치료 국제포럼에 참석한 소감. 한국정신치료학회보 2004;31(3):2-3.

15) Rhee, D. Integration of East and West Psychotherapy. Proceedings of The First Joint Academic Meeting between the Korean Academy of Psychotherapists and the American Academy of Psychoanalysis in Commemoration of Professor Rhee Dongshick's Kohi (70th Birthday); 1990 Aug 4; Seoul, Korea. Korean Academy of Psychotherapists; 1990.pp.27~36.

16) Binswanger L, Needleman J. Being-in the-World: Selected papers of Ludwig Binswanger. New York, Basic Books; 1963.

17) 오고산. 대승기신론강의. 2판. 서울: 보련각; 1980.pp.216~217.

18) Saul LJ. Childhood Emotional Pattern: The Key to Personality, Its Disorders and Therapy. New York, Van Nostrand Reinhold;1977.

19) Bonime W. The Clinical Use of Dreams. New York, Basic Books;1962.

20) Eckardt MH. Empathy, Intuition and Psychoanalysis : A Historical Perspective. The Forum of the American Academy of Psychoanalysis 1992.

21) 이동식. 한국인 정신치료에 관한 연구. 최신의학 1970; 1(9): 77~101.

22) Craig E. Introduction: Daseinsanalysis: A Quest for Essentials. In Special Issue of Psychotherapy for Freedom; The Daseinsanalytic Way in Psychology and Psychoanalysis. The Humanistic Psychologist;1988: 16(1):1~23.

23) Seguin CA. Love and Psychotherapy. New York, Libra Publishers; 1965.

24) Frank J. A conversation with Jerome Frank. Counseling Today. August 1998 (Online version).

25) Rhee, D. The Tao, Psychoanalysis and Existential Thought. Psychotherapy and Psychosomatics 1990; 53:21~27.

26) Kaplan HI, Sadock BJ. Comprehensive textbook of psychiatry. 5th ed. Baltimore, Williams and Wilkins; 1989.p.1450.

27) Sadock BJ, Sadock VA. Comprehensive textbook of psychiatry. 7th ed. Philadelphia, LIPPINCOTT Williams and Wilkins; 2000.p.2068.

28) Kang SH. Integration of East and West Psychotherapy: Professor Rhee Dongshick's Case. Paper presented to First Meeting of the Asia Pacific Association of Psychotherapy; 1996 Oct 27; Bali, Indonesia.

29) Sadock BJ, Sadock VA. Comprehensive textbook of psychiatry. 7th ed. Philadelphia, LIPPINCOTT Williams and Wilkins; 2000.p.2069.

14

도정신치료에 대한 서양 치료자들의 반응

강석헌(전 한국정신치료학회 회장, 이사장)

　　이동식 선생님의 논문이나 치료사례 발표에 대한 서양치료자들의 반응
은 다양하다. 예를 들어보면, 메다드 보스(1988)[1]는 "우리는 이제 동양으로
부터 배우기 시작한다. 앞으로 10년은 더 기다려야 우리 서양인이 도를 이
해할 것이다.", 샤프너B. Schaffner(1988)[2]는 "서양치료는 선적線的인데
이동식의 발표는 입체적이다.", 타트만Saul Tuttman(1994)[3]은 "이 면담
(본서 제2부의 사례 N)이 믿을 수 없는 기술, 믿을 수 없는 직관, 무서운 공
감 능력과 대단한 자신감을 보여준다.… 이 면담은 실질적으로 정신분석으
로는 한 두 해 이상 걸릴 그런 면담이라는 것 때문에 충격을 받았다.", 라딘
Gary Rodin(1997)[4]은 "무봉無縫의 면담이고 환자의 감정에 조율이 잘 되
어 있다.", 테일러Graeme Taylor(1997)[5]는 "모든 형태의 서양정신치료,

---

1) 1988년 제14차 국제정신치료학회(스위스, 로잔) 때 필자가 조직한 심포지엄「정신치료 : 동과
　서」에서 이동식 선생님과 공동좌장을 마치고 연단에서 내려오면서 한 말이다. 이후 호숫가에
　서 "다음엔 사례를 발표해달라"는 요청을 받았었다.
2) 필자가 이동식 선생님을 모시고 강자구와 함께 뉴욕의 샤프너 댁을 방문한 자리에서 나온 이야
　기다. (강자구는 필자의 대학 동기생으로 뉴욕에서 심장전문의로 활동하며 정신분석훈련을 받
　았다.)
3) Saul Tuttman, M.D., Ph.D. : 당시 American Academy of Psychoanalysis 회장, 뉴욕
　알버트 아인쉬타인 의과대학 정신과 임상교수. 1994년 제16차 국제정신치료학회 때 사례토
　론한 내용에서 발췌.
4) 제1장 주 24)참조

즉 행동치료, 인지치료, 정신분석이 다 포함되어 있고, 서양 치료자의 경우에는 '어떻게 생각하느냐?'고 묻는데 반해, '어떻게 느꼈느냐?'고 묻는 것이 인상적이다.", 브렌너Charles Brenner(1994)[6]는 "핵심을 파악하고 도달하는데 매우 빠르다." 하였다. 또, 토마스 커어쉬Thomas Kirsch(2003)[7]는 "도정신치료가 융학파의 근본적인 사상들과 많이 겹치는 점이 인상적이었다. 융이 동양 사상들에 매우 흥미를 가졌기 때문에 그렇게 중복이 되는 것 같다."고 하였고, 마리안느 에크하르트Marianne Horney Eckhardt(2003)[8]는 "혼자 힘으로 도정신치료를 창시하고 한국정신의학의 면모를 변화시킨 업적이 매우 인상적이다. 서양정신치료와 철학을 한국과 아시아의 오래된 지혜와 문화적 뿌리에 융합시켰다. 그는 정신치료가 이론이 아니라 감정을 대하고 있음이며, 존재방식의 뿌리는 문화적 전통 깊이 있음을 잘 알고 있다. 그는 동 서양의 접근법의 유사점과 차이점을 바르게 지적하고 있다."하였다.

2006년 Madrid에서 개최된 ISPS(International Society for the Psychological treatment of Schizophrenia and Other Psychoses)에서는 정신분열증 사례(본서 제2부의 사례 O)의 첫 면담에 대해 열띤 토의가 있었지만 여기서 다 전할 수는 없고 프라우티Garry Prouty가 "강력히 존재함

---

5) 제1장 주 25)

6) Charles Brenner(1913~) : 보스톤 출생의 정신분석가. 『An Elementary Textbook of Psychoanalysis』의 저자. 1994년 제16차 국제정신치료학회 때 초청했으나 건강상 참석은 못하고 서면으로 보내온 사례토론 내용에서 발췌.

7) Thomas Kirsch(1936~) 런던서 태어나 예일대를 졸업하고 스탠포드 대학에서 수련 받음. 샌프란시스코의 C.G. Jung Institute에서 postgraduate training 받고 full time Jungian analyst로 활동. International Association of Analytic Psychology 회원. 회장 역임. 2003. 10. 2.에 허찬희가 보낸 도정신치료에 관한 자료들을 읽고 e-mail로 보낸 반응에서 발췌.

8) Marianne Horney Eckardt : 분석가, Karen Horney의 딸, 뉴욕에서 활동. 2003. 10.22.에 허찬희가 보낸 도정신치료에 관한 자료들을 읽고 e-mail로 보낸 반응에서 발췌.

(Strong Presence)으로 치료하고 질문이 많고 점차로 환자의 마음 깊이 들어가는 것을 보고 많이 배웠다."고 평했으며 "스톨로로Robert Stolorow가 제시한 '지속적 공감적 질문'(sustained empathic inquiry)[9]의 자세와 같은 치료자세로서 강력한 치료효과가 있음을 확인했다"는 요지였다. 이에 대해 이동식 선생님은 "환자에게 하는 나의 질문은 내가 알고 싶은 것을 묻는 것이 아니라 환자가 말하고 싶은 것을 말하게 하는 것이다."고 했는데, 필자는 이때에 '이동식 선생님의 도정신치료가 세계 정신치료의 정상에 있음'을 확인했다.

에릭 크레이그Erik Craig(2007)[10]는 "내가 알기로, 도정신치료는 동양과 서양의 정신치료접근을 이론이나 수련 그리고 치료실제에 있어서 시종일관된 조리가 분명한 단 하나의 치료법a single coherent approach으로 통합한 최초의 시도이다."면서 "한 인간으로서 이 선생님의 인품人品은 헬무트 카이저Hellmuth Kaiser(1965)[11]가 서술한 표리부동duplicity이라는 정신불건강의 '보편적 증상universal symptom'에 대해 거의 성격적으로 알레르기적almost characterologically allergic인 것 같다. … 그는 한편으로는 매우 충성스러운 애국자deeply loyal Korean patriot며 다른 한편으로는 이단자heretic, 선동자firebrand, 무법자outlaw, 그리고 상대를 못 살게 구는 사람tease이다. … 항상, 깨어있고alert, 현존하며present, 언제나 활기에 차있다full of élan."했다.

크레이그는 또 2008년 봄에 이동식 선생님을 방문하고 나서 깨달은 것을 "도정신치료에 대하여 두 가지가 분명해졌다. 첫째, 모든 정신분석적 이

9) Summers F(2001) : 『Object Relations and Psychopathology : A Comprehensive Text』, The Analytic Press, Hillsadale, NJ, p. 308.
10) 제7장 주6)
11) Kaiser H(1965) :『Effective Psychotherapy』, ed by Fierman LB, The Free Press, New York, Collier-Macmillan Limited, London.

론과 실제가 지향하는 바 세 가지 덕목이 비움空emptiness, 공감empathy, 자비심compassion이라는 것과 둘째, 도정신치료의 정수는 이동식 자체이며, 따라서 도정신치료의 정수는 결코 가르칠 수 없는 것이고 '자기 자신이 되라!'는 것이다."[12]라고 했다.

실제 치료장면에서 환자들이 하는 표현으로는 "선생님은 주려고도 안 주려고도 않고 받으려고도 안 받으려고도 않는다.", "선생님은 아무 말없이 있어도 편해요.", "선생님은 햇볕 같고 공기 같다." 등등이 있다.

---

12) Craig E(2008) : 한국정신치료학회보 2008년 7월호 권두언

후기

이번에 이 책을 내느라고 잠도 잘 못자고 편집과 교정을 맡아준 여러분께 감사드린다. 저자도 교정을 보면서 나 자신이 빨려 들어가는 것을 느끼면서 이 내용은 정신치료나 상담전문가, 수도자들뿐만 아니라 전문가 아닌 일반 독자들도 읽으면 빨려 들어서 흥미를 끌고 도움이 되겠구나 하는 느낌을 받았다. 편집 교정에 종사한 제자들도 본인과 가족, 간호사들도 빨려 들어가고 감명을 받는다고 했다.

내가 해온 일을 아무도 모르고, 서양의 동료들은 금방 아는데 한국에서는 나한테 다년간을 배워도 모르고 있다가 서양의 전문가들이 반복해서 찬탄을 마지않으니까 근래에 와서야 조금 인식하는 눈치다. 카렌 호나이 Karen Horney의 딸인 마리안느 호나이 엑카르트Marianne Horney Eckhardt가 "혼자서 아무 도움없이, 'all by himself', 서양도 잘 알고 아시아 문화도 알고, 양자를 합한 위대한 업적을 이루었다."는 말이 내 가슴에 와 닿았다. 학회의 모임에서 인사를 나눈 일이 한번 뿐이고 전문적인 얘기를 나눈 적이 없는데 허찬희가 보내준 도정신치료에 대한 논문들을 읽고 핵심을 간파하는 것은 '역시 여자이기 때문이 아닌가' 느끼고 있다. 물론 나보다 나이가 몇 살 많은 분석가고 어머니가 생전에 선禪에 관한 관심이 많았던 영향도 있을 것으로 생각이 된다.

1987년 대한신경정신의학회에서 처음으로 주관한 정신치료 연찬회가 토요일 오후와 일요일에 있었다. 나는 내가 직접 1980년에 23~4분간 자문 면담을 한 사례를 녹음으로 들려주었고 다른 교수들은 한 사람만 빼놓고 자기 이름을 붙여 놓고 내용은 전공의를 지도한 얘기를 발표했다. 모대학의 3년차 전공의가 내 면담이 자기가 "1년차 때 한 면담 같다. 지도를 못받고 공부를 해서 그런 것 아니냐?"고 했다. 그런데 참가 청중은 전국 각대학교 교수와 전문의, 전공의 250명이 모였고 그중에는 내가 있던 미국대학의 정신과 수련을 받고 나에 대한 얘기를 미국교수들로부터 많이 듣고 온 사람들도 있고 나한테 배운 제자들도 여럿이 있었는데도 그 전공의의 평가에 대해서 응답을 해주는 사람이 없어서 할 수 없이 내가 답변을 해주었다. "자네들이 지도를 잘못 받았다."고. 내 말이 있은 후에도 아무도 말이 없었다.

이 일이 있고 15년 이상 지난 후 대한신경정신의학회의 추계학술 대회에서 '도정신치료 심포지엄'을 하는데 청중 중의 한 사람이 나와서 그때 그런 말 했던 전공의가 둘이었는데, 자기가 그중의 한 사람이라고 죄송하다고 사과한다고 하길래 어디 있느냐고 물으니 모대학 부교수로 있다고 했다. 또 한 사람도 모대학 교수로 있었는데 아마 본인이 공부하러 간 선생이 나를 높이 평가하는 사람이라 태도가 바뀐 것이 아닌가 생각이 된다.

이 23~4분간의 자문면담사례는 국내외 학회에서 20회 전후 발표한 정신분열병 여학생의 사례다(본서 제2부의 사례 N). 이것도 서양사람들이 해설을 해주니 좀 알지 그 전엔 잘 이해를 못했다. 제3부에 실려있는 '단기정신치료短期精神治療로써 치유治癒한 심인성心因性 두통일례頭痛一例'는 1953년에 치료한 경우지만 우리나라에서는 아무도 이 사건의 역사적 의미를 언급하는 사람이 없다는 것은 현재도 이 정도의 치료를 할 수 없다는 것을 시사하고 있는 것이 아닌가 생각이 된다.

수도나 도에 대한 얘기는 다음 기회에 이 방면의 전문가들과 대화하는 기회를 만든 후에 언급하기로 하고 여기에서는 독자 여러분께 제3부를 이용하는데 도움이 되는 몇 마디를 첨가하겠다. 내가 국제학회에서 한 개회사나 연구발표논문, 한국정신치료학회 회보 권두언, 국제정신치료학회 (IFP) 회보Newsletter에 나오는 1994년 서울 학회에 대한 트렌켈Arthur Trenkel의 감회, 이 학회와 이동식이 세계정신치료 특히 유럽에 끼친 영향 impact에 대한 하임Edgar Heim의 언급과 서양동료들의 도정신치료에 대한 반응을 숙독해 주시기 바란다.

필자는 앞으로 이 책에 대한 반향을 보고 차후의 저작이나 활동에 참고하고자 한다. 필요한 저작물이나 필요한 활동에 대한 의견이 있으면 한국정신치료학회 e메일(kap8432@hanafos.com)로 보내주시기 바란다.

색인

도정신치료 입문

프로이트와 융을 넘어서

ⓒ 이동식, 2008

2008년 7월 26일 초판 1쇄 발행
2023년 10월 13일 2판 2쇄 발행

지은이 소암 이동식
발행인 박상근(至弘) • 편집인 류지호 • 편집이사 양동민
편집 김재호, 양민호, 김소영, 최호승, 하다해
제작 김명환 • 마케팅 김대현, 이선호 • 관리 윤정안
콘텐츠국 유권준, 정승채, 김희준
펴낸 곳 불광출판사 (03169) 서울시 종로구 사직로10길 17 인왕빌딩 301호
　　　　대표전화 02) 420-3200 편집부 02) 420-3300 팩시밀리 02) 420-3400
　　　　출판등록 제300-2009-130호(1979. 10. 10.)

ISBN 978-89-7479-848-2 (93510)

값 38,000원